F. Kaiser, H. C. Römer, L. Trümper, U. Vehling-Kaiser (Hrsg.)

Onkologische Erkrankungen in der Hausarztpraxis

AF829929

Florian Kaiser, Hermann Caspar Römer,
Lorenz Trümper, Ursula Vehling-Kaiser

Onkologische Erkrankungen in der Hausarztpraxis

Interdisziplinär · praxisorientiert · patientennah

1. Auflage

Mit Beiträgen von Georg Dechantsreiter, Landshut; Reinhold Eckstein, Erlangen; Alessia Fraccaroli, München; Sigrun Gabius, Rosenheim; Peter Hau, Regensburg; Marcus Hentrich, München; Ana Hoffmann, Landshut; Konstantin Holzapfel, Landshut; Florian Kaiser, Göttingen; Silke Kaulfuß, Göttingen; Irina Krolzig, Landshut; Ricarda Krüger, Rosenheim; Elisabeth Krull, Landshut; Thomas Kubin, Traunstein; Bruno Neu, Landshut; Tobias R. Overbeck, Göttingen; Michael Rechenmacher, Regensburg; Peter Rexrodt, Kumhausen; Johannes Rieger, Tübingen; Lorenz Rieger, Landshut; Hermann C. Römer, Essen; Stephan Seitz, Regensburg; Michael Sohm, Landshut; Johanna Tischer, München; Ursula Vehling-Kaiser, Landshut; Vivek Venkataramani, Göttingen; Christina von der Assen, Landshut

ELSEVIER

Elsevier GmbH, Hackerbrücke 6, 80335 München, Deutschland
Wir freuen uns über Ihr Feedback und Ihre Anregungen an books.cs.muc@elsevier.com

ISBN 978-3-437-21271-0
eISBN 978-3-437-21101-0

Alle Rechte vorbehalten
1. Auflage 2020
© Elsevier GmbH, Deutschland

Wichtiger Hinweis für den Benutzer
Ärzte/Praktiker und Forscher müssen sich bei der Bewertung und Anwendung aller hier beschriebenen Informationen, Methoden, Wirkstoffe oder Experimente stets auf ihre eigenen Erfahrungen und Kenntnisse verlassen. Bedingt durch den schnellen Wissenszuwachs insbesondere in den medizinischen Wissenschaften sollte eine unabhängige Überprüfung von Diagnosen und Arzneimitteldosierungen erfolgen. Im größtmöglichen Umfang des Gesetzes wird von Elsevier, den Autoren, Redakteuren oder Beitragenden keinerlei Haftung in Bezug auf jegliche Verletzung und/oder Schäden an Personen oder Eigentum, im Rahmen von Produkthaftung, Fahrlässigkeit oder anderweitig, übernommen. Dies gilt gleichermaßen für jegliche Anwendung oder Bedienung der in diesem Werk aufgeführten Methoden, Produkte, Anweisungen oder Konzepte.

Für die Vollständigkeit und Auswahl der aufgeführten Medikamente übernimmt der Verlag keine Gewähr.
Geschützte Warennamen (Warenzeichen) werden in der Regel besonders kenntlich gemacht (®). Aus dem Fehlen eines solchen Hinweises kann jedoch nicht automatisch geschlossen werden, dass es sich um einen freien Warennamen handelt.

Bibliografische Information der Deutschen Nationalbibliothek
Die Deutsche Nationalbibliothek verzeichnet diese Publikation in der Deutschen Nationalbibliografie; detaillierte bibliografische Daten sind im Internet über http://www.dnb.de abrufbar.

20 21 22 23 24 5 4 3 2 1

Für Copyright in Bezug auf das verwendete Bildmaterial siehe Abbildungsnachweis
Das Werk einschließlich aller seiner Teile ist urheberrechtlich geschützt. Jede Verwertung außerhalb der engen Grenzen des Urheberrechtsgesetzes ist ohne Zustimmung des Verlages unzulässig und strafbar. Das gilt insbesondere für Vervielfältigungen, Übersetzungen, Mikroverfilmungen und die Einspeicherung und Verarbeitung in elektronischen Systemen.
Um den Textfluss nicht zu stören, wurde bei Patienten und Berufsbezeichnungen die grammatikalisch maskuline Form gewählt. Selbstverständlich sind in diesen Fällen immer alle Geschlechter gemeint.

Planung: Uta Lux, München
Projektmanagement: Martha Kürzl-Harrison, München
Redaktion: Lisa Lorz, Bayreuth
Bildrechteklärung: Andrea Ispan, München
Satz: abavo GmbH, Buchloe; TnQ, Chennai/Indien
Druck und Bindung: Drukarnia Dimograf Sp. z o. o., Bielsko-Biała/Polen
Umschlaggestaltung: SpieszDesign, Neu-Ulm
Titelfotografie: © Pixel-Shot-stock.adobe.com

Aktuelle Informationen finden Sie im Internet unter **www.elsevier.de.**

Geleitwort

Die Diagnose „Krebs“ stellt, mehr als viele andere Diagnosen, Betroffene vor existentielle Fragen, häufig wie: „Wie lange lebe ich noch, Frau Doktor“, oder „Was habe ich falsch gemacht?“ Erster Ansprechpartner ist der Hausarzt, der Patient und Familie über Jahre oder Jahrzehnte betreut hat, und wichtiger medizinischer und menschlicher Begleiter in der Therapie und Nachsorge.

Das vorliegende Buch, herausgegeben von einem Hausarzt und in Praxis und Klinik tätigen Onkologen, will den Allgemeinmediziner mit allen Aspekten der modernen Onkologie vertraut machen. Da sich die Onkologie in den letzten Jahrzehnten grundlegend gewandelt hat, erscheint dieses Buch genau zur richtigen Zeit.. Waren Diagnosen wie „fortgeschrittener Lungenkrebs“ oder „metastasierter Darmkrebs“ vor zwei Jahrzehnten noch mit einer kurzen, eher in Monaten denn Jahren meßbaren Überlebenszeit vergesellschaftet, so können moderne Therapieansätze heute Überlebenszeiten von vielen Jahren ermöglichen. Es steigt also in Deutschland nicht nur die Inzidenz von Krebserkrankungen, nicht zuletzt mit der steigenden Lebenswerwartung zusammenhängend, sondern auch die Prävalenz. Diesen Patienten die beste, leitliniengerechte und auf den einzelnen Patienten zugeschnittene Therapie zu geben, ist Aufgabe unserer Fachkollegen in der Medizinischen Onkologie. Vorsorge, Diagnosestellung, vor allem aber auch die Begleitung in der Therapiephase, die durch viele Nebenwirkungen gekennzeichnet sein kann, wie auch die lebenslange Betreuung in der Nachsorge liegen in den Händen unserer Kollegen in der hausärztlichen Praxis. Die Deutsche Gesellschaft für Hämatologie und Medizinische Onkologie vertritt die Auffassung, dass nur durch die Zusammenarbeit in Netzwerken, denen Allgemein- und Fachärzte, Kliniken und Praxen angehören, eine wohnortnahe Behandlung nach besten medizinischen Standards für alle Krebspatienten in Deutschland möglich ist.

Das vorliegenden Buch leistet einen sehr wichtigen Beitrag dazu, den aktuellen Stand der modernen Onkologie Kolleginnen und Kollegen in der allgemeinärztlichen Praxis zugänglich zu machen. Autoren und Herausgebern gebührt dafür grosser Dank.

Würzburg und Berlin, im Februar 2020

Priv.-Doz. Dr. Ingo Tamm, Onkologische Schwerpunktpraxis Kurfürstendamm
Prof. Dr. Hermann Einsele, Universitätsklinik Würzburg
Mitglieder des Vorstands der DGHO

1

Tab. 1.1 Risikofaktoren für die Entstehung von Tumorerkrankungen

Faktoren	Beispiele
Genetische Faktoren	Familiäre adenomatöse Polyposis (FAP), hereditäres nonpolyposes Dickdarmkarzinom, Gebärmutterkrebs, Brustkrebs, Eierstockkrebs
Toxische Substanzen	Nikotin, Asbest, Chrom, Pentachlorphenol (PCP)
Zufällige Mutationen	Fahrermutationen, Passagiermutationen und daraus folgend defekte, das Zellwachstum hemmende oder Zelltod fördernde Gene

Tab. 1.2 Häufigste Tumorerkrankungen (geschlechterbezogen)

Mann	Frau
Prostata	Brust
Lunge	Darm
Darm	Lunge

Tab. 1.3 Häufigste Sterbefälle durch Tumorerkrankungen (geschlechterbezogen)

Mann	Frau
Lunge	Brust
Prostata	Lunge
Darm	Darm

tienten. Der Hausarzt ist darüber informiert, welche Vorstellung der Patient von Krankheit hat, welchen Arbeitsplatz er hat, ob er mit giftigen Substanzen arbeitet, wie sein Lebensstil beschaffen ist, ob Nikotin- und Alkoholabusus, Übergewicht oder andere Risikofaktoren für akute, chronische und möglicherweise tumoröse Erkrankungen bestehen.

Die häufigsten Tumorerkrankungen in Deutschland sind in ➤ Abb. 1.1 dargestellt. Die Tumorlokalisationen, bezogen auf das Auftreten und die Sterbefälle, unterscheiden sich jedoch in Deutschland bei gewissen Tumorerkrankungen und sind außerdem geschlechterspezifisch unterschiedlich (➤ Abb. 1.2, ➤ Abb. 1.3, ➤ Tab. 1.2, ➤ Tab. 1.3).

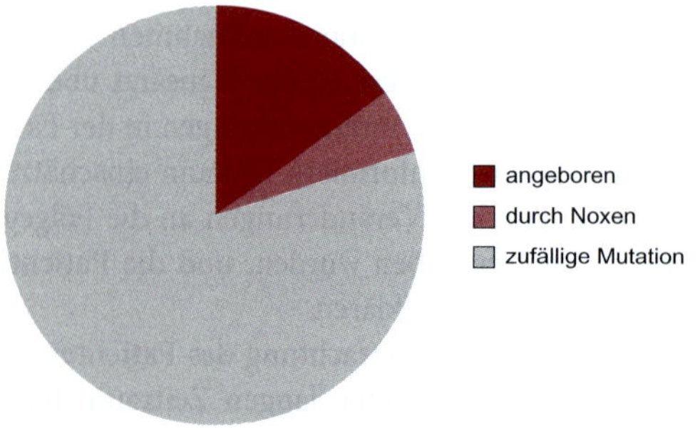

Abb. 1.1 Ursachen von Tumorerkrankungen [V492]

Langzeitbehandlung

Aufgrund des Altersanstiegs der Bevölkerung **(demografische Entwicklung)** muss in der Hausarztpraxis immer häufiger an das Vorliegen von Tumorerkrankungen gedacht werden. Die Anzahl der Tumorpatienten wird ansteigen. Auch langwierige Tumorerkrankungen, die unter Therapie nicht fortschreiten oder geheilt wurden, werden immer häufiger.

Bei Patienten, die in jungen Jahren eine Tumortherapie durchlaufen haben, gilt es zu bedenken, dass sowohl Zweittumoren aufgrund genetischer Faktoren (➤ Kap. 2.2) als auch Organschädigungen sowie Zweittumoren aufgrund der Therapie zu einem späteren Zeitpunkt auftreten können. Gerade bei jungen Tumorpatienten nach abgeschlossener Therapie und abgeschlossenen Folgeroutineuntersuchungen spielt dies eine wichtige Rolle (➤ Tab. 1.4).

Tipps für die Praxis

Ein in der frühen Kindheit behandelter Leistenhoden wird oft in der Anamnese vergessen. Es besteht jedoch für den jungen Mann eine Risikoerhöhung, an einem Hodentumor zu erkranken. Er sollte auf das Risiko hingewiesen und angewiesen werden, eine regelmäßige Tastuntersuchung der Hoden durchzuführen (Selbstuntersuchung).

!

Das Risiko für einen Zweittumor nimmt nach einem Zeitraum von 15 bis 20 Jahren exponentiell zu. **Beispiel:** Patient, männlich, 43 Jahre, Auftreten einer akuten myeloischen Leukämie, bei Behandlung eines Hodentumors vor 20 Jahren mit einer Cisplatin-Chemotherapie.

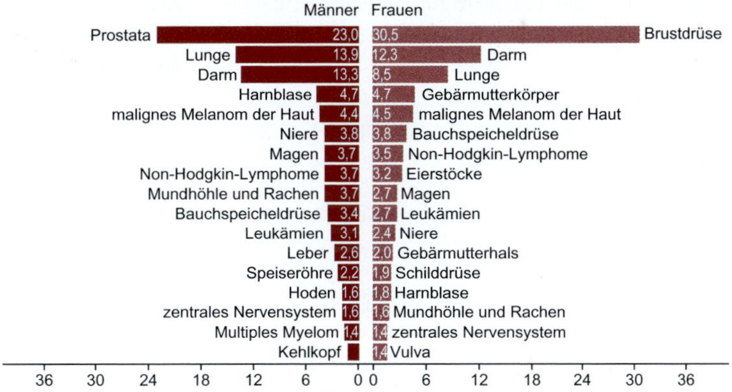

Abb. 1.2 Prozentualer Anteil der häufigsten Tumorlokalisationen an allen Krebsneuerkrankungen in Deutschland 2014 (ohne nicht melanotischen Hautkrebs) (Krebsatlas 2014) [V492]

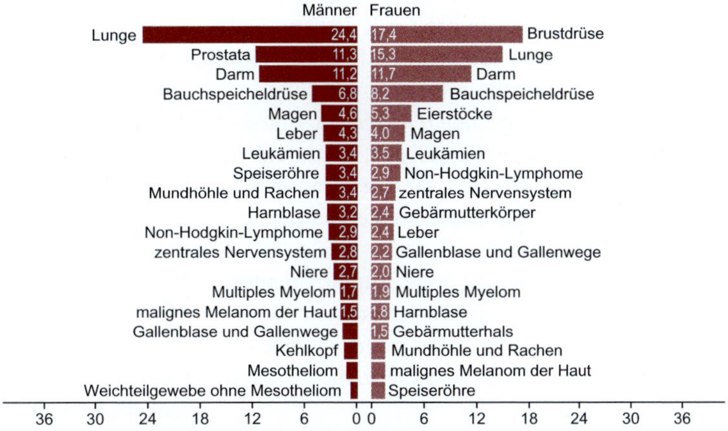

Abb. 1.3 Prozentualer Anteil der häufigsten Tumorlokalisationen an allen Krebssterbefällen in Deutschland 2014 (Krebsatlas 2014) [V492]

Tab. 1.4 Mögliche therapiebedingte Spätschäden bei Tumorpatienten

Therapie	Spätschäden (Beispiele)
Operation	Kosmetische Veränderungen, Schluckstörungen, Störungen des Verdauungsapparats, Narbenbildung, Schmerzen
Chemotherapie	Kardiotoxizität, Lungentoxizität, Neurotoxizität
Strahlentherapie	Störungen des Magen-Darm-Trakts, Hautschäden, Neurotoxizität
Alle Therapien	Fatigue-Syndrom, Immundefekte, endokrine Dysfunktionen, Osteoporose, Nierenfunktionsstörungen, Depressionen, Angstzustände, Rezidive, Zweittumoren, Verlust von Lebensqualität

Berufsbedingte Tumorerkrankungen

Ein wichtiges Behandlungsfeld stellen berufsbedingte Tumorerkrankungen dar. So sollte bei der Diagnose einer Tumorerkrankung durch den Hausarzt stets zusätzlich eine ausführliche Berufsanamnese erhoben werden, auch wenn der Patient bereits berentet ist. Beispielsweise muss geklärt werden, ob der Patient in seinem gesamten Berufsleben oder bei der Ausübung von Hobbies eine Exposition gegenüber Arbeitsstoffen hatte, welche die Entstehung von Tumorerkrankungen fördern.

MERKE

Berufsbedingte Tumorerkrankungen können durch eine Stoffexposition entstanden sein, die bereits 20 bis 30 Jahre zurückliegt.

1

In ➤ Tab. 1.5 sind Beispiele für häufige berufsbedingte Tumorerkrankungen aufgeführt.

MERKE
Sollte der Verdacht auf eine Berufskrankheit (BK) bestehen, also in der Vorgeschichte eine Exposition gegenüber Arbeitsstoffen aufgrund der beruflichen Tätigkeit vorgelegen haben, die für die Tumorentstehung verantwortlich sein können, muss eine BK-Meldung an die Berufsgenossenschaft gemacht werden (auch gegen den Willen des Patienten).

Tab. 1.5 Tumorerkrankungen durch mögliche berufliche Exposition gegenüber kanzerogenen Substanzen

Bronchialkarzinom	Schweißrauche, anorganische Stäube, Asbest
Mesotheliom	Asbest
Harnblasenkarzinom	Azofarbstoffe, Lösemittel
Larynxkarzinom	Schwefelsäure
Plattenepithelkarzinom der Haut	UV-Exposition, Ruß, Teer

Jeder chronisch kranke Patient und insbesondere der Tumorpatient benötigt eine zeitintensive und qualifizierte Betreuung durch den Hausarzt. Dazu gehören ausführliche Gespräche mit Patient und Angehörigen (➤ Kap. 12), häufige Kontakte mit dem Patienten, Gespräche mit den mitbehandelnden Kollegen und Therapeuten (Onkologen, Chirurgen, Strahlentherapeuten, Radiologen, Psychoonkologen, Physiotherapeuten etc.), die Organisation von Diagnostik und Therapie sowie im Verlauf der Erkrankung ggf. Hausbesuche.

Die adäquate Betreuung von Tumorpatienten wird jedoch immer schwieriger, weil es immer weniger praktizierende Hausärzte gibt und gleichzeitig der Zeitdruck durch hohe Patientenzahlen massiv ansteigt.

❚❚ Beispiele

Koloskopie A

Ein 56-jähriger Patient lässt eine Vorsorgekoloskopie durchführen. Das Ergebnis der Untersuchung zeigt, dass ein Polyp vorliegt, der in toto entfernt werden kann. Die histologische Aufarbeitung des entfernten Polypen zeigt ein Adenom.

Der Hausarzt bespricht den Befund mit dem Patienten und koordiniert eine Kontrolluntersuchung in einem Zeitraum von drei Jahren (ggf. Recall).

Koloskopie B

Ein 46-jähriger Patient stellt sich mit rezidivierenden Unterbauchbeschwerden bei seinem Hausarzt vor. Die früher erhobenen anamnestischen Daten und Untersuchungsbefunde zeigen keine Auffälligkeit. Der Hausarzt empfiehlt die Durchführung einer Koloskopie. Als Ergebnis der Untersuchung zeigt sich das Vorliegen von sieben großen Polypen, die alle in toto entfernt werden können. Die histologische Aufarbeitung der entfernten Polypen zeigt die Zellstruktur multipler Adenome.

Der Hausarzt bespricht den Befund mit dem Patienten und koordiniert eine Kontrolluntersuchung in einem Zeitraum von drei Jahren (ggf. Recall) für diesen Patienten. Des Weiteren empfiehlt er eine Untersuchung der Verwandten des Patienten oder die Vorstellung bei einem Onkologen, da eine mögliche genetische Disposition für die Entstehung eines Kolonkarzioms vorliegt.

Koloskopie C

Ein 52-jähriger Patient lässt bei positivem immunologischem Stuhltest (FIT) eine Koloskopie durchführen. Als Ergebnis der Untersuchung zeigt sich das Vorliegen eines stenosierenden Prozesses. Die histologische Aufarbeitung der entfernten Schleimhautproben zeigt ein Kolonkarzinom.

Der Hausarzt bespricht den Befund mit dem Patienten und koordiniert mit dem Onkologen bzw. mit der Fachklinik die weiteren Behandlungsschritte (apparative Diagnostik, operative Therapie, Chemotherapie etc.). Nach der stationären Behandlung des Patienten organisiert der Hausarzt alle weiteren Maßnahmen (Heilmittel, Reha etc.). ❚❚

Die vorgestellten Beispiele verschiedener Ergebnisse einer Koloskopie zeigen, wie vielfältig die sich daraus ergebenden Handlungsabläufe sind. Optimalerweise ist der Hausarzt in solchen Fällen der Begleiter und Organisator des Patienten, der sowohl mit den Fachkollegen als auch mit den Angehörigen das weitere Vorgehen bespricht und koordiniert.

Außerdem hat der Hausarzt den Überblick über alle vorliegenden Befunde, zieht daraus die entsprechenden Schlussfolgerungen und leitet die weiteren Schritte ein. In Fall B und C (s. o. „Beispiele") initiiert er in Absprache mit dem behandelnden Onkologen die erneute Erhebung der Familienanamnese, mit der Empfehlung einer frühzeitigen Darmspiegelung bei Geschwistern und einer weiteren diagnostischen Abklärung, um einen möglichen Gendefekt mit der Folge eines frühzeitig entstehenden Kolonkarzinoms und/oder anderer Tumordignitäten und Lokalisationen abzuklären (z. B. Lynch-Syndrom, FAP [➤ Tab. 1.1, ➤ Kap. 2.2]).

An eine genetische Prädisposition ist bei folgenden Konstellationen zu denken:

- Diagnose < 50 Lebensjahr.
- Mehrere Tumoren bei einer Person und/oder weitere Familienmitglieder sind betroffen.

!

Verschiedene Krebsarten in der Familie können ggf. einem gemeinsamen Tumorsyndrom zugeordnet werden.

1.2 Diagnose Krebs – was nun?

Die Diagnose einer schweren Erkrankung, insbesondere einer Tumorerkrankung, beeinflusst das Leben des Patienten, seiner Angehörigen und Freunde nachhaltig. Der Patient ist in der Regel erst einmal hilflos, wenn er das Wort „Krebs" hört. Halbwissen, Erfahrungen und Informationen von Freunden, Verwandten und aus den Medien können den Patienten in Panik versetzen und zu Verzweiflung führen. Viele Fragen müssen beantwortet und Entscheidungen getroffen werden (➤ Kap. 12.1).

MERKE

Nach der Diagnose „Krebs" steht der Patient plötzlich im Mittelpunkt eines veränderten Lebens und muss sich mit einer Vielzahl neuer Umstände beschäftigen.

Die Aufgabe des Hausarztes (gemeinsam mit den Fachkollegen) in dieser Situation besteht darin, den Patienten und seine Angehörigen zu informieren, zu betreuen und zu begleiten. Ist der Patient alleinstehend, wird zunächst geklärt, ob es Angehörige (in der nahen Umgebung) gibt. Dabei ist sowohl das Alter des Patienten als auch der Angehörigen zu berücksichtigen. So muss geprüft werden, ob die Angehörigen generell in der Lage sind, den Patienten moralisch, organisatorisch und ggf. finanziell zu unterstützen.

Aufklärungsgespräch

Wie der Hausarzt weiter vorgeht (Diagnostik, Therapie, Staging, evtl. Abklärung der Überlebensrate), hängt von der Tumorlokalisation und der Benignität bzw. Malignität des Tumors ab. Dafür gibt es klare Richtlinien (➤ Kap. 2).

Eine große Herausforderung für den Hausarzt ist das Aufklärungsgespräch mit dem Patienten, nachdem er ihm die Diagnose mitgeteilt hat (s. a. ➤ Kap. 12.1). Häufig fragen Patienten „wie stehen meine Chancen, Herr Doktor?", „ist die Erkrankung heilbar?". Der Patient wünscht von seinem Hausarzt eine Einschätzung der Diagnose und Prognose, häufig auch eine Einschätzung bzw. eine Empfehlung für das weitere Vorgehen (➤ Kap. 12.2). Oder er sucht Hilfe bei der Entscheidung, ob er eine Therapie machen soll oder nicht. Die Beantwortung der Frage, welche Therapien sinnvoll und hilfreich erscheinen, wie erfolgversprechend eine Therapie ist, aber auch welche Folgen eine Maximaltherapie oder die Verweigerung einer Therapie haben kann, ist für den Hausarzt oft schwierig. Die häufig gestellte Frage, wie weit die erwogenen Therapien das Leben des Patienten beeinflussen werden, kann ein Hausarzt kaum beantworten. ➤ Kap. 3 gibt einen Überblick über die Wirkungen und Nebenwirkungen einer Vielzahl von Therapieansätzen für unterschiedliche Tumorarten. In jedem Fall ist ein Gespräch mit dem behandelnden Onkologen sinnvoll, um dem Patienten so viele Details wie möglich mitzugeben.

Tumorpatienten kommen häufig mit vielen Fragen zur Alltagsbewältigung in die Hausarztpraxis (➤ Tab. 1.6). Dabei geht es oft um die Frage, inwieweit eine gesunde Lebensweise dazu führen kann, die Erkrankung und die Therapie besser zu verkraften und ein besseres Outcome zu haben. Oder um die Vorstellung, es sei der Zeitpunkt gekommen, wo für den Patienten alles egal ist, also auch Rauchen und Alkoholkonsum keine Rolle mehr für die Behandlung und den Therapieerfolg spielen.

Tab. 1.6 Fragen zur Bewältigung des Alltags

Ernährung	➤ Kap. 4.6
Körperliche Aktivität	➤ Kap. 4.7
Sexualverhalten, Libido, Kinderwunsch	➤ Kap. 6.5, ➤ Kap. 6.6
Urlaub (Sonne, Kälte, Impfungen, Fliegen)	➤ Kap. 7.1.4 (Impfungen)
Komplementärmedizinische Methoden	➤ Kap. 11

MERKE

Die Beratung des Patienten und der Angehörigen kann und sollte immer in Absprache mit dem behandelnden Onkologen bzw. Fachkollegen erfolgen.

Der Hausarzt als Kommunikationsschnittstelle

Gemäß den Prinzipien einer gelungenen Kommunikation (z. B. SPIKES-Schema zur Überbringung schlechter Nachrichten [Bailea et al. 2000]) muss zunächst eine für den Patienten und seine Angehörigen angenehme, ungestörte Atmosphäre geschaffen werden.

Im nächsten Schritt wird der aktuelle Wissensstand geklärt:

- Welche Tumorerkrankung ist (als Verdachtsdiagnose) diagnostiziert worden?
- Welcher Kollege hat die Diagnose „Krebs" erhoben?
- Wie weit ist der Patient wirklich über die Diagnose und das weitere Vorgehen aufgeklärt?
- Müssen weitere diagnostische Maßnahmen durchgeführt werden, um den Befund zu erhärten und eine optimale Behandlung zu gewährleisten?
- Sind der Patient und seine Angehörigen in der Lage, die bevorstehenden Herausforderungen organisatorisch und finanziell zu bewältigen?
- Hat der Patient überhaupt Angehörige?
- Inwieweit ist der Patient in der Lage, seinen Alltag zu meistern?

Auf Grundlage der gewonnenen Kenntnisse organisiert der Hausarzt die Anbindung an und die Kommunikation mit Spezialisten, Klinik oder dem niedergelassenen Onkologen. In der interdisziplinären Zusammenarbeit können weitere Fragen des Patienten und seiner Angehörigen abgearbeitet werden. Mithilfe des Formblatts für die Schnittstelle Hausarzt – Onkologe (➤ Abb. 1.4) kann der Hausarzt anamnestische, diagnostische und ggf. therapeutische Informationen über den Patienten erfassen, die er bereits erhoben hat und die für das weitere Vorgehen und die onkologische Therapie von Interesse sind.

- Welche Therapieoptionen gibt es (➤ Kap. 3)?
- Welche neuen Herausforderungen ergeben sich aus der Therapie und deren Folgen bzw. Erfolgen?
- Für welches weitere Vorgehen entscheidet sich der Patient und ggf. seine Angehörigen?
- Besteht die Möglichkeit einer kurativen Therapie oder bleibt aufgrund von Erfahrungen nur eine palliative Therapie, die den Verlauf der Erkrankung verlangsamt?
- Hat der Patient noch Hoffnung oder überwiegt Hoffnungslosigkeit angesichts der Möglichkeit eines zeitnahen tödlichen Ausgangs der Erkrankung?

Tipps für die Praxis

Es sollte an die Möglichkeit gedacht werden, den Patienten zu einem Psychoonkologen zu überweisen. Die psychoonkologischen Kollegen können Tumorpatienten und Angehörige meist sehr gut unterstützen (➤ Kap. 12).

MERKE

Die Entscheidung für die Art der Therapie wird interdisziplinär getroffen, die Verantwortung dafür liegt bei allen an der Therapie beteiligten Kollegen. Aber: Der Patient muss selbst entscheiden, ob und welche Therapie durchgeführt werden soll.

Der Hausarzt hält Rücksprache mit den behandelnden onkologischen Fachkollegen und kann dem Patienten deshalb alle wichtigen Informationen an die Hand geben, auf die sich der Patient (und ggf. die Angehörigen) stützen kann. Das Formblatt in ➤ Abb. 1.5 gibt eine Übersicht über Informationen, die im Behandlungsverlauf einer Tumorerkrankung immer wieder erforderlich sind. Dieses Formular für die Brieftasche dient als Information für den Patienten. Sollte der Patient akut erkranken, einen Arzt aufsuchen müssen oder eine Klinikeinweisung erforderlich sein, erleichtert es die Anamnese und das weitere Vorgehen der Kollegen in der Praxis, in der Klinik bzw. in der Ambulanz.

Patient		
Patientenverfügung	ja:	nein:
Ansprechpartner		
Tumorerkrankung		
Stadium der Tumorerkrankung (Metastasen, rezeptorpositiv etc.)		
Therapieempfehlung (Operation, Chemotherapie, Radiatio, Kombinationstherapie etc.)		
Ergebnisse Tumorkonferenz		
Geplanter Therapieverlauf (zeitlicher Ablauf)		
Therapieziel	palliativ:	kurativ:
Staging: bildgebende Verfahren (im Verlauf)?		
Weitere Verlaufskontrollen (Facharzt, Hausarzt etc.)		
Verlaufsparameter durch Hausarzt (BB, DBB, Sonografie etc.)		
Weitere Therapiemaßnahmen (Reha, Physiotherapie, Psychoonkologie etc.)		
Häufigste Komplikationen und Nebenwirkungen bei o. g. Tumordignität und geplanter Therapie (Info für Hausarzt und Angehörige)		
Performance Status		
Karnofsky-Index		
ECOG-Status		
Nebendiagnosen (KHK, Diabetes, Hypertonus etc.)		
Empfehlung weiterer Maßnahmen durch den Hausarzt für Patienten und Angehörige aus onkologischer Sicht		

Abb. 1.4 Informationsblatt für die Schnittstelle Hausarzt – Onkologe mit anamnestischen, diagnostischen und ggf. therapeutischen Informationen über den Patienten, die der Hausarzt erhoben hat. (© H. C. Römer) [V492]

Hilfreich für den Patienten sind positive, aber ehrliche Aussagen und ggf. die Initiierung und Koordinierung von Krankengymnastik, Physiotherapie, Psychotherapie und Psychoonkologie.

1

Patient		
Patientenverfügung	ja:	nein:
Ansprechpartner im Notfall		
Hausarzt		
Onkologe		
Klinik (SAPV)		
Tumorerkrankung		
Therapie (Operation, Chemotherapie, Antikörpertherapie, Radiatio, Kombinationstherapie etc.)		
Geplanter Therapieverlauf (zeitlicher Ablauf)		
Therapieziel	palliativ:	kurativ:
Nächste Termine		
Vorsichtsmaßnahmen (Sonne, Kälte, Nikotin, Alkohol etc.)		
Nebenwirkungen (ggf. bitte sofort Hausarzt oder Onkologen aufsuchen!)		
Weitere Informationen zum Lebensalltag		
Ernährung		
Vitamine		
Körperliche Aktivität		
Weitere Therapiemaßnahmen (Reha, Physiotherapie, Psychoonkologie etc.)		
Nebendiagnosen (z.B. KHK, Diabetes, Hypertonus)		
Aktuelle Medikation		

Abb. 1.5 Informationsblatt für die Schnittstelle Hausarzt – Patient (Brieftasche) bzw. Hausarzt – weitere Behandler (Radiologie, Reha, Physiotherapie etc.) (© H. C. Römer) [V492]

Ein wichtiger Kommunikationsaspekt ist die Aufklärung des Patienten, seiner Angehörigenund ggf. des Pflegedienstes über therapierelevante Nebenwirkungen (➤ Tab. 1.7, s.a. ➤ Kap. 3). Manche Nebenwirkungen, auch noch nach Beendigung der Therapie, machen ein sofortiges Handeln erforderlich, die Umstellung oder den Abbruch der Therapie und/oder eine sofortige Einweisung in die Klinik.

Tipps für die Praxis

Der Hausarzt sollte mit dem Fachonkologen klären, wer primär für welche neu aufgetretenen Nebenwirkungen verantwortlich ist und wer behandelt.

Der Hausarzt betreut den Patienten in der Regel bereits längere Zeit und ist deshalb im Bild über seine Lebensumstände, die häusliche Situation, die Familie, über Partner, Beruf und Hobbies (➤ Abb. 1.6). Die Tumordiagnose verändert schlagartig das Leben des Patienten und seiner Angehörigen. Die Auseinandersetzung mit der Erkrankung und den Folgen sowie möglicherweise mit dem zeitnahen Tod auf der einen Seite und das Managen von Arztbesuchen, Diagnostik und Therapie und die damit verbundenen zeitaufwendigen Unannehmlichkeiten andererseits beeinflussen den Alltag massiv. Der Tumor steht plötzlich im Lebensmittelpunkt, um den herum alles organisiert werden muss. Dazu kommen Probleme wie Versorgung, Transport, finanzielles Management, Verfügungen, Testament, Wesensveränderungen und die Verabschiedung von der bisherigen Lebensplanung und der Routine, die bis zur Diagnose vorherrschte. Nicht nur der einzelne Mensch leidet unter einem Tumor, sondern die ganze Familie.

Die für Tumorpatienten wichtige Frage nach der Entscheidung für oder gegen eine Therapie sollte angesichts der großen Anzahl etablierter, aber auch moderner Therapieansätze immer in Rücksprache mit dem Onkologen und wenn möglich im Beisein der Angehörigen besprochen werden.

MERKE

Der Patient muss selbst entscheiden, ob und welche Therapie durchgeführt werden soll.

Tipps für die Praxis

Der Hausarzt und sein Praxisteam können den Patienten außerdem in folgenden Belangen unterstützen:

- Beantragung eines Schwerbehindertenausweises
- Antrag auf Pflegestufe
- Kostenerstattung (z. B. Transportkosten)
- Beschaffung von Hilfsmitteln
- Organisation eines Pflegedienstes
- Dokumentation (Veränderungen am Patienten, Komplikationen etc.)
- Kurzinfo für die Brieftasche (v. a. Medikamentennebenwirkungen, ➤ Abb. 1.5)

Tab. 1.7 Mögliche Nebenwirkungen unter und nach der Tumortherapie

Infektionen	Mukositis, Proktitis, Kolitis, Pneumonien *(Pneumozystis carinii)*
Haut, Schleimhaut	Hautveränderungen, Wundheilungsstörungen, Herpes zoster, Hämatome, Hand-Fuß-Syndrom, Haarausfall, Allergien, Zahnfleischbluten, Petechien
Gastrointestinaltrakt	Übelkeit, Erbrechen, Diarrhö, Obstipation, Appetitlosigkeit, Aszites
Nervensystem	Schmerzen, Polyneuropathie, Querschnittsymptomatik, Geruchsstörungen, Geschmacksstörungen, progressive multifokale Leukoenzephalopathie, Müdigkeit, psychische Veränderungen (Depression, Schlafstörungen, Delir, Somnolenz, Verwirrtheit)
Herz-Kreislauf-System	Kardiomyopathie, Hypertonus, Hypotonus, Arrhythmien, Pleuraergüsse, Atemnot, Belastungsdyspnoe
Gefäßsystem	Thromboembolien, Nasenbluten, (Tumor-)Blutungen, Ödeme
Blutbild	Anämie, Thrombozytopenie, Leukozytopenie, Proteinmangel
Urogenitaltrakt	Polyurie, Polydipsie, Oligurie, Inkontinenz, Impotenz, Fertilitätsstörungen
Systemisch	Thyreoiditis, nephrotisches Syndrom, Paraneoplasien, Fatique-Syndrom
Muskuloskelettal	Athralgien, Myalgien
Allgemein	Körperliche Entstellung, Verlust von Körperfunktionen, Selbstwertverlust

Tipps für die Praxis

Immer daran denken, die schriftliche Zustimmung des Patienten gemäß der aktuellen Datenschutzrichtlinie einzuholen – nur unter dieser Voraussetzung darf der Hausarzt direkt mit den behandelnden Kollegen über das Krankheitsbild und weitere Maßnahmen sprechen.

Die Datenschutzrichtlinie am besten so formulieren, dass eine Zustimmung des Patienten vorliegt und die Kommunikation mit Familie, weiteren Angehörigen, weiteren Personen sowie Klinik und Kollegen möglich ist.

Eine der vielen Aufgaben des Hausarztes besteht darin, Patienten und ihre Angehörigen dringlich an den „Papierkram" zu erinnern. Grundsätzlich sollte jeder Patient eine aktuelle **Patientenverfügung** besitzen – bei Tumorpatienten ist es jedoch besonders wichtig, auf die Notwendigkeit und Sinnhaftigkeit einer Verfügung hinzuweisen. Neben der Patientenverfügung und Verfügungen für Gesundheitsangelegenheiten sollte der Patient auch die damit verbundenen weiteren Dokumente (Verfügungen für Vermögensangelegenheiten, Vorsorgevollmacht, Testament etc.) besitzen. Der Hausarzt kann dem Patienten die Formulare direkt aushändigen oder

Patient		
Patientenverfügung	ja:	nein:
Ansprechpartner		
Tumorerkrankung		
Stempel Hausarzt		
Aktuelle Diagnostik		
Therapieverlauf		
Nächste Termine beim Hausarzt		
Nächste Termine bei weiteren Fachärzten		
Aktuelles Befinden des Patienten (ggf. Karnofsky-Index, ECOG-Status)		
Aktuelle Befunde (Labor, EKG etc.)		
AktuelleTherapiemaßnahmen (Reha, Physiotherapie, Psychoonkologie etc.):		
Aktuelle Diagnosen (z. B. KHK, Diabetes, Hypertonus etc.)		
Aktuelle Medikation (ggf. als Anlage, aktueller Medikamentenplan)		

Abb. 1.7 Dokumentationsblatt mit Informationen über den Patienten (vom Hausarzt für die weiterbehandelnden Kollegen, Rehateam, Physiotherapeuten etc.) (© H. C. Römer) [V492]

Tipps für Bezugsquellen geben (www.bmjv.de/DE/Themen/VorsorgeUndPatientenrechte/Betreuungsrecht/Betreuungsrecht_node.html).

MERKE

Der Wunsch des Patienten, den er in der Patientenverfügung formuliert hat, ist für alle behandelnden Kollegen bindend.

Tipps für die Praxis

Den Patienten darauf hinweisen, dass er eine regelmäßige Aktualisierung der Patientenverfügungen mit neuer Unterschrift durchführen soll.

Den Wunsch des Patienten auch mit der in der Patientenverfügung genannten Person, die die darin festgelegten Entscheidungen zu treffen hat, ausgiebig besprechen.

LITERATUR

Bahrs O. Hermeneutisches Fallverständnis – Versuch einer Annäherung. ZFA, 2012;9: Aus: www.online-zfa.de/archiv/ausgabe/artikel/zfa-9-2012/47932-103238-zfa20120355-0361-hermeneutisches-fallverstaendnis-versuch-einer-annaeherung (letzter Zugriff: 24. Oktober 2019).

Bailea WF, Buckmanb R, Lenzi R. SPIKES – A Six-Step Protocol for Delivering Bad News: Application to the Patient with Cancer. The Oncologist, 2000;5(4):302–11.

Bundesinstitut für Bevölkerungsforschung. Demografieportal des Bundes und der Länder. Aus: www.demografie-portal.de/DE/Informieren/_function/suche/fakten_formular.html?queryResultId=null&pageNo=0&cl2Categories_Format=01_statistiken (letzter Zugriff: 24. Oktober 2019).

Deutsches Krebsforschungszentrum/Krebsinformationsdienst. Wie entsteht Krebs? Wenn aus gesunden Zellen Tumorzellen werden. Aus: www.krebsinformationsdienst.de/grundlagen/krebsentstehung.php (letzter Zugriff: 19. August 2019).

Kassenärztliche Bundesvereinigung. Der Vorsorge-Checker. Ihr persönliches Präventionsprogramm. Patientenflyer. Aus: www.kbv.de/media/sp/kbvFlyerVorsorge.pdf (letzter Zugriff: 24. Oktober 2019).

Kompetenznetz akute und chronische Leukämien. Karnofsky-Index und ECOG-Status. Aus: www.kompetenznetz-leukaemie.de/content/aerzte/scores/performance_status (letzter Zugriff: 24. Oktober 2019).

Robert Koch-Institut (Hrsg.) und die Gesellschaft der epidemiologischen Krebsregister in Deutschland e. V. (Hrsg.). Krebs in Deutschland für 2013/2014. 11. Ausgabe (2017). Aus: www.krebsdaten.de/Krebs/DE/Content/Publikationen/Krebs_in_Deutschland/kid_2017/krebs_in_deutschland_2017.pdf?__blob=publicationFile (letzter Zugriff: 24. Oktober 2019).

1

2

Tumortransformierende Gene

Durch die Entschlüsselung des Erbmoleküls DNS (Desoxyribonukleinsäure) und seiner Doppelhelixform durch Rosalind Elsie Franklin und Raymond Gosling im Jahr 1953 konnten die Nobelpreisträger James Watson und Francis Crick im gleichen Jahr den grundlegenden Kopiermechanismus postulieren, mit dem die genetische Information bei der Zellteilung („von Leben zu Leben") weitergegeben wird (Portin 2014). Dass eine Veränderung des DNS-Codes eine normale Zelle in eine Krebszelle umwandeln kann, fand man erstmals durch Experimente mit Hühnern heraus.

Im Jahr 1911 machte der New Yorker Pathologe Francis Peyton Rous die Entdeckung, dass die Infektion mit einem speziellen Retrovirus zu einer Ausbildung von Sarkomen bei Hühnern führte (Rous 1911). Dieses Experiment führte nicht nur dazu, dass das Virus nach ihm benannt wurde (Rous-Sarkom-Virus [RSV]) und Rous 55 Jahre später, im Jahr 1966, mit dem Nobelpreis für Medizin und Physiologie ausgezeichnet wurde, sondern auch dazu, dass erstmals der Begriff „Transformation" gebraucht wurde, der die Umwandlung einer normalen Zelle in eine Tumorzelle beschreibt. Ein weiterer Grund, warum dieses Experiment einen Meilenstein in der Onkologie darstellt, ist die Tatsache, dass erstmalig 1976 die Virologen Harold Varmus und Mike Bishop, das v-src (virales src) als Genprodukt des Rous-Sarkom-Virus identifizierten. Die Entschlüsselung der DNS-Sequenz des v-src führte dazu, dass eine ähnliche (homologe) Gensequenz in normalen, untransformierten Zellen gefunden werden konnte, welche als c-src (zelluläres-src) bezeichnet wurde. Trotz der Ähnlichkeiten beider Gensequenzen führt die Präsenz des zellulären c-src nicht zur Ausbildung von Tumoren. Mit dieser Erkenntnis wurde das v-src als (retrovirales) Onkogen und sein normales Gegenstück c-src als Protoonkogen definiert. Als Protoonkogene werden normale Gene bezeichnet, die durch Mutationen zu Onkogenen umfunktioniert werden können und dadurch zu einem unkontrollierten Zellwachstum führen (Stehelin et al. 1976). Für diese herausragende tumorbiologische Erkenntnis wurden Harold Varmus und J. Michael Bishop 1989 mit dem Nobelpreis ausgezeichnet. Trotz der Tatsache, dass die meisten humanen Tumoren nicht durch Viren verursacht werden, eröffnete die Entdeckung von v-src den Weg für andere, tumortransformierende Gene. So wurde das berühmte myc-Gen erstmals im „avian myelocytoma virus" und das Ras-Gen im „rat sarcoma virus" (Harvey sarcoma virus, H-Ras und Kirsten sarcoma virus, K-RAS) identifiziert, lange bevor entsprechende Mutationen und Amplifikationen dieser Gene mit einer Tumorentwicklung in Verbindung gebracht wurden (Weiss und Vogt 2011).

Tumorsuppressorgen p53

Kurz nach der Entdeckung, dass bestimmte normale Gene einen Funktionsgewinn durch Mutationen erlangen (Onkogen), der den Übergang vom normalen Wachstumsverhalten zu ungebremstem Tumorwachstum fördert, wurde im Rahmen des Studiums von DNA-Viren ein anderes Phänomen entdeckt. David Lane und Lionel Crawford zeigten 1979, dass die Infektion mit einem DNA-Virus namens SV40, ähnlich wie v-src, zu einer malignen Zelltransformation führt. Im Gegensatz zu Retroviren wie dem RSV kodiert SV40 für das „Large-T-Protein", ein Protein, welches nicht eine mutierte Version eines normalen zellulären Proteins darstellt. Lane und Crawford zeigten durch Proteinbindungsstudien, dass das Large-T-Protein in normalen Zellen an ein mittelschweres Protein namens p53 bindet (Lane und Crawford 1979). Dieses Protein wurde nach seiner Masseneinheit von 53 000 Dalton benannt und zeitnah ebenfalls durch andere unabhängige Forscher wie Arnold Levine, Daniel Linzer, Pierre May, Robert Carroll und Alan Smith entdeckt (Levine und Oren 2009). Dennoch wurde erst zehn Jahre nach der Entdeckung von p53 seine zentrale Bedeutung in der Tumorbiologie klar. 1989 publizierte die Arbeitsgruppe um Bert Vogelstein in zwei herausragenden Arbeiten, dass bei der Mehrzahl der untersuchten Tumoren (inkl. Kolorektal-, Mamma-, und Lungenkarzinom) das p53-Gen seine Funktion entweder durch eine chromosomale Deletion (Chromosom 17p13.1) oder durch Mutationen verloren hat (Baker et al. 1989, Nigro et al. 1989).

In Übereinstimmung mit diesen Entdeckungen wurden 1992 bei Patienten mit Li-Fraumeni-Syndrom ähnliche Mutationen im p53-Gen nachgewiesen (Malkin et al. 1992). Bei diesem autosomal-dominant vererbten Tumorprädispositionssyndrom liegt eine angeborene Keimbahnmutation für das p53-Gen vor, die dazu führt, dass Kinder und Jugendliche sehr früh multiple Tumoren entwickeln. Ähnlich wie bei diesen Patienten entdeckte Allan Bradley im gleichen Jahr, dass Mäuse, denen das p53-Gen vollständig fehlt (homozygote p53-null-Deletion), sich zwar normal entwickeln, aber zu einem großen Teil (75 %) nach sechs Monaten spontan an B- und T-Zelllymphomen erkranken und an diesen verenden (Donehower et al. 1992).

Alle diese Erkenntnisse zeigten auf, dass p53 die Entstehung von Tumoren verhindern kann. Deshalb wird p53 – als Gegenspieler zu den Onkogenen – als Tumorsuppressorgen bezeichnet.

Tumorentstehung als mehrstufiger Prozess

Auf Grundlage der repräsentativen Definitionen von Onkogenen und Tumorsuppressorgenen entwickelte das Wellcome Sanger Institute im Jahr 2004 die kostenfreie Online-Datenbank COSMIC (Catalogue Of Somatic Mutations In Cancer, https://cancer.sanger.ac.uk). Anhand von genomischen Analysen von mehr als 1,4 Millionen Tumorproben (zusammengefasst aus ca. 26 000 Publikationen) konnten mittlerweile 719 Krebsgene (Stand August 2018) identifiziert werden, die mit unterschiedlichem Ausprägungsgrad eine Krebsentstehung antreiben können (Harsha et al. 2018). Dennoch stellt sich die grundlegende Frage, welche Veränderungen und Fähigkeiten Zellen erwerben müssen, um als Krebszelle zu gelten. Vom biologischen Standpunkt aus betrachtet, verfügen jegliche (Säugetier-)Zellen über übergeordnete molekulare Programme, die das Ausmaß von Wachstum (Proliferation), Differenzierung, Zellalterung (Seneszenz) und den Zelltod regulieren. Eine Störung dieser evolutionär konservierten Programme führt zu einem Ungleichgewicht zwischen Proliferation und Zelltod und ist somit entscheidend für die Ausprägung der malignen Biologie der Zellen.

Im Jahr 2000 publizierten Douglas Hanahan und Robert A. Weinberg die wegweisende Arbeit *Hallmarks of Cancer* (Hanahan und Weinberg 2000). Die beiden Tumorforscher postulierten, dass die Ursache der Tumorentstehung höchstwahrscheinlich nicht auf ein einzelnes Ereignis, sondern vielmehr auf die Summe mehrerer Vorkommnisse zurückzuführen ist:

- Selbstversorgung mit Wachstumssignalen
- Unempfinden gegen wachstumshemmende Signale
- Umgehung des programmierten Zelltods
- Grenzenloses unkontrolliertes Wachstum
- Anhaltende Gefäßneubildung
- Fähigkeit zu metastasieren

Elf Jahre später wurden von Hanahan und Weinberg (2011) vier weitere essenzielle Charakteristika hinzugefügt:

- Genomische Instabilität
- Tumorassoziierte Inflammation
- Immunevasion
- Metabolische Deregulation

Die von Hanahan und Weinberg eingeführten zehn Kennzeichen sind von entscheidender Bedeutung, da sie nicht nur ein ungehemmtes Wachstum und das Überleben von Tumorzellen garantieren, sondern eben auch spezifische therapeutische Ansatzpunkte in der Tumortherapie darstellen.

Die genannten Eigenschaften heben die Tatsache hervor, dass die Transformation einer normalen Zelle in eine maligne Zelle die Folge eines mehrstufigen Prozesses ist, den die Zellen vom normalen bis zum malignen Phänotyp durchlaufen müssen. Entsprechend dem Zitat des russischen Evolutionsbiologen Theodosius Dobzhansky *Nichts in der Biologie ergibt einen Sinn außer im Licht der Evolution* entspricht auch der maligne Entartungsprozess der Evolutionstheorie von Darwin. Konzeptionell ähnlich dem dynamischen Evolutionsprozess asexueller Mikroorganismen, hängt auch das Überleben einer bösartigen Zelle stark von seinen erworbenen Fähigkeiten ab. Dieser evolutionäre Prozess resultiert aus dem Zusammenspiel von (förderlichen) genetischen Veränderungen (Punktmutationen, Insertionen, Deletionen, chromosomale Aberrationen) und klonaler Selektion, die als Bedingungen erfüllt werden müssen, um eine bösartige Biologie entstehen zu lassen (Lipinski et al. 2016). Bedingt durch die stochastische Natur dieser Faktoren, ist es einerseits schwierig, exakte Voraussagen über tumorevolutionäre Prozesse zu machen, andererseits spielt Zeit eine kritische Rolle. Krebs ist oft eine altersabhängige Erkrankung – ein Umstand, der sich deutlich in den Krebsregisterdaten wiederspiegelt. Knapp 75 % der an Krebs neu erkrankten Männer und rund 71 % der betroffenen Frauen sind älter als 60 Jahre. Trotz der Stabilität der DNS kann man davon ausgehen, dass in jeder einzelnen Zelle – abhängig vom Zelltyp – mehr als 20 000 Mutationen pro Tag entstehen und

2

durch DNS-Reparaturmechanismen wieder adäquat korrigiert werden. Sollten dennoch gravierende DNS-Schädigungen entstehen, werden Programme aktiviert, die zum Tod der mutierten Zelle führen. Trotzdem akkumulieren sich im Lauf der Jahre immer mehr unbedeutende Mutationen im Erbgut. Bei gleichzeitig nachlassender Aktivität der Reparatursysteme führt dies schließlich zu erfolgreich entarteten Zellen. Tumorfördernde Mutationen entstehen durch drei Faktoren (unhappy triad):

- Extrinsische Ursachen (UV-Strahlung, Zigarettenkonsum)
- Hereditäre Faktoren (genetisch vererbte Ursachen)
- Replikativer Stress (durch DNS-Replikation entstandene Fehler)

Früherkennung

In diesem Zusammenhang veröffentlichte Bert Vogelstein zusammen mit dem Mathematiker Cristian Tomasetti in den Jahren 2015 und 2017 zwei provokative Studien: Sie untersuchten Krebsdaten aus 69 Ländern und stellten die These auf, dass zwei Drittel aller treibenden Krebsmutationen prädominant durch replikativen Stress, also durch zufällige „Kopierfehler" der DNS entstehen und daher unabwendbar sind (Tomasetti und Vogelstein 2015, Tomasetti et al. 2017). Allerdings muss man diese Studien sehr vorsichtig interpretieren und kann Krebs nicht allgemeingültig als „negativen Lottogewinn" oder „bad luck" bezeichnen. Genau betrachtet, weist diese Studie darauf hin, dass man bei Krebsarten, bei denen fast alle Mutationen auf die postulierten DNS-Abschreibefehler zurückzuführen sind (z. B. beim Prostatakarzinom), besonders auf die Früherkennung und Behandlung im Anfangsstadium setzen und diese verbessern sollte (Sekundärprävention). Andererseits sollte man bei Krebstypen, die definitiv mit einer ungesunden Lebensweise zusammenhängen (z. B. Lungenkarzinom), weiterhin primär präventive Maßnahmen (Expositionsprophylaxe) fördern, um das totale Tumorrisiko zu reduzieren. Wie bereits weiter oben hervorgehoben, entsteht Krebs durch multiple Mutationsereignisse. Wenn nur eine dieser Mutationen auf einen extrinsischen Faktor zurückzuführen ist, kann man dennoch eine Krebsentstehung vermeiden bzw. drastisch hinauszögern (Nowak und Waclaw 2017).

LITERATUR

Baker S, Fearon E, Nigro J et al. Chromosome 17 deletions and p53 gene mutations in colorectal carcinomas. Science, 1989;244(4901): 217–221.

Donehower LA, Harvey M, Slagle BL et al. Mice deficient for p53 are developmentally normal but susceptible to spontaneous tumours. Nature, 1992;356(6366): 215–221.

Hanahan D, Weinberg RA. The hallmarks of cancer. Cell, 2000;100(1): 57–70.

Hanahan D, Weinberg RA. Hallmarks of cancer: the next generation. Cell, 2011;144(5): 646–674.

Harsha B, Creatore C, Kok CY et al. COSMIC: the Catalogue Of Somatic Mutations In Cancer. Aus: https://cancer.sanger.ac.uk/cosmic (letzter Zugriff: 24. Oktober 2019).

Lane D P, Crawford LV. T antigen is bound to a host protein in SY40-transformed cells. Nature 1979;278(5701): 261–263.

Levine AJ, Oren M. The first 30 years of p53: growing ever more complex. Nat Rev Cancer, 2009;9(10): 749–758.

Lipinski KA, Barber LJ, Davies MN, Ashenden M, Sottoriva A, Gerlinger M. Cancer Evolution and the Limits of Predictability in Precision Cancer Medicine. Trends in Cancer, 2016;2(1): 49–63.

Malkin D, Jolly KW, Barbier N et al. Germline Mutations of the p53 Tumor-Suppressor Gene in Children and Young Adults with Second Malignant Neoplasms. New England J of Medicine, 1992;326(20): 1309–1315.

Nigro J M, Baker SJ, Preisinger AC et al. Mutations in the p53 gene occur in diverse human tumour types. Nature, 1989;342(6250): 705–708.

Nowak M A, Waclaw B. Genes, environment, and „bad luck". Science 2017;355(6331): 1266–1267.

Papavramidou N, Papavramidis T, Demetriou T. Ancient Greek and Greco-Roman methods in modern surgical treatment of cancer. Annals of surgical oncology, 2010;17(3): 665–667.

Portin P. The birth and development of the DNA theory of inheritance: sixty years since the discovery of the structure of DNA. J Genet 2014;93(1): 293–302.

Rous P. A sarcoma of the fowl transmissible by an agent separable from the tumor cells. The Journal of experimental medicine, 1911;13(4): 397–411.

Stehelin D, Varmus HE, Bishop JM, Vogt PK. DNA related to the transforming gene(s) of avian sarcoma viruses is present in normal avian DNA. Nature, 1976;260(5547): 170–173.

Tomasetti C, Li L, Vogelstein B. Stem cell divisions, somatic mutations, cancer etiology, and cancer prevention. Science, 2017;355(6331): 1330–1334.

Tomasetti C, Vogelstein B. Variation in cancer risk among tissues can be explained by the number of stem cell divisions. Science, 2015;347(6217): 78–81.

Weiss R A,Vogt PK. 100 years of Rous sarcoma virus. J of experimental medicine, 2011;208(12): 2351–2355.

Zeiger K. Zur Geschichte der Zellforschung und ihrer Begriffe. Das Cytoplasma. Altmann HW, Frey-Wyssling A, Goebel et al. Berlin, Heidelberg: Springer, 1955: S. 1–16.

2.2 Krebs und Vererbung (hereditäre Erkrankungen, humangenetische Beratung)

Silke Kaulfuß

Erbliche Prädisposition

Bei einem geringen, aber nicht zu vernachlässigenden Anteil der Tumorpatienten ist der Krebs auf eine genetische Prädisposition zurückzuführen (ca. 5 % aller Tumorerkrankungen). Das heißt, dass spezifische Mutationen in Genen dazu führen, dass das Risiko des betroffenen Patienten, einen bestimmten Tumor zu entwickeln, gegenüber der Allgemeinbevölkerung **deutlich** erhöht ist. Bisher wurden mehr als 20 verschiedene hereditäre (erbliche) Tumorerkrankungen beschrieben, welche sich jeweils durch ein charakteristisches Tumorspektrum auszeichnen.

Wie in ➤ Kap. 2.1 dargestellt, wird Krebs durch eine Akkumulation von Veränderungen des Erbguts (Mutationen) hervorgerufen. Im Falle einer genetischen Prädisposition liegt eine Mutation bereits in einem ursächlichen Gen (Tumorsuppressorgen) auf einem Allel in allen Zellen des Körpers vor (Keimbahnmutation). Die zweite Kopie des Gens auf dem homologen Chromosom ist zunächst nicht betroffen (Wildtyp-Allel). Wird im Laufe des Lebens das zweite Allel ebenfalls durch eine Mutation zerstört, kommt es zur Entstehung von Krebs (Knudson-Two-Hit-Hypothese, ➤ Abb. 2.1). Diese zweite Mutation tritt dann somatisch auf, das heißt nur in den betroffenen Geweben und nicht in allen Zellen des Körpers. Der Verlust des zweiten Allels wird auch als „Verlust der Heterozygotie" (loss of heterozygosity [LOH]) bezeichnet.

Im Unterschied zu Patienten mit sporadischen Tumoren tritt bei Patienten mit einer Keimbahnmutation in einem Tumorsuppressorgen (= Anlageträger) die Krebserkrankung früher im Leben auf (➤ Abb. 2.1). Sie haben ein hohes Risiko, wiederholt an für das Tumorsyndrom spezifischen Tumoren zu erkranken. Die Kenntnis des genetischen Defekts ermöglicht es folglich, dem Patienten eine frühzeitige Anbindung an spezielle Früherkennungsprogramme sowie eine individuelle Nachbetreuung anzubieten. Gleichzeitig können weitere Anlageträger in der Familie durch eine prädiktive (= präsymptomatische) Testung auf die Mutation nach genetischer Beratung identifiziert und anschließend in die jeweiligen Früherkennungsprogramme aufgenommen werden.

Die meisten hereditären Tumorerkrankungen werden autosomal-dominant vererbt. Nachkommen eines Anlageträgers haben somit geschlechtsunabhängig ein 50-prozentiges Risiko, die genetische Prädisposition zu erben. Auch weitere erstgradig Verwandte wie Geschwister und Eltern des Betroffenen haben ein Risiko von 50 Prozent, Anlageträger zu sein. Dabei ist es nicht selten, dass innerhalb einer Familie mit der gleichen Mutation die Ausprägung der Erkrankung, der Schweregrad und das Manifestationsalter stark variieren.

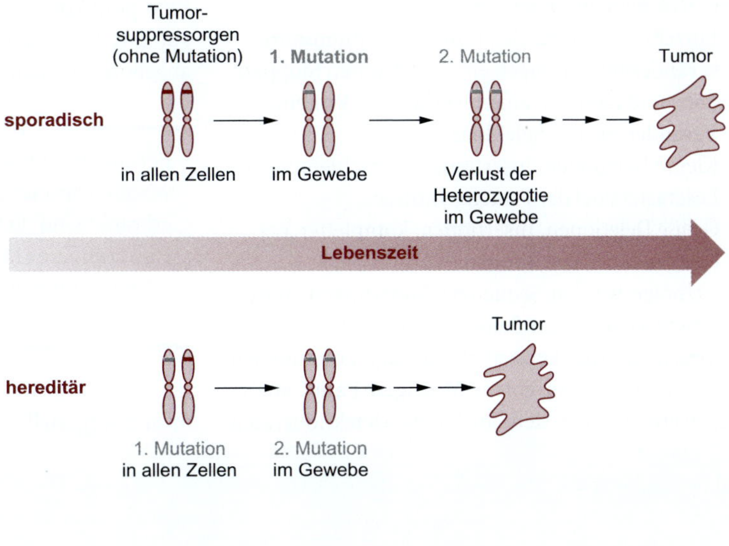

Abb. 2.1 Knudson-Two-Hit-Hypothese: Bei der sporadischen Tumorentstehung finden beide Mutationsereignisse nur im betroffenen Gewebe zufällig statt. Im Falle einer genetischen Prädisposition (hereditär) liegt bereits eine Mutation auf einem Allel eines Tumorsuppressorgens in allen Zellen des Körpers vor (Keimbahnmutation). Wird im Laufe des Lebens das zweite Allel ebenfalls zufällig durch eine somatische Mutation zerstört, entsteht Krebs im betroffenen Gewebe. [L231]

Wann an eine genetische Prädisposition zu denken ist

- Junges Alter bei Diagnose (< 50 Jahre)
- Auftreten mehrerer Primärtumoren bei einer Person (gleichzeitig oder nacheinander)
- Weitere Familienmitglieder betroffen
- Evtl. weitere Symptome bzw. Fehlbildungen

MERKE

In einer Familie können verschiedene Krebsarten auftreten, die trotzdem **einem** gemeinsamen Tumorsyndrom zugeordnet werden können.

Abklärung bei Verdacht auf ein Tumorsyndrom

In einem humangenetischen Beratungsgespräch mit dem Betroffenen oder Angehörigen eines Betroffenen werden das persönliche Erkrankungsrisiko, genetische Dispositionen sowie Möglichkeiten der molekulargenetischen Diagnostik erläutert. Es wird eine möglichst umfassende Familienanamnese erhoben und geprüft, ob – falls notwendig – die klinischen Kriterien für eine diagnostische Abklärung erfüllt werden. Die Mutationsanalyse wird (meist) nur anhand der Blutprobe eines betroffenen Familienmitglieds und nur bei Vorliegen einer schriftlichen Einverständniserklärung durchgeführt (Gendiagnostikgesetz).

Bei der molekulargenetischen Diagnostik werden die infrage kommenden Gene auf Veränderungen in der DNA-Sequenz analysiert:

- Einzelbasenaustausche: führen zu Aminosäureveränderung, Einfügen eines verfrühten Stoppkodons und damit zu einem verkürzten Protein, Veränderung des Spleißens
- Kleine Deletionen, Insertionen: Verschiebung des Leserasters bei der Proteinsynthese
- Große Deletionen, Insertionen: kompletter Verlust des Gens bzw. Proteins

Heutzutage werden Sequenzveränderungen mittels der **Next-Generation Sequenzierung** (NGS) nachgewiesen. Hierbei können alle infrage kommenden Gene gleichzeitig in einem **Multigen-Panel** analysiert werden. Diese Methode hat die Detektionsraten von verursachenden Mutationen (aber auch von Varianten unklarer klinischer Signifikanz) erhöht und die Kosten für die molekulargenetische Diagnostik verringert. Große Deletionen bzw. Insertionen können über die Multiplex Ligation-dependent Probe Amplification (MLPA, www.mlpa.com), quantitative PCR (Polymerasekettenreaktions)-Analysen oder auch bioinformatisch über die Daten der NGS nachgewiesen werden.

Nach Abschluss der molekulargenetischen Untersuchung erfolgt ein Beratungsgespräch mit den Betroffenen und/oder interessierten Familienmitgliedern, in dem Empfehlungen zu **risikoadaptierten Früherkennungs- und Tumornachsorgeuntersuchungen** gegeben werden.

MERKE

Prädiktive (= präsymptomatische) Untersuchungen auf eine familiäre Mutation dürfen nur nach erfolgter humangenetischer Beratung oder nach schriftlicher Ablehnung der humangenetischen Beratung eines Patienten durchgeführt werden (Gendiagnostikgesetz GenDG, § 7 I).

Außerdem werden psychoonkologische Beratungsgespräche angeboten.

In einigen Fällen werden Veränderungen in den Genen gefunden, deren klinische Bedeutung derzeit noch nicht geklärt ist (Varianten unklarer Signifikanz [VUS]). Häufig können die Untersuchung weiterer Familienmitglieder sowie funktionelle Untersuchungen im Rahmen der humangenetischen Beratung bei der Einschätzung dieser Varianten helfen. Eine prädiktive (= präsymptomatische) Diagnostik auf eine VUS kann gesunden Risikopersonen nicht angeboten werden.

Tipps für die Praxis

Bei einem Tumorpatient immer erfragen, ob weitere Familienangehörige ebenfalls an Krebs erkrankt sind. Erhärtet sich der Verdacht auf eine familiäre Häufung, ist eine humangenetische Beratung indiziert. **Humangenetische Leistungen belasten nicht das Budget.**

Im Folgenden werden die wichtigsten Tumorsyndrome vorgestellt.

2.2.1 Hereditärer Brust- und Eierstockkrebs

In Deutschland erkranken jährlich rund 70 000 Frauen an Brustkrebs und/oder Eierstockkrebs. Dabei ist zwischen sporadischem und Familiärem Brust- und Eierstockkrebs zu unterscheiden. Bei etwa 20 % der Patientinnen mit Brust- und Eierstockkrebs ist eine genetische Prädisposition Ursache für die Krebserkrankung.

Wann an einen hereditären Brust- und Eierstockkrebs zu denken ist

Typisch für den hereditären Brust- und Eierstockkrebs sind

- eine familiäre Häufung von gynäkologischen Tumoren,
- ein jüngeres Erkrankungsalter,
- ein vermehrtes Auftreten von Zweitkarzinomen,
- ein erhöhtes Risiko für Prostata- und Pankreaskrebs.

Ursachen des hereditären Brust- und Eierstockkrebses

Am häufigsten werden **Mutationen in den Genen** BRCA1 **und** BRCA2 gefunden. Die Anlageträgerfrequenz für eine Mutation entweder in BRCA1 oder BRCA2 wird für die Bevölkerung in Deutschland mit 1:400 angegeben.

BRCA1 und BRCA2 sind Proteine, die für die Reparatur von Fehlern in der DNA verantwortlich sind. Bei jeder normalen Zellteilung treten bei der Vervielfältigung der DNA (Replikation) Fehler auf. Zusätzlich können exogene Faktoren wie Umwelteinflüsse, Röntgenstrahlung und Chemotherapeutika Schädigungen der DNA hervorrufen. In gesunden Zellen werden diese Veränderungen der DNA erkannt und repariert, oder die Zelle leitet den kontrollierten Zelltod ein (Apoptose). Träger und Trägerinnen einer Mutation in BRCA1 oder BRCA2 fehlt somit bereits eine Kopie zur Herstellung der notwendigen Reparaturproteine. Wird auch die zweite Kopie durch eine somatische Mutation geschädigt, sammeln sich Schädigungen der DNA in der Zelle an und führen zur Entartung der Zelle.

Krebsrisiko

Die beiden Gene BRCA1 und BRCA2 werden auch als **Hochrisikogene** bezeichnet. Die entsprechenden Lebenszeit-Risikoangaben sind in ➤ Tab. 2.1 zusammengefasst. Aktuelle Angaben dazu können auf der Internetseite des Deutschen Konsortiums für Brust- und Eierstockkrebs nachgeschlagen werden (www.konsortium-familiaerer-brustkrebs.de).

Die Erkrankungswahrscheinlichkeit für Brust- und Eierstockkrebs ist jedoch auch **altersabhängig.** Ab dem 40. Lebensjahr liegt diese für Brustkrebs bei ca. 3 % pro Jahr für BRCA1-Mutationsträgerinnen und hat ihren Höhepunkt im Alter zwischen 45 und 49 Jahren mit ca. 4 % pro Jahr (Mavaddat et al. 2013). Bei BRCA2-Mutationsträgerinnen steigt das Brustkrebsrisiko von 1 % pro Jahr im Alter ab 40 bis zu 2 % pro Jahr ab 55 Jahren. Das Risiko für Eierstockkrebs liegt bei BRCA1-Mutationsträgerinnen ab dem 40. Lebensjahr bei ca. 1 % pro Jahr, ab dem 60. Lebensjahr bei 2 % pro Jahr. Bei BRCA2-Mutationsträgerinnen liegt das Risiko für Eierstockkrebs bei unter 1 % pro Jahr.

Ebenso altersabhängig ist das Risiko für eine unabhängige Zweiterkrankung der Brust. Liegt das Alter zum Zeitpunkt der Diagnose des ersten Brustkrebses unter 40 Jahren, beträgt das Risiko, innerhalb der nächsten zehn Jahre an einem zweiten unabhängigen Brustkrebs zu erkranken, bei BRCA1-Mutationsträgerinnen bis zu 31 %, bei BRCA2-Mutationsträgerinnen bis zu 27 % (Menes et al. 2015).

Weitere Gene beim hereditären Brust- und Eierstockkrebs

Auch Mutationen in den Genen PALB2 und TP53 werden mit einem hohen Risiko für Krebserkrankungen assoziiert. Zusammen mit den moderaten Risikogenen für Brust- und Eierstockkrebs ATM, CHEK2, CDH1, PTEN, BRIP1, STK11, NBN, RAD51C und RAD51D sind sie jedoch nur in ungefähr 4 bis 5 % der Mammakarzinomfälle ursächlich. Kürzlich konnte auch für Loss-of-Function-Mutationen im Gen BARD1 ein Zusammenhang zum frühen Auftreten von Brust-, aber nicht von Eierstockkrebs nachgewiesen werden (Weber-Lassalle et al. 2019).

Bei einigen der genannten Gene sind neben dem Brust- und Eierstockkrebs weitere spezifische Tu-

- Endometriumkarzinom
- Ovarialkarzinom
- Duodenumkarzinom
- Magenkarzinom
- Tumoren der ableitenden Harnwege
- Hautkrebs
- Tumoren der Gallenwege
- Pankreaskarzinom
- Gehirntumoren (v. a. Glioblastome)

Wann an ein Lynch-Syndrom zu denken ist

Folgende klinische Charakteristika lassen an ein Lynch-Syndrom denken:
- Junges Erkrankungsalter
- Synchrone oder metachrone Tumoren
- Familiäre Häufung
- Spezifisches Tumorspektrum bei den Betroffenen

MERKE

Auch beim Lynch-Syndrom können in **einer** Familie mit der **gleichen** genetischen Prädisposition **verschiedene** Tumoren entsprechend dem oben genannten Tumorspektrum beobachtet werden.

Ursachen des Lynch-Syndroms

Für das Lynch-Syndrom sind Mutationen in vier Genen verantwortlich, die alle für Proteine der DNA-Reparatur kodieren: **MLH1, MSH2, MSH6** und **PMS2.** Sie werden auch als „mismatch repair proteins" (MMR) bezeichnet, da es ihre Aufgabe in der Zelle ist, Mismatches, d. h. Fehlpaarungen von Basen in der genomischen DNA z. B. nach der Replikation in der Mitose zu erkennen. Heterodimere von MSH2 und MSH6 erkennen die Fehlpaarung und rekrutieren ein Heterodimer, bestehend aus MLH1 und PMS2. Dies führt zu einer ATP-abhängigen Konformationsänderung des gesamten Proteinkomplexes, wodurch nachfolgend weitere Proteine an die fehlerhafte DNA rekrutiert werden. Diese bauen die DNA im Bereich der Fehlpaarung ab (Exonuklease) und führen eine Neusynthese der passenden DNA durch (Polymerase; z. B. Richman et al. 2015).

Auch für das Lynch-Syndrom gilt, dass Anlageträger für eine Mutation in einem der vier MMR-Gene diese in allen Zellen des Körpers tragen. Kommt es in einem Gewebe (= somatisch) zu einer zufälligen zweiten Mutation in diesem Gen (loss of heterozygosity [LOH]), die zu einem Funktionsverlust des Proteins führt, ist die MMR stark eingeschränkt. Dies führt zu einer Akkumulation von Mutationen in der DNA, die sich in Tumorsuppressorgenen oder Onkogenen befinden können und somit den Prozess der Krebsentstehung einleiten (➤ Abb. 2.2).

MERKE

Auch in 10 bis 15 % der Fälle von sporadischen Tumoren ist ein Verlust der Mismatch-DNA-Reparatur zu beobachten. Hier ist vor allem ein Verlust von MLH1 aufgrund epigenetischer Prozesse (Methylierung von CpG-Inseln in der Promotorregion von MLH1) ursächlich, der i. d. R. nicht durch eine genetische Prädisposition verursacht wird. Diese Tumoren zeigen ein charakteristisches klinisch-pathologisches Bild: proximale Lokalisation des Primärtumors, muzinöse High-Grade-Tumoren mit einer BRAF-Mutation (V600E).

Ca. 75 % der Lynch-Syndrom-Patienten mit einer pathogenen Mutation tragen diese in MLH1 oder MSH2. MSH6 (ca. 18 %) und PMS2 (ca. 7 %) sind seltener betroffen. Im Jahr 2009 konnten Ligtenberg und Mitarbeiter nachweisen, dass Deletionen des letzten Exons des Gens **EPCAM,** das auf der genomischen DNA direkt vor MSH2 liegt, ebenfalls zu einem Lynch-Syndrom führen. Dabei ist nicht der Verlust von EPCAM entscheidend für die Krebsentstehung, vielmehr führt die Deletion zu einem Verlust der Expression von MSH2 und wird daher oft als „MSH2-Epimutation" bezeichnet (➤ Abb. 2.3).

Diagnostik des Lynch-Syndroms

Die fehlerhafte Reparatur im Tumor der Lynch-Syndrom-Patienten kann in Form von verlängerten repetitiven DNA-Elementen nachgewiesen werden. Diese **Mikrosatelliten** treten in der gesamten genomischen DNA auf und haben eine individuelle, aber definierte Anzahl einer spezifischen Basenabfolge (ein bis vier Basenpaare). Sie sind aufgrund ihrer Sequenzstruktur besonders anfällig für Fehler bei der Replikation der DNA. In Tumoren von Patienten mit einer defizienten DNA-Reparatur zeigen die Mikrosatelliten eine Instabilität in der Länge, die molekulargenetisch **im Tumorgewebe** nachgewiesen werden kann.

Zusätzlich lässt sich oftmals immunhistochemisch der Ausfall eines DNA-Reparaturproteins

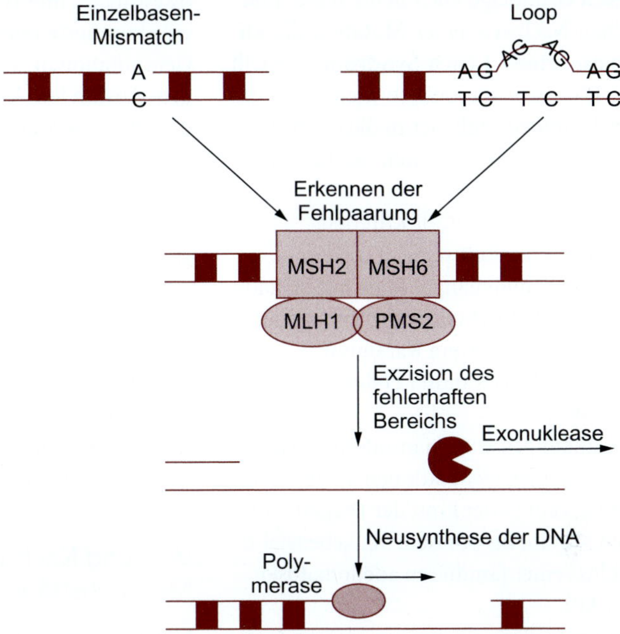

Abb. 2.2 Funktion der Proteine MLH1, MSH2, MSH6 und PMS2 bei der DNA-Reparatur: Fehler bei der Replikation von DNA während der Zellteilung führen zu Basenfehlpaarungen (Mismatch). Diese werden u. a. als Protein-Dimer, bestehend aus MSH2 und MSH6, erkannt. An MSH2/MSH6 binden anschließend MLH1 und PMS2 als Dimer, es findet eine Konformationsänderung des Komplexes statt, wodurch weitere Proteine rekrutiert werden. Eine Exonuklease baut den fehlerhaften DNA-Bereich ab, eine Polymerase synthetisiert die DNA neu. [L231]

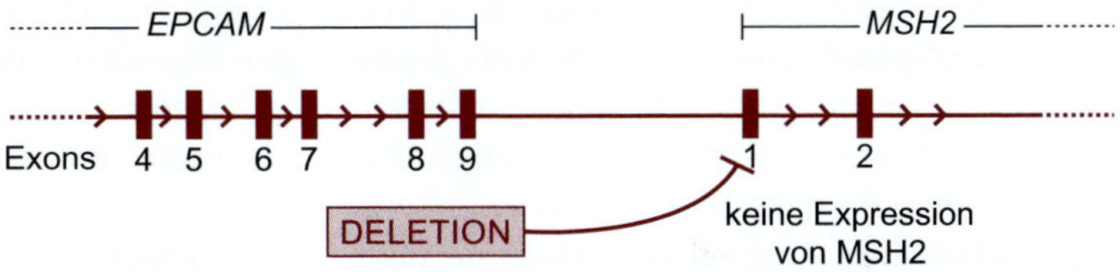

Abb. 2.3 MSH2-Epimutation [L231]

durch den Expressionsverlust des entsprechenden Proteins im Tumor nachweisen.

Bethesda-Kriterien

Die klinische Verdachtsdiagnose eines Lynch-Syndroms wird anhand spezifischer Kriterien gestellt. Eine molekulargenetische Testung erfolgt, wenn die Bethesda-Kriterien erfüllt sind:

- Person mit kolorektalem Karzinom, diagnostiziert vor dem Alter von 50 Jahren.
- Oder Person mit synchronen oder metachronen Lynch-Syndrom-assoziierten Tumoren.
- Oder Person mit kolorektalem Karzinom mit MSI-H-Histologie (Vorliegen von tumorinfiltrierenden Lymphozyten, Crohn-ähnlicher lymphozytärer Reaktion, muzinöser/siegelringzelliger Differenzierung oder medulläres Wachstumsmuster), diagnostiziert vor dem Alter von 60 Jahren.
- Oder Person mit kolorektalem Karzinom (unabhängig vom Alter), die einen Verwandten ersten Grades mit LS-assoziiertem Tumor hat, diagnostiziert vor dem Alter von 50 Jahren.
- Oder Person mit kolorektalem Karzinom (unabhängig vom Alter), die mindestens zwei Verwandte ersten oder zweiten Grades hat, bei denen ein Lynch-Syndrom-assoziierter Tumor diagnostiziert wurde (unabhängig vom Alter).

MERKE

Die Erfüllung **eines** Punkts der Bethesda-Kriterien ist Grundlage für eine molekulargenetische Diagnostik auf ein Lynch-Syndrom.

Aufgrund heutiger Familiengrößen und Neumutationen haben die Bethesda-Kriterien die sehr strengen Amsterdam-I- und Amsterdam-II-Kriterien abgelöst, auf deren Grundlage auch heute ohne molekulargenetischen Nachweis einer Mutation die **klinische Diagnose eines Lynch-Syndroms** gestellt werden kann. Dies ist insbesondere wichtig für das Einbinden der Familienmitglieder in die intensivierten Vor- und Nachsorgemaßnahmen (S3-Leitlinie).

Amsterdam-I- und Amsterdam-II-Kriterien

(**alle** Kriterien müssen erfüllt sein)

- Mindestens drei Familienangehörige mit histologisch gesichertem kolorektalem Karzinom oder Lynch-Syndrom-assoziiertem Karzinom
- und einer davon ist Verwandter ersten Grades der beiden anderen
- und die Erkrankungen sind in mindestens zwei aufeinanderfolgenden Generationen aufgetreten
- und mindestens ein Patient mit der Diagnose des kolorektalen Karzinoms vor dem 50. Lebensjahr
- und Ausschluss einer familiären adenomatösen Polyposis (FAP).

Wird bei einem betroffenen Patienten eine eindeutige genetische Prädisposition für das Lynch-Syndrom nachgewiesen, besteht für erstgradig Verwandte ein 50-prozentiges Risiko, ebenfalls Träger der Mutation zu sein. Diesen Familienmitgliedern kann ab dem Alter von 18 Jahren nach erfolgter humangenetischer Beratung eine prädiktive (= präsymptomatische) Testung auf diese Mutation angeboten werden. Wird die pathogene Mutation nachgewiesen, werden die betroffenen Personen in die intensivierten Früherkennungsprogramme eingeschlossen. Bei Ausschluss der Genmutation ist kein spezielles Früherkennungsprogramm erforderlich.

Krebsrisiken

Auch beim Lynch-Syndrom konnte gezeigt werden, dass Mutationen in den vier MMR-Genen zu unterschiedlichen Risiken für Tumorerkrankungen des assoziierten Spektrums führen. Im Vergleich zur Allgemeinbevölkerung ist das Risiko von Mutationsträgern, an Krebs zu erkranken, stark erhöht, jedoch nicht 100-prozentig (eingeschränkte Penetranz). InSIGHT (International Society for Gastrointestinal Hereditary Tumours) ist eine internationale multidisziplinäre wissenschaftliche Organisation, die sich um die Betreuung von Patienten und deren Familien mit einer hereditären Prädisposition für eine gastrointestinale Tumorerkrankung kümmern. Sie führen eine kuratierte Datenbank aller bisher identifizierten Genmutationen und veröffentlichen in regelmäßigen Abständen Vor- und Nachsorgemaßnahmen, die an die wissenschaftlichen Ergebnisse angepasst sind, sowie Krebsrisiken (www.insight-group.org) (➤ Tab. 2.2).

Auch für das Lynch-Syndrom gilt, dass das Krebsrisiko altersabhängig und vor allem in jungen Jahren im Vergleich zur Allgemeinbevölkerung stark erhöht ist. Der Einfluss einer Mutation in MLH1, MSH2, PMS2 und MSH6 auf das Brustkrebsrisiko wird in der Literatur stark kontrovers diskutiert. Es ist erwiesen, dass pathogene Mutationen in den vier Reparaturgenen auch in Familien ohne Darmkrebs, aber mit Brust- und Ovarialkarzinomen vorkommen.

Vor- und Nachsorgemaßnahmen für Mutationsträger

Lynch-Syndrom-Patienten und Risikopersonen wird ein intensiviertes Krebsfrüherkennungsprogramm empfohlen. Es besteht im Wesentlichen aus den folgenden Untersuchungen:

Ab dem 25. Lebensjahr (oder 5 Jahre vor dem niedrigsten Erkrankungsalter):

- Körperliche Untersuchung 1 × jährlich
- Abdomenuntersuchung 1 × jährlich
- Komplette Koloskopie 1 × jährlich
- Gynäkologische Untersuchung inkl. transvaginalem Ultraschall bei Frauen 1 × jährlich
- Ab dem 35. Lebensjahr: Gastroskopie 1 × jährlich

Tipps für die Praxis

Es ist immens wichtig, den Patienten bei der Inanspruchnahme der angebotenen Früherkennungsmaßnahmen anzuleiten und entsprechend zu führen. Eine Vergrößerung der zeitlichen Abstände zwischen den Untersuchungen kann unter Umständen schwerwiegende Folgen für den Patienten haben!

2.2.4 Familiäre adenomatöse Polyposis (FAP)

Die FAP ist die zweithäufigste Ursache für hereditäre Darmkrebserkrankungen (1 %). Sie tritt in der Be-

Tab. 2.2 Krebsrisiko für Anlageträger ≤ 70 Jahre (durchschnittliches Erkrankungsalter) (Kohlmann et al. 2018)

Krebsart	MLH1 und MSH2	MSH6	PMS2	Allgemein
Kolorektal	M: 27–74 % (27–46) F: 22–61 %	M: 22–69 % F: 10–30 %	M: 20 % F: 15 %	4,8 % (65)
Endometrium	14–54 % (48–54)	16–71 % (53–54)	15 % (49–50)	2,7 % (65)
Magen	0,2–13 % (49–55)	M: 6 % F: 22 %	6 %	<1 %
Ovar	4–20 % (43–45)			1,6 %
Dünndarm	4–12 % (49)			<1 %
Gallengang	0,2–4 % (54–57)			<1 %
Harntrakt	0,2–25 % (52–60)			<1 %
Gehirn	1–4 % (50)			<1 %
Talgdrüsen	1–9 % (n. b.)	n. b.		<1 %
Pankreas	0,4–4 % (63–65)			1,5 %
Prostata	9–30 % (59–60)			16,2 %
Brust	5–18 % (52)			12,4 %

n. b. = nicht bekannt

völkerung mit einer Häufigkeit von 1:10 000 auf. Im Gegensatz zum Lynch-Syndrom (➤ Kap. 2.2.3) sind bei der FAP im Darm der Patienten viele Polypen nachzuweisen, die zunächst gutartig sind (Adenome), sich aber im Laufe der Zeit zu einem Dickdarmkrebs entwickeln können.

Wann an eine FAP zu denken ist

Bei der klassischen FAP treten im Alter zwischen 10 und 25 Jahren meist mehr als 100, oft sogar Tausende Polypen im Dickdarm, aber auch vereinzelt im Duodenum und Magen auf. Das Risiko, an einem Darmkrebs zu erkranken, liegt bei dieser Erkrankung bei 100 % (vollständige Penetranz).

Bei der milderen Form der FAP (attenuierte FAP) ist ein späteres Erkrankungsalter und eine geringere Anzahl an Polypen (< 100) im Dickdarm charakteristisch. Aber auch hier ist das Darmkrebsrisiko ähnlich wie bei der klassischen Variante sehr hoch.

Neben der Polyposis sind bei der klassischen FAP weitere extrakolonische – meist gutartige – Manifestationen zu beobachten, die häufig den Verdacht auf eine FAP verstärken:

- Desmoide
- Pigmentflecken der Netzhaut (kongenitale Hypertrophie des retinalen Pigmentepithels [CHRPE])
- Epidermoidzysten
- Zahnanomalien (Zahnform und -zahl)
- Osteome
- Schilddrüsenkrebs
- Medulloblastome (< 1 % der Patienten)
- Hepatoblastome

Ursachen der FAP

Die Ursache für die FAP ist der Verlust des Proteins APC durch **Mutationen im APC-Gen.** Zum einen ist APC selbst Teil des regulatorischen Proteinkomplexes des Transkriptionsfaktors β-Catenin im WNT-Signalweg der Zelle. Ist APC durch Mutationen nicht funktionell, wird β-Catenin nicht durch Proteasomen abgebaut und kann im Zellkern akkumulieren. Dies führt zu einer unkontrollierten Transkription der Zielgene von β-Catenin, wodurch eine gesteigerte Proliferation hervorgerufen wird. Zum anderen ist APC am Aufbau der Mitosespindel während des Zellzyklus beteiligt. Somit kommt es bei einer Fehlfunktion von APC zu einer Fehlverteilung von Chromosomen bzw. zu Aneuploidien, wodurch die Entartung der Zelle ebenfalls begünstigt wird. Auch in der sporadischen Adenom-Karzinom-Sequenz ist der Verlust von APC ein frühes Ereignis, welches den weiteren Prozess der Entartung begünstigt.

Diagnostik der FAP

Bei der klassischen FAP werden bei 90 % der Patienten Mutationen in APC nachgewiesen. Bei 20 % der Patienten ist die Mutation in APC neu entstanden (de novo), d. h., in der Familie finden sich keine weiteren Fälle einer FAP. Ebenso häufig treten Mosaikmutationen auf, was bedeutet, dass die Patienten die Mutation in APC nicht in allen Zellen des Körpers tragen. Je nach Ausprägung des Mosaikgrads im peripheren Blut des Patienten ist der Nachweis der Mutation diagnostisch nicht ganz einfach und oft nur am betroffenen Gewebe (= in den Adenomen) möglich.

Bei der attenuierten Form beträgt die Nachweisrate in APC nur 20 bis 30 %. Auch hier wird vermutet, dass ein hoher Anteil der Patienten Träger einer APC-Mosaikmutation ist.

Genetische Beratung

Die FAP wird autosomal-dominant vererbt. Erstgradig Verwandte von Mutationsträgern haben ein 50-prozentiges Risiko, ebenfalls Anlageträger zu sein. Wenn bei einem Betroffenen die ursächliche Mutation identifiziert wurde, können Angehörige nach einer humangenetischen Beratung eine prädiktive (= präsymptomatische) Testung auf die Mutation in Anspruch nehmen. Wird eine Anlageträgerschaft festgestellt, können die betroffenen Personen an einem intensivierten Krebsfrüherkennungsprogramm teilnehmen. Aufgrund des frühen Erkrankungsalters (ab zehn Jahren) ist im Gegensatz zum Lynch-Syndrom (➤ Kap. 2.2.3) oder zum hereditären Brust- und Eierstockkrebs (➤ Kap. 2.2.1) eine prädiktive Testung auf eine familiäre Mutation von Kindern möglich. Kann die familiäre Mutation bei Angehörigen ausgeschlossen werden, ist kein intensives Vorsorgeprogramm erforderlich.

Kann bei einem Betroffenen mit attenuierter FAP keine Mutation in APC nachgewiesen werden und zeigt sich in der Familienanamnese kein weiterer Hinweis auf eine FAP, muss differenzialdiagnostisch an eine **MUTYH-assoziierte Polyposis (MAP)** gedacht werden. Diese autosomal-rezessiv vererbte Tumorerkrankung wird durch biallelische, d. h. beide Allele betreffende Mutationen im Gen MUTYH verursacht.

Krebsfrüherkennungsmaßnahmen bei FAP

Anlageträgern einer FAP bzw. erstgradig Verwandten eines betroffenen FAP-Patienten ohne Testung sollten nach den S3-Leitlinien für das kolorektale Karzinom folgende Früherkennungsmaßnahmen angeboten werden. Ab dem zehnten Lebensjahr jährlich:

- Eine körperliche Untersuchung
- Eine Ultraschalluntersuchung des Bauchraums
- Eine Rektosigmoidoskopie, bei Auftreten erster Polypen eine komplette Koloskopie
- Nach Proktokolektomie eine Pouchoskopie und Rektoskopie
- Ultraschalluntersuchung der Schilddrüse ab dem 15. Lebensjahr

Patienten mit einer klassischen FAP wird eine prophylaktische Proktokolektomie angeboten. Diese soll – sofern vertretbar – erst nach Abschluss der Pubertät erfolgen. Ab dem 25. bis 30. Lebensjahr sollte eine Gastroskopie und Duodenoskopie erfolgen. Bei unauffälligem Befund sollte das Intervall drei Jahre betragen und bei Nachweis von Polypen auf bis zu ein Jahr verkürzt werden.

2.2.5 Weitere Tumorsyndrome

➤ Tab. 2.3 gibt eine Übersicht über weitere Beispiele seltenerer Tumorsyndrome.

LITERATUR

Kohlmann W, Gruber SB. Lynch Syndrome. In: Adam MP, Ardinger HH, Pagon RA et al. (Hrsg.). GeneReviews® [Internet]. Seattle (WA): University of Washington, Seattle; 2004 Feb 5 [Updated 2018 Apr 12]. Aus: https://www.ncbi.nlm.nih.gov/pubmed/20301390 (letzter Zugriff: 24. Oktober 2019).

Leitlinienprogramm Onkologie (Deutsche Krebsgesellschaft, Deutsche Krebshilfe, AWMF). S3-Leitlinie Kolorektales Karzinom (Langversion 2.1, Januar 2019): Aus: www.awmf.org/uploads/tx_szleitlinien/021-007OLl_S3_Kolorektales-Karzinom-KRK_2019-01.pdf (letzter Zugriff: 24. Oktober 2019).

Mavaddat N, Peock S, Frost D et al. Cancer risks for BRCA1 and BRCA2 mutation carriers: results from prospective analysis of EMBRACE. J Natl Cancer Inst, 2013;105(11): 812–22.

Menes TS, Terry MB, Goldgar D, Andrulis IL et al. Second primary breast cancer in BRCA1 and BRCA2 mutation carriers: 10-year cumulative incidence in the Breast Can-

Tab. 2.3 Seltenere Tumorsyndrome

Syndrom	Prävalenz	Erkrankungsalter	Ursächliche Gene	Tumorspektrum	Zusätzliche Merkmale
Wilms-Tumor	1/ 10 000	Kindesalter	WT1	Wilms-Tumoren	Aniridie, Viszeromegalie, urogenitale Fehlbildungen, Nävi, Hufeisennieren, Kryptorchismus
Neurofibromatose Typ 1	1–5/ 10 000	< 5 Jahren	NF1	Kutane oder plexiforme Neurofibrome, Optikusgliome	Café-au-Lait-Flecken, axilläres Freckling/inguinale Lentigenes, Iris-Hamartome, Skelettveränderungen, Lernprobleme
Juvenile Polyposis	1/ 100 000	< 20 Jahren	SMAD4 (20 %), BMPR1A (20 %), ENG	Juvenile Polypen des Dickdarms, Magens und Duodenums	–
Multiple endokrine Neoplasie Typ 1	1–9/ 100 000	Jedes Alter	MEN1	Endokrine Tumoren (parathyroide Tumoren, Hypophysentumoren, differenzierte Tumoren des Gastrointestinal-trakts, neuro-endokrine Tumoren, adrenokortikale Tumoren), nicht endokrine Tumoren der Haut und des ZNS	–
Multiple endokrine Neoplasie Typ 2	1–9/ 100 000	Jedes Alter	RET	Medulläres Schilddrüsenkarzinom, Phäochromozytom, Hyperplasien/ Adenome der Nebenschilddrüse	–
Von-Hippel-Lindau-Syndrom	1–9/ 100 000	Jedes Alter	VHL	Retinale Hämangioblastome, Hämangioblastome des ZNS, Phäochromozytome, epididymale Zysten und Zystadenome, Tumoren des endolymphatischen Sacks	–
Cowden-Syndrom	1–9/ 1 Mio.	2.–3. Lebensjahrzehnt	PTEN, KLLN, SDHB, SDHC, SDHD	Multiple Hamartome in verschiedenen Geweben und ein erhöhtes Risiko für maligne Mamma-, Schilddrüsen-, Endometrium-, Nieren- und Kolon-Rektum-Tumoren	–
Peutz-Jeghers-Syndrom	1–9/ 1 Mio.	Kindheit (< 10 Jahren)	STK11 (80 %)	Hamartomatöse Polypen im gesamten Magen-Darm-Trakt (GI); erhöhtes Risiko für GI- und Extra-GI-Malignome	Mukokutane Pigmentierung
Li-Fraumeni-Syndrom	1–9/ 1 Mio.	< 45 Jahren	TP53 (70 %), CHEK2	Osteosarkome, Weichteilsarkome und Brustkrebs, Leukämien, Lymphome, Hirntumoren und Adenokarzinome	–
Hereditäres Retinoblastom	n. b.	(Klein-) kindalter	RB1	Retinoblastome (beidseitig und multifokal)	–
Malignes Melanom	n. b.	Erwachsenenalter	CDKN2A (20 %), CDK4, BAP1, BRCA2	Maligne Melanome, Pankreaskarzinome	–
Hereditäres diffuses Magenkarzinom	n. b.	> 20 Jahren	CDH1 (20–50 %)	Diffuses Magenkarzinom, Brustkrebs	➤ Kap. 2.4.5

n. b. = nicht bekannt

cer Family Registry. Breast Cancer Res Treat, 2015;151(3): 653–60.
Richman S et al. Deficient mismatch repair: Read all about it (Review). Int J Oncol, 2015: 1189–1202.
Syngal S, Brand RE, Church JM et al. ACG clinical guideline: Genetic testing and management of hereditary gastrointestinal cancer syndromes. Am J Gastroenterol, 2015;110: 223–262.
Weber-Lassalle N, Borde J, Weber-Lassalle K, Horváth J, Niederacher D, Arnold N, Kaulfuß S et al. Germline loss-of-function variants in the BARD1 gene are associated with early-onset familial breast cancer but not ovarian cancer. Breast Cancer Res, 2019 Apr 29;21(1): 55.

2.3 Diagnostik und Kontrolluntersuchungen

Peter Rexrodt

2.3.1 Bildgebende Verfahren

Zu den wichtigsten bildgebenden Verfahren in der Tumordiagnostik zählen die Röntgenuntersuchung, die Computertomografie, die Magnetresonanztomografie, die Positronenemissionstomografie, die Knochenszintigrafie und die Sonografie. Die primäre bildgebende Diagnostik soll einen Tumor möglichst früh entdecken und möglichst sicher von gutartigen Veränderungen unterscheiden. Kontrolluntersuchungen nach erfolgter Therapie sollen neben einem erneuten Auftreten des Tumors auch therapiebedingte Nebenwirkungen frühzeitig nachweisen.

Röntgenuntersuchung (➤ Abb. 2.4)

Zur Bildgebung werden Röntgenstrahlen genutzt. Dabei handelt es sich um elektromagnetische Wellen oberhalb des Bereichs des UV-Lichts. Die Röntgenstrahlung durchdringt den menschlichen Körper und wird, abhängig von der Gewebedichte, unterschiedlich stark absorbiert.

Für eine Untersuchung befindet sich der Patient zwischen Röntgenröhre und Röntgenfilm (heute i. d. R. ersetzt durch eine Speicherfolie oder einen Detektor). Durch diese Anordnung wird ein Volumen auf einer Fläche abgebildet. Es entsteht ein „Schattenbild" der inneren Organe. Je größer der Dichteunterschied, desto besser sind krankhafte Veränderungen sichtbar. Klassische Untersuchungsbereiche sind Knochen, Lunge und die weibliche Brust. Mit Kontrastmittel sind auch Gefäße, Harnwege, Magen-Darm-Trakt, Gallenwege, Pankreasgang sowie der Spinalkanal zugänglich.

Die effektive Dosis einer Thoraxaufnahme in einer Ebene liegt bei 0,01 bis 0,1 Millisievert. Der niedrigere Wert entspricht der Strahlenexposition einer Flugreise von Frankfurt nach Rom, der höhere Wert der einer Flugreise von Frankfurt nach San Francisco.

- **Vorteile:**
  - Hohe Ortsauflösung
  - Schnelle Bilderstellung und hohe Verfügbarkeit
- **Nachteil:** durch das Summenbild verminderte Einsehbarkeit mancher Bereiche (z. B. der Lunge)

Computertomografie (CT) (➤ Abb. 2.5)

Wie bei der Röntgenuntersuchung werden Röntgenstrahlen genutzt.

Der Patient liegt auf einem Untersuchungstisch und wird langsam durch einen kurzen Ringtunnel gefahren. Dabei bewegt sich die Röntgenröhre mit hoher Geschwindigkeit um den Körper. Aus den dabei entstehenden Absorptionsprofilen errechnet ein Computer zunächst axiale Schnittbilder und dann dreidimensionale Rekonstruktionen.

Die effektive Dosis einer Computertomografie des Thorax liegt bei 4 bis 8 Millisievert. Dies entspricht der natürlichen Strahlenexposition von zwei bis vier Jahren.

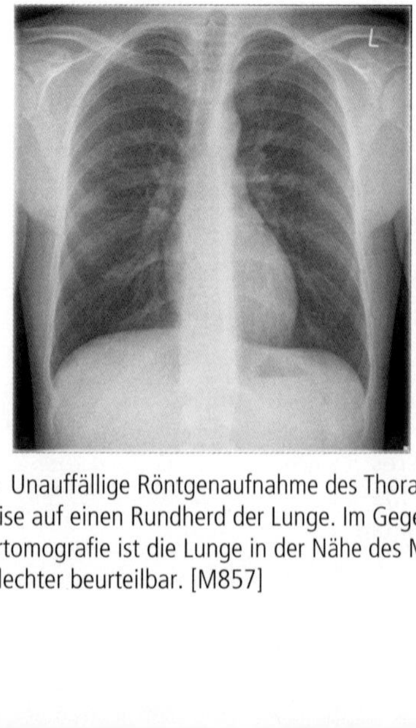

Abb. 2.4 Unauffällige Röntgenaufnahme des Thorax p. a. ohne Hinweise auf einen Rundherd der Lunge. Im Gegensatz zur Computertomografie ist die Lunge in der Nähe des Mediastinums schlechter beurteilbar. [M857]

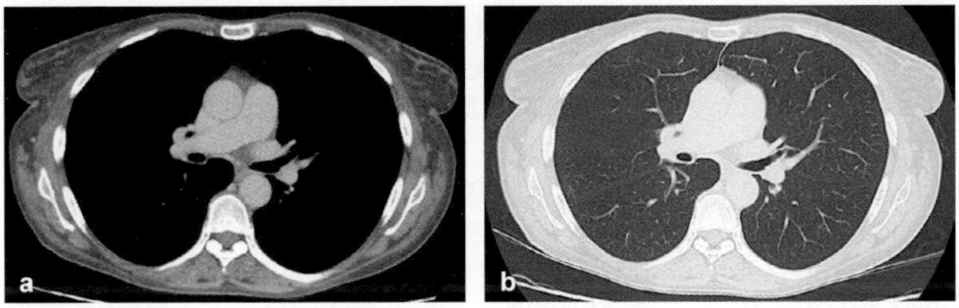

Abb. 2.5 Unauffällige CT-Aufnahme in Höhe der Hauptbronchien. Im Gegensatz zur konventionellen Röntgenaufnahme sind auch die Bereiche der Lunge, die dem Mediastinum anliegen, gut einsehbar.
a) Aufnahme, die im sog. Weichteilfenster abgebildet ist. Die Gefäße im Mediastinum sind gut beurteilbar. Dagegen sind die feinen Strukturen des Lungenparenchyms nicht dargestellt.
b) Aufnahme, die im sog. Lungenfenster abgebildet ist. Die Lungenstrukturen sind gut beurteilbar. [M857]

- **Vorteile:**
  - Gegenüber Röntgenaufnahme: überlagerungsfreie Darstellung der Körperstrukturen
  - Durch die hohe Geschwindigkeit der Bilderstellung artefaktfreie Darstellung bewegter Organe möglich (Herz, Lunge, Darm)
- **Nachteil** gegenüber MRT: geringerer Weichgewebskontrast

Magnetresonanztomografie (MRT) (➤ Abb. 2.6)

Durch starke Magnetfelder und elektromagnetische Wechselfelder im Radiofrequenzbereich werden Wasserstoffkerne angeregt und ein elektrisches Signal erzeugt. Eine wichtige Grundlage für die Bildgebung ist der unterschiedliche Gehalt an Wasserstoffatomen in den Körpergeweben. Wie bei der Computertomografie entstehen dabei Schnittbilder.

- **Vorteil:** bester Weichgewebskontrast aller bildgebenden Verfahren
- **Nachteile:**
  - Mögliche Verlagerung oder Erwärmung von metallischen Fremdkörpern sowie Beschädigung elektrischer Geräte (Herzschrittmacher)
  - Bewegte Organe (Herz, Lunge, Darm) häufig nur mit eingeschränkter Bildqualität darstellbar

Positronenemissionstomografie (PET) (➤ Abb. 2.7)

Ein Radionuklid wird an einen Stoff gekoppelt, der sich in Körpergeweben anreichert, z. B. wird 18F-Fluordesoxyglucose genauso wie Glukose vermehrt von Tumorzellen aufgenommen.

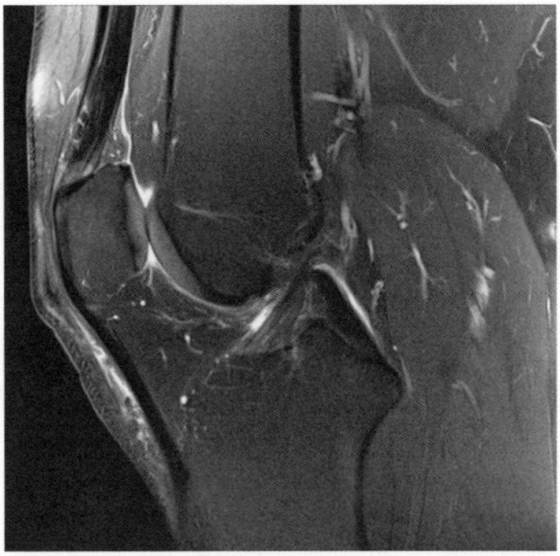

Abb. 2.6 MRT-Aufnahme des Knies: Darstellung des Knies in sagittaler Schnittrichtung im Bereich der Kreuzbänder [M857]

Dem Patienten wird das Radionuklid, das Positronen aussendet, in eine Armvene injiziert. Im Körper entstehen durch die Wechselwirkung eines Positrons mit einem Elektron zwei Photonen mit einer Energie von 511 keV und entgegengesetzter Bewegungsrichtung. Durch ringförmig um den Körper angeordnete Detektoren können diese Photonen aufgezeichnet und dadurch Schnittbilder errechnet werden. Wegen der begrenzten Ortsauflösung eines alleinigen PET wird dieses heute in der Regel mit einem CT oder MRT kombiniert (PET-CT oder PET-MRT).

Das Nuklid zerfällt sehr schnell. Nach der Untersuchung sollte man einen engen Kontakt zu Kleinkindern und Schwangeren für einige Stunden vermeiden.

Ein PET-CT ist im EBM unter der Gebührenposition 34.7 abrechenbar.

Die Vereinbarung von Qualitätssicherungsmaßnahmen nach § 135 Abs. 2 SGB V zur diagnostischen Positronenemissionstomografie ohne und mit Computertomografie schränkt die Liste der abrechenbaren Indikationen auf kleinzellige und nicht kleinzellige Lungenkarzinome, Hodgkin-Lymphome, HNO-Karzinome und maligne Lymphome bei Kindern ein.

Die effektive Dosis eines PET liegt bei ca. 6 Millisievert. Dies entspricht der natürlichen Strahlenexposition von drei Jahren.

- **Vorteil:** Hohe Empfindlichkeit des Verfahrens und die Fähigkeit, biochemische Prozesse darzustellen.
- **Nachteile:**
  - Möglichkeit der Anreicherung des Tracers auch in akut entzündlichen Prozessen (z. B. floride Tuberkulose oder Sarkoidose)
  - Deutliches Absinken der Sensitivität bei Herden unter 10 mm

Knochenszintigrafie (➤ Abb. 2.8)

Dem Patienten wird 99mTc-markiertes Bisphosphonat in eine Armvene gespritzt, das sich vermehrt an Knochenoberflächen anlagert. Dadurch gelingt eine sehr gute Darstellung von Knochenschädigungen wie z. B. Knochenmetastasen.

Die Bildgebung erfolgt über eine Gammakamera, die wie bei einer Röntgenaufnahme Summenbilder erzeugt und ein Volumen auf einer Fläche abbildet. Im Gegensatz zur Röntgenaufnahme ist keine externe Strahlenquelle erforderlich, da das Organ selbst strahlt.

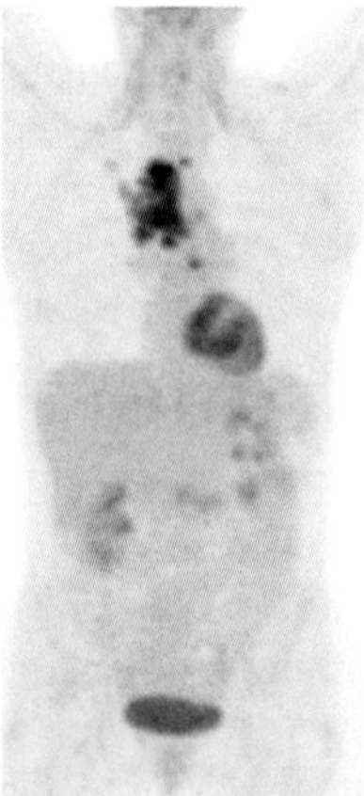

Abb. 2.7 PET-Aufnahme eines Tumors [M857]

Das Nuklid zerfällt sehr schnell. Nach der Untersuchung sollte der Patient engen Kontakt zu Kleinkindern und Schwangeren für einige Stunden vermeiden.

Die effektive Dosis einer Knochenszintigrafie liegt bei ca. 3 Millisievert. Dies entspricht der natürlichen Strahlenexposition von 1,5 Jahren.

- **Vorteile:**
  - Darstellung biochemischer Prozesse
  - Abbildung des gesamten Skeletts in einer Aufnahme
- **Nachteil:** geringe Ortsauflösung

Sonografie (Ultraschall) (➤ Abb. 2.9)

Bei der Ultraschalluntersuchung sendet eine Sonde kurze gerichtete Schallimpulse aus. Diese Schallwellen werden an Grenzflächen und an Inhomogenitäten der Gewebe unterschiedlich stark reflektiert und von der Sonde registriert. Aus der Laufzeit und der Stärke der Reflexionen werden die Gewebestrukturen auf einem Monitor als Schnittbilder abgebildet.

- **Vorteil:** hohe Verfügbarkeit, schnelle Durchführung sowie risikoarme Anwendung
- **Nachteil:** geringere Ortsauflösung in tieferen Gewebeschichten im Vergleich zu CT und MRT, Gas und Knochen blockieren die Ausbreitung von Schallwellen

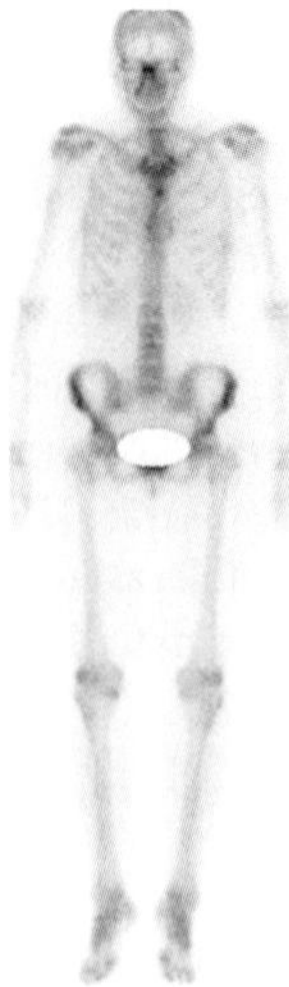

Abb. 2.8 Szintigrafieaufnahme des Skeletts: degenerativ bedingte Nuklidmehrbelegungen in den Gelenken der Extremitäten [M857]

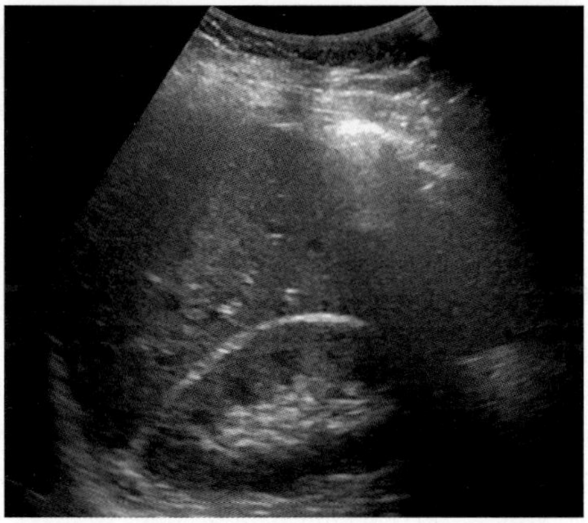

Abb. 2.9 Ultraschallbild der Leber und der rechten Niere ohne krankhaften Befund [M857]

2.3.2 Bildgebende Verfahren bei speziellen Tumorerkrankungen

Die häufigsten Tumorlokalisationen sind bei Frauen Brustdrüse und Darm, bei Männern Prostata und Lunge. Abhängig von Tumorhistologie und Tumorlokalisation stehen unterschiedliche diagnostische Verfahren im Vordergrund.

Mammakarzinom

Mammografie-Screening

Die Mammografie ist die einzige Methode mit nachgewiesener Reduktion der Brustkrebssterblichkeit. Eine Teilnahme am Mammografie-Screening wird für Frauen zwischen dem 50. und 69. Lebensjahr empfohlen (Brustkrebs-Früherkennungs-Verordnung). Bei Frauen zwischen dem 40. und 49. Lebensjahr und ab dem 70. Lebensjahr kann eine Teilnahme bei erhöhtem Risiko ebenfalls sinnvoll sein, sofern eine rechtfertigende Indikation vorliegt (§ 83 StrlSchG, § 119 StrlSchV).

Eine alleinige Sonografie zur Früherkennung wird nicht empfohlen. **Mikrokalk** ohne begleitenden Herdbefund sollte mit einer stereotaktisch gesteuerten Vakuumbiopsie abgeklärt werden.

Abklärung auffälliger Befunde und prätherapeutische Ausbreitungsdiagnostik

Die bildgebende Basisdiagnostik sind Mammografie und Ultraschall. Bei einem auffälligen Tastbefund sollte bei Frauen über 40 Jahren eine Mammografie eingesetzt werden.

Die effektive Dosis einer Mammografie beidseits in zwei Ebenen liegt bei 0,5 bis 1 Millisievert. Dies entspricht der natürlichen Strahlenexposition von 0,5 Jahren.

Bei Frauen unter 40 Jahren wird eine Mammografie empfohlen, wenn der Tumorverdacht nicht mithilfe von Ultraschall und Biopsie ausgeschlossen werden kann. Mit einer Sonografie sollen sowohl klinisch als auch mammografisch und kernspintomografisch unklare Befunde weiter abgeklärt werden.

Eine Kernspintomografie wird nur empfohlen, wenn die Diagnose mit Mammografie, Ultraschall und Biopsie nicht gestellt werden kann.

Ab dem Tumorstadium UICC II mit Risikofaktoren sowie generell in Stadium III und IV ist ein Ganzkörperstaging mit einer CT-Untersuchung von Thorax und Abdomen und einer Skelettszintigrafie sinnvoll.

Diagnostik des lokalen Rezidivs

Bei Verdacht auf ein lokales Rezidiv stehen Mammografie und Ultraschall im Vordergrund. Eine Kernspintomografie der Brust ist auch hier nur bei unzureichender Aussage der anderen Methoden sinnvoll.

Eine CT-Untersuchung mit Kontrastmittel von Thorax, Abdomen und Becken sowie eine Knochenszintigrafie werden als Staging empfohlen.

Bei Verdacht auf Fernmetastasen, aber unklarem Befund der anderen Staging-Untersuchungen, kann ein PET-CT zur weiteren Abklärung eingesetzt werden.

Nachsorge

Empfohlen werden die jährliche Mammografie und ergänzende Sonografie über einen Zeitraum von zehn Jahren.

Kolorektales Karzinom

Vorsorgeuntersuchungen

Eine komplette Koloskopie ist das Standardverfahren in der Vorsorge.

Eine Kolonografie mit CT oder MRT als Vorsorgeuntersuchung ist zurzeit nicht möglich.

Eine Früherkennung zur Ermittlung nicht übertragbarer Krankheiten ist nur zulässig, wenn eine Rechtsverordnung dies vorsieht (§ 84 StrlSchG).

Bei unvollständiger Koloskopie können diese Verfahren zur Vervollständigung der Diagnostik verwendet werden, sofern eine rechtfertigende Indikation vorliegt (§ 83 StrlSchG, § 119 StrlSchV).

Die CT-Kolonografie hat eine Sensitivität von 100 % für den Nachweis von Karzinomen. Für Adenome mit einer Größe ≥ 10 mm sinkt die Sensitivität auf 87,9 %. Für Adenome < 10 mm ist die Sensitivität deutlich geringer.

Präoperative Diagnostik

Als Basisuntersuchungen zur Abklärung von Fernmetastasen dienen Röntgen-Thorax und Sonografie des Abdomens. Bei unklaren Befunden sollte ergänzend ein CT des Thorax und des Abdomens durchgeführt werden.

Ein PET-CT sollte nicht als Staging-Untersuchung bei der Erstdiagnose eingesetzt werden, hat aber bei resektablen Lebermetastasen einen Stellenwert.

Präoperative Diagnostik des Kolonkarzinoms

Eine Beurteilung, ob der Lokalbefund auf die Darmwand beschränkt ist, gelingt am besten mit einer CT-Untersuchung. Weniger gut ist damit die Frage nach pathologischen Lymphknoten zu beantworten.

Spezielle Diagnostik beim Rektumkarzinom

Das lokale Staging erfolgt vorzugsweise durch ein MRT, bei Karzinomen im Stadium cT1 durch eine Endosonografie.

Bei der Beurteilung des Lymphknotenstatus besteht bei allen bildgebenden Verfahren eine große Unsicherheit.

Nachsorge (➤ Tab. 2.4)

Der Ultraschall ist das einfachste und kostengünstigste Verfahren, um eventuelle Lebermetastasen zu diagnostizieren.

Beim Rektumkarzinom (Stadium UICC II und III) wird in den ersten fünf Jahren eine jährliche Röntgen-Thoraxuntersuchung empfohlen.

Die Endosonografie ist zur Erkennung von Lokalrezidiven beim Rektumkarzinom geeignet, wird aber für die Routinenachsorge nicht empfohlen.

Auch die Computertomografie ist für die Nachsorgediagnostik technisch geeignet, aber nicht Teil der Routine. Lediglich beim Rektumkarzinom soll drei Monate nach Abschluss der Therapie ein CT als Ausgangsbefund erstellt werden.

Bronchialkarzinom

Früherkennung

Nach der S3-Leitlinie Lungenkarzinom (2/2018) kann bei asymptomatischen Risikopersonen zwischen 55 und 74 Lebensjahren, einer Raucheranamnese von ≥ 30 Packungsjahren und weniger als 15 Jahren Nikotinkarenz ein jährliches Low-dose-CT des Thorax angeboten werden.

Der National Lung Screening Trial (NSLT) hat eine signifikante relative Reduktion der Lungenkrebssterblichkeit um 20 % bei Risikopersonen durch eine jährliche CT-Untersuchung gezeigt.

Nach der aktuellen Rechtslage muss für jede CT-Untersuchung eine rechtfertigende Indikation vorliegen (§ 83 StrlSchG, § 119 StrlSchV).

Eine Früherkennung zur Ermittlung nicht übertragbarer Krankheiten ist nur zulässig, wenn eine Rechtsverordnung dies vorsieht (§ 84 StrlSchG).

Diagnostik bei vermutetem Lungenkarzinom

Basisdiagnostik:

- Röntgen-Thorax in zwei Ebenen
- CT-Untersuchung des Thorax

Ein MRT ist wegen des höheren Weichgewebskontrasts besser geeignet, um das Vorliegen einer Infiltration von Thoraxwand oder Mediastinum zu beurteilen. Auch bei Tumoren der oberen Thoraxapertur oder der Lungenspitze ist ein MRT bei der Beantwortung der Frage, ob eine Plexusinfiltration vorliegt, dem CT überlegen.

Zum Nachweis von Hirnmetastasen ist eine MRT-Untersuchung das Mittel der Wahl.

Beim nicht kleinzelligen Lungenkarzinom sollte ein FDG-PET/CT im klinischen Stadium IB–IIIB und im Stadium IV A mit M1B bei kurativer Behandlungsintention erfolgen.

Beim kleinzelligen Lungenkarzinom sollte ein FDG-PET/CT zum Nachweis von Fernmetastasen durchgeführt werden, falls noch kein M1-Stadium gesichert wurde.

Tab. 2.4 Nachsorgeschema gemäß S3-Leitlinie „Kolorektales Karzinom" (1/2019)

Untersuchung	Monate							
	3	6	12	18	24	36	48	60
Anamnese, CEA, klinische Untersuchung	×		×		×	×	×	×
Koloskopie		×[1]	×[2]					×[2]
Sigmoidoskopie[3]		×	×	×	×			
Abdomensonografie		×	×	×	×	×	×	×
Computertomografie[4]	×							
Röntgen-Thorax[5]			×		×	×	×	×

[1] Wenn präoperativ keine vollständige Koloskopie erfolgt ist.
[2] Bei unauffälligem Befund nächste Koloskopie nach 5 Jahren.
[3] Nur beim Rektumkarzinom ohne neoadjuvante oder adjuvante Radiochemotherapie.
[4] Nur beim Rektumkarzinom 3 Monate nach Abschluss der tumorspezifischen Therapie als Ausgangsbefund.
[5] Nur beim Rektumkarzinom kann jährlich eine Röntgen-Thoraxuntersuchung durchgeführt werden.

Ein unauffälliges PET-CT macht bei kleinen mediastinalen Lymphknoten eine Mediastinoskopie überflüssig.

Eine Dignitätsbeurteilung von Lungenrundherden mittels FDG-PET ist erst ab einer Größe von 10 mm sinnvoll.

Ein unauffälliges Knochenszintigramm schließt Knochenmetastasen mit ausreichender Sicherheit aus.

Nachsorge nach kurativer Therapie

Die S3-Leitlinie „Lungenkarzinom" (2/2018) empfiehlt die erste klinische Untersuchung vier bis sechs Wochen nach Abschluss der Therapie. Nach kurativer Therapie sollen die Untersuchungen in den ersten zwei Jahren vierteljährlich durchgeführt werden. Ab dem zweiten Jahr werden die Untersuchungen halbjährlich und nach fünf Jahren einmal jährlich empfohlen (Anamnese, körperliche Untersuchung und geeignete bildgebende Verfahren).

Ob eine Nachsorge mit festen Zeitintervallen oder eine symptomorientierte Nachsorge durchgeführt werden soll, ist noch nicht abschließend geklärt.

Prostatakarzinom

Diagnostik des histologisch nachgewiesenen Prostatakarzinoms

Im Stadium cT1 und bei Low-risk-Parametern sollten keine bildgebenden Untersuchungen als Staging (CT, PET-CT, Sonografie, Skelettszintigrafie) durchgeführt werden.

Ein CT oder MRT der Beckenorgane wird vor der Entscheidung über eine Therapie bei einem Gleason-Score ≥ 8 oder bei Stadium cT3/4 empfohlen.

Eine Knochenszintigrafie wird bei einem PSA-Wert von > 10 ng/ml oder einem Gleason-Score ≥ 8 oder bei Stadium cT3/4 oder bei Knochenschmerzen empfohlen.

Eine weitere radiologische Abklärung ist bei unklaren szintigrafischen Befunden erforderlich.

Nachsorge

Die erste Nachsorge sollte zwölf Wochen nach Abschluss der Therapie erfolgen. Die weiteren Untersuchungen sollten in den ersten zwei Jahren alle drei Monate, im dritten und vierten Jahr alle sechs Monate und ab dem fünften Jahr jährlich durchgeführt werden.

Die Bestimmung des Serum-PSA-Werts steht bei der Kontrolle im Vordergrund.

Eine Knochenszintigrafie wird erst ab einem PSA-Wert von 10 ng/ml empfohlen.

Ein PSMA-PET kann zur Beurteilung der Tumorausdehnung durchgeführt werden, falls therapeutische Konsequenzen zu erwarten sind.

Da eine Salvage-Strahlentherapie schon bei PSA-Werten < 0,5 ng/ml empfohlen wird, sollte ein negatives PSMA-PET eine notwendige Therapie nicht verzögern.

2.4.2 Bakterien und Viren

Ursula Vehling-Kaiser, Lorenz Rieger

Bakterien

Helicobacter pylori ist ein Stäbchenbakterium, das 1983 von Barry Marshall und John Robin Warren entdeckt wurde und nicht nur als Ulkusursache Bedeutung erlangte. 1994 wurde das Bakterium von der WHO in die Gruppe I der Karzinogene eingeordnet, da eine chronische Infektion ein Risikofaktor für die Entstehung eines Magenkarzinoms und Malt-Lymphoms ist. Im Fall einer nachgewiesenen *Helicobacter-pylori*-Infektion sollte daher die antibiotische Eradikation erfolgen.

Viren

Epstein-Barr-Virus (EBV)

Das Epstein-Barr-Virus kann in seltenen Fällen maligne Lymphome, aber auch Malignome des Magens und des Nasen-Rachen-Raums verursachen. Für die krebsauslösende Wirkung ist das Virusprotein BNRF1 verantwortlich, das den ordnungsgemäßen Ablauf der Zellteilung infizierter Zellen hemmt und dadurch das Risiko der Krebsentstehung erhöht.

Eine Impfung gegen EBV ist noch nicht möglich, an der Entwicklung eines Impfstoffs wird jedoch gearbeitet.

Humane Papillomaviren (HPV)

Humane Papillomaviren sind DNA-Viren, die sowohl Haut- als auch Schleimhautzellen infizieren können. Man unterscheidet Low-risk-Typen, die zu benignen Hautproliferationen führen können, von High-risk-Typen, die die Entstehung von malignen Erkrankungen (u. a. Zervixkarzinome, Vulvakarzinome, Oropharynxkarzinome sowie Penis- und Analkarzinome) begünstigen. Als sicher kanzerogen gelten die Typen HPV 16, 18, 31, 33, 35, 39, 45, 51, 52, 56, 58 und 59.

Eine wichtige Rolle bei der Kanzerogenese spielen die viralen Onkoproteine E6 und E7, die u. a. zu einer Inaktivierung des Tumorsuppressorgens p53 führen können (➤ Kap. 2.1). Die Übertragung der genitalen kanzerogenen Viren erfolgt meist über Geschlechtsverkehr. Kondome verringern die Infektionsgefahr, bieten aber keinen sicheren Schutz. Den sichersten Schutz erreicht man neben sexueller Enthaltsamkeit durch die **HPV-Impfung.** Aktuell gibt es zwei Impfstoffe: einen bivalenten Impfstoff gegen die High-risk-Virustypen HPV 16 und 18 sowie einen nonavalenten Impfstoff, der zusätzlich gegen die High-risk-Typen 31, 33, 45, 52 und 58 schützt. Zusätzlich schützt dieser Impfstoff gegen die Low-risk-Typen HPV 6 und 11, die für 90 % aller Genitalwarzen verantwortlich sind. Für beide Impfstoffe gilt, dass ein Schutz gegen einen der im Impfstoff enthaltenen HPV-Typen nicht mehr erreicht werden kann, wenn es bereits vor der Impfung zu einer persistierenden Infektion mit diesem HPV-Typ gekommen ist.

Die STIKO empfiehlt zur Senkung der Rate an HPV-assoziierten Tumoren die Impfung gegen humane Papillomaviren für Mädchen und Jungen. Das empfohlene Impfalter liegt zwischen 9 und 14 Jahren.

Hepatitisviren

Sowohl eine Infektion mit Hepatitis B als auch mit Hepatitis C kann bei chronischem Verlauf zur Leberzirrhose und damit zu einem erhöhten Risiko für das Auftreten eines hepatozellulären Karzinoms führen. Die Hepatitis B kann durch konsequentes Impfen vermieden werden, die Hepatitis C ist inzwischen gut behandelbar. Die **Hepatitis-B-Impfung** ist damit eine der ersten und auch heute noch wichtigsten Impfungen gegen Krebs.

2.4.3 Medikamente mit erhöhtem Krebsrisiko

Ursula Vehling-Kaiser, Lorenz Rieger

Zu den Medikamenten, deren Einnahme zu einem erhöhten Krebsrisiko führt, gehören insbesondere Immunsuppressiva, Zytostatika und Hormonpräparate.

Immunsuppressiva

Immunsuppressiva scheinen, insbesondere in Zusammenhang mit Organtransplantationen, das Krebsrisiko der Patienten zu erhöhen. Verschiedenen Statistiken zufolge kann es in Abhängigkeit vom transplantierten Organ doppelt so hoch sein wie das der Normalbevölkerung. Empfänger von Organen, die eine starke Immunsuppression benötigen (z. B. bei Herz- oder Lungentransplantaten), sind gefährdeter als Empfänger von Nieren- oder Lebertransplantaten. Zusätzlich scheint auch das verabreichte Immunsuppressivum im Hinblick auf das Krebsrisiko eine Rolle zu spielen (Azathioprin höheres Risiko als Mycophenolat; Tacrolimus höheres Risiko als Cyclosporin). Unter Immunsuppression treten EBV-assoziierte maligne Lymphome (oft sogar polyklonal) gehäuft auf. Durch das Absetzen oder bereits die Reduktion der Immunsuppression kann eine Remission erzielt werden.

MERKE
Bei organtransplantierten Patienten auch an das Auftreten von Malignomen denken.

Zytostatika

Zytostatika werden eingesetzt, um Krebszellen zu bekämpfen. Andererseits schädigen sie gesunde Zellen bei dem betroffenen Patienten und begünstigen dadurch das Auftreten von Zweitmalignomen. Ein Zweitmalignom ist definitionsgemäß weder ein Rezidiv noch eine Metastase des Primärtumors. Vor allem hoch dosierte Chemotherapieprotokolle, wie das beim Morbus Hodgkin eingesetzte BEACOPP-Protokoll, können auch noch nach Jahren Zweitneoplasien wie z. B. akute Leukämien, Myelodysplasien oder Non-Hodgkin-Lymphome verursachen. Aus diesem Grund empfiehlt es sich, bei Krebspatienten, die eine aggressive Chemotherapie erhalten haben, eine lebenslange Nachsorge durchzuführen und insbesondere die gesetzlichen Früherkennungsuntersuchungen konsequent durchführen zu lassen. Das frühzeitige Erkennen von Rezidiven oder Zweitmalignomen wird in Survivorship-Programmen berücksichtigt.

MERKE
Bei Chemotherapiepatienten vor allem auch im Hinblick auf Zweitmalignome regelmäßig Nachsorgen durchführen.

Hormonpräparate

Antibabypille

Die Antibabypille („Pille“) ist eines der zuverlässigsten Mittel zur Verhinderung einer ungewollten Schwangerschaft und gleichzeitig eines der am besten untersuchten Arzneimittel überhaupt. Die meisten Präparate enthalten sowohl eine synthetische Östrogen-(Ethinylöstradiol) als auch eine Gestagenkomponente (z. B. Levonorgestrel). Es wurden verschiedene Studien bezüglich des Einflusses der Pille auf die Entstehung von Krebserkrankungen durchgeführt. Dabei zeigte sich, dass durch die Einnahme der Antibabypille das Risiko für Endometrium- und Ovarialkarzinome gesenkt wird. Im Gegenzug dazu führt die Anwendung zu einer leichten Erhöhung des Brustkrebsrisikos, das allerdings vermutlich bereits zehn Jahre nach Absetzen der Pille wieder verschwindet. Insgesamt geht man davon aus, dass die Einnahme der Pille das Risiko, an Krebs zu erkranken, eher senkt.

Hormonersatztherapie

Die letzte Regelblutung im Leben einer Frau – die Menopause – findet in der Regel kurz nach dem 50. Lebensjahr statt. Der Menopause geht eine Zeit der hormonellen Umstellung – die sogenannten Wechseljahre – voraus. In den Wechseljahren kommt die Produktion der weiblichen Geschlechtshormone Östrogen und Progesteron in den Ovarien zum Erliegen. In dieser Zeit und oft auch noch einige Jahre nach der Menopause treten bei vielen Frauen Wechseljahrsbeschwerden wie Hitzewallungen, Schweißausbrüche, Schlafstörungen oder auch depressive Verstimmungen auf. Diese Symptome stehen in unmittelbarem kausalem Zusammenhang mit den sinkenden Hormonspiegeln. Die wirksamste Therapie dieser Symptome erfolgt durch eine Hormonersatztherapie. Bei Frauen ohne Gebärmutter genügt dafür die alleinige Gabe von Östrogen. Frauen, die noch eine Gebärmutter haben, müssen dagegen auch mit Gestagenen substituiert werden, da es bei alleiniger Östrogenzufuhr zu einer Risikoerhöhung für Endometriumkarzinome kommt. Da die Kombination von Östrogenen und Gestagenen erwiesenermaßen zu einer Erhöhung des Brustkrebsrisikos führt, wird die Hormonersatztherapie seit einigen Jahren sehr kritisch gesehen. Wenn überhaupt sollten nur Patientinnen mit ausgeprägter Symptomatik nach ausführlicher Beratung und Risikoaufklärung mit einer Hormonersatztherapie behandelt werden. Die Behandlung sollte dabei so kurz und so niedrig dosiert wie möglich erfolgen, die

Neben den genetischen Syndromen weisen Patienten mit hereditärer und **chronischer Pankreatitis** sowie mit **Diabetes mellitus** ein erhöhtes Risiko für die Entstehung eines Pankreaskarzinoms auf.

Dickdarmkrebs

Prävention

Durch regelmäßige körperliche Aktivität, durch Normalisierung des Gewichts bei Adipositas und durch Verzicht auf Tabakrauchen kann man das Risiko für das kolorektale Karzinom (KRK) reduzieren (S3-Leitlinie „Kolorektales Karzinom"). Personen mit überdurchschnittlicher **körperlicher Aktivität** haben in Querschnittsuntersuchungen und prospektiven Kohortenstudien weniger Kolonpolypen (Adenome) und ein um bis zu 30 % geringeres Karzinomrisiko. Bereits 30 bis 60 Minuten moderate körperliche Aktivität pro Tag verringert das Karzinomrisiko. Ab einem BMI von > 25 kg/m^2 nimmt das Risiko sowohl für Adenome (Polypen) als auch für ein Kolonkarzinom linear mit dem BMI zu – dies ist stärker bei Männern als bei Frauen ausgeprägt. Bei übergewichtigen Personen, insbesondere bei stammbetonter Adipositas, ist das Risiko für ein Kolonkarzinom bis zu zweifach erhöht. Rauchen ist ebenfalls mit einem zweifach erhöhten Risiko für Kolonadenome und mit einem erhöhten Risiko für KRK assoziiert.

Bezüglich der **Ernährung** wird empfohlen, mindestens 30 g Ballaststoffe, rotes (Rind, Kalb, Schwein und Lamm) bzw. verarbeitetes Fleisch nur in geringen Mengen (nicht täglich) zu sich zu nehmen und den Alkoholkonsum zu limitieren.

Eine Metaanalyse von zwei großen randomisierten Studien (insgesamt über 7 500 Teilnehmer) zeigt, dass die Einnahme von 300 mg oder mehr **Acetylsalicylsäure (ASS)** pro Tag für fünf Jahre mit einer Latenz von zehn und mehr Jahren das Risiko, an einem KRK zu erkranken, senkt (Flossmann und Rothwell 2007). Eine andere Metaanalyse, die insgesamt acht randomisierte Studien mit zusammen 25 570 Teilnehmern analysiert hat, weist nach, dass die tägliche Einnahme von mindestens 75 mg ASS mit einer Latenz von zehn Jahren die Mortalitätsrate des kolorektalen Karzinoms senkt (Rothwell et al. 2011). Aufgrund der gehäuften Inzidenz von gastrointestinalen Blutungen unter ASS (Chan et al. 2005) und einer fehlenden Bewertung der Nutzen-Risiko-Relation empfiehlt die S3-Leitlinie für das kolorektale Karzinom zur Primärprävention ASS einzusetzen, aber keine NSAR.

Vorsorge für die asymptomatische Bevölkerung

Die Inzidenz des kolorektalen Karzinoms steigt ab einem Alter von 50 Jahren deutlich an. Daher wird für die asymptomatische Bevölkerung empfohlen, mit der Darmkrebsvorsorge bzw. -früherkennung ab dem Alter von 50 Jahren zu beginnen. Eine obere Altersbegrenzung für die Darmkrebsvorsorge/-früherkennung wird bei steigender Lebenserwartung und hoher Sicherheit der Vorsorgeuntersuchungen nicht festgelegt. Hier ist eine individuelle Entscheidung unter Berücksichtigung der Begleiterkrankungen gefragt.

Die zur Verfügung stehenden Verfahren können in zwei Gruppen eingeteilt werden:

- Vorsorgeuntersuchungen, die vorwiegend Karzinome nachweisen: FOBT (fecal occult blood testing), genetische Stuhltests, M2-PK.
- Vorsorgeuntersuchungen, die zusätzlich Vorstufen (Adenome) nachweisen: Koloskopie, Sigmoidoskopie, CT-Kolonografie, Kapselendoskopie.
  - Die **komplette Koloskopie** besitzt die höchste Sensitivität und Spezifität für das Auffinden von Karzinomen und Adenomen und sollte daher als Standardverfahren für die KRK-Vorsorge/-Früherkennung eingesetzt werden. Bei unauffälligem Befund sollte die Koloskopie nach zehn Jahren wiederholt werden. Die digital-rektale Untersuchung ist hierbei obligat. Von entscheidender Bedeutung ist, dass die Koloskopie mit höchstmöglichen Qualitätsstandards durchgeführt wird.
  - Eine **Sigmoidoskopie** kann Personen, die die Koloskopie als Vorsorge-/Früherkennungsmaßnahme ablehnen, angeboten werden. Derzeit wird eine Wiederholung der Untersuchung bei unauffälligem Befund nach fünf Jahren empfohlen. Zur möglichen Detektion proximaler Karzinome sollte zusätzlich zur Sigmoidoskopie jährlich ein **FOBT** erfolgen. Immunologische FOBT (iFOBT) mit nachgewiesen hoher Spezifität (> 90 %) und Sensitivität können alternativ zum Guaiak-Test eingesetzt werden. Diese Tests sollten vor einer Sigmoidoskopie durchgeführt werden, da bei positivem Ergebnis eine Koloskopie erforderlich ist und die Sigmoidoskopie entfallen kann.

MERKE

Die Sigmoidoskopie ist derzeit in Deutschland nicht im Leistungskatalog der Krankenkassen enthalten und kann somit nicht abgerechnet werden.
Anders als für die Vorsorgekoloskopie sind derzeit keine qualitätssichernden Maßnahmen zur Durchführung der Sigmoidoskopie etabliert.

Stuhluntersuchungen auf DNA-Veränderungen werden generell nicht für die Darmkrebsvorsorge/-früherkennung in der asymptomatischen Bevölkerung empfohlen. In einer Studie war die Sensitivität des genetischen Tests zwar höher als die des FOBT, betrug aber lediglich 50 % für Karzinome und 15 % für fortgeschrittene Adenome bei Kosten von mehreren Hundert US-Dollar pro Test und aufwendiger Testdurchführung (Imperiale et al. 2004).

Ebenso wenig wird der **M2-PK-Stuhltest** für die Darmkrebsvorsorge/-früherkennung in der asymptomatischen Bevölkerung empfohlen. In einer repräsentativen Studie mit 1 079 Teilnehmern wurde der M2-PK-Test mit verschiedenen FOBT verglichen. Die Sensitivität für fortgeschrittene Neoplasien betrug 27,3 % (im Vergleich zu 7,3–20,0 % für die FOBT) bei einer Spezifität von 86,2 % (FOBT 92,9–94,0 %). Der positive prädiktive Wert für fortgeschrittene Neoplasien betrug 11,5 % und war niedriger als alle getesteten FOBT (Moslein et al. 2010).

Für die **MR-Kolonografie** ist die Datenlage nicht ausreichend, um einen Einsatz in der Darmkrebsvorsorge/-früherkennung zu rechtfertigen. Die **CT-Kolonografie** geht mit einer Strahlenexposition einher, sodass sich der Einsatz in Deutschland als Früherkennungs- bzw. Vorsorgemethode bei vorhandenen Alternativmethoden aufgrund der Strahlenschutzverordnung verbietet (§ 80 StrlSchV). Daher sollten beide Verfahren nicht für die Darmkrebsvorsorge/-früherkennung in der asymptomatischen Bevölkerung eingesetzt werden. Bei inkompletter Koloskopie (z. B. Adhäsionen) und fortbestehendem Wunsch des Patienten auf komplette Kolonbeurteilung sollte eine CT- oder MR-Kolonografie erfolgen.

Risikogruppen

Personen, die aufgrund einer besonderen Prädisposition im Vergleich mit der Normalbevölkerung ein erhöhtes Risiko für die Entwicklung eines KRK besitzen, können zu einer der folgenden drei definierten Gruppen gerechnet werden:

- Personen mit einem familiär gesteigerten Risiko für ein KRK, dessen genetische Grundlagen zurzeit noch nicht umfassend bekannt sind.
- Nachgewiesene oder mögliche Anlageträger für ein hereditäres KRK.
- Personen mit einer chronisch-entzündlichen Darmerkrankung.

Sporadisches kolorektales Karzinom

- **Verwandte von Patienten mit kolorektalen Karzinomen:** Etwa 20 bis 30 % der KRK treten familiär gehäuft auf, ohne dass konkrete genetische Ursachen identifiziert werden können. In diesem Fall wird der Begriff „familiäres kolorektales Karzinom" verwendet. Für Verwandte ersten Grades (Eltern, Geschwister, Kinder) eines Patienten mit einem KRK ist das mittlere Risiko zwei- bis dreifach erhöht. Eine drei- bis vierfache Risikosteigerung besteht, wenn bei dem Indexpatienten das KRK vor dem 60. Lebensjahr aufgetreten ist und/oder mehr als ein Verwandter ersten Grades von einem KRK betroffen ist. Das Risiko ist für das Kolon- im Vergleich zum Rektumkarzinom höher (relatives Risiko 2,4 vs. 1,9). Für erstgradig Verwandte von betroffenen Patienten kann das KRK-Risiko weiter aufgeteilt werden. So ist das Risiko für die Geschwister etwa 2,5-fach höher als für die Kinder. Ist der Indexpatient nach dem 60. Lebensjahr erkrankt, ist das KRK-Risiko für die erstgradig Verwandten nur noch gering erhöht. Verwandte zweiten Grades (Großeltern, Geschwister der Eltern, Enkel) von Patienten mit KRK haben ein leicht erhöhtes Karzinomrisiko (relatives Risiko 1,5).
- **Verwandte von Patienten mit kolorektalen Adenomen:** Verwandte ersten Grades von Patienten, bei denen ein kolorektales Adenom vor dem 50. Lebensjahr nachgewiesen wurde, haben ein etwa 4,4-fach erhöhtes Risiko, an einem KRK zu erkranken.
- **Patienten mit kolorektalen Adenomen:** Einzelne Adenome > 1 cm sind mit einem vierfach und multiple Adenomen mit einem vier- bis sechsfach erhöhten Risiko verbunden, ein metachrones Karzinom zu entwickeln. Das erhöhte Risiko dürfte einerseits auf einer stärkeren individuellen

Disposition, andererseits auf einer höheren Prävalenz übersehener Polypen bei der initialen Koloskopie beruhen.

Vorsorgeuntersuchungen für Risikogruppen

- **Verwandte ersten Grades** von Patienten mit KRK sollten in einem Lebensalter, das zehn Jahre vor dem Alterszeitpunkt des Auftretens des Karzinoms beim Indexpatienten liegt, erstmals komplett koloskopiert werden, spätestens im Alter von 40 bis 45 Jahren. Die Koloskopie sollte bei polypenfreiem Darm in der initialen Koloskopie mindestens alle zehn Jahre wiederholt werden. Bei erstgradig Verwandten von Patienten mit KRK aus Familien, in denen die Bethesda-Kriterien (➤ Kap. 2.2.3) erfüllt sind und kein Tumorgewebe zur Untersuchung auf HNPCC-typische Auffälligkeiten zur Verfügung steht, sollte das Intervall nicht länger als drei Jahre sein.
- **Verwandte von Patienten mit kolorektalen Adenomen:** Verwandte ersten Grades von Indexpatienten, bei denen Adenome vor dem 50. Lebensjahr nachgewiesen wurden, sollten zehn Jahre vor dem Lebensalter zum Zeitpunkt des Nachweises des Adenoms koloskopiert werden. Die Koloskopie sollte bei polypenfreiem Darm in der initialen Koloskopie mindestens alle zehn Jahre wiederholt werden.
- **Hereditäres kolorektales Karzinom:** Die Diagnose hat erhebliche Konsequenzen für die Patienten und ihre Verwandten. Im Verdachtsfall sollte ein spezialisiertes Zentrum für familiären Darmkrebs oder eine Institution mit einem äquivalenten Angebot mit entsprechender Expertise kontaktiert werden. Eine molekulargenetische Diagnostik bei erkrankten Patienten dient der Diagnosesicherung und ermöglicht die prädiktive Testung von Familienangehörigen. Neben einem erhöhten Risiko für kolorektale Karzinome haben alle Patienten und Risikopersonen dieser Gruppe ein zusätzlich erhöhtes Risiko für extrakolische Neoplasien. Bereits erkrankte Personen, Anlageträger und Risikopersonen für monogen erbliche Erkrankungen mit erhöhtem Risiko für kolorektale Karzinome sollten auf Möglichkeit und Nutzen einer psychosozialen Beratung und Betreuung hingewiesen werden.

HNPCC/Lynch-Syndrom

Ätiologie und Diagnostik des Lynch-Syndroms sowie die damit verbundenen Krebsrisiken und Vorsorgemaßnahmen werden ausführlich in ➤ Kap. 2.2.3 beschrieben. Personen aus Familien, die die Amsterdam-Kriterien erfüllen oder eines der Bethesda-Kriterien mit Nachweis einer Mikrosatelliteninstabilität und deren Verwandte, die aufgrund des Erbgangs als Mutationsträger in Betracht kommen, sind Risikopersonen für HNPCC. Mutationsträger haben ein sehr hohes Risiko, ein kolorektales Karzinom (50–70 %) oder ein Endometriumkarzinom (20–60 %) zu entwickeln.

Kolorektale Karzinome treten im Rahmen eines HNPCC im Mittel im 44. Lebensjahr auf, vor dem 25. Lebensjahr sind KRK bei HNPCC sehr selten. Das kumulative Lebenszeitrisiko eines HNPCC-Anlageträgers für ein KRK beträgt ca. 60 bis 70 %, wobei das Risiko für Männer ca. 10 % höher ist als das für Frauen.

Adenomatöse Polyposis-Syndrome

- Ätiologie und Diagnostik der familiären adenomatösen Polyposis (FAP) sowie die damit verbundenen Krebsrisiken und Vorsorgemaßnahmen werden ausführlich in ➤ Kap. 2.2.4 besprochen. Die **klassische (typische) FAP** ist durch das Vorhandensein von mehr als 100 kolorektalen Adenomen charakterisiert. Die Polypenbildung beginnt meist in der zweiten Lebensdekade. Aufgrund der Vielzahl der Adenome beträgt das KRK-Risiko nahezu 100 %. Die Mehrzahl der Patienten entwickelt darüber hinaus weitere extrakolische intestinale Manifestationen. Klinisch am bedeutsamsten sind Duodenal- bzw. Papillenadenome, die bei etwa 75 % aller Patienten auftreten und als Präkanzerose anzusehen sind.
- Die **attenuierte FAP** ist typischerweise durch weniger als 100 kolorektale Adenome und/oder ein etwa 10 bis 15 Jahre späteres Auftreten von Adenomen und KRK als bei klassischer FAP charakterisiert. Das Lebenszeitrisiko für die Entwicklung eines KRK ist aber ebenfalls sehr hoch.
- **MUTYH-assoziierte Polyposis (MAP):** Der Phänotyp entspricht meist dem einer attenuierten FAP; auch bei der MAP ist das Lebenszeitrisiko für ein KRK sehr hoch. Aufgrund des autosomal-rezessiven Erbgangs besteht aber ein nur geringes

Erkrankungsrisiko bei Kindern eines Patienten und heterozygoten Anlageträgern.

Nicht adenomatöse Polyposis-Syndrome

Hierzu zählen insbesondere die hamartomatösen Polyposis-Syndrome (Peutz-Jeghers-Syndrom, familiäre juvenile Polyposis, Cowden-Syndrom [➤ Tab. 2.3]), das hyperplastische Polyposis-Syndrom und die erbliche gemischte Polyposis. Diese Erkrankungen sind sehr selten (ihr Anteil an allen KRK beträgt unter einem Promille). Anlageträger haben ein erhöhtes Risiko sowohl für kolorektale Karzinome als auch für andere syndromspezifische intestinale und extraintestinale Tumoren (Magen, Mamma etc.). Generelle Überwachungsempfehlungen werden wegen der spärlichen Datenlage nicht gegeben. Die Überwachung der Patienten und Risikopersonen sollte in Zusammenarbeit mit einem ausgewiesenen Zentrum durchgeführt werden.

Chronisch-entzündliche Darmerkrankungen

- **Colitis ulcerosa:** Das kolorektale Karzinomrisiko ist bei Patienten mit Colitis ulcerosa (CU) im Vergleich zur Normalbevölkerung erhöht. Zur Festlegung der Überwachungsstrategie sollte bei allen CU-Patienten unabhängig von der Krankheitsaktivität eine Kontrollkoloskopie zur Erfassung des Befallsmusters spätestens acht Jahre nach Beginn der Symptomatik erfolgen. Die Überwachungskoloskopien sollten dann bei ausgedehnter CU ab dem achten Jahr und bei linksseitiger oder distaler CU ab dem 15. Jahr nach Erstmanifestation ein- bis zweimal jährlich erfolgen. Da das Karzinomrisiko bei Patienten mit CU und einer PSC fünffach erhöht ist und Karzinome gehäuft rechtsseitig auftreten, sollten die Überwachungskoloskopien unabhängig von der Krankheitsaktivität und Ausdehnung der CU ab dem Zeitpunkt der PSC-Diagnosestellung jährlich erfolgen. Nach subtotaler Kolektomie sollten in Analogie die gleichen endoskopischen Überwachungsstrategien wie bei einer CU ohne Resektion erfolgen.
- **Morbus Crohn:** Das kolorektale Karzinomrisiko scheint bei Patienten mit Morbus Crohn – insbesondere bei Kolonbefall – im Vergleich zur Normalbevölkerung erhöht zu sein. Der Nutzen eines Überwachungsprogramms mit Ileokoloskopie zur Früherkennung eines Karzinoms ist bei der Crohn-Kolitis ungeklärt.

LITERATUR

Braithwaite, RS, Chlebowski RT, Lau J, George S, Hess R, Co NF. Meta-analysis of vascular and neoplastic events associated with tamoxifen. J of general internal medicine, 2003;18,11 (2003): 937–47.

Chan AT, Giovannucci EL, Meyerhardt JA et al. Long-term use of aspirin and nonsteroidal anti-inflammatory drugs and risk of colorectal cancer. JAMA, 2005;294(8): 914–23.

Chlebowski RT et al. Estrogen Plus Progestin and Breast Cancer Incidence and Mortality in the Women's Health Initiative Observational Study. J Natl Cancer Inst, 2013;105(8):526–535.

Cisco RM, Ford JM, Norton JA. Hereditary diffuse gastric cancer: implications of genetic testing for screening and prophylactic surgery. Cancer, 2008;113 (7 Suppl): 1850–6.

Desai TK, Krishnan K, Samala N et al. The incidence of oesophageal adenocarcinoma in non-dysplastic Barrett's oesophagus: a meta-analysis. Gut, 2012;61(7): 970–976.

Deutsches Krebsforschungszentrum. Alkoholatlas Deutschland 2017. Aus: www.dkfz.de/de/tabakkontrolle/download/Publikationen/sonstVeroeffentlichungen/Alkoholatlas-Deutschland-2017_Doppelseiten.pdf (letzter Zugriff: 24. Oktober 2019).

Deutsches Krebsforschungszentrum. Tabakatlas Deutschland 2015. Aus: www.dkfz.de/de/tabakkontrolle/download/Publikationen/sonstVeroeffentlichungen/Tabakatlas-2015-final-web-dp-small.pdf (letzter Zugriff: 24. Oktober 2019).

Erickson N. et al. Ernährungspraxis Onkologie. Stuttgart: Schattauer, 2017.

Flossmann E,Rothwell PM. Effect of aspirin on long-term risk of colorectal cancer: consistent evidence from randomised and observational studies. Lancet, 2007;369(9573): 1603–13.

Imperiale TF, Ransohoff DF, Itzkowitz SH, Turnbull BA, Ross ME. Fecal DNA versus fecal occult blood for colorectal-cancer screening in an average-risk population. N Engl J Med, 2004;351(26): 2704–14.

Koop H, Fuchs KH, Labenz J et al. S2k guideline: gastroesophageal reflux disease guided by the German Society of Gastroenterology. Z Gastroenterol, 2014;52(11): 1299–346.

Krishnamoorthi R, Borah B, Heien H, Das A, Chak A, Iyer PG. Rates and predictors of progression to esophageal carcinoma in a large population-based Barrett's esophagus cohort. GastrointestEndosc, 2016;84(1): 40–46.e7.

Leitlinienprogramm Onkologie (Deutsche Krebsgesellschaft, Deutsche Krebshilfe, AWMF). S3-Leitlinie Diagnostik und Therapie der Plattenepithelkarzinome und Adenokarzinome des Ösophagus (Langversion 2.0, Dezember 2018). Aus: www.leitlinienprogramm-onkologie.de/fileadmin/user_upload/Downloads/Leitlinien/Oesophaguskarzinom/Version_2/LL_Oesophagus_Langversion_2.0.pdf (letzter Zugriff: 24. Oktober 2019).

Leitlinienprogramm Onkologie (Deutsche Krebsgesellschaft, Deutsche Krebshilfe, AWMF). S3-Leitlinie Exokrines Pankreaskarzinom (Langversion 1.0, Oktober 2013). Aus: www.leitlinienprogramm-onkologie.de/fileadmin/user_upload/Downloads/Leitlinien/Pankreaskarzinom/LL_Pankreas_OL_Langversion.pdf (letzter Zugriff: 24. Oktober 2019).

Leitlinienprogramm Onkologie (Deutsche Krebsgesellschaft, Deutsche Krebshilfe, AWMF). S3-Leitlinie Kolorektales Karzinom (Langversion 2.1, Januar 2019). Aus: www.leitlinienprogramm-onkologie.de/fileadmin/user_upload/Downloads/Leitlinien/Kolorektales_Karzinom/Version_2/LL_KRK_Langversion_2.1.pdf (letzter Zugriff: 24. Oktober 2019).

Leitlinienprogramm Onkologie (Deutsche Krebsgesellschaft, Deutsche Krebshilfe, AWMF). S3-Leitlinie Magenkarzinom. Diagnostik und Therapie der Adenokarzinome des Magens und ösophagogastralen Übergangs (Langversion 2.0, August 2019). Aus: www.leitlinienprogramm-onkologie.de/fileadmin/user_upload/Downloads/Leitlinien/Magenkarzinom/Version_2/LL_Magenkarzinom_Langversion_2.0.pdf (letzter Zugriff: 24. Oktober 2019).

Liu J, Wang J, Leng Y, Lv C. Intake of fruit and vegetables and risk of esophageal squamous cell carcinoma: a meta-analysis of observational studies. Int J Cancer, 2013;133(2): 473–85.

Mørch LS et al. Contemporary Hormonal Contraception and the Risk of Breast Cancer. N Engl J Med, 2017;377(23): 2228–2239.

Möslein G, Schneider C, Theilmeier A et al. Analysis of the statistical value of various commercially available stool tests – a comparison of one stool sample in correlation to colonoscopy. DtschMedWochenschr, 2010;135(12): 557–62.

Rothwell PM, Fowkes FG, Belch JF, Ogawa H, Warlow CP, Meade TW. Effect of daily aspirin on long-term risk of death due to cancer: analysis of individual patient data from randomised trials. Lancet, 2011;377(9759): 31–41.

Thun MJ, Namboodiri MM, Calle EE, Flanders WD, Heath CW. Aspirin use and risk of fatal cancer. Cancer Res, 1993;53(6): 1322–7.

Uemura N, Okamoto S, Yamamoto S et al. Helicobacter pylori infection and the development of gastric cancer. N Engl J Med, 2001;345(11): 784–9.

KAPITEL

3

Georg Dechantsreiter, Marcus Hentrich, Ana Hoffmann, Konstantin Holzapfel, Tobias R. Overbeck, Peter Rexrodt, Lorenz Rieger, Stephan Seitz, Ursula Vehling-Kaiser

Wirkung und Nebenwirkung von Krebstherapien

3.1 Operation

Georg Dechantsreiter

Die Operation war vor Einführung moderner Bildgebungsverfahren und der Endoskopie oft die einzige Diagnose- und Therapiemöglichkeit bösartiger Erkrankungen, z. B. bei gastrointestinalen und gynäkologischen Tumoren. Ein operativer Eingriff steht auch heute noch gelegentlich an der ersten Stelle der Behandlung, je nach Tumorart und Stadium gefolgt von einer ergänzenden Strahlentherapie (➤ Kap. 3.3) und/oder Chemotherapie (➤ Kap. 3.4.1). Allerdings hat sich in den vergangenen Jahren ein sehr differenziertes Vorgehen etabliert mit einer Neubewertung der Chirurgie im Gesamtkonzept der Therapie maligner Erkrankungen. Prinzipiell muss zwischen kurativer und palliativer Chirurgie unterschieden werden.

3.1.1 Kurative Chirurgie

Im Idealfall wird durch ein operatives Verfahren eine Heilung von der Tumorerkrankung erzielt. Bereits vor dem Eingriff ist durch entsprechende Staging-Untersuchungen eine Einschätzung möglich, ob dieses Ziel erreichbar ist.

Da ionisierende Strahlung auch Bestandteil der natürlichen Umgebung ist, können Zellen solche Schäden zum Teil reparieren. Falls der Reparaturmechanismus überfordert ist, führt dies zum Zelltod. Gesunde Zellen haben i. d. R. einen leistungsfähigeren Reparaturmechanimus als Tumorzellen. Dies wird durch eine Fraktionierung der Strahlentherapie (Aufteilung der Strahlendosis in kleine Portionen) unterstützt. Die gesunden Zellen können diese Zeit besser als die Tumorzellen zur Reparatur nutzen. Da dies nicht zu 100 Prozent gelingt, entstehen die sogenannten späten Nebenwirkungen.

Bestrahlungsziele

Die wichtigsten Zielsetzungen sind in ➤ Tab. 3.4 zusammengefasst.

Radiochemotherapie

Bei vielen Tumoren ist die Kombination von Strahlentherapie und Chemotherapie wirksamer als eine Monotherapie. In der Regel treten Nebenwirkungen dadurch gehäuft auf, wie z. B. bei HNO-Karzinomen oder beim Rektumkarzinom.

Behandlungsbeispiele

Am Beispiel von Prostata-, Mamma-, Rektum-, kleinzelligem Bronchialkarzinom sowie Schmerzen und Frakturgefahr bei Knochenmetastasen werden im Folgenden die unterschiedlichen Ziele der Strahlentherapie vorgestellt (➤ Tab. 3.4).

Tab. 3.4 Die wichtigsten Ziele der Bestrahlungstherapie

Definitiv	• Heilung durch Bestrahlung ohne Operation • Beispiel: **Prostatakarzinom**
Adjuvant	• Bestrahlung nach kurativer Operation • Beispiel: **Mammakarzinom**
Neo-adjuvant	• Bestrahlung vor kurativer Operation • Beispiel: **Rektumkarzinom**
Prophylaktisch	• Vorbeugende Bestrahlung ohne Tumornachweis • Beispiel: **Cerebrum beim kleinzelligen Bronchialkarzinom**
Palliativ	• Verbesserung der Lebensqualität • Beispiel: **Schmerzen und Frakturgefahr bei Knochenmetastasen**

Prostatakarzinom

Für die **definitive Bestrahlung** des lokal begrenzten Prostatakarzinoms mit einem Linearbeschleuniger wird derzeit eine Gesamtdosis zwischen 74 bis 80 Gy empfohlen.

Bei einer Einzeldosis von 1,8 bis 2,0 Gy dauert die Gesamtbehandlung zwischen 37 und 45 Tagen. Da die Behandlung täglich (von Montag bis Freitag) erfolgt, sind dies zwischen **7,4 und 9 Wochen.**

Das lokal begrenzte Prostatakarzinom wird in drei Risikogruppen unterteilt. In der Gruppe mit einem niedrigen Risiko erfolgt die Bestrahlung ohne begleitende Antihormontherapie. Im Fall eines mittleren Risikos wird eine Antihormontherapie (➤ Kap. 3.4.6) über vier bis sechs Monate, bei hohem Risiko über zwei bis drei Jahre empfohlen, die bis zu sechs Monate vor der Strahlentherapie eingeleitet werden kann.

Eine Hypofraktionierung (Verkürzung der Behandlungsdauer durch Erhöhung der Einzeldosis) wird derzeit nicht empfohlen.

Mammakarzinom

Die **adjuvante Bestrahlung** der Brust ist die effektivste, postoperative Maßnahme, um das Risiko für ein lokales Rezidiv zu reduzieren. In den Studien profitierten alle Subgruppen. Abhängig vom Tumorstadium werden entweder nur die Brust oder auch die lokalen Lymphabflusswege bestrahlt.

Eine Gesamtdosis von 50 bis 50,4 Gy und eine Einzeldosis von 1,8 bis 2 Gy galt lange Zeit als Standard. Die Dauer der Behandlung liegt bei 25 bis 28 Tagen und somit bei **5 bis 5,6 Wochen.** Eine i. d. R. notwendige Boostbestrahlung (Dosiserhöhung im Tumorbett) verlängert die Therapie noch einmal um 5 bis 8 Tage, falls sequenziell behandelt wird.

Nachdem vier große randomisierte Studien die Gleichwertigkeit einer Hypofraktionierung zeigen konnten, wird dieses Schema in der aktuellen Mammakarzinom-Leitlinie primär empfohlen. Die Gesamtdosis beträgt ca. 40 Gy in 15 bis 16 Fraktionen. Damit verkürzt sich die Behandlung auf **3 Wochen,** falls keine Boostbestrahlung notwendig ist.

Rektumkarzinom

Die neoadjuvante Radiochemotherapie des Rektumkarzinoms hatte in Studien im Vergleich zur adjuvanten Radiochemotherapie weniger Lokalrezidive und auch eine geringere akute sowie chronische Toxizität gezeigt, bei vergleichbaren postoperativen Komplikationen. Eine Behandlungsindikation besteht in den Stadien UICC II und III im unteren und mittleren Rektumdrittel.

Es haben sich zwei gleichwertige Behandlungsregime gezeigt:

- Konventionell fraktionierte Radiochemotherapie mit einer Gesamtdosis von 45 bis 50,4 Gy, einer Einzeldosis von 1,8 bis 2 Gy und einer Behandlungsdauer **4,5 bis 5,6 Wochen.** Die Operation erfolgt im Anschluss nach einem Intervall von 6 bis 8 Wochen. Der Tumor hat durch das Intervall Zeit zu schrumpfen. Bei T4-Tumoren, Tumoren in Sphinkternähe und bei Nähe zur mesorektalen Faszie ist dieses Verfahren vorteilhaft.
- Kurzzeitbestrahlung mit einer Gesamtdosis von 25 Gy und einer Einzeldosis von 5 Gy, mit einer Behandlungsdauer von **einer Woche.** Die Operation erfolgt sofort nach Abschluss der Bestrahlung. Wenn eine Tumorschrumpfung keine Rolle spielt, ist dieses Verfahren gleichwertig.

Kleinzelliges Bronchialkarzinom

Eine **prophylaktische Schädelbestrahlung** wird für alle Patienten mit einer Remission des Primärtumors nach Abschluss der Radiochemotherapie empfohlen. In Studien reduzierte sich die Wahrscheinlichkeit von Hirnmetastasen von 37 % auf 20 %.

Empfohlen werden eine Gesamtdosis von 30 Gy und eine Einzeldosis von 1,8 bis 2 Gy. Die Behandlungsdauer liegt damit bei ca. **3 Wochen.**

Schmerzen und Frakturgefahr bei Knochenmetastasen

Abhängig vom Allgemeinzustand des Patienten, der Lebenserwartung und dem Behandlungsziel (reine Schmerzlinderung oder Remineralisierung bei Frakturgefahr) gibt es ganz unterschiedliche Bestrahlungskonzepte:

- Konventionell fraktionierte Strahlentherapie mit einer Gesamtdosis von 40 Gy und einer Einzeldosis von 2 Gy mit einer Behandlungsdauer von **4 Wochen.** Dieses Verfahren wird gewählt, wenn eine Remineralisierung im Vordergrund steht.
- Kurzzeitbestrahlung z. B. mit einer Gesamtdosis von 30 Gy und einer Einzeldosis von 3 Gy oder mit einer Gesamtdosis von 20 Gy und einer Einzeldosis von 5 Gy. Die Behandlungsdauer reduziert sich auf **2 bzw. 1 Woche.** Die Schmerzfreiheit ist jedoch kürzer.
- Einzeitbestrahlung mit einer einmaligen Bestrahlung von 8 Gy für Patienten in sehr reduziertem Allgemeinzustand.

Nebenwirkungen und deren Behandlungsmöglichkeiten

Die Strahlentherapie ist eine lokale Behandlungsmethode. Wirkung und auch Nebenwirkungen treten somit nur im Bestrahlungsfeld auf. Abhängig vom Bestrahlungsvolumen kommt es zu sehr unterschiedlichen unerwünschten Reaktionen. Unterschieden wird zwischen **akuten Nebenwirkungen** (Tag 1 bis 90) und **chronischen Nebenwirkungen** (ab Tag 90).

- Die akuten Nebenwirkungen treten meist in der zweiten Hälfte der Strahlentherapie auf und klingen in der Regel in den Wochen nach Abschluss der Therapie ab. Sie können einen erheblichen Leidensdruck erzeugen und bedürfen der Zusammenarbeit zwischen Strahlentherapeuten, medizinischen Onkologen und Hausarzt.
- Die chronischen Nebenwirkungen sind von der Gesamtdosis, der Einzeldosis sowie von der Wahl des Bestrahlungsvolumens abhängig und können vom Strahlentherapeuten entsprechend beeinflusst werden.

Die S3-Leitlinie „Supportive Therapie bei onkologischen PatientInnen“ aus dem Jahr 2017 widmet ein ganzes Kapitel den supportiven Maßnahmen in der Radioonkologie. Auf der Suche nach geeigneten Mitteln zur Linderung von Symptomen wurden viele Therapieansätze verfolgt. Leider ist bei einem großen Teil dieser Medikamente die Datenlage negativ oder zumindest unklar. ➤ Tab. 3.5 zeigt einen kursorischen Überblick über die angegebenen Möglichkeiten. Die negativ bewerteten Medikamente sind nicht wiedergegeben.

LITERATUR

Leitlinienprogramm Onkologie (Deutsche Krebsgesellschaft, Deutsche Krebshilfe, AWMF). Interdisziplinäre Leitlinie der Qualität S3 zur Früherkennung, Diagnose und Therapie der verschiedenen Stadien des Prostatakarzinoms (Langversion 5.1, 2019). Aus: www.leitlinienprogramm-

Tab. 3.5 Supportive Maßnahmen bei strahlentherapiebedingten Nebenwirkungen

Prophylaxe, Therapie	Maßnahme
Diarrhö	
Prophylaxe	• Sulfasalazin, Amifostin (Off-Label-Einsatz) • Probiotika, Psyllium, Triamcinolon (unklare Datenlage)
Therapie	• Loperamid, Tinctura opii (bei Therapieversagen von Loperamid) • Octreotid (Off-Label-Einsatz)
Akute Proktitis	
Prophylaxe	Amifostinklysmen (Off-Label-Einsatz), Butyrat (unklare Datenlage)
Therapie	Topisches Steroid oder Anästhetikum, Butyrat (unklare Datenlage)
Späte Proktitis	
Prophylaxe	Beclomethason-Diproprionat rektal (Off-Label-Einsatz)
Therapie	• Hyperbare Sauerstofftherapie (24 bis 30 Sitzungen) • Argon-Plasma-Laser bei hämoglobinrelevanten Blutungen • Metronidazol oral, Sucralfat, Steroide, Butyrat rektal • Vitamin A, C, E (unklare Datenlage)
Radiodermatitis	
Prophylaxe	• Haut und Haare waschen, Deodorant, Creme und Lotion erlauben • Weite, luftdurchlässige Kleidung • Silbersulfadiazin-Creme, Calendula-Creme • Mometasonfuroat 0,1 % Creme, silberhaltige Nylonverbände **Das früher verhängte Waschverbot führt zu keiner Verbesserung der Radiodermatitis.**
Therapie	• Feuchte Umschläge/antiseptische Lösungen 2- bis 3-mal täglich für 20 Minuten • Steroidhaltige Cremes **Feuchte Desquamation und Strahlenulkus** sollten nach den allgemeinen Regeln der Wundversorgung behandelt werden (➤ Kap. 8).
Mukositis	
Prophylaxe	• Mundspülungen, Pflege mit weicher Zahnbürste/Zahnseide • Vermeidung von Noxen (Alkohol, Tabak, scharfe/heiße Speisen etc.) • Fluoridierung der Zähne, Benzydamin, Zink oral
Therapie	• Topische Schmerzmittel • Mundspülung mit Morphin (0,2 %, Rezeptur) • Mundspülung mit Doxepin (0,5 %, Rezeptur) • Fortsetzung der intensiven Schleimhautpflege
Übelkeit/Erbrechen	
Prophylaxe	5-HT_3-Rezeptorantagonisten, ggf. Dexamethason
Übelkeit/Erbrechen trotz Antiemese	
Therapie	• Neuroleptika (Haloperidol), Metoclopramid, Levomepromazin, Alizaprid • Benzodiazepine (Lorazepam, Alprazolam) • H_1-Blocker (Dimenhydrinat)

onkologie.de/fileadmin/user_upload/Downloads/Leitlinien/Prostata_5_0/LL_Prostatakarzinom_Langversion_5.1.pdf (letzter Zugriff: 24. Oktober 2019).

Leitlinienprogramm Onkologie (Deutsche Krebsgesellschaft, Deutsche Krebshilfe, AWMF). Prävention, Diagnostik, Therapie und Nachsorge des Lungenkarzinoms (Langversion 1.0, Februar 2018). Aus: www.leitlinienprogramm-onkologie.de/fileadmin/user_upload/Downloads/Leitlinien/Lungenkarzinom/LL_Lungenkarzinom_Langversion_1.0.pdf (letzter Zugriff: 24. Oktober 2018).

Leitlinienprogramm Onkologie (Deutsche Krebsgesellschaft, Deutsche Krebshilfe, AWMF). S3-Leitlinie Früherkennung, Diagnose, Therapie und Nachsorge des Mammakarzinoms, (Langversion 4.2, August 2018). Aus: www.

leitlinienprogramm-onkologie.de/fileadmin/user_upload/Downloads/Leitlinien/Mammakarzinom_4_0/Version_4.2/LL_Mammakarzinom_Langversion_4.2.pdf (letzter Zugriff: 24. Oktober 2019).
Leitlinienprogramm Onkologie (Deutsche Krebsgesellschaft, Deutsche Krebshilfe, AWMF). S3-Leitlinie Kolorektales Karzinom (Langversion 2.1, Januar 2019). Aus: www.leitlinienprogramm-onkologie.de/leitlinien/kolorektales-karzinom (letzter Zugriff: 24. Oktober 2019).
Leitlinienprogramm Onkologie (Deutsche Krebsgesellschaft, Deutsche Krebshilfe, AWMF). Supportive Therapie bei onkologischen PatientInnen (Langversion 1.1, April 2017). Aus: www.leitlinienprogramm-onkologie.de/fileadmin/user_upload/Downloads/Leitlinien/Supportivtherapie/LL_Supportiv_Langversion_1.1.pdf (letzter Zugriff: 24. Oktober 2018).
Wannenmacher M, Wenz F, Debus J. Strahlentherapie. 2. A. Berlin Heidelberg: Springer, 2013.

3.3 Interventionell-radiologische, minimalinvasive Therapieverfahren

Konstantin Holzapfel

Die interventionelle Radiologie hat mit ihren vielfältigen Möglichkeiten, Tumoren zu therapieren, in den vergangenen Jahren zunehmend an Bedeutung in der Versorgung von Tumorpatienten gewonnen und ergänzt die klassischen Säulen der Tumortherapie (Chirurgie, Onkologie, Strahlentherapie). Interventionell-radiologische Verfahren kommen entweder als eigenständige Therapie zum Einsatz oder in Kombination mit weiteren Eingriffen oder Behandlungen. Abhängig von der Tumorentität und dem Ausmaß der Erkrankung können Patienten in kurativer oder palliativer Intention behandelt werden. Das Spektrum an interventionell-radiologischen Verfahren hat sich in den vergangenen Jahren immer weiter vergrößert. Um im individuellen Fall die Entscheidung treffen zu können, welche therapeutische Modalität am besten geeignet ist, sind Kenntnisse über die zur Verfügung stehenden Therapieformen sowie deren Limitationen unabdingbar. Zudem sollte die Entscheidung für oder gegen eine interventionell-radiologische Therapie immer im Rahmen eines interdisziplinären Tumorboards erfolgen.

Im Folgenden werden einige der etablierteren bzw. häufiger eingesetzten therapeutischen Verfahren vorgestellt: die lokal-ablativen und die intraarteriellen Verfahren (➤ Tab. 3.6).

3.3.1 Lokal-ablative Verfahren

Die derzeit am häufigsten eingesetzten lokal-ablativen Verfahren sind die Radiofrequenzablation (RFA) und die Mikrowellenablation (MWA). Ziel dieser Verfahren ist, einen oder wenige Tumoren sowie einen umgebenden Sicherheitssaum peritumoralen Gewebes durch lokale Applikation von Energie bzw. Hitze zu zerstören. Eine mögliche Indikation ist beispielsweise die Ablation einer begrenzten Anzahl (n = 1–5) hepatischer Metastasen (max. Durchmesser ≤ 5 cm) beim kolorektalen Karzinom. RFA und MWA werden meist perkutan CT-gesteuert, seltener auch ultraschallgesteuert durchgeführt. Beide Verfahren sind vergleichsweise schonend, kostengünstig und mit geringen Nebenwirkungen verbunden. Seltene Nebenwirkungen sind Blutungen, Infektionen (Cholangitis, Leberabszess) und die Ausbildung von Gallengangsstrikturen. Die Patienten werden nach der Ablation in der Regel für 48 Stunden stationär überwacht. Lokal-ablative Verfahren werden sowohl in kurativer als auch palliativer Intention eingesetzt.

Radiofrequenzablation (RFA)

Derzeit ist die RFA das am häufigsten eingesetzte, lokal-ablative Therapieverfahren. Die Hitzeproduktion erfolgt bei der RFA durch die biophysikalische Interaktion von Ionen in vitalem Gewebe. Über Elektroden wird ein hochfrequenter (450–500 kHz) Wechselstrom in das Gewebe eingebracht und zwischen der aktiven Elektrode und einer Erdungselektrode ein elektrisches Feld aufgebaut, das synchron zur eingebrachten Frequenz oszilliert. Die hierbei entstehende Agitation von Ionen generiert Friktionswärme und führt zur Ausbildung einer Koagulationsnekrose des Gewebes um die Elektrode. Die Ausbreitung der Hitze im Gewebe erfolgt durch Konvektion und Konduktion. Das Ausmaß der entstehenden Nekrose hängt von der Höhe der erreich-

Tab. 3.6 Die häufigsten interventionell-radiologischen Verfahren

Lokal-ablative Verfahren	Radiofrequenzablation (RFA)	• Einbringung von hochfrequentem (450–500 kHz) Wechselstrom in das Gewebe über Elektroden • Friktion von Ionen
	Mikrowellenablation (MWA)	• Einbringung hochfrequenter Wellen (bis 2,5 GHz) in das Gewebe über Antennen • Friktion von Wassermolekülen
	Irreversible Elektroporation (IRE)	• Nicht thermisches Ablationsverfahren • Aussendung von Hochspannungsimpulsen zwischen zwei perkutan platzierten Elektroden • Zerstörung des Membranpotenzials, Desintegration der Zellwand, Absterben der Zelle
Intra-arterielle Verfahren	Transarterielle Chemoembolisation (TACE)	• Gezielte Infusion von Chemotherapeutika in Kombination mit einem embolisch wirkenden Trägermaterial • Variante DEB-TACE: Beladung von Embolisationspartikeln mit Chemotherapeutika
	Selektive interne Radiotherapie (SIRT)	• Nach Platzierung eines Katheters im arteriellen Stromgebiet der Leber Injektion von mit Yttrium-90 beladenen Mikropartikeln (Glas- oder Resinharzpartikel) in den Tumor • Hohe Strahlendosen im Tumor (ca. 200 Gy) bei mäßiger Strahlendosis im umgebenden Lebergewebe (um 15 Gy)

ten Temperatur sowie der Einwirkzeit dieser Temperatur auf das Gewebe ab:

- Eine Erhitzung des Gewebes auf 50 bis 60 °C über mehrere Minuten führt zu einer irreversiblen Zellschädigung.
- Bei einer Erhitzung auf 60 bis 100 °C kommt es zur einer annähernd sofortigen, irreversiblen Zellschädigung und Ausbildung einer Koagulationsnekrose.
- Temperaturen deutlich über 100 °C sind unter anderem deshalb kontraproduktiv, weil die einsetzende Gasbildung und Karbonisation die Wärmeleitfähigkeit des Gewebes reduzieren und somit die Effektivität der RFA verringern.

Die Platzierung der Elektroden erfolgt meist perkutan unter CT-Steuerung (➤ Abb. 3.1), Ziel ist eine vollständige Ablation des Tumorgewebes sowie ein Sicherheitssaum von ca. 10 mm um den Tumor. Der Sicherheitssaum reduziert die Rate von Lokalrezidiven, etwa bei der Ablation von Leberfiliae, signifikant.

Problematisch sind bei diesem Verfahren größere Blutgefäße in der Nachbarschaft des Ablationsbereichs, da es durch den Blutfluss mitunter zu einem Kühlungseffekt (heat sink effect) kommt und somit die erforderliche, zu einem irreversiblen Zelluntergang führende Temperatur möglicherweise nicht erreicht werden kann. Die Folge ist eine inkomplette Ablation mit Ausbildung eines frühen Lokalrezidivs.

Die RFA wird in der Regel in Vollnarkose oder Analgosedierung durchgeführt, da sie schmerzhaft sein kann und, etwa bei Ablation größerer oder mehrerer Tumoren, mitunter längere Zeit dauert. Die Ablationszeiten liegen je nach Größe und Anzahl der behandelten Tumoren zwischen 30 und 120 Minuten.

Typische Indikationen der RFA sind die Behandlung von Lebermetastasen, etwa beim kolorektalen Karzinom, oder bestimmter Tumorstadien beim hepatozellulären Karzinom (HCC). Andere Indikationen für eine RFA sind kleine Nierenzellkarzinome oder kleine Lungentumoren, z. B. Lungenmetastasen oder auch kleine Bronchialkarzinome. Entscheidend ist jeweils die interdisziplinäre Indikationsstellung in einem Tumorboard. So kann z. B. die RFA bei einem kleinen Nierenzellkarzinom unter Umständen sinnvoll sein, wenn dem Patienten aufgrund erheblicher Komorbiditäten ein – eigentlich indizierter – operativer Eingriff nicht zugemutet werden kann. Zur Linderung der Schmerzen bei Osteoidosteomen (gutartiger, häufig mit Schmerzen einhergehender Knochentumor) kann eine RFA des „Nidus" dieser Tumoren erfolgen.

Beispiel

RFA bei metastasiertem Kolonkarzinom

Die CT-Untersuchung eines 71-jährigen Kolonkarzinom-Patienten in der Tumornachsorge zeigt eine singuläre, metachrone Metastase im rechten Leberlappen (➤ Abb. 3.1a). Der Durchmesser der Läsion beträgt ca. 25 mm. Im interdisziplinären Tumorboard wird aufgrund erheblicher Komorbidität die

Entscheidung zur CT-gesteuerten Radiofrequenzablation (RFA) der Metastase gestellt. Die CT-Untersuchung während der Intervention (➤ Abb. 3.1b) zeigt die Position der Ablationsnadel zentral in der Metastase. Bei technisch erfolgreich durchgeführter RFA befindet sich der Patient derzeit in der Tumornachsorge. Die zuletzt durchgeführte CT-Untersuchung, mittlerweile 18 Monate nach RFA, zeigt den hypodensen Ablationsdefekt (➤ Abb. 3.1c), der einen Durchmesser von ca. 50 mm aufweist. Es ergibt sich kein Anhalt für ein lokales Tumorrezidiv, auch sonst sind weiterhin keine Metastasen erkennbar. ■

Mikrowellenablation (MWA)

Dieses lokal-ablative Verfahren kommt immer häufiger zum Einsatz und wurde entwickelt, um Limitationen der RFA entgegenzutreten bzw. das Indikationsspektrum zu erweitern. Bei der MWA werden hochfrequente Wellen (bis 2,5 GHz) über Antennen in das Gewebe eingebracht. Es kommt zu einer Oszillation von Wasserdipolen, was zu einer Erhitzung des Gewebes, ebenfalls durch Friktion (jedoch hier von Wassermolekülen und nicht von Ionen wie bei der RFA) führt. Die schnelle Applikation deutlich größerer Energiemengen ermöglicht im Vergleich zur RFA die Ablation größerer Areale in vergleichsweise kurzer Zeit.

Durch die höheren Temperaturen, die innerhalb einer Läsion erzielt werden, spielt zudem der Hitzeabtransport durch benachbarte Blutgefäße eine geringere Rolle, es können Ablationen über Gefäßgrenzen hinweg durchgeführt werden. Zu beachten ist jedoch, dass es zu einer Koagulation dieser Gefäße kommen kann, was etwa im Bereich der Leber zu einem Funktionsverlust des betroffenen Segments führen kann.

Auch die MWA sollte unter Vollnarkose oder Analgosedierung durchgeführt werden.

Irreversible Elektroporation (IRE)

Die IRE ist ein vergleichsweise neues, nicht thermisches Ablationsverfahren. Zwischen zwei perkutan platzierten Elektroden werden Hochspannungsimpulse ausgesandt, die durch Zerstörung des Membranpotenzials zu einer Desintegration der Zellwand und konsekutiv zu einem Absterben der Zelle führen. Durch Verwendung mehrerer Elektrodenpaare lassen sich mit dieser Methode auch größere Areale abladieren. Benachbarte Gefäßstrukturen werden bei diesem Verfahren verschont, sodass auch Tumoren behandelt werden können, die einer chirurgischen Resektion nicht ohne Weiteres zugänglich sind, oder bei denen aufgrund der Nachbarschaft zu großen Gefäßen eine RFA (heat sink effect) und eine MWA (Zerstörung der Gefäße unerwünscht) nicht möglich ist, etwa im Bereich des Leberhilus.

Das derzeit noch recht aufwendige Verfahren wird in Intubationsnarkose durchgeführt und erfordert eine tiefe Muskelrelaxation.

MERKE

Bei sorgfältig selektionierten Patienten lässt sich mittels lokal-ablativer Verfahren eine der chirurgischen Resektion vergleichbare lokale Tumorkontrolle erzielen, bei im Vergleich meist deutlich geringerer Morbidität.

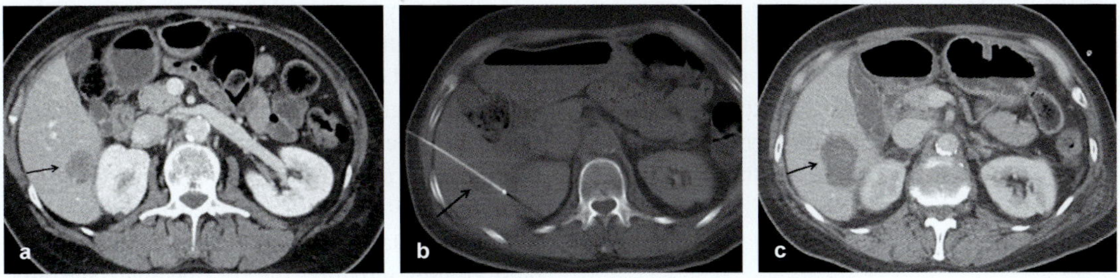

Abb. 3.1 Die CT-Untersuchungen eines 71-jährigen Kolonkarzinom-Patienten in der Tumornachsorge.
a) Singuläre, metachrone Metastase im rechten Leberlappen (Pfeil), Durchmesser ca. 25 mm
b) Während der RFA zentral in der Metastase positionierte Ablationsnadel (Pfeil)
c) CT-Kontrolluntersuchung 18 Monate nach RFA: hypodenser Ablationsdefekt (Pfeil), Durchmesser ca. 50 mm; kein Anhalt für ein lokales Tumorrezidiv oder für Metastasen [M857]

3.3.2 Intraarterielle Verfahren

Tumoren der Leber werden, anders als gesundes Lebergewebe, überwiegend nicht über die V. portae, sondern arteriell (A. hepatica) mit Blut versorgt. Dies eröffnet die Möglichkeit, diese Tumoren mittels interventionell-radiologischer Methoden sehr selektiv und effektiv zu behandeln. Bei diesen Verfahren wird, meist über einen transfemoralen Zugang (A. femoralis communis), mit einem speziellen Katheter selektiv die A. hepatica propria sondiert. Je nach Verfahren erfolgt dann mittels Mikrokatheter die superselektive Sondierung von Segmentästen der Leber bzw. ihrer die Tumoren versorgenden, arteriellen Äste. Dies ermöglicht die Applikation hoher Dosen eines Chemotherapeutikums bzw. hoher Strahlendosen (s. u. SIRT), wobei sich gezeigt hat, dass der gleichzeitige Verschluss der tumorversorgenden Gefäße (Embolisation) die Effektivität der Verfahren deutlich steigert. Die Verfahren, die derzeit am häufigsten angewendet werden, sind die transarterielle Chemoembolisation (TACE) und die selektive interne Radiotherapie (SIRT).

Die Verfahren werden am wachen Patienten unter adäquater analgetischer und antiemetischer Medikation durchgeführt. Die Dauer des Krankenhausaufenthalts beträgt meist zwei bis fünf Tage. Nach den Eingriffen kann es zu Bauchschmerzen, Übelkeit und Erbrechen (Postembolisationssyndrom) kommen, selten ist eine meist reversible Störung der Leberfunktion zu beobachten.

Die im Folgenden dargestellten Verfahren kommen, trotz ihrer häufig zumindest temporär hohen Wirksamkeit, aktuell überwiegend in der palliativen Situation zum Einsatz, etwa wenn operative oder lokal-ablative Methoden nicht mehr eingesetzt werden können, wenn dem Patienten eine Therapiepause verschafft werden soll oder wenn beispielsweise versucht wird, primär nicht resektable bzw. abladierbare Metastasen zu verkleinern, um diese sekundär resezieren bzw. lokal-ablativ behandeln zu können.

Transarterielle Chemoembolisation (TACE)

Die gezielte Infusion von Chemotherapeutika (z. B. Doxorubicin, Mitomycin C, Epirubicin), kombiniert mit einem embolisch wirkenden Trägermaterial (z. B. Lipiodol), das einen Verschluss der arteriellen Versorgung des Tumors bewirkt, ermöglicht eine hohe intratumorale Chemotoxizität bei vergleichsweise niedriger systemischer Toxizität. In bestimmten Stadien des hepatozellulären Karzinoms (HCC) kommt dieses Verfahren häufig zum Einsatz.

Eine neuere Variante dieser Methode sind die **Drug-Eluting Beads** (DEB-TACE), die Beladung von Embolisationspartikeln mit Chemotherapeutika. Die DEB-TACE ermöglicht eine besser steuerbare und länger anhaltende Chemotherapie im Tumorgefäßbett und somit eine Erhöhung der intratumoralen Zytotoxizität bei gleichzeitig geringeren systemischen Nebenwirkungen.

!

Eine Thrombosierung der V. portae stellt eine Kontraindikation zur Durchführung einer TACE dar.

Selektive interne Radiotherapie (SIRT)

Bei der SIRT erfolgt wie bei der TACE (s. o.) zunächst die selektive oder superselektive Platzierung eines Katheters im arteriellen Stromgebiet der Leber. Bei passender Katheterposition werden mit Yttrium-90 (einem β-Strahler mit 64-stündiger Halbwertszeit) beladene, sphärische Mikropartikel in den Tumor injiziert. Die Reichweite der emittierten Strahlung im Gewebe beträgt lediglich ca. 3 mm. Es lassen sich sehr hohe Strahlendosen im Tumor erreichen (ca. 200 Gy) bei mäßig hoher Strahlendosis im umgebenden Lebergewebe (um 15 Gy). Durch die embolisierende Wirkung der Mikropartikel wird zudem eine Reduktion der Durchblutung der Tumoren erreicht. Auf dem Markt sind derzeit zwei unterschiedliche Typen von Mikropartikeln verfügbar: Glaspartikel und Resinharzpartikel.

Die SIRT ist ein sehr aufwendiges, nuklearmedizinisch-radiologisches Verfahren. Im Vorfeld der tatsächlichen Therapie muss mittels einer „Testangiografie" überprüft werden, ob es z. B. durch aberrierende Gefäße zu einem extrahepatischen Abfluss zum Magen-Darm-Trakt, Pankreas oder zur Gallenblase kommt, um durch die SIRT bedingte Strahlenschäden an diesen Organen zu vermeiden. Die Gefäße, etwa die A. gastroduodenalis, werden dann mittels kleiner Metallspiralen (Coils) verschlossen. Zudem werden im Rahmen dieser vorbereitenden

Sitzung 99mTechnetium(Tc)-markierte makroaggregierte Albuminpartikel (MAA) injiziert. In einer anschließend durchgeführten Szintigrafie inkl. Single-Photon-Emissionstomografie (SPECT) wird zum einen die Partikelanreicherung in den Lebertumoren dargestellt und zum anderen ggf. eine unerwünschte extrahepatische Partikelablagerung diagnostiziert. Aufgrund arteriovenöser Shuntverbindungen, etwa im Bereich der Tumoren, gelangen zudem Partikel in das nachgeschaltete Kapillarbett der Lunge. In der Regel beträgt dieses Leber-Lungen-Shuntvolumen unter 10 %, sollte es jedoch zwischen 15 und 20 % liegen, ist eine Dosisreduktion erforderlich, ein Shuntvolumen von über 20 % gilt als Kontraindikation.

MERKE

TACE und SIRT kommen meist in der palliativen Situation zum Einsatz, etwa wenn Resektion oder lokal-ablative Maßnahmen nicht mehr sinnvoll sind, oder um dem Patienten eine Therapiepause zu verschaffen. Insbesondere bei Patienten mit HCC haben sich diese Verfahren in bestimmten Stadien als Standardtherapie etabliert, kommen jedoch auch bei anderen Tumorentitäten in der palliativen Situation zunehmend zum Einsatz.

Tipps für die Praxis

Die Anzahl der interventionell-radiologischen Verfahren sowie deren Indikationen nehmen stetig zu und unterliegen einem kontinuierlichen Wandel. Ob und welches Verfahren für einen bestimmten Patienten sinnvoll ist, sollte immer in einem interdisziplinären Tumorboard entschieden werden, in dem Experten aller Disziplinen und somit auch ein interventionell versierter Radiologe vertreten sind.

LITERATUR

Duan H, Hoffmann M. Selektive interne Radiotherapie (SIRT) von Lebertumoren. Der Radiologe, 2015;55: 48–52.

Hoffmann R. Lebermetastasen kolorektaler Karzinome. Der Radiologe, 2017; 57:90–96.

Hoffmann R, Rempp H, Clasen S. Mikrowellenablation – Neue Systeme, neue Einsatzgebiete? Der Radiologe 2012;52: 22–28.

Kosiek O, Strach K, Ricke J, Pech M. Irreversible Elektroporation – „a new kid on the block?" Der Radiologe, 2012;52: 38–43.

Radeleff BA et al. Transvaskuläre Ablation des hepatozellulären Karzinoms. Der Radiologe, 2012;52: 44–55.

Waneck F. Radiologisch gezielte Therapie von Lebertumoren. Der Radiologe, 2015;55: 43–47.

Wiggermann P, Jung EM, Stroszczynski C. Radiofrequenzablation – ist eine Technik am Ende? Der Radiologe 2012;52: 9–14.

3.4 Systemische Tumortherapien

3.4.1 Chemotherapie

Ursula Vehling-Kaiser

Grundlagen

Der Begriff „Chemotherapie" beinhaltet zu Recht das Wort „Chemie", denn es handelt sich hierbei, ähnlich wie bei der Behandlung mit Antibiotika, um eine Therapie mit chemischen Substanzen. Synonym findet häufig der Terminus „zytostatische Therapie" Verwendung, der das Ziel dieser Therapieform, die Wachstumshemmung (lat. stare = stehen) von bösartigen Zellen (griech. kytos = Zelle) beschreibt. Die ersten Berichte über Chemotherapie wurden 1865 in den Darstellungen von Max Lissauer über den Einsatz von Arsen bei Leukämiekranken erwähnt. 1947 setzte der Pathologe Sidney Faber Aminopterin erstmals zur systemischen Therapie leukämiekranker Kinder ein und wird heute als „Vater der Chemotherapie" bezeichnet. Seit dieser Zeit wurde diese Therapieform ständig weiterentwickelt, bis hin zu Kombinationsprodukten aus Chemotherapeutika und Antikörpern (➤ Kap. 3.4.2).

Zytostatika greifen in die Zellteilung aller – auch der gesunden Zellen – ein. Schnell teilende Zellen, also Tumoren oder maligne hämatologische Systemerkrankungen mit hohem Proliferationsindex, werden dabei besonders geschädigt. Das trifft aber auch für gesunde schnell teilende Zellen zu, wie sie insbesondere im Knochenmark, in Schleimhäuten oder Haar vorkommen. Die daraus resultierenden Nebenwirkungen, die vor allem in der Laienpresse immer wieder in drastischen Farben geschildert werden, haben nicht nur dieser Therapieform einen sehr negativen Anstrich gegeben, sondern häufig zu Verunsicherung und Angst bei den betroffenen Patienten geführt. Eine gute Aufklärung, viel Verständnis und Zeit sind daher für das Gelingen und die möglichst komplikationsarme Durchführung einer Chemotherapie unbedingte Voraussetzung. Zytostatika werden nicht nur in der Krebstherapie, sondern auch bei der Behandlung von autoimmunologischen, rheumatischen oder neurologischen Krankheitsbildern eingesetzt. In der Onkologie finden sie sowohl in der kurativen, adjuvanten und neoadjuvanten als auch in der palliativen Therapiesituation Verwendung. Im Bereich der Palliativmedizin hat der Einsatz der Chemotherapie in bestimmten Therapiesituationen (z. B. Meningeosis carcinomatosa/leucaemica) einen Stellenwert, um die Lebensqualität der Patienten zu verbessern.

➤ Tab. 3.7 gibt einen Überblick über Meilensteine in der Geschichte der Chemotherapie.

Wirkungsweise

Zytostatika beeinflussen das Tumorwachstum durch hemmende Wirkung innerhalb des Zellzyklus. Sie können z. B. als „falsche Bausteine" die Verdopplung der Chromosomen oder wichtiger Enzyme behindern, als Spindelzellgifte die Ausbildung bzw. Funktion des Spindelzellapparats erheblich beeinträchtigen oder den Aufbau einer neuen Zellwand blockieren. Da Zytostatika vor allem in der Zellteilungsphase und weniger in der Arbeitsphase der Zelle eingreifen, sind schnell teilende Zellen besonders betroffen. Tumoren mit hohem Proliferationsindex sind für eine Chemotherapie daher besonders geeignet. Der Proliferationsindex spiegelt sich im Chi-Index oder G-Stadium (Chi-Index in Prozent, G-Stadium in Zahlen) wieder.

Leukämien oder **hoch maligne Lymphome** mit einem hohen Proliferationsindex sind wegen ihres ausgezeichneten Ansprechens durch Chemotherapie heilbar. Aus diesem Grund kann gerade Krebspatienten mit schnell wachsenden malignen Krankheitsbildern die Notwendigkeit einer Chemotherapie verständlich gemacht werden. Besondere Bedeutung kommt der Aufklärung des Patienten über die Verhaltensweisen während und nach der Chemotherapie zu, um Nebenwirkungen möglichst zu vermeiden oder wenigstens rasch erkennen zu können. Die Einbeziehung Angehöriger in die Therapieplanung und -durchführung ist in den meisten Fällen sinnvoll und begrüßenswert. Allerdings sollte gleich zu Beginn geklärt werden, ob der Patient dies auch wünscht. Vor allem in der Therapieplanung vertreten – gerade im Bereich Chemotherapie – beide Seiten zuweilen unterschiedliche Ansichten. Gerade bei älteren Patienten kann dies zu Unstimmigkeiten in der Familie führen. Die Zustimmung zur Chemotherapie muss der Patient alleine treffen, Angehörige dürfen beraten, nicht entscheiden. Über Nebenwirkungen sollte nicht nur der Patient, sondern auch seine Angehörigen oder Pflegepersonen aufgeklärt sein. Bei Sprachproblemen empfiehlt es sich, einen Dolmetscher hinzuzuziehen. Besonders im Bereich der Aufklärung und Therapieplanung ist die enge Zusammenarbeit zwischen Fach-und Hausarzt unumgänglich.

Tab. 3.7 Kurze Geschichte der Chemotherapie

1865	Max Lissauer berichtet über die Arsentherapie bei Leukämiekranken
1946	Louis Goodman setzt Stickstofflost bei malignen Lymphomen ein
1947	Sidney Faber behandelt leukämiekranke Kinder mit Aminopterin
1950	Purinantagonisten werden bei akuten Leukämien eingesetzt
1953	Alexander Haddow setzt Busulfan bei CML ein
1957	Charles Heidelberger entwickelt 5-Fluorouracil für Mamma-und Kolonkarzinome
1960	Hydroxyharnstoff wirkt bei CML
1969	Barnett Rosenberg entwickelt Cisplatin für Hodenkarzinome, Ovarialkarzinome und Lymphome
1994	Einführung der Taxane
2014	Einführung von Trastuzumab Emtansin

Nebenwirkungen einer Chemotherapie

Knochenmarkdepression

Da alle Zellen, die sich schnell teilen, von der Chemotherapie geschädigt werden, sind die Stammzellen des Knochenmarks besonders betroffen. Die Schädigung tritt durchschnittlich sechs bis sieben Tage nach Chemotherapiegabe ein und betrifft alle drei Zellreihen (Panzytopenie). Blutbildkontrollen sind zwei- bis dreimal pro Woche erforderlich.

- **Leukozyten:** Bei Abfall der Leukozyten unter 1 000/µl besteht eine deutlich gesteigerte Infektionsgefahr. Folgende Verhaltensweisen sollte der Patient beachten: Bei lang anhaltenden Leukopenien, wie sie nach hoch dosierten Chemotherapien und insbesondere nach einer Knochenmarktransplantation auftreten können, sind die Patienten besonders durch Zosterinfektionen, Pneumocystis-Infektionen und Pilzinfektionen gefährdet. Deshalb erhalten diese Patienten eine prophylaktische Aciclovir-Therapie (2–3 × 400 mg/d) sowie eine Cotrimoxazol-Prophylaxe (Eusaprim forte® 1 Tbl. Mo-Mi-Fr). Zusätzlich empfiehlt sich die prophylaktische Gabe von Amphotericin B (Ampho Moronal®) oder Nystatin (Mykundex®) (➤ Kap. 4.1).
- **Thrombozyten:** Unter Chemotherapie kann es zu einem ausgeprägten, zum Teil lang andauernden Abfall der Thrombozyten kommen. Bei Thrombozytenwerten unter 10 000–20 000/µl oder Auftreten von Blutungen ist die Gabe von Thrombozytenkonzentraten indiziert (➤ Kap. 4.8). Aufgrund der erhöhten Blutungsgefahr empfiehlt es sich, eine parallel laufende orale Therapie mit Antikoagulanzien zu vermeiden oder – falls erforderlich – auf ein niedermolekulares Heparin umzustellen. Ist eine orale Antikoagulanzientherapie nicht umgehbar, lässt sich Phenprocoumon besser steuern als z. B. Apixaban.
- **Erythrozyten:** Der therapiebedingte Abfall des Hb-Werts kann die Gabe von Erythrozyten erforderlich machen. Die Indikation hängt vom Hb-Wert, vom Alter des Patienten und von der klinischen Symptomatik ab (➤ Kap. 4.8).

TIPPS FÜR PATIENTEN

Die folgenden Tipps eignen sich für Patienten in der Panzytopenie.

Verminderung der Leukozyten (Leukopenie)
Verminderung der Infektabwehr

- Größere Menschenmengen vermeiden (z. B. Kino, Versammlungen, U-Bahn, Bus).
- Den Kontakt mit Personen vermeiden, die ansteckend sind (z. B. Husten, Schnupfen, Kinderkrankheiten, Gürtelrose).
- Den Umgang mit Haustieren vermeiden (nicht ablecken lassen, Kratzer und Bisswunden vermeiden).
- Den Umgang mit Topfpflanzen, Gartenerde, Komposterde, Biomülltonnen, Heu oder Stroh vermeiden (Landwirte: ggf. Betriebshelfer erforderlich). **Bei deutlichem Abfall der weißen Blutkörperchen können Pilzinfektionen auftreten.**
- Auf weiße Beläge im Mund und an der Wangenschleimhaut achten.
- Nur geschältes, gekochtes oder sehr gründlich gewaschenes Obst oder Gemüse essen.
- **Merksatz: Schäl es, koch es oder vergiss es.**
- Bei Leukozyten unter 1 500/µl keinen Schimmelkäse o. Ä. essen.
- Die Gefahr einer Sepsis aufgrund einer Leukopenie und der damit verbundenen Abwehrschwäche kann dem Patienten mit dem Beispiel „Waldbrand" gut erläutert werden: „Ein gesunder Mensch ist wie ein gesunder, grüner Wald. Ein leukopenischer Patient ist wie ein trockener Wald. Lässt man in einem gesunden Wald ein Zündholz fallen, geschieht in der Regel nichts, der trockene Wald aber brennt sofort ab".

Verminderung der Thrombozyten (Thrombozytopenie)

- Auf das Auftreten von Petechien achten (sommersprossenartige rote Flecken), vor allem an Unterarmen und Unterschenkeln, sowie auf das gehäufte Auftreten blauer Flecken.
- Bei starkem Nasen- und Zahnfleischbluten den behandelnden Arzt verstsändigen.

Verminderung der Erythrozyten (Anämie)
Verminderung der Sauerstoffträger

- Auf das Auftreten von Atembeschwerden bei Belastung oder in Ruhe achten (z. B. Treppensteigen oder Müdigkeit).
- Auf einen schnellen Herzschlag achten.
- Auf auffällig blasse Schleimhäute und Fingernägel achten.

3

Durchführung

Die Kontrolle und Führung der Patienten unter immunonkologischer Therapie ist komplex und schwierig. Zum einen wird der Arzt häufig damit konfrontiert, dass Patienten immunonkologische Therapien mit frei verkäuflichen „Immunstimulanzien" verwechseln. Diese bei den Patienten allseits bekannten, beliebten und oft verwendeten Präparate sind in der Regel nebenwirkungsarm – was aber dazu führen kann, dass Patienten die potenziellen Nebenwirkungen immunonkologischer Substanzen falsch einschätzen und verharmlosen. Zum anderen sind immunonkologische Therapien sehr teuer (ca. 80 000 bis 150 000 Euro pro Patient).

Um einen möglichst großen Nutzen der immunonkologischen Therapie zu erzielen, ist eine **umfassende Aufklärung des Patienten** und – wenn möglich – seiner Angehörigen über Wirkung und Nebenwirkungen erforderlich. Gerade für diese komplexe Therapieform ist zudem eine **enge Zusammenarbeit zwischen Fach- und Hausarzt** unbedingt erforderlich, um eine möglichst hohe Therapiesicherheit zu erreichen.

TIPPS FÜR PATIENTEN

Für den Notfall empfiehlt es sich, dem Patienten kurze schriftliche Informationen für den weiterbehandelnden Arzt über Therapie und Nebenwirkungsmanagement auszuhändigen (➤ Kap. 1.3).

Immunonkologische Therapien werden sowohl in der adjuvanten (z. B. malignes Melanom), kurativen (maligne Lymphome) als auch in der palliativen (z. B. malignes Melanom, Bronchialkarzinom, Urothelkarzinom) Therapiesituation eingesetzt. Der Schwerpunkt liegt heute nach wie vor bei den **rein palliativen Therapieformen.** Unter Berücksichtigung von Nebenwirkungen und Kosten müssen Therapiegewinn und Therapierisiko gut gegeneinander abgewogen und für jeden Patienten eine individuelle Therapieentscheidung getroffen werden.

Einsatz von immunonkologischen Substanzen

- Malignes Melanom
- Malignes Lymphom
- Nicht kleinzelliges Bronchialkarzinom
- Urothelkarzinom
- Merkelzelltumor
- Nierenzellkarzinom

Die bisher in Deutschland verfügbaren Substanzen (Stand 2018) sind **Ipilimumab, Pembrolizumab, Nivolumab, Avelumab, Atezolizumab und Durvalumab.**

Tipps für die Praxis

- Immunonkologische Therapien haben nichts mit Komplementärmedizin zu tun.
- Die immunonkologische Therapie wirkt über körpereigene T-Zellen (Killerzellen).
- Eine engmaschige Patientenkontrolle in Bezug auf das Auftreten von Nebenwirkungen (ggf. täglich) ist zwingend erforderlich.
- Zu beachten ist das spezielle Nebenwirkungsspektrum der immunonkologischen Therapien, insbesondere Kolitis, Hautveränderungen, Thyreoiditis, Hypophysitis, Pneumonitis, Nephritis, Hepatitis, Arrhythmien, Fatigue-Syndrom.
- Neben dem Blutbild müssen auch Elektrolyte, Kreatinin, TSH, Blutzucker und Leberwerte kontrolliert werden.
- Puls- und bei Bedarf EKG-Kontrollen regelmäßig durchführen.
- Nebenwirkungen können auch nach Absetzen der Therapie über Wochen anhalten bzw. nach Wochen auftreten.
- Therapie der Wahl beim Auftreten von Nebenwirkungen: Cortison (z. B. Prednisolon 100 mg/d p. o.).
- Bei der immunonkologischen Therapie ist eine enge Zusammenarbeit mit dem Facharzt erforderlich. Der Patient muss gut informiert und adhärent sein.
- Die Indikation für eine immunonkologische Therapie beschränkt sich auf die **palliative Therapiesituation.** Therapiegewinn und Therapierisiko sind individuell abzuwägen.

Beispiele

Therapie mit Ipilimumab

Ein junger Mann mit **malignem metastasiertem Melanom** erhält eine Therapie mit **Ipilimumab.** Am

Wochenende treten massive Durchfälle auf. Trotz Aufklärung im Vorfeld der Therapie meldet sich der Patient nicht und wird mit einer schweren Exsikkose und beginnendem Nierenversagen ins Krankenhaus eingeliefert. Anhand des Tumorpasses werden die Symptome als Nebenwirkung von Ipilimumab erkannt und eine Therapie mit Cortison auf der Intensivstation begonnen. Der Patient überlebt.

Merke: Patienten unter immunonkologischer Therapie benötigen schriftliche Informationen für den Notfall.

Therapie mit Nivolumab

Eine 65-jährige Patientin erhält im Rahmen einer **Secondlinetherapie bei metastasiertem Adenokarzinom** der Lunge eine Therapie mit **Nivolumab.** Nach sechswöchiger Therapie treten zunehmend Müdigkeit, Appetitlosigkeit und Antriebsarmut auf. Eine Hypophysitis wird ausgeschlossen. Die Patientin wird zunehmend bettlägerig. Unter Annahme eines schweren Fatigue-Syndroms wird die immunonkologische Therapie beendet. Die Patientin erholt sich und kann wieder am normalen Leben teilnehmen. Zur weiteren Therapie wird eine Chemotherapie eingesetzt, die die Patientin gut toleriert.

Merke: Unter immunonkologischer Therapie auch an Fatigue-Syndrom als mögliche Nebenwirkung denken.

Therapie mit Pembrolizumab

Ein 83-jähriger Patient erhält wegen eines **metastasierten Merkelzelltumors Pembrolizumab.** Nach einigen Wochen wird eine sehr gute Partialremission erreicht. Dem Sohn des Patienten fällt bei seinem Vater eine zunehmende Gereiztheit auf. Durch ein ausführliches Gespräch mit dem Patienten lässt sich die Gereiztheit auf massive Schlafstörungen zurückführen. Grund dafür ist ein quälender Juckreiz der Haut. Es wird entschieden, Pembrolizumab abzusetzen und eine Prednisolon-Therapie zu beginnen. Auch Wochen nach Absetzen der immunonkologischen Therapie befindet sich der Patient noch in guter Partialremission, benötigt aber nach wie vor eine Medikation mit niedrig dosiertem Prednisolon.

Merke: Nebenwirkungen immunonkologischer Therapien können verschleiert auftreten. ▮▮

LITERATUR

Berger D P, Mertelsmann R. Das Rote Buch. Hämatologie und Internistische Onkologie. Landsberg am Lech: ecomed Medizin, 2018.

3.4.5 Orale Tumortherapien

Ursula Vehling-Kaiser

Grundlagen

Im März 2001 wurde eines der am häufigsten eingesetzten Zytostatika, Capecitabin, damals unter dem Handelsnamen Xeloda® in Europa zugelassen. Capecitabin, das heute auch als Generikum zur Verfügung steht, wurde primär für die Behandlung des metastasierten Kolonkarzinoms eingesetzt. Heute findet es seinen Einsatz bei fast allen gastrointestinalen Tumoren und v. a. beim metastasierten Mammakarzinom. Aber auch „alte“ orale Zytostatika wie Purinethol (1950) oder Hydroxyharnstoff (1960) haben nach wie vor ihren festen Platz in der Behandlung hämatologischer Systemerkrankungen.

Wirkungsweise

Die Wirkungsweise oraler Zytostatika entspricht derjenigen der Zytostatika, die zur intravenösen Applikation zur Verfügung stehen. Allerdings unterscheiden sie sich bei gleicher Grundsubstanz manchmal in ihrem Nebenwirkungsspektrum. Dies trifft v. a. auf Capecitabin zu, das nach der Einnahme zu 5-Fluorouracil umgewandelt wird. Während bei der intravenösen Gabe von 5-Fluorouracil die Schleimhauttoxiziät (Mukositis) im Vordergrund steht (➤ Kap. 4.3.1), ist es bei Capecitabin das Hand-Fuß-Syndrom (➤ Kap. 3.4.1). Es kann jedoch auch eine orale Gabe von 5-Fluorouracil bei DPD-Gen-Mutationen schwerste toxische Nebenwirkungen verursachen, sodass vor Therapiebeginn ein Gentest durchgeführt werden sollte.

Folgende orale Zytostatika stehen zur Verfügung (Stand 2018):

- Busulfan
- Capecitabin
- Chlorambucil
- Cyclophosphamid (auch bei Glomerulonephritis)
- Lomustin
- Hydroxyharnstoff

3.4.7 Small Molecules

Tobias R. Overbeck

Grundlagen

Small Molecules sind niedermolekulare therapeutisch einsetzbare Substanzen, die in zelluläre Signalwege eingreifen. Sie werden auch „zielgerichtete Therapien", „targeted drugs" und aufgrund ihres Wirkmechanismus **„Tyrosinkinase-Inhibitoren"** genannt. Veränderungen wie z. B. Mutationen in zellulären Tyrosinkinasen können Ursache für Tumorentstehung und Fortbestand eines Tumors sein.

In der gesunden wie auch der kranken Zelle wirken Tyrosinkinasen als Enzym und ermöglichen den Übertrag einer Phosphatgruppe des ATP (Adenosintriphoshat) auf den Tyrosin-Aminosäurerest eines benachbarten Proteins. Dieses Protein kann nun selbst enzymatisch wirken und weitere Proteine in eine Enzymform umwandeln. Eine solche Verkettung innerhalb der Zelle wird **Signalkaskade** genannt. Ziel der Signalkette sind letztlich Prozesse im Zellkern, wo Programme zu Themen wie Apoptose, Zellwachstum, Invasion, Metastasierung über Änderung der Genexpression gesteuert werden. Die Signalkaskade kann diese Programme aktivieren oder hemmen.

Membranständige Rezeptor-Tyrosinkinasen werden extrazellulär über Liganden aktiviert. Über Signalkaskaden und weitere intrazelluläre Tyrosinkinasen können auf diesem Weg Informationen von extrazellulär an den Zellkern weitergetragen werden (➤ Abb. 3.5). Mutationen im Bereich von Rezeptor-Tyrosinkinasen (z. B. EGFR-Mutation) führen zu dauerhafter (= konstitutiver) Aktivierung der Kinasen und nachfolgend Initiierung der Signalkaskade. Dies sichert der Tumorzelle das Überleben, ermöglicht Wachstum, Invasion und Metastasierung. Außer durch Mutation kann die Signalkaskade auch durch Translokation oder Amplifikation von Genabschnitten direkt intrazellulär in Gang gesetzt werden.

Wirkungsweise

Tyrosinkinase-Inhibitoren (TKI) sind **niedermolekulare Substanzen** mit einem Molekulargewicht zwischen 500 und 900 Dalton. Sie werden **oral** eingenommen und gelangen in gesunde wie auch in Tumorzellen. Ihre Wirkung entfalten sie durch die Hemmung der katalytischen Aktivität der adressierten Tyrosinkinasen. Wirkung und Nebenwirkungen solcher Substanzen sind abhängig von deren Spezifität der Inhibition und dem Vorkommen der Zielstruktur. Dies erklärt auch das Nebenwirkungsspektrum einiger TKI (s. u.). Hauterscheinungen von TKI (z. B. Gefitinib, Erlotinib, Afatinib) gegen den epidermalen Wachstumsfaktor-Rezeptor (EGFR) des Tumors treten auf, da der Wildtyp des EGFR auch an der normalen Haut und Schleimhaut vorkommt. Der **EGFR-TKI** der dritten Generation Osimertinib hat nur minimale Aktivität am Wildtyp-EGFR (Haut) und in der Folge nur minimale kutane Nebenwirkungen.

Durchführung

Die Einnahme von TKI erfolgt oral. Bei der Einnahme sind gemäß Fachinformation besondere Einnahmeempfehlungen zu beachten. Einige TKI müssen nüchtern mit einem Glas Wasser (z. B. Erlotinib), andere können auch mit einer fettarmen Mahlzeit eingenommen werden, was z. T. die Aufnahme der Substanz (mit höherem Wirkspiegel) steigert und ggf. sogar eine Dosisreduktion erforderlich macht (z. B. Ceritinib bei ALK-positivem NSCLC).

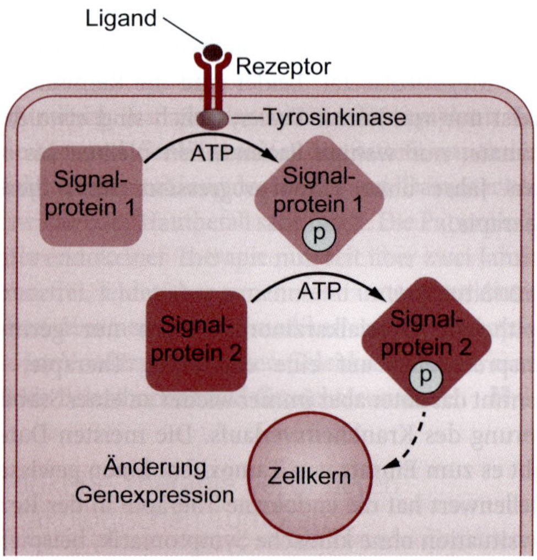

Abb. 3.5 Tyrosinkinasen und Signalübertragung/Signalkaskade [L231]

Tipps für die Praxis

- Den Patienten ausführlich über die zu erwartenden Nebenwirkungen informieren.
- Dem Patienten kurze schriftliche Informationen über Therapie und Nebenwirkungsmanagement aushändigen, die auch für den weiterbehandelnden Arzt bestimmt sind.
- Zu Beginn der Therapie sind fest vereinbarte Telefonkontakte mit dem Patienten sinnvoll wie auch kurzfristige Wiedervorstellungen. Dies ermöglicht ein rasches und effektives Nebenwirkungsmanagement und eine höhere Therapieadhärenz.

MERKE

Bei allen Therapien mit Tyrosinkinase-Inhibitoren bei Patienten mit metastasierter Erkrankung handelt es sich weiterhin um keine kurative, sondern um eine **rein palliative Therapieform.**

Einsatz von Small Molecules

Small Molecules werden zur Therapie solider Tumoren und bei hämatologischen Systemerkrankungen eingesetzt (➤ Tab. 3.10, ➤ Abb. 3.6).

Molekulare Testung

Für den Einsatz von Small Molecules (Tyrosinkinase-Inhibitoren) können zwei Gruppen definiert werden:

- **Gruppe 1:** Ausschlaggebend für die Indikationsstellung ist die pathologische Diagnose einer Erkrankung, ohne dass eine spezifische molekulare Veränderung nachgewiesen werden muss. Hintergrund dieses Ansatzes sind Daten aus klinischen Studien, in denen die Wirksamkeit einer Substanz für die Krankheitsentität nachgewiesen ist. Es ist anzunehmen, dass a) der molekulare Mechanismus dieser Erkrankungen noch nicht im Detail verstanden ist und b) in dieser Gruppe häufig sogenannte **Multikinase-Inhibitoren** zum Einsatz kommen, die über eine breite Inhibition der Signalkaskade einen hemmenden Effekt auf den Tumor ausüben. Diese Drug-Target-Interaktion ist meist nicht so erfolgreich wie die der zweiten Gruppe.
- **Gruppe 2:** Voraussetzung für die Anwendung eines Tyrosinkinase-Inhibitors in dieser Gruppe ist der **molekulare Nachweis einer spezifischen Veränderung,** z. B. einer Mutation im EGFR, einer Translokation im ALK-Gen oder (noch in

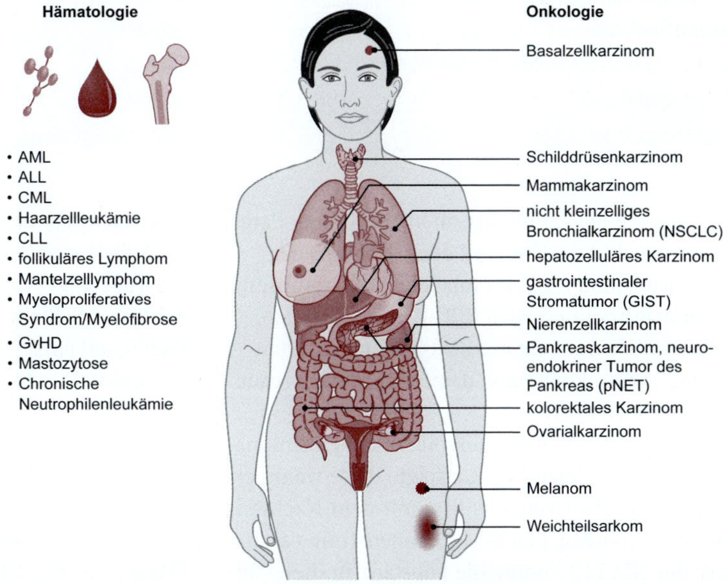

Abb. 3.6 Einsatz von Small Molecules in Hämatologie und Onkologie [L231]

Tab. 3.10 Einsatz von Small Molecules

Einsatzgebiet	Substanz
Onkologie	
Basalzellkarzinom	Vismodegib
Gastrointestinaler Stromatumor (GIST)	Imatinib, Regorafenib, Sunitinib
Hepatozelluläres Karzinom (HCC)	Sorafenib
Kolorektales Karzinom	Regorafenib
Malignes Melanom	BRAF: Dabrafenib/Trametinib
Mammakarzinom	Lapatinib
Neuroendokriner Tumor des Pankreas (pNET)	Sunitinib
Nicht kleinzelliges Bronchialkarzinom (NSCLC)	• EGFR: Erlotinib, Gefitinib, Afatinib, Osimertinib • BRAF: Dabrafenib/Trametinib • ROS1: Crizotinib, Ceritinib • ALK: Crizotinib, Ceritinib, Afatinib, Brigatinib
Nierenzellkarzinom	Sunitinib, Sorafenib, Pazopanib, Axitinib, Cabozantinib
Ovarialkarzinom	Olaparib
Pankreaskarzinom	Erlotinib
Schilddrüsenkarzinom	Cabozantinib, Lenvatinib, Sorafenib
Weichteilsarkom	Pazopanib
Hämatologie	
Akute Leukämien	• AML: Midostaurin • ALL: Imatinib, Dasatinib, Ponatinib
B-Zell-Lymphome	• CLL: Ibrutinib, Idelalisib • Follikuläres Lymphom: Idelalisib • Mantzelllymphom: Ibrutinib
Chronische myeloische Leukämie (CML)	Imatinib, Nilotinib, Dasatinib, Ponatinib, Bosutinib
Chronische Neutrophilenleukämie	Ruxolitinib
Haarzellleukämie	Vemurafenib
Myeloproliferatives Syndrom/Myelofibrose	Ruxolitinib
Prophylaxe GvHD	Ruxolitinib
Systemische Mastozytose	Imatinib, Midostaurin

Studien) einer Amplifikation im MET-Gen. Paradebeispiel ist die CML mit dem Nachweis der Translokation t(9;22) (Philadelphia-Chromosom) mit dem resultierenden BRC-ABL-Fusionsgen. Imatinib hemmt die mit BCR-ABL neu entstandene Tyrosinkinase und damit die „downstream" gelegenen Signalwege.

In den Anfängen der Therapie mit Tyrosinkinase-Inhibitoren gegen EGFR erfolgte diese wenig erfolgreich gemäß Gruppe 1. Erst mit dem Nachweis von aktivierenden EGFR-Mutationen (nur ca. 10–14 % der NSCLC) konnte die Substanz in dieser Indikation erfolgreich zum Einsatz kommen. Ohne den Nachweis dieser aktivierenden Mutationen ist die Substanzgruppe praktisch wirkungslos.

Drugs und Targets der Gruppe 2 folgen dem **Schlüssel-Schloss-Prinzip:** Die Therapiesubstanz (Schlüssel) passt gut in den Bereich der Tyrosinkinase (Schloss) und kann über eine Bindung die Kinase hemmen.

Beispiele für molekulare Veränderungen als Indikation für den Einsatz von Tyrosinkinase-Inhibitoren betreffen BCR-ABL (CML, ALL), EGFR, ROS1, ALK (NSCLC), BRAF (NSCLC, Melanom), C-KIT (Mastozytose), FLT3 (AML).

Mit zielgerichteter Therapie kann bei Nachweis einer molekularen Veränderung (Treiberalteration) ein gegenüber klassischer Chemotherapie ± Immuntherapie verbessertes progressionsfreies und Gesamtüberleben erreicht werden. Einige Beispiele sind die CML, das NSCLC mit aktivierender EGFR-Mutation, ROS1- oder ALK-Translokation.

Tipps für die Praxis

Molekulare Tumordiagnostik *vor* Einleitung einer Therapie erlaubt einen zielgerichteten Ansatz. Patienten mit molekularer Treiberalteration haben in der Regel den größten Nutzen (progressionsfreies und Gesamtüberleben, Nebenwirkungen) unter zielgerichteter Therapie. Die zielgerichtete Therapie sollte in der Therapiesequenz ganz vorne stehen.

Resistenz

Die Wirksamkeit der eingesetzten Tyrosinkinase-Inhibitoren ist begrenzt durch die Entwicklung von Resistenzen. Am Beispiel der CML können dies Mutationen oder Genduplikationen des BCR-ABL oder vermehrte Expression von resistenzvermittelnden Proteinen sein. Prominentes Beispiel im NSCLC ist die Entwicklung einer T790M-Mutation in Exon 20. Die sichere Identifikation von Resistenzmechanismen ist unabdingbar für die weitere Therapieplanung. Bei CML-Patienten werden zu diesem Zweck Blutproben molekulargenetisch untersucht. Bei Patienten mit NSCLC kann neben der Analyse aus neu gewonnenen Gewebeproben auch die Liquid Biopsy (Flüssigbiopsie) erfolgen. In der Liquid Biopsy wird genetisches Tumormaterial aus Blut oder anderen Körperflüssigkeiten molekulargenetisch untersucht. Mit diesem Verfahren können sowohl Primär- als auch resistenzvermittelnde Mutationen identifiziert werden.

Nebenwirkungen von Small Molecules

Die unerwünschten Wirkungen bzw. Nebenwirkungen von Tyrosinkinase-Inhibitoren (TKI) betreffen Organe und Organsysteme des Patienten sowohl **direkt** als auch **indirekt** über Interaktionen mit Komedikamenten.

Häufige direkte unerwünschte Wirkungen von TKI betreffen Haut und Schleimhäute einschließlich gastrointestinaler Wirkungen wie z. B. Diarrhö, außerdem Übelkeit und Minderung des Appetits. An der Haut zeigt sich häufig ein Exanthem.

Prinzipiell können **alle Organe und Organsysteme** von unerwünschten Wirkungen betroffen sein, dazu gehören z. B. auch Leberwertveränderungen und ein leichter Anstieg der Nierenwerte.

Selten werden vital bedrohliche Wirkungen beobachtet, hierunter QT-Zeit-Verlängerung, Verschlechterung der kardialen Pumpfunktion, das Auftreten von Pleuraergüssen oder Pneumonitiden. In Abhängigkeit von der verwendeten Substanz sollten deshalb zu fest geplanten Terminen EKG-, Echokardiografie- und Sonografiekontrollen durchgeführt werden.

Das Team aus behandelndem Arzt, Patient, Hausarzt und weiteren Beteiligten muss über die aktuelle Therapie und den klinischen Kontext informiert sein. Das Team sollte über erwartete und unerwartete Nebenwirkungen einen engen Austausch pflegen. Der behandelnde Arzt hat in Absprache mit den Behandlungspartnern den Schedule z. B. für Laborkontrollen, klinische, bildgebende und andere Kontrollen vorzugeben und muss in der von ihm betreuten Region das Kommunikationsnetz kennen und nutzen.

!

Unerwünschte Wirkungen: Bei den vielfach neuen, in der Breite wenig bekannten Medikamenten gilt: daran denken.

Ein häufiges Problem stellt die **Komedikation** des Patienten dar. Besonders risikoreich sind hier Präparate, die der Patient aus weiteren Quellen bezieht und dem Behandlungsteam nicht in erster Linie mitteilt. Eine wichtige Aufgabe des Behandlungsteams besteht darin, diese Komedikation in seiner Komplexität aufzunehmen, mit dem Patienten offen zu besprechen und zu bewerten. Nicht für alle verfügbaren Präparate gibt es ausreichende Informationen zu einer möglichen Interaktion. Bei ungewisser Situation gilt es, eine Priorisierung der Präparate vorzunehmen und in Risikoabwägung auf eine Komedikation zu verzichten, denn auch hier gilt: **primum nil nocere** (nicht schaden!).

Hinweise auf mögliche Arzneimittel-Interaktionen können unter folgender Internetadresse abgeprüft werden: https://reference.medscape.com/drug-interactionchecker.

Tipps für die Praxis

- Small Molecules/Tyrosinkinase-Inhibitoren (TKI) hemmen gezielt Teile der Signalkaskade in der Zelle.
- Für eine Vielzahl von TKI ist eine vorherige molekulare Analyse (Molekularpathologie) erforderlich.
- Auch in der Resistenzsituation kann nach erneuter molekularer Diagnostik eine weitere zielgerichtete Therapie die beste Therapieoption darstellen.
- Die Substanzen werden oral eingenommen.
- Unterschiede in den Einnahmeempfehlungen und das breite Spektrum unerwünschter Wirkungen finden sich in der Fachinformation der Präparate.
- Arzneimittelinteraktionen können in einem Onlineportal geprüft werden (https://reference.medscape.com/drug-interactionchecker).
- Nach Vorgaben des behandelnden Arztes sind regelmäßige Laborkontrollen erforderlich.
- Nach einem festen Schedule sind neben der bildgebenden Remissionskontrolle ggf. EKG-, Echokardiografie- und Sonografiekontrollen durchzuführen.
- Die Indikation für TKI beschränkt sich auf die **palliative Therapiesituation** (Ausnahme: akute Leukämien). Therapiegewinn und Therapierisiko sind individuell abzuwägen.

▮▮ Beispiele

Therapie mit EGFR-TKI

Eine 48-jährige Frau kommt mit Luftnot in die Klinik. Die CT-Untersuchung zeigt eine ausgeprägte pulmonale Metastasierung. Die weitere Diagnostik ergibt die Diagnose eines NSCLC (Adenokarzinom im Stadium IV). In der molekularen Diagnostik kann eine aktivierende EGFR-Mutation in Exon 19 identifiziert werden (➤ Abb. 3.7). Die Patientin erhält einen EGFR-TKI und zeigt ein rasches klinisches Ansprechen. In der CT-Kontrolle nach zwei Monaten sind die Tumoren gut rückläufig.

Merke: molekulare Testung für Auswahl der bestmöglichen Therapie abwarten.

Therapie mit TKI

Ein 68-jährigerPatient mit metastasiertem Nierenzellkarzinom, der seit drei Jahren mit einem Tyrosinkinase-Inhibitor behandelt wird, kommt mit zunehmender Luftnot und Abgeschlagenheit in die Hausarztpraxis. Eine im Verlauf durchgeführte CT-Untersuchung zeigt keinen Tumorprogress und keinen Hinweis auf eine Pneumonitis als mögliche Nebenwirkung des TKI. In der Echokardiografie findet sich allerdings eine eingeschränkte linkskardiale Pumpfunktion. Die letzte (noch normale) Echokardiografie war vor Einleitung der Therapie durchgeführt worden. Eine Herzkatheteruntersuchung zeigt sich unauffällig, Hinweise auf eine Virusmyokarditis ergeben sich nicht. Nach Absetzen des TKI bessert sich die Herzleistung. Der Patient wird auf eine Immuntherapie umgestellt.

Merke: Unter Therapie mit Tyrosinkinase-Inhibitoren an mögliche Kardiotoxizität denken. ▮▮

LITERATUR

Bergmann L, Bauernhofer T, Bokemeyer C et al. Nierenzellkarzinom (Hypernephrom). Onkopedia-Leitlinie der DGHO (Stand März 2019). Aus: www.onkopedia.com/de/onkopedia/guidelines/nierenzellkarzinom-hypernephrom/@@view/html/index.html (letzter Zugriff: 29. Oktober 2019).

Griesinger F, Eberhardt W, Früh M et al. Lungenkarzinom, nicht-kleinzellig (NSCLC). Onkopedia-Leitlinie der DGHO (Stand Oktober 2019). Aus: www.onkopedia.com/de/onkopedia/guidelines/lungenkarzinom-nicht-kleinzellig-nsclc/@@view/html/index.html (letzter Zugriff: 29. Oktober 2019).

Hochhaus A, Baerlocher GM, Brümmendorfet TH et al. Chronische Myeloische Leukämie (CML). Onkopedia-Leitlinie der DGHO (Stand Juni 2018). Aus: www.onkopedia.com/de/onkopedia/guidelines/chronische-myeloische-leukaemie-cml/@@view/html/index.html (letzter Zugriff: 29. Oktober 2019).

Medscape. Drug Interaction Checker. Aus: https://reference.medscape.com/drug-interactionchecker (letzter Zugriff: 29. Oktober 2019).

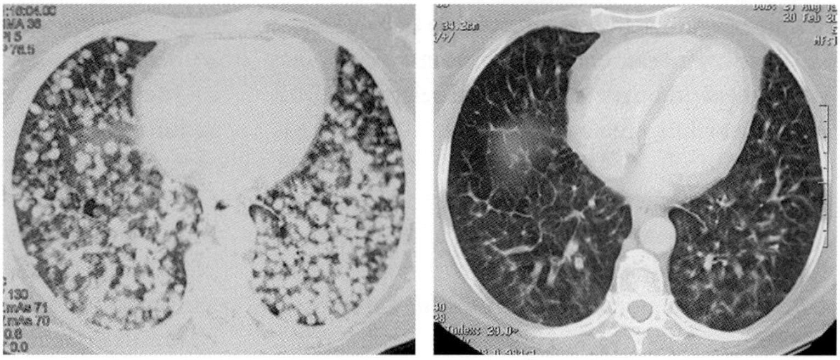

Abb. 3.7 CT-Aufnahme einer Patientin mit NSCLC mit Nachweis einer aktivierenden EGFR-Mutation; CT bei Diagnosestellung (links) und nach zweimonatiger Therapie mit einem Tyrosinkinase-Inhibitor (rechts). [M1019]

3.4.8 Subkutane Tumortherapien

Ursula Vehling-Kaiser

Einige wenige Substanzen aus dem Bereich der antiproliferativen Therapien können subkutan verabreicht werden. Als Applikationsort eignen sich Bauch und Oberschenkel. Die Substanzen müssen langsam, zum Teil über mindestens zehn Minuten verabreicht werden. Dabei können lokale Reaktionen in Abhängigkeit von der verabreichten Substanz auftreten. Die Nebenwirkungen der antiproliferativen Medikamente entsprechen im Wesentlichen denen von intravenös zu verabreichenden antiproliferativen Substanzen. Einige Medikamente können sowohl intravenös als auch subkutan verabreicht werden. Die Substanzen, die am häufigsten als subkutane Therapie zur Anwendung kommen, sind bestimmte Chemotherapeutika (Azacitidin, Cytarabin, Methotrexat), der Protease-Inhibitor Bortezomib und Antikörper (Rituximab, Trastuzumab).

Chemotherapeutika

- **Azacitidin** (Vidaza®):
  - Anwendungsgebiet: MDS, AML, CMML.
  - Nebenwirkungen: Unter der Gabe von Azacitidin können schwere Panzytopenien auftreten. Es besteht eine deutlich erhöhte Infektionsgefahr. Im Bereich der Einstichstellen können flächenhafte Rötungen auftreten. Kühlende Umschläge sind oft hilfreich. Wegen der Gefahr einer nekrotisierenden Fasziitis müssen die Einstichstellen regelmäßig kontrolliert werden.
- **Cytarabin** (Alexan®):
  - Anwendungsgebiet: akute Leukämien, Lymphome.
  - Cytarabin wird intravenös appliziert und subkutan z. B. zur Erhaltung einer Remission oder Zytoreduktion eingesetzt. Häufiger ist der intrathekale Einsatz zur Behandlung eines ZNS-Befalls oder einer Meningeosis bei Leukämien oder Lymphomen.
  - Nebenwirkungen: Insbesondere bei gleichzeitiger Gabe von Methotrexat können schwere neurologische Nebenwirkungen (z. B. Kopfschmerzen, Paralysen) auftreten.
- **Methotrexat:**
  - Anwendungsgebiet: aktive rheumatoide Arthritis, Psoriasis.
  - Die Patienten suchen den Hämatologen in der Regel wegen schwerster Leukopenien oder Panzytopenien bei Verdacht auf eine akute Leukämie auf. Bei diesen Patienten sollte eine regelmäßige Kontrolle des Blutbilds erfolgen. Bei ausgeprägten Leukopenien empfiehlt sich neben dem Absetzen des Medikaments die Gabe von Filgastrim. Methotrexat wird intrathekal zur Therapie eines ZNS-Befalls bei malignen hämatologischen Systemerkrankungen oder Meningeosis carcinomatosa verabreicht.
  - Nebenwirkungen: Bei längerer Gabe muss eine regelmäßige Kontrolle des Blutbilds erfolgen, um das Auftreten zum Teil lebensbedrohlicher Panzytopenien zu vermeiden.

Protease-Inhibitoren

- **Bortezomib** (Velcade®):
  - Anwendungsgebiet: Multiples Myelom.
  - Bortezomib kann sowohl intravenös als auch subkutan verabreicht werden. Da die Subkutangabe deutlich geringer ausgeprägte Poly-

neuropathien als die intravenöse Gabe verursacht, wird sie bevorzugt eingesetzt.
  - Nebenwirkungen: Lokal treten gelegentlich leichte Rötungen auf.

Antikörper

- **Rituximab** (Mabthera®):
  - Anwendungsgebiet: Non-Hodgkin-Lymphome.
  - Rituximab kann sowohl intravenös als auch subkutan verabreicht werden. In der subkutanen Applikationsform steht Rituximab bisher nicht als Biosimilar zur Verfügung. Um lokale Probleme zu vermeiden, erfolgt die subkutane Applikation von Rituximab stets in Kombination mit Hyaluronidase. Hierdurch wird eine gleichmäßige subkutane Verteilung gewährleistet. Der Vorteil der Subkutangabe liegt in einer kürzeren Verweildauer der Patienten in der onkologischen Praxis bzw. auf der Station. Allerdings ist die aufwendige Verabreichung nicht abrechenbar und zudem seit Einführung der Biosimilars kostspieliger.
  - Die Nebenwirkungen des Subkutanpräparats entsprechen der intravenösen Applikationsform (➤ Kap. 3.4.2). Lokal kann es zu leichten Rötungen und Schwellungen kommen, die sich in der Regel rasch zurückbilden.
- **Trastuzumab** (Herceptin®):
  - Anwendungsgebiet: HER2-neu-positives Mammakarzinom.
  - Trastuzumab kann sowohl intravenös als auch subkutan verabreicht werden. In der subkutanen Applikationsform steht Trastuzumab nicht als Biosimilar zur Verfügung. Der Vorteil der Subkutangabe liegt in einer kürzeren Verweildauer der Patienten in der onkologischen Praxis bzw. auf der Station. Allerdings ist die aufwendige Verabreichung nicht abrechenbar und zudem seit Einführung der Biosimilars kostspieliger.
  - Die Nebenwirkungen des Subkutanpräparats entsprechen der intravenösen Applikationsform (➤ Kap. 3.4.2). Lokal kann es zu leichten Rötungen und Schwellungen kommen, die sich in der Regel rasch zurückbilden.

Tipps für die Praxis

- Bei Rheumapatienten unter Methotrexat-Therapie regelmäßig Blutbildkontrollen durchführen.
- Subkutane Zytostatika werden häufig in der Palliativsituation eingesetzt.
- Unter Bortezomib als Subkutangabe treten seltener Polyneuropathien auf.
- Antikörper stehen bisher nicht als Biosimilars für die Subkutangabe zur Verfügung.

Beispiel

Therapie mit Azacitidin

Eine 72-jährige Patientin, die ein kleines Lebensmittelgeschäft selbstständig und mit großem Erfolg betreibt, leidet an einem myelodysplastischen Syndrom (MDS). Zwei Jahre nach der Erstdiagnose verschlechtern sich die Blutwerte. In der Knochenmarkpunktion zeigt sich ein Übergang des MDS in eine akute myeloische Leukämie. Da eine hoch dosierte Zytostatikatherapie nicht mehr möglich ist, wird eine Therapie mit Azacitidin begonnen, womit eine Remission erreicht wird. Während der gesamten Therapie kann die Patientin ihren gewohnten Lebensstil – einschließlich ihrer Geschäftsführung – beibehalten. Zehn Monate später tritt ein Rezidiv der Leukämie in Form eines Chloroms auf, weswegen eine Therapieumstellung erforderlich wird.

Merke: Die Gabe einer subkutanen Chemotherapie kann Patienten über lange Zeit ein normales Leben ermöglichen.

LITERATUR

BergerD P, MertelsmannR. Das Rote Buch. Hämatologie und Internistische Onkologie. Landsberg am Lech: ecomed Medizin, 2018.

Leitlinienprogramm Onkologie (Deutsche Krebsgesellschaft, Deutsche Krebshilfe, AWMF). Supportive Therapie bei onkologischen PatientInnen (Langversion 1.1, April 2017). Aus: www.leitlinienprogramm-onkologie.de/fileadmin/user_upload/Downloads/Leitlinien/Supportivtherapie/LL_Supportiv_Langversion_1.1.pdf (letzter Zugriff: 29. Oktober 2019).

3.5 Hyperthermie

Marcus Hentrich

Als Hyperthermie wird ein Therapieverfahren bezeichnet, bei dem der Körper künstlich überwärmt wird. Zwei Formen der Hyperthermie sind zu unterscheiden, die Ganzkörperhyperthermie und die regionale Hyperthermie.

Ganzkörperhyperthermie

Bei der Ganzkörperhyperthermie wird der gesamte Körper mit Ausnahme des Kopfes überwärmt, in der Regel durch wassergefilterte Infrarotstrahler oder durch ein Wärmebad. Die Körpertemperatur erreicht hierbei Werte zwischen 39,5 und 40,5 °C. Die Ganzkörperhyperthermie entfaltet nach derzeitigem Kenntnisstand keine relevante antineoplastische Wirkung und wird vorwiegend in der Alternativ- und Komplementärmedizin eingesetzt.

Regionale Hyperthermie (RHT)

Bei der RHT erfolgt eine möglichst selektive Erwärmung von Tumorgewebe bzw. Körperarealen auf Temperaturen von 40 bis 43 °C. Die Temperaturen sind somit deutlich höher als bei der Ganzkörperhyperthermie (s. o.). Die Erwärmung erfolgt durch Einstrahlung elektromagnetischer Wellen wie Mikrowellen oder Radiowellen mithilfe von Antennen und ringförmiger Anordnung um den Patienten (Ringapplikator). Zwischen den Antennen und der Körperoberfläche befindet sich ein Wasserbolus. Um die Temperatur zu kontrollieren, werden zuvor CT- oder Sonografie-gesteuert Sonden in den Tumor bzw. in das zu erwärmende Areal eingebracht. Bei Beckentumoren erfolgt die Wärmesteuerung näherungsweise über Sonden in Rektum, Blase oder Vagina.

Die RHT ist ein wissenschaftlich gut untersuchtes onkologisches Therapieverfahren, das u. a. an Universitätskliniken und im Rahmen wissenschaftlicher Studien eingesetzt wird. Die RHT erfolgt aufgrund ihrer chemo- und radiosensibilisierenden Eigenschaften immer ergänzend zu Standardtherapieverfahren, jedoch niemals als alleinige Therapie. Es geht also nicht darum, Krebszellen durch RHT abzutöten, sondern sie durch „Hitzestress" empfindlicher für die eigentliche Antitumortherapie, d. h. Chemotherapie oder Radiotherapie, werden zu lassen. Besonders geeignet ist die RHT für Tumoren des Beckens und Abdomens sowie für Stamm- oder Extremitätentumoren.

Neben den Lagerungsproblemen im Wasserbolus, der den Patienten umgibt, können vor allem lokale Missempfindungen durch die Einstrahlung der Radiowellen entstehen. Diese können durch eine sorgfältige Behandlungsplanung mit Positionsänderungen des Patienten sowie Änderung der Energieeinstrahlparameter meist verhindert werden. Bei adäquater Vorgehensweise ist die Durchführung der regionalen Hyperthermie eine risikoarme und gut verträgliche Therapie. Allerdings können Rötungen oder Schwellungen der Haut in der behandelten Region auftreten.

Indikationen für eine Hyperthermie

Nach Möglichkeit sollte die Hyperthermie in klinischen Studien oder unter kontrollierten wissenschaftlichen Bedingungen erfolgen. Es handelt sich um kein Standardverfahren, das bei zahlreichen Krebsformen infrage käme. Nach den Richtlinien der Interdisziplinären Arbeitsgruppe Hyperthermie (IAH) sollte eine Therapie mit Hyperthermie nur in ausgewiesenen Zentren durchgeführt werden (Issels et al. 2016). Eine Auflistung der Zentren findet sich unter www.hyperthermie.org.

MERKE

Eine Therapie mit regionaler Hyperthermie gehört in erfahrene Hände und sollte nur an spezialisierten Zentren erfolgen.
Hyperthermie ist keine Alternativmedizin.

Einsatz der regionalen Hyperthermie

Hochrisiko-Weichteilsarkom

Bei der Therapie des lokalisierten Hochrisiko-Weichteilsarkoms oder dessen Rezidivs hat sich die RHT als ergänzende Behandlungsstrategie in Kombination mit einer Anthrazyklin- und Ifosfamid-basierten Chemotherapie als wirksam erwiesen. Die Hinzunahme der RHT zur neoadjuvanten und adjuvanten Chemotherapie mit den Substanzen Ifosfamid, Doxorubicin und Etoposid führte im Rahmen einer prospektiv-randomisierten Studie zu einer signifikanten Verbesserung des Therapieansprechens, des lokalen progressionsfreien Überlebens, des krankheitsfreien Überlebens und des Gesamtüberlebens (Issels et al. 2018). Vor allem Patienten mit intraabdominellen bzw. retroperitonealen Sarkomen profitierten von der RHT. Diese wird derzeit nur an wenigen Kliniken angeboten (www.hyperthermie.org). Mittlerweile wird bei der RHT auf den Einsatz von Etoposid zugunsten von Ifosfamid verzichtet, da der Stellenwert von Etoposid bei der Therapie von Weichteilsarkomen umstritten ist und mit relevanten Toxizitäten verbunden sein kann.

MERKE

Bei Patienten mit lokalisiertem Hochrisiko-Weichteilsarkom kann eine regionale Hyperthermie das Überleben verlängern.

Pankreaskarzinom

Auch beim Pankreaskarzinom sind Studien aktiv, die die Wirksamkeit einer regionalen Tiefenhyperthermie in Kombination mit einer Standardchemotherapie prüfen (van der Horst et al. 2018).

Sonderformen der Hyperthermie

Die **hypertherme intraperitoneale Chemotherapie (HIPEC)** ist eine Sonderform der Hyperthermie, bei der die durch Tumorzellen befallene Bauchhöhle mit erhitzten Chemotherapie-Lösungen gespült wird. Zuvor wird die Peritonealkarzinose operativ soweit wie möglich entfernt. Einsatzgebiete sind das Ovarialkarzinom sowie gastrointestinale Malignome. Die HIPEC ist noch kein Standardtherapieverfahren. Nach Möglichkeit sollte sie im Rahmen von klinischen Studien erfolgen oder in einem Register dokumentiert werden, da die Studienlage noch nicht eindeutig ist (Piso et al. 2019).

Bei der **hyperthermen Perfusion** wird eine Extremität oder ein anderer Körperteil zur regionalen Hyperthermie unter Vollnarkose mit erwärmter Chemotherapielösung gespült. Es handelt sich um kein onkologisches Standardverfahren.

Die früher als **Fiebertherapie** bezeichnete externe Zufuhr von Pyrogenen wie z. B. Bakterien oder nicht organischen Substanzen zählt nicht zur Hyperthermie. Es gibt heute keine Indikationen für dieses Verfahren.

Beispiel

RHT bei Weichteilsarkom

Ein 57-jähriger Patient beklagt seit zwei Monaten Schmerzen und eine zunehmende Schwellung im linken Oberschenkel. Die Probeexzision der Raumforderung ergibt ein Weichteilsarkom. Nach neoadjuvanter Chemotherapie mit regionaler Hyperthermie kann der deutlich verkleinerte Tumor chirurgisch komplett reseziert werden. Die Operation liegt mittlerweile sechs Jahre zurück, ohne dass ein Rezidiv aufgetreten ist.

Kostenübernahme

Da die Kosten für eine Hyperthermiebehandlung von den Krankenkassen nicht generell übernommen werden, muss vor Beginn der Behandlung die Kostenübernahme geklärt werden. An Kliniken, die die Qualitätsrichtlinien der European Society for Hyperthermic Oncology (ESHO) erfüllen, ist die Finanzierung der Hyperthermiebehandlung in der Regel gewährleistet, da mit den gesetzlichen Krankenkassen entsprechende Verträge vereinbart wurden (Übersicht unter www.esho.info/index.php?id=113).

LITERATUR

Issels R, Kampmann E, Kanaar R, Lindner LH. Hallmarks of hyperthermia in driving the future of clinical hyperthermia as targeted therapy: translation into clinical application. Int J Hyperthermia, 2016;32(1): 89–95.

Issels R, Lindner L, Verweij J et al. Effect of neoadjuvant chemotherapy plus regional hyperthermia on long-term outcomes among patients with localized high-risk soft tissue sarcoma: The EORTC 62961-ESHO 95 randomized clinical trial. JAMA Oncol, 2018;4(4): 483–492.

Piso P, Nedelcut SD, Rau B et al. Morbidity and mortality following cytoreductive surgery and hyperthermic intraperitoneal chemotherapy: data from the DGAV StuDoQ registry with 2149 consecutive patients. Ann Surg Oncol, 2019;26(1): 148–154.

Van der Horst A, Versteijne E, Besselink MGH et al. The clinical benefit of hyperthermia in pancreatic cancer: a systematic review. Int J Hyperthermia, 2018;34(7): 969–979.

3.6 Der Patient als Studienteilnehmer

Ana Hoffmann

Sinn und Zweck von Studien

Neu entwickelte Arzneimittel und Medizinprodukte bedürfen vor der Zulassung zum Einsatz am Patienten einer klinischen Prüfung. Diese ist einerseits dazu bestimmt, die Sicherheit des Arzneimittels zu gewährleisten, andererseits aber auch dazu, einen pharmakologischen Nutzen nachzuweisen und mögliche Nebenwirkungen festzustellen. Dabei werden freiwillige Teilnehmer (Patienten oder Probanden) engmaschig kontrolliert, um das Risiko für den Patienten so gering wie möglich zu halten. Die Durchführung einer klinischen Studie ist eine Voraussetzung für die spätere behördliche Zulassung des Arzneimittels oder Medizinprodukts. Außerdem ermöglichen Studien den teilnehmenden Patienten Zugang zu neuen Medikamenten unter streng kontrollierten Bedingungen.

Die klinischen Studien werden in verschiedene Phasen aufgeteilt (s. u.) und erfolgen alle nach einem genau festgelegten und streng beaufsichtigten, durch Ethikkommissionen genehmigten Prüfplan, dem so genannten Studienprotokoll.

Patienten, die an klinischen Studien teilnehmen, werden in ausführlichen Arztgesprächen über die gesamte Durchführung der Studie aufgeklärt. Zusätzlich zu der Patienteneinwilligungserklärung erhält jeder Patient bzw. Proband die gesetzlich vorgeschriebene Patienten- bzw. Probandenversicherung als zusätzliche Absicherung. Die erhobenen Patientendaten werden ausschließlich in pseudonymisierter Form und zu wissenschaftlichen Zwecken weitergegeben. Der Patient hat selbstverständlich die Möglichkeit, jederzeit und ohne Angabe von Gründen von der Teilnahme der Studie zurückzutreten.

Die einzelnen Studienphasen

Phase I: Studie an gesunden Menschen

In dieser Phase werden neue Arzneimittel zum ersten Mal an freiwilligen Probanden angewendet. Hierbei werden die Verträglichkeit und Sicherheit des Wirkstoffs sowie die Pharmakokinetik und Pharmakodynamik des Medikaments untersucht.

Als Proband für eine Phase-I-Studie kann sich jeder Gesunde, auch Frauen im gebärfähigen Alter, melden. Eine Ausnahme bilden beispielsweise Studien zu neuen Krebsmedikamenten (z. B. Zytostatika, Immunchemotherapeutika). Aus ethischen Gründen und da es zu schweren Nebenwirkungen kommen kann, werden diese Medikamente nicht an gesunden Probanden getestet, sondern bereits in dieser Phase an erkrankten Patienten.

Eine weitere Besonderheit dieser Studienphase ist es, dass Probanden für ihre Teilnahme ein zuvor von der Ethikkommission geprüftes und genehmigtes, angemessenes Honorar erhalten. Um die Sicherheit der Probanden zu gewährleisten und das Risiko möglichst gering zu halten, werden sie während der gesamten Durchführung der Studie von Ärzten und ihren Teams überwacht. Daher findet eine Phase-I-Studie ausschließlich in Pharmaunternehmen, Auftragsforschungsinstituten, Universitäten und Krankenhäusern statt.

Phase II: Wirksamkeits- und Verträglichkeitsprüfung

Diese Phase ist in der Regel die erste Prüfung am erkrankten Patienten. Es wird untersucht, ob der Arzneistoff bei der Behandlung bestimmter Krankheiten wirksam ist. Ziel einer Phase-II-Studie ist es außerdem, eine Dosis-Wirkungs-Beziehung zu ermitteln und diese zu optimieren. Eine weitere Unterteilung dieser Studienphase erfolgt in Phase IIa (Proof of Concept) und Phase IIb (Dose Finding). Studien in dieser Phase werden in Kliniken durchgeführt. In Ausnahmefällen können niedergelassene Ärzte an dieser Phase der klinischen Studie teilnehmen. Es muss jedoch sichergestellt werden, dass alle Voraussetzungen gegeben sind, um den Prüfplan zu befolgen und die Sicherheit des Patienten zu wahren.

Phase III: Wirksamkeit und Unbedenklichkeitsprüfung

Das Hauptaugenmerk in dieser Phase liegt auf dem signifikanten Wirkungsnachweis und den Nebenwirkungen. Zudem wird das Arzneimittel an einem größeren Patientenkollektiv unter möglichst praxisnahen Bedingungen untersucht. Ziel ist es, eine Marktzulassung für das zu untersuchende Arzneimittel als Therapie zu erhalten. Auch hier gibt es eine weitere Unterteilung in die Phasen IIIa und

IIIb. IIIa steht für zulassungsrelevante Studien, nach erfolgter Marktzulassung werden laufende Studien dann zu IIIb-Studien, diese laufen außerhalb der Indikation und dienen der Unterstützung oder Vervollständigung der Vorläuferstudie. Die Durchführung von Phase-III-Studien findet sowohl in der Klinik als auch beim niedergelassenen Arzt statt.

Phase IV

Nach der Marktzulassung werden Arzneimittel weiterhin in Studien untersucht. Hier achtet man vor allem auf seltene Nebenwirkungen sowie auf Wechselwirkungen mit anderen Arzneimitteln. Des Weiteren wird eine Risiko-Nutzen-Abschätzung vorgenommen. Das Patientenkollektiv wird erweitert auf ältere Menschen oder Patienten, die an mehreren Erkrankungen gleichzeitig leiden.

Nicht interventionelle Studien

Eine weitere Gruppe klinischer Studien sind die nicht interventionellen Studien (NIS, frühere Bezeichnung „Anwendungsbeobachtungs-Studie“ [AWB]). Sie bieten die Möglichkeit einer prospektiven oder retrospektiven Therapiebeobachtung unter Alltagsbedingungen. Im Gegensatz zu klinischen Studien der Phase I bis IV erfordert diese Studie keinen Prüfplan, sämtliche Therapieentscheidungen sowie Behandlungen erfolgen gemäß den Vorgaben der ärztlichen Praxis. Sowohl Phase-IV-Studien als auch nicht interventionelle Studien werden im für die Krankheit üblichen Behandlungsumfeld durchgeführt, in der Onkologie also überwiegend ambulant.

Studiendesign

Das Studiendesign bezeichnet den methodischen Aufbau und die Planung einer Studie.

Randomisiert kontrollierte Studie

Der sogenannte Goldstandard für Studiendesigns ist eine randomisiert kontrollierte Studie. Hierbei gibt es eine Experimentalgruppe sowie eine Kontrollgruppe. Die Kontrollgruppe erhält dabei nur ein Placebo, während die Experimentalgruppe ein Verum (wirkstoffhaltiges Medikament) erhält. Bei den meisten onkologischen Studien erhält die Kontrollgruppe ein Vergleichspräparat (meist die aktuelle Standardtherapie), da es aus ethischen Gründen nicht zu verantworten wäre, den Patienten ein Placebo zu verabreichen, das keinen Wirkstoff enthält. Bei einer Doppelblindstudie weiß weder der Prüfarzt noch der Patienten, zu welcher Therapiegruppe der Patient zugewiesen wird. Durch die Verblindung kann bewussten und unbewussten Einflüssen auf das Behandlungsergebnis vorgebeugt werden. Die Randomisierung wird in den meisten Fällen automatisch nach Zufallsprinzip direkt im elektronischen System durchgeführt, das vom Sponsor bereitgestellt wird, wodurch Selektionseffekte vermieden werden.

Fall-Kontroll-Studie

Ein weiteres Studiendesign ist die Fall-Kontroll-Studie, die meist bei Beobachtungsstudien ihre Verwendung findet. Es handelt sich um eine retrospektive Untersuchung zweier Gruppen, der erkrankten Patienten, also der Fälle, und der gesunden Kontrollgruppe. Die Fall-Kontroll-Studie dient dazu, Risikofaktoren oder Ursachen für seltene Krankheiten zu ermitteln. Ein signifikanter Unterschied zwischen beiden Gruppen bedeutet eine Korrelation zwischen Risikofaktor und Erkrankung.

Beispiele

Randomisiert kontrollierte Studie

Die Fragestellung lautet, ob ein neues Medikament gegen Migräne hilft. Eine Gruppe von Patienten erhält das neue Schmerzmedikament, die andere Gruppe ein Placebo. Schmerzmedikament und Placebo sehen identisch aus. Weder die Patienten noch der Arzt wissen, welcher Patient sich in der Experimentalgruppe und welcher in der Kontrollgruppe befindet.

Später wird analysiert, ob das Schmerzmedikament die Migräne deutlich lindern konnte.

Randomisiert kontrollierte Studie

Untersucht werden soll, ob ein neues Chemotherapieregime gegen Darmkrebs hilft. Eine Gruppe von Patienten erhält das neue Regime, die andere das bisher verwendete. Die Studie ist offen randomisiert, d. h. sowohl Patienten als auch Arzt wissen, wer in welcher Behandlungsgruppe ist. Eine Randomisierung wird anhand eines elektronischen Systems vorgenommen, um Selektionseffekte zu vermeiden.

Später wird analysiert, ob das neue Chemotherapieregime deutliche Vorteile gegenüber dem bisherigen Chemotherapieregime aufweist.

Fall-Kontroll-Studie

Um Risikofaktoren für Lungenkrebs herauszufinden, werden Patienten mit bzw. ohne Lungenkrebs nach ihren Rauch- und Ernährungsgewohnheiten und ihrem Beruf befragt. ■

Nutzen und Risiken einer Studienteilnahme

Für Patienten stellt sich die Frage, ob es sinnvoll ist, aufgrund der Besonderheit der Erkrankung oder aufgrund neuer Forschungserkenntnisse an einer Studie teilzunehmen.

Häufig tauchen bei dem Begriff „klinische Studie" Assoziationen wie „Versuchskaninchen" auf. Dies kann Ängste bei den Patienten auslösen, und um diesen entgegenzuwirken, ist es wichtig zu verstehen, was die Teilnahme an einer klinischen Studie für Patienten konkret bedeutet. Erst dann kann man die Vor- und Nachteile abwägen.

- **Vorteile:**
  - Zugang zu neuen Medikamenten oder neuen Behandlungsmethoden.
  - Gründliche medizinische Untersuchung, intensive Betreuung und Überwachung während der Studie.
  - Patienten in klinischen Studien profitieren vom neuesten Stand der Wissenschaft, und zwar bevor die Erkenntnisse in einem größeren Rahmen zur Verfügung stehen.
  - Mithilfe bei der Entwicklung wirksamer und sicherer Therapien.
- **Nachteile:**
  - Bei einer Doppelblindstudie besteht die Möglichkeit, der Kontrollgruppe zugeteilt zu werden und ein Placebo zu erhalten.
  - Es können unbekannte Nebenwirkungen auftreten.

Nebenwirkungen oder andere Probleme können auch außerhalb der Studie auftreten. Sie sind abhängig vom gesundheitlichen Zustand des Patienten und der Therapiemaßnahme und äußern sich von Mensch zu Mensch unterschiedlich. Die meisten Nebenwirkungen werden bereits in Phase I erhoben und sind somit in späteren Phasen bekannt. Durch die intensive Überwachung des Patienten während der Studie kann Nebenwirkungen entgegengewirkt werden.

Zusätzlich verpflichtet sich der behandelnde Arzt, Patienten sorgfältig nach Studienplan zu behandeln. Der Studienplan erfasst Wechselwirkungen mit anderen Medikamenten, mögliche Nebenwirkungen und beschreibt genau, wie der behandelnde Arzt vorzugehen hat, falls Nebenwirkungen auftreten. Nicht nur der Arzt, sondern auch der Patient selbst verpflichtet sich, den Studienplan und die damit verbundenen Untersuchungen sowie den Einnahmeplan des Medikaments genau einzuhalten.

Mit der Teilnahme an einer klinischen Studie übernehmen Patienten eine wichtige Rolle nicht nur für die Gesellschaft, in der sie leben, sondern insbesondere für die zukünftige Gesellschaft.

MERKE

Der Patient wird mündlich und schriftlich über Nutzen und Risiken der Studie aufgeklärt. Das schriftliche Einverständnis des Patienten ist die Voraussetzung für die Studienteilnahme. Der Patient kann jederzeit ohne Angabe von Gründen die Teilnahme an der Studie beenden.

LITERATUR

Blasius H. Arzneimittelentwicklung. Präklinische und klinische Prüfung, 2. Teil. DAZ, 2014;26: 64.

Heinzl S. Klinische Studien. Wie Humanarzneimittel geprüft werden. Pharmazeutische Zeitung, online Ausgabe 30/2011. Aus: www.pharmazeutische-zeitung.de/ausgabe-302011/wie-humanarzneimittel-geprueft-werden (letzter Zugriff: 24. Oktober 2019).

Liebermann C. Studientypen. via medici – informieren. Aus: www.thieme.de/viamedici/klinik-promotion-1525/a/studientypen-3991.htm (letzter Zugriff: 24. Oktober 2019).

Schumacher M, Schulgen G. Methodik klinischer Studien. Methodische Grundlagen der Planung, Durchführung und Auswertung. 2. A. Berlin: Springer, 2006.

Spilker B. Guide to Clinical Trials. Aus: www.virginia.edu/vpr/irb/HSR_docs/CLINICAL_TRIALS_Phases.pdf (letzter Zugriff: 19. Juni 2019).

Tab. 4.2 Indikationen und medikamentöse Optionen für eine antivirale Prophylaxe bei hämato-onkologischen Erkrankungen

Antineoplastische Therapie	Prophylaxe gegen			
	HBV*	HSV/VZV	CMV	EBV
Konventionelle Chemotherapie	ETV, ADV, TDF	–	–	–
Alemtuzumab	ETV, ADV, TDF	ACV, VCV	ACV, VCV, VGCV	–
Rituximab dosisdicht	ETV, ADV, TDF	ACV, VCV	ACV, VCV	–
Purinanaloga	ETV, ADV, TDF	bei Risikofaktoren: ACV, VCV	bei Risikofaktoren: ACV, VCV	–
Bortezomib	ETV, ADV, TDF	ACV, VCV	–	–
Autologe SZT	ETV, ADV, TDF	–	–	–
Allogene SZT	ETV, ADV, TDF	ACV, VCV	Präemptiv GCV, VGCV	Präemptiv Rituximab

*** Obligat bei Nachweis von HBs-Antigen; fakultativ bei Nachweis von Anti-HBc-AK, sofern regelmäßige HBV-DNA-Kontrollen erfolgen (ansonsten obligate Prophylaxe). Unter Therapie mit Rituximab besser obligate Prophylaxe bei Nachweis von Anti-HBc-AK.**

Dosisempfehlungen:

Entecavir (ETV): 1 × 0,5 mg tgl.
Adefovir (ADV): 1 × 10 mg tgl.
Tenofovir (TDF): 1 × 245 mg tgl.
Aciclovir (ACV): 2–3 × 400 mg tgl. (CMV: 4 × 800 mg tgl.; alloSZT: 3 × 10 mg/kg i. v.)
Valaciclovir (VCV): 2 × 500 mg (CMV: 4 × 2 g tgl.)
Ganciclovir (GCV): 5 mg/kg i. v. tgl. für 2 Wochen
Valganciclovir (VGCV): 1× 900 mg tgl.; Rituximab: 375 mg/m^2 wöchentlich × 4

Allogene Stammzelltransplantation (alloSZT)

Das Risiko für virale Reaktivierungen und Infektionen ist nach allo-SZT deutlich erhöht (➤ Kap. 7.1). Wegen des protrahierten T-Zell-Defekts, der durch eine GvHD noch verstärkt wird, ergibt sich die Notwendigkeit antiviraler Prophylaxen (Dosierungen ➤ Tab. 4.2).

Durch regelmäßige Testung auf **EBV** mittels quantitativer PCR kann eine EBV-Reaktivierung, die mit einem erhöhten Risiko für die Entwicklung sogenannter Posttransplantationslymphome (PTLD) verbunden ist, frühzeitig erkannt werden. Bei nachgewiesener EBV-Reaktivierung erfolgt eine präemptive Therapie mit Rituximab, da sich EBV in den B-Lymphozyten befindet.

Gegen eine Infektion mit dem **HSV** ist mit Beginn der Konditionierungstherapie eine Prophylaxe mit ACV über einen Zeitraum von einigen Monaten indiziert.

Bei Patienten mit hohem Risiko für eine **CMV-Reaktivierung** (Patient und/oder Spender CMV-seropositiv; behandlungsbedürftige GvHD) erfolgt ein präemptives Behandlungskonzept. Hierbei wird ein- bis zweimal wöchentlich auf CMV im peripheren Blut getestet (quantitative PCR und/oder pp65-Antigen) und im Fall einer CMV-Reaktivierung eine antivirale Therapie mit Ganciclovir oder Foscarnet begonnen, noch bevor Krankheitszeichen vorliegen.

Hepatitis B

Bei einer Hepatitis-B-Infektion (HBV), d. h. HBsAg-positiven Patienten, ist vor bzw. mit Start der Chemotherapie eine antivirale Therapie mit einem Nukleos(t)id-Analogon über mindestens zwölf Monate erforderlich (➤ Tab. 4.2). Entecavir (Baraclude®), Adefovir (Hepsera®) oder Tenofovir (Viread®) sind den älteren Substanzen Lamivudin oder Telbivudin überlegen, da sie über eine höhere Resistenzbarriere verfügen.

Bei HBsAg-negativen, anti-HBc-positiven Patienten kann entweder engmaschig überwacht und die antivirale Therapie erst bei Anstieg der HBV-DNA bzw. bei Nachweis von HBsAg gestartet werden. Alternativ ist auch ohne Monitoring der HBV-DNA eine antivirale Prophylaxe möglich.

Unter der Therapie mit Rituximab ist das Risiko für fulminante Hepatitis-B-Reaktivierungen deutlich erhöht. Deshalb ist bei HBsAg-negativen, anti-HBc-positiven Patienten eine präemptive Therapie auch ohne HBV-DNA-Nachweis sinnvoll (➤ Tab. 4.2).

Beispiel

Hepatitis-B-Reaktivierung unter Rituximab

Ein 55-jähriger Patient wird wegen eines follikulären Lymphoms mit Bendamustin und Rituximab behandelt. Nach dem dritten Zyklus entwickelt sich ein Ikterus und in der Folge ein Leberversagen, als Ursache stellt sich eine Hepatitis B-Infektion heraus. Nach Gabe von Tenofovir bessert sich die schwere Hepatitis langsam, die Chemo-Immuntherapie muss für acht Wochen unterbrochen werden.

Merke: Vor jedem Start einer Therapie mit dem Antikörper Rituximab muss eine Hepatitis-Serologie veranlasst werden. Bei positivem HBsAg unbedingt eine antivirale Prophylaxe verordnen.

Antifungale Prophylaxe

Bei soliden Tumoren ist unter konventioneller Chemotherapie im Regelfall keine antifungale Prophylaxe erforderlich. Dies gilt auch für Patienten mit Lymphomen und Myelomen, deren therapiebedingte Neutropenie weniger als sieben Tagen andauert.

Anders verhält es sich bei immunsupprimierten Patienten mit akuter myeloischer Leukämie (AML), myelodysplastischem Syndrom (MDS) und nach alloSZT. Bei diesen Patienten ist die Morbidität und Mortalität durch Entwicklung invasiver Pilzinfektionen beträchtlich. Je länger die chemotherapieinduzierte Neutropenie anhält, desto höher ist das Risiko für Infektionen mit Schimmelpilzen *(Aspergillus species)*. Bei Patienten mit AML unter Induktionschemotherapie liegt das Risiko bei 7 bis 11 %. Hefepilzinfektionen *(Candida species)* sind mit einer geringeren Mortalität verbunden.

Patienten mit AML oder MDS, die sich einer Induktionschemotherapie mit dem Ziel einer Remissionsinduktion unterziehen, sollten eine Prophylaxe mit **Posaconazol** erhalten. Hierdurch wird die Gesamtsterblichkeit im Vergleich zu einer Prophylaxe mit den älteren Azolen Fluconazol oder Itraconazol signifikant verringert. Die „number needed to treat“ (NNT), um einen Sterbefall zu verhindern, ist mit 14 relativ niedrig. Posaconazol-Tabletten (Dosis: 1 × 300 mg tgl.) weisen gegenüber dem Saft (200 mg 3 × tgl.) pharmakologische Vorteile mit verlässlicherer enteraler Aufnahme auf.

Beispiel

Antifungale Prophylaxe mit Posaconazol

Eine 59-jährige Landwirtin erhält wegen einer akuten myeloischen Leukämie den ersten Zyklus Chemotherapie. Begleitend nimmt sie einmal täglich drei Tabletten Posaconazol à 100 mg (1 × 300 mg) bis eine Woche nach Ende der Neutropenie (Initialdosis am ersten Tag der Einnahme: 2 × 300 mg). Obwohl sie als Landwirtin viel Kontakt mit Schimmelpilzen hatte, entwickelt sich keine invasive Pilzinfektion.

Für eine Prophylaxe mit anderen antifungalen Substanzen wie Voriconazol, Echinokandinen (z. B. Caspofungin) oder Polyenen (liposomales Amphotericin B) gibt es keine ausreichende Evidenz.

Eine Ausnahme stellen Patienten dar, die einen oralen **Soor** durchgemacht haben. In diesen Fällen ist bei fortbestehendem Risiko wie z. B. einer länger anhaltenden Corticosteroidtherapie eine Prophylaxe mit Fluconazol in Tablettenform in einer Dosis von 100–200 mg tgl. p. o. sinnvoll. Als lokale Candida-Prophylaxe kann auch Ampho-Moronal® Suspension eingesetzt werden (4 × tgl. 1 ml). Wegen vernachlässigbarer gastrointestinaler Resorption des Wirkstoffs Amphotericin B entfaltet die Suspension jedoch keine systemische Wirkung und ruft bei Patienten bei längerer Einnahme häufig Übelkeit hervor.

LITERATUR

Gardner A, Mattiuzi G, Faderl S et al. Randomized comparison of cooked and noncooked diets In patients undergoing remission induction therapy for acute myeloid leukemia. J Clin Oncol, 2008;26: 5684–5688.

Gafter-Gvili A, Fraser A, Paul M et al. Antibiotic prophylaxis for bacterial infections in afebrile neutropenic patients following chemotherapy. Cochrane Database Syst Rev 2012;1:CD004386. doi:10.1002/14651858.CD004386

Imran H, Tleyjeh IM, Arndt CA et al. Fluoroquinolone prophylaxis in patients with neutropenia: a meta-analysis of randomized placebo-controlled trials. Eur J Clin Microbiol Infect Dis, 2008;27: 53–63.

4

Mellinghoff SC, Panse J, Alakel N et al. Primary prophylaxis of invasive fungal infections in patients with haematological malignancies: 2017 update of the recommendations of the Infectious Diseases Working Party (AGIHO) of the German Society for Haematology and Medical Oncology (DGHO). Ann Hematol, 2018;97: 197–207.

Neumann S, Krause SW, Maschmeyer G et al. Primary prophylaxis of bacterial infections and Pneumocystis jirovecii pneumonia in patients with hematological malignancies and solid tumors:guidelines of the Infectious Diseases Working Party (AGIHO) of the German Society of Hematology and Oncology (DGHO). Ann Hematol, 2013;92: 433–442.

Sandherr M, Hentrich M, von Lilienfeld-Toal M et al. Antiviral prophylaxis in patients with solid tumours and haematological malignancies – update of the Guidelines of the Infectious Diseases Working Party (AGIHO) of the German Society for Hematology and Medical Oncology (DGHO). Ann Hematol, 2015;94: 1441–1450.

Taplitz RA, Kennedy EB, Bow EJ et al. Antimicrobial Prophylaxis for Adult Patients With Cancer-Related Immunosuppression: ASCO and IDSA Clinical Practice Guideline Update. J Clin Oncol, 2018;36: 3043–3054.

van Tiel F, Harbers M, Terporten P et al. Normal hospital and low-bacterial diet in patients with cytopenia after intensive chemotherapy for hematological malignancy: A study of safety. Ann Oncol, 2007;18: 1080–1084.

4

4.2 Übelkeit und Erbrechen, Antiemese

Marcus Hentrich

4.2.1 Einteilung und Pathophysiologie

Übelkeit und Erbrechen zählen zu den belastendsten Nebenwirkungen einer zytostatischen Chemotherapie. In der palliativen Situation wird die Lebensqualität durch Übelkeit und Erbrechen erheblich eingeschränkt. Bei kurativ intendierten Therapien können im Zweifelsfall zudem auch Behandlungsverzögerungen eintreten, wodurch die Erfolgsaussichten der Therapie gemindert werden.

Erbrechen kann akut, verzögert und antizipatorisch auftreten (➤ Tab. 4.3).

MERKE

Eine verzögerte Übelkeit kann erst einige Tage nach Start der Chemotherapie auftreten. Von onkologischer Seite wird sie oft nicht ausreichend bedacht.

Die Pathophysiologie des Erbrechens ist komplex. Das Brechzentrum (BZ) als zentrale Koordinierungsstelle des Erbrechens in der Medulla oblongata ist mit der **Chemorezeptoren-Triggerzone (CTZ)** in der Area postrema am Boden des 4. Ventrikels verbunden. Dort ist die Dichte verschiedener, für das Erbrechen wichtiger Rezeptoren sehr hoch. Die wichtigsten Neurotransmitter sind Serotonin ($5\text{-}HT_3$), Dopamin (D_2), Histamin (H_2) und Neurokinin (NK1).

Emetogene Zytostatika setzen aus den enterochromaffinen Zellen des Dünndarms Serotonin frei, welches die $5\text{-}HT_3$-Rezeptoren zentral und peripher stimuliert. Über periphere vagale afferente Impulse und zentrale Afferenzen von der CTZ wird das BZ stimuliert und steuert über efferente Bahnen den Brechreflex. Das BZ kann auch von anderen Regionen des Gehirns aus stimuliert werden.

4.2.2 Ursachen und auslösende Faktoren

In der Mehrzahl der Fälle sind Übelkeit und Erbrechen in der Onkologie durch die antineoplastische Therapie bedingt. Vor Start einer antiemetischen Behandlung sollten jedoch auch andere Ursachen bedacht und ausgeschlossen werden (➤ Tab. 4.4)

Bei der chemotherapieinduzierten Übelkeit bzw. beim Erbrechen spielen patientenindividuelle Risikofaktoren ebenso eine Rolle wie Faktoren, die durch die medikamentöse Tumortherapie bestimmt werden. Zu den patientenindividuellen Risikofaktoren zählen:

- Weibliches Geschlecht
- Jüngeres Alter
- Kein oder geringer Alkoholkonsum

Tab. 4.3 Formen des Erbrechens

Akut	Auftreten innerhalb von 24 Stunden nach Beginn der Tumortherapie (meist innerhalb von 1–2 Stunden, Maximum nach 4–6 Stunden)
Verzögert	Beginn ab 24 Stunden nach Beginn der Tumortherapie, Dauer bis zu 5 Tagen
Antizipatorisch	Psychogen; klassische Konditionierung, ausgelöst durch Faktoren wie Geruch, Geschmack, visuelle Eindrücke, Angst, Übelkeit durch vorherige Chemotherapie

Tab. 4.4 Ursachen für Übelkeit und Erbrechen in der Hämatologie/Onkologie	
Medikamente	Zytostatika, Opiate, NSAR
Metabolisch	Urämie, Hyperkalzämie, Leberinsuffizienz
Psychisch	Angst, Depression
Organisch	Ileus (paralytisch, obstruktiv), Gastritis/Enteritis, Steigerung des Hirndrucks durch Hirnmetastasen oder Meningeosis carcinomatosa

- Reisekrankheit in der Anamnese
- Emesis gravidarum
- Ängstliche Persönlichkeit
- Übelkeit/Erbrechen im vorangehenden Chemotherapiezyklus
- Schnelle Metabolisierer von 5-HT_3-Antagonisten (selten)

Beispiel

Antiemetische Prophylaxe

Eine 37-jährige Patientin mit Mammakarzinom kommt zum Start der adjuvanten Chemotherapie. Die sehr ängstliche Dame trinkt keinen Alkohol, hatte in der zurückliegenden Schwangerschaft eine Hyperemesis und wird leicht seekrank. Unter maximaler antiemetischer Prophylaxe entwickelte sie trotz hohen Risikos keine Übelkeit.

Das emetogene Potenzial einer medikamentösen Tumortherapie hängt von den einzelnen Substanzen und ihrer Dosis ab und kann wie in ➤ Tab. 4.5 aufgeführt graduiert werden.

➤ Tab. 4.6 gibt einen Überblick über die Emetogenität antineoplastischer Substanzen. Bei Kombinationstherapien zählt die Substanz mit der höchsten Emetogenität.

Tab. 4.5 Gradeinteilung des emetogenen Potenzials medikamentöser Tumortherapien

Risiko	Wahrscheinlichkeit
Minimal	< 10 %
Niedrig	10–30 %
Moderat	30–90 %
Hoch	> 90 %

MERKE

Das Auftreten von Übelkeit und Erbrechen wird von patientenindividuellen Faktoren und von der Art der antineoplastischen Therapie bestimmt. Nicht jede medikamentöse Tumortherapie verursacht Übelkeit.

4.2.3 Therapie

Antiemetisch wirksame Substanzen

Folgende Substanzgruppen stehen zur Prophylaxe und Therapie von Übelkeit und Erbrechen zu Verfügung: 5-HT_3-Rezeptorantagonisten, Neurokinin1-Rezeptorantagonisten, Corticosteroide, Neuroleptika und andere Dopamin-Rezeptorantagonisten, Benzodiazepine, H_1-Blocker.

5-HT_3-Rezeptorantagonisten (5-HT_3-RA)

- 5-HT_3-RA sind in der Prophylaxe von tumortherapiebedingter akuter Übelkeit und Erbrechen hoch effektiv. Bei i. v.-Gabe ist die 1 × tägliche Gabe ausreichend, bei oraler Gabe sollten Granisetron und Ondansetron 2 × tgl. gegeben werden. Unter Berücksichtigung der Bioverfügbarkeit ist die orale der i. v.-Gabe ebenbürtig. Folgende 5-HT_3-RA sind zugelassen:
  - Granisetron (empfohlene Tagesdosis 1 × 1 mg i. v., 2 × 1 mg p. o.)
  - Ondansetron (1 × 8 mg i. v., 2 × 8 mg p. o.)
  - Palonosetron (1 × 0,25 mg i. v., 1 × 0,5 mg p. o.)
  - Tropisetron (1 × 5 mg i. v. und p. o.)
- Gegen akute Übelkeit und Erbrechen sind alle 5-HT_3-RA ähnlich effektiv. Palonosetron ist in der Prophylaxe der verzögerten Übelkeit den anderen Substanzen jedoch überlegen.
- Hauptnebenwirkungen: Obstipation (10–20 %), Kopfschmerzen (10–20 %), Diarrhö (5–10 %).

Neurokinin1-Rezeptorantagonisten (NK1-RA)

- NK1-RA sind insbesondere in der Prophylaxe von verzögerter Übelkeit und Erbrechen hoch effektiv und gut verträglich. Folgende NK1-RA sind zugelassen:
  - Aprepitant (empfohlene Dosis 1 × 125 mg p. o. Tag 1; 80 mg p. o. Tag 2–3)
  - Fosaprepitant (1 × 150 mg i. v. Tag 1)

4

Tab. 4.6 Emetogenität antineoplastischer Substanzen

Emetogenes Potenzial	Substanzen (Auswahl)	
Hoch (> 90 %)	Anthrazyklin-Cyclophosphamid-Kombinationen Carmustin Cisplatin Cyclophosphamid ≥ 1 500 mg/m^2 Dacarbazin Procarbazin Streptozotocin	
Moderat (> 30–90 %)	Alemtuzumab Arsentrioxid Azacitidin Bendamustin Bosutinib Carboplatin Ceritinib Clofarabin Crizotinib Cyclophosphamid < 1 500 mg/m^2 Cytarabin > 1 000 mg/m^2 Daunorubicin Doxorubicin Epirubicin	Idarubicin Ifosfamid Imatinib Interferon α, > 10 Mio IU/m^2 Irinotecan Lomustin Oxaliplatin Romidepsin Temozolomidb Thiotepa Trabectedin Tresosulfan Vinorelbin
Gering (10–30 %)	Afatinib Aflibercept Alltransretinolsäure Asparaginsäure Axatinib Bortezomib Brentuximab Cabazitaxel Capecitabin Carfilzomib Catumaxumab Cetuximab Cytarabin < 1 000 mg/m^2 Dabrafenib Dasatinib Decitabin Docetaxel Doxorubicin, liposomalpegyliert Eribulin Estramustin Etoposid Everolimus 5-Fluorouracil Fludarabin Gemcitabin Ibrutinib Idelalisib	Ipilimumab Lapatinib Lenalidomid Mercaptopurin Methotrexat Mitomycin Mitoxantron Nab-Paclitaxel Nilotinib Olaparib Paclitaxel Panitumumab Pazopanib Pemetrexed Pentostatin Pertuzumab Ponatinib Radium-223 Regorafenib Sunitinib Temsirolimus Thalidomid Topotecan Trastuzumab-Emtansin Treosulfan Vinflunin

Tab. 4.6 Emetogenität antineoplastischer Substanzen *(Forts.)*

Emetogenes Potenzial	Substanzen (Auswahl)	
Minimal (< 10 %)	Abirateron	Melphalan
	Anagrelid	Methotrexat
	Anastrozol	Nindetanib
	Bevacizumab	Nivolumab
	Bleomycin	Obinutuzumab
	Buserelin	Ofatumumab
	Busulfan	Pembrolizumab
	Cabozantinib	Pixantron
	Chlorambucil	Ramucirumab
	Cladribin	Rituximab
	Degarelix	Ruxolitinib
	Enzalutamid	Pomalidomid
	Erlotinib	Siltuximab
	Exemestan	Sorafenib
	Fludarabin	6-Thioguanin
	Flutamid	Tamoxifen
	Fulvestrant	Trastuzumab
	Goserelin	Vemurafenib
	Hydroxyurea	Vinblastin
	Interferon α, < 1,5 Mio IU/m^2	Vincristin
	Letrozol	Vinorelbin
	Leuprorelin	

  - Netupitant + Palonosetron (1 × 300 mg + 0,5 mg p. o. Tag 1)
- Ein Schluckauf tritt bei ca. 5 % der Patienten unter Einnahme eines NK1-RA auf, Aufstoßen bei 14 %.

Corticosteroide

- Steroide sind in der Prophylaxe der akuten und der verzögerten Form der Übelkeit und des Erbrechens wirksam. Referenzsubstanz ist **Dexamethason** (➤ Tab. 4.7). Die Dosierungen unterscheiden sich je nach Emetogenität der medikamentösen Tumortherapie (➤ Tab. 4.6).
- Nebenwirkungen: Schlafstörungen (45 %), Verdauungsbeschwerden (27 %), innere Unruhe (27 %), gesteigerter Appetit (19 %), Gewichtszunahme (16 %), Akne (15 %).

Neuroleptika und andere Dopamin-Rezeptorantagonisten (nur als Rescue-Medikation)

- Olanzapin, initial 1 × 5 mg p. o. (im Vergleich höchste Wirksamkeit, Off-Label-Einsatz)
- Haloperidol, initial 1–3 × 1 mg p. o.
- Metoclopramid, 3 × 10 mg p. o. (Tageshöchstdosis 0,5 mg/kg KG bis maximal 30 mg) über 5 Tage
- Levomepromazin, initial 3 × 1–5 mg p. o.
- Alizaprid, initial 3 × 50 mg

Benzodiazepine (Rescue-Medikation bei Angst oder antizipatorischer Übelkeit)

- Lorazepam, initial 1 × 1–2 mg p. o.
- Alprazolam, initial 1 × 0,25–1,0 mg p. o.

H1-Blocker

Dimenhydrinat, initial 3 × 50–100 mg p. o. oder 1–2 × 150 mg rektal.

Beispiel

Verzögerte Übelkeit mit Erbrechen

Ein 66-jähriger Patient erhält wegen eines kleinzelligen Bronchialkarzinoms eine Chemotherapie mit Cisplatin und Etoposid über drei Tage. Während der Behandlung in der Klinik geht es ihm gut, und er wird ohne weitere Medikamente entlassen. Bereits am ersten Tag zu Hause (Tag 4) hat er starke Übelkeit mit einmaligem Erbrechen. Vom Hausarzt erhält er Dexamethason 8 mg tgl. p. o. über drei weitere Tage, womit sich die Übelkeit gut kontrollieren lässt. Während der folgenden Chemotherapiezyklen

Tab. 4.7 Dosierungen von Dexamethason in der Prophylaxe von Übelkeit und Erbrechen

Hoch emetogen	Akute Übelkeit/Erbrechen	1 × 20 mg oder 1 × 12 mg p. o. oder i. v. Tag 1*
	Verzögerte Übelkeit/Erbrechen	1 × 8 mg p. o. oder i. v. Tag 2–4
Moderat emetogen	Akute Übelkeit/Erbrechen	1 × 8 mg p. o. oder i. v. Tag 1
	Verzögerte Übelkeit/Erbrechen	1 × 8 mg p. o. oder i. v. Tag 2–3**
Gering emetogen	Akute Übelkeit/Erbrechen	1 × 4–8 mg p. o. oder i. v. Tag 1

* Unterschiedliche Dosierungen je nach Kombination mit/ohne NK1-RA
** Bei Therapie mit Oxaliplatin, Doxorubicin, Cyclophosphamid und Bendamustin

wird Dexamethason bereits prophylaktisch gegeben. Übelkeit tritt nicht mehr auf. ▮▮

4

Empfehlungen für die antiemetische Therapie

Der Patient sollte darüber aufgeklärt werden, dass eine gestaffelte antiemetische Therapie möglich ist mit bedarfsweiser Zugabe weiterer Medikamente. Das Antiemetikum sollte immer prophylaktisch ca. 15 Minuten vor Chemotherapiebeginn und in einer ausreichenden Dosierung verabreicht werden.

Die Therapie erfolgt individuell in Abhängigkeit von der Emetogenität der antineoplastischen Therapie (➤ Tab. 4.6):

- **Hoch emetogene medikamentöse Tumortherapie:**
  - **Akute Phase:** prophylaktischer Einsatz einer Kombination aus einem 5-HT_3-RA, einem NK1-RA und Dexamethason.
  - **Verzögerte Phase:** bei eintägiger Chemotherapie prophylaktische Gabe von Dexamethason über 2 bis 4 Tage. Sofern der NK1-RA Aprepitant Bestandteil der Primärprophylaxe war, wird er für 2 weitere Tage mit 80 mg tgl. verabreicht. Fosaprepitant oder Netupitant/Palonosetron wird nur an Tag 1 der Tumortherapie gegeben.
- **Moderat emetogene medikamentöse Tumortherapie:**
  - **Akute Phase:** Prophylaxe mit einem 5-HT3-RA und Dexamethason. Bei einer carboplatinhaltigen Chemotherapie (ab Area Under the Curve [AUC] ≥ 4) kann zusätzlich ein NK1-RA gegeben werden.
  - **Verzögerte Phase:** Gabe von Dexamethason an den Tagen 2 bis 3 bei Therapie mit Oxaliplatin, Doxorubicin, Cyclophosphamid und Bendamustin. Ansonsten keine weiteren Dexamethason-Gaben.
- **Gering emetogene medikamentöse Tumortherapie:**
  - **Akute Phase:** entweder keine antiemetische Prophylaxe oder Gabe von Dexamethason, einem 5-HT_3-RA oder Metoclopramid.
  - **Verzögerte Phase:** Eine antiemetische Prophylaxe an den Tagen 2 bis 3 ist nicht erforderlich.
- **Minimal emetogene medikamentöse Tumortherapie:**
  - **Akute und verzögerte Phase:** Eine antiemetische Primärprophylaxe ist nicht erforderlich.

MERKE
Unter einer medikamentösen Tumortherapie können Übelkeit und Erbrechen durch eine adäquate Prophylaxe weitgehend verhindert werden.

LITERATUR
Einhorn LH, Rapoport B, Navari RM et al. 2016 updated MASCC/ESMO consensus recommendations: prevention of nausea and vomiting following multiple-day chemotherapy, high-dose chemotherapy, and breakthrough nausea and vomiting. Support Care Cancer, 2017;25: 303–308.
Hesketh PJ, Kris MG, Basch E et al. Antiemetics: American Society of Clinical Oncology Clinical Practice Guideline Update. J Clin Oncol, 2017;35: 3240–3261.
Leitlinienprogramm Onkologie (Deutsche Krebsgesellschaft, Deutsche Krebshilfe, AWMF). Tumortherapie induzierte Nausea und Emesis. In: S3-Leitlinie Supportive Therapie bei onkologischen PateintInnen (Langversion 1.1, April 2017). Aus: www.awmf.org/uploads/tx_szleitlinien/032-054OLl_S3_Supportiv_2017-05.pdf (S. 96–127) (letzter Zugriff: 29. Oktober 2019).
Razvi Y, Chan S, McFarlane T et al. ASCO, NCCN, MASCC/ESMO: a comparison of antiemetic guidelines for the

treatment of chemotherapy-induced nausea and vomiting in adult patients. Support Care Cancer, 2019;27: 87–95.
Roila F, Molassiotis A, Herrstedt J et al. 2016 MASCC and ESMO guideline update for the prevention of chemotherapy- and radiotherapy-induced nausea and vomiting and of nausea and vomiting in advanced cancer patients. Ann Oncol, 2016;27(suppl 5): v119–v133.

4.3 Mukositis und Geschmacksstörung

Marcus Hentrich

4.3.1 Mukositis

Unter einer Mukositis wird im klinischen Alltag in der Regel eine Mundschleimhautentzündung verstanden, obwohl auch andere Teile des Gastrointestinaltrakts von einer generalisierten Entzündung betroffen sein können. Es handelt sich um eine Schädigung der Mundschleimhaut im Mund- und Rachenbereich, die durch eine antineoplastische Therapie hervorgerufen wird.

Eine Mukositis tritt in verschiedenen Schweregraden auf, die von einer leichten Rötung bis zu Schleimhauterosionen und ausgeprägten Ulzerationen reichen können. Letztere sind mit erheblichen Beschwerden wie Schmerzen, Schluckbeschwerden, Einschränkungen der Nahrungs- und Flüssigkeitsaufnahme und – wegen Störung der Mukosabarriere – einem erhöhten Infektionsrisiko verbunden. Insgesamt ist die Lebensqualität der Patienten hierdurch stark eingeschränkt.

Risikofaktoren

Eine ganze Reihe zytostatischer Substanzen können alleine oder in Kombination eine Mukositis hervorrufen. Aber auch unter der Therapie mit Tyrosinkinase-Inhibitoren wie Sorafenib kann eine Mukositis auftreten. Ungefähre Inzidenzraten sind in ➤ Tab. 4.8 zusammengestellt.

Neben diesen therapiebezogenen Faktoren gibt es auch patientenbezogene Faktoren, die das Auftreten einer Mukositis begünstigen:

- Schlechte Mundgesundheit und -hygiene
- Reduzierter Speichelfluss
- Eingeschränkte Nieren- und/oder Leberfunktion
- Vorausgegangene Tumortherapien

Außerdem scheinen auch genetische Faktoren eine Rolle zu spielen.

MERKE

Eine orale Mukositis tritt nicht bei jeder Chemotherapie auf, häufig aber unter einer Kombination von 5-Fluorouracil und einem Taxan und sehr häufig nach einer Hochdosis-Chemotherapie.

Diagnose

Sinnvoll ist eine regelmäßige Inspektion der Mundhöhle, die nicht nur vom Arzt, sondern auch vom Patienten selbst vor dem Spiegel durchgeführt werden kann. Ein streng standardisiertes Assessment lässt sich im klinischen Alltag nur schwer durchführen. Es sollte aber nach Schmerzen im Mund- und Rachenraum, nach Beeinträchtigungen beim Essen, Trinken und Schlucken gefragt werden und eine Inspektion der Mundhöhle erfolgen.

Prophylaxe der Mukositis

Patienten sollten zu sorgfältiger, mehrmals täglicher Mundhygiene angehalten werden, die zumindest nach jeder Mahlzeit erfolgen sollte. Hierzu zählen:

- Mundspülungen (= regelmäßige Mundbefeuchtung)
- Zahnpflege mit einer weichen Zahnbürste
- Reinigung der Zahnzwischenräume mit Zahnseide und/oder Interdentalbürsten
- Vermeidung von Noxen wie Alkohol oder zuckerhaltigen Lösungen, Tabak, von scharfen und heißen Speisen oder säurehaltigen Lebensmitteln

Durch diese Vorsichtsmaßnahmen werden unerwünschte Wirkungen von Mikroorganismen reduziert. Sinnvoll sind regelmäßige Zahnarztbesuche und Kontrollen durch den Patienten und den behandelnden Arzt.

Als Spüllösungen sollten **Wasser oder Salzwasser** verwendet werden. Der Nutzen anderer Wirkstoffe wie alkoholhaltiger Lösungen ist nicht belegt. Sehr verbreitet sind Mundspülungen mit Salbeilösung oder Salbeitee, allerdings gibt es hierzu keine klinischen Studien bei Patienten mit chemotherapieinduzierter Mukositis.

Tab. 4.8 Mukositis-Inzidenzraten von Antitumortherapien

Substanz	Inzidenz der oralen Mukositis (%)
Anthrazykline alleine oder in Kombination ohne 5-Fluorouracil (5-FU)	10–12
Anthrazykline in Kombination mit Docetaxel und 5-FU	66
Docetaxel oder Paclitaxel	13
Docetaxel-5-FU-Kombinationen	43–46
Paclitaxel/5-FU/Platin	27
5-FU-Dauerinfusion	14
5-FU-Kombinationen ohne Paclitaxel	12–18
5-FU-Kombinationen mit Taxanen	41
Hochdosis-Chemotherapie	27–36
Konditionierung mit Ganzkörperbestrahlung vor allogener Stammzelltransplantation	31–64

Bei Patienten, die 5-Fluorouracil als Bolus erhalten, hat sich das **Lutschen von Eiswürfeln** oder tiefgefrorenem Obst 30 Minuten vor Beginn der Chemotherapie und ggf. bis 30 Minuten danach als prophylaktisch wirksame Kryotherapie herausgestellt. Durch die Kälte wird die Durchblutung der Schleimhaut reduziert, was zu einem geringeren Gewebeschaden führt. Dies gilt auch für Patienten, die eine Hochdosis-Chemotherapie mit Melphalan erhalten.

❚❚ Beispiel

Mukositis-Prophylaxe

Ein 67-jähriger Patient mit Magenkarzinom unterzieht sich einer Chemotherapie mit 5-Fluorouracil (5-FU), Docetaxel und Oxaliplatin. Trotz regelmäßiger Mundspülungen und guter Zahnhygiene entwickelt sich bereits nach dem ersten Zyklus eine ausgeprägte orale Mukositis, die fünf Tage anhält. Eine analgetische Therapie lehnt der Patient ab. Nach Rücksprache mit dem Onkologen wird der zweite Chemotherapiezyklus mit 20-prozentiger Dosisreduktion verabreicht, zudem lutscht der Patient vor der 5-FU-Gabe Eiswürfel. Unter diesen Maßnahmen tritt in den folgenden Zyklen nur noch eine sehr geringe bzw. keine Mukositis mehr auf. ❚❚

Therapie der Mukositis

Die zur Prophylaxe einer oralen Mukositis angewendeten Maßnahmen sollten als therapeutische Maßnahme fortgeführt oder neu begonnen werden, falls eine Mukositis auftritt. Wie bei der Prophylaxe sind Mundspülungen mit Kochsalz ausreichend. Spezielle Zusätze sind nicht erforderlich.

Bei sehr schmerzhafter Mukositis ist eine Therapie mit **Morphin** sinnvoll und indiziert. Hierbei bieten sich transdermale Applikationen wie das Anbringen eines Fentanyl-Pflasters oder – unter stationären Bedingungen – auch die intravenöse Gabe von Morphin über einen Perfusor an.

Mundspülungen mit dem trizyklischen **Antidepressivum Doxepin** haben sich in drei Studien ebenfalls als schmerzlindernd erwiesen (Epstein et al. 2001, Epstein et al. 2008, Leenstra et al. 2014). Hierbei wird eine Ampulle mit 2 ml Doxepin 0,5 % (25 mg) mit 5 ml Wasser ad injectionem verdünnt und als Spüllösung genutzt (Off-Label-Einsatz). Die analgetische Wirkung tritt innerhalb von 5 Minuten ein und hält bis zu 6 Stunden an.

Es gibt eine Vielzahl weiterer Substanzen, die als Mundspülungen oder in Form von Lutschtabletten geprüft und mitunter auch eingesetzt werden (wie z. B. Mesalazin, Diphenhydramin, Prostaglandin E2, Sucralfat), ohne dass es hierfür eine ausreichende wissenschaftliche Evidenz gibt.

MERKE

Wichtige Maßnahmen bei oraler Mukositis sind regelmäßige Mundspülungen mit Kochsalzlösung. Bei starken Schmerzen sollten Analgetika wie z. B. Fentanyl-Pflaster eingesetzt werden.

4.3.2 Geschmacksstörung

Geschmacksstörungen sind eine häufige Nebenwirkung verschiedener Chemotherapien. Auch eine Strahlentherapie im oder mit Ausstrahlung in den Mundbereich kann zu Geschmacksstörungen führen.

Die Störungen sind sehr vielfältig und reichen von „alles schmeckt lau und fad" bis zu „schmeckt wie ein alter Lappen" oder „schmeckt wie Pappe". Die Geschmacksqualitäten süß, bitter oder salzig können entweder verstärkt oder stark gemindert sein. Fleisch, Wurst oder Fisch schmecken häufig bitter. Chemotherapeutika wie Cisplatin können auch zu metallischen Geschmacksveränderungen führen.

Durch die Geschmacksstörungen werden der Appetit und die Freude am Essen stark beeinträchtigt.

Eine wirksame **Prophylaxe und Therapie** der Geschmacksstörungen gibt es leider nicht. In den meisten Fällen bilden sie sich nach Abschluss der Chemotherapie jedoch über einen Zeitraum von Wochen oder einigen Monaten wieder zurück. In dieser Zeit sollten die Patienten trotz der Beeinträchtigungen regelmäßige Mahlzeiten zu sich nehmen. Nachfolgend einige Tipps, die vielleicht hilfreich sein können.

TIPPS FÜR PATIENTEN

- Bittere Getränke, Kaugummis oder Bonbons regen den Speichelfluss an und können gegen den schlechten Geschmack hilfreich sein.
- Auch Zitronenwasser, ungesüßte Tees oder Fruchtsäfte können den schlechten Geschmack abmildern oder vorübergehend zum Verschwinden bringen.
- Bei der Zubereitung der Speisen ruhig kräftig würzen und leicht duftende Kräuter wie Dill und Petersilie, evtl. auch Zwiebeln und Knoblauch verwenden.
- Eher saure Nahrungsmittel wählen.
- Rotes Fleisch kann durch Geflügel ersetzt werden.
- Als Alternative zu Fleisch können verstärkt Milchprodukte, Eier oder – je nach Vorliebe – Tofu verwendet werden.
- Geschmacksrichtungen, die als zu stark empfunden werden, können durch saure und süße Sahne, Crème fraîche oder Naturjoghurt abgemildert oder neutralisiert werden.
- Gedünstete Tomaten können einen unangenehmen Geruch oder Geschmack dämpfen.
- Beim Dünsten entstehen weniger unangenehme Aromastoffe als beim Braten.
- Ein Versuch mit Plastikbesteck lohnt bei metallischem Nachgeschmack.

Beispiel

Geschmacksstörung unter Chemotherapie

Ein 33-jähriger Patient erhält wegen eines fortgeschrittenen Keimzelltumors des Hodens eine Chemotherapie mit Cisplatin, Etoposid und Bleomycin über insgesamt vier Zyklen. Nach dem dritten Zyklus beklagt er starke Geschmacksstörungen, alles schmecke nach Pappe und zum Teil auch metallisch. Nach eingehender Beratung stellt er seine Trinkgewohnheiten auf Tonic und Fruchtsäfte um, würzt seine Mahlzeiten scharf und isst täglich mit viel Balsamico angemachten Salat. Hierunter verbessert sich das Geschmacksempfinden, es normalisiert sich aber erst nach Ende der Chemotherapie.

4

LITERATUR

Epstein JB, Truelove EL, Oien H et al. Oral topical doxepin rinse: analgesic effect in patients with oral mucosal pain due to cancer or cancer therapy. Oral Oncol 2001;37: 632–637.

Epstein JB, Epstein JD, Epstein MS et al. Doxepin rinse for management of mucositis pain in patients with cancer: one week follow-up of topical therapy. Spec Care Dentist, 2008;28: 73–77.

Jensen SB, Jarvis V, Zadik Y et al. Systematic review of miscellaneous agents for the management of oral mucositis in cancer patients. Support Care Cancer, 2013;21: 3223–3232.

Lalla RV, Bowen J, Barasch A et al. MASCC/ISOO clinical practice guidelines for the management of mucositis secondary to cancer therapy. Cancer, 2014;120: 1453–61.

Leenstra JL, Miller RC, Qin R et al. Doxepin rinse versus placebo in the treatment of acute oral mucositis pain in patients receiving head and neck radiotherapy with or without chemotherapy: a phase III, randomized, double-blind trial (NCCTG-N09C6 [Alliance]). J Clin Oncol, 2014;32: 1571–1577.

Leitlinienprogramm Onkologie (Deutsche Krebsgesellschaft, Deutsche Krebshilfe, AWMF). Orale Mucositis durch systemische Tumortherapie. In: S3-Leitlinie Supportive Therapie bei onkologischen PateintInnen (Langversion 1.1, April 2017). Aus: www.awmf.org/uploads/tx_szleitlinien/032-054OLl_S3_Supportiv_2017-05.pdf (S. 150–179) (letzter Zugriff: 29. Oktober 2019).

vertikulitis sowie bei Tumorinfiltration des Darms bzw. bei Darmobstruktion kontraindiziert.

Wenn auch eine Therapie mit Opioidantagonisten nicht zum Erfolg führt, sollten Substanzen wie Rizinus oder Erythromycin eingesetzt werden. Spätestens zu diesem Zeitpunkt sind Einläufe eine sinnvolle Option. Nur als Ultima Ratio sollte eine manuelle Ausräumung des Enddarms erfolgen. Im Einzelfall können ergänzend Wärmeanwendungen (z. B. feuchtwarme Bauchauflagen) evtl. in Kombination mit ätherischen Ölen hilfreich sein.

MERKE

Die Therapie der Obstipation sollte nach Stufenschema erfolgen: Start (Stufe 1) mit Makrogol oder einem propulsiven Laxans (Natriumpicosulfat oder Bisacodyl). Bei unzureichender Wirkung Kombination beider Substanzen (Stufe 2). Stufe 3: Gabe eines Opioidantagonisten. Stufe 4: Rizinus oder rektale Entleerungshilfen.

4.4.2 Diarrhö

Nach Definition der WHO liegt eine Diarrhö vor, wenn mehr als drei flüssige Stühle pro Tag abgesetzt werden oder wenn die Stuhlfrequenz höher ist als im individuellen Normalfall.

Eine Diarrhö bei Patienten mit einer Tumorerkrankung geht in der Regel auf eine oder mehrere der folgenden Ursachen zurück:

- Infektionen (Bakterien, Viren, selten Parasiten).
- Direkt toxische Wirkung der antineoplastischen Therapie. Hierbei hängt das Risiko vom jeweiligen Therapieregime, der Komorbidität des Patienten und individuellen Begleitfaktoren ab.
- Paraneoplastische Prozesse (paraneoplastische Diarrhö).
- Entzündung der Darmschleimhaut als Folge einer lang anhaltenden Neutropenie (neutropenische Enterokolitis).
- Kolitis unter Therapie mit Immuncheckpoint-Inhibitoren.

Infektiöse Ursachen: Diagnose und Therapie

Viren

- **Noro- und Rotavirus-Infektionen** betreffen Krebspatienten aller Risikogruppen und verlaufen in der Regel selbstlimitierend.
  - Die Inkubationszeit einer **Norovirus-Infektion** beträgt 12 bis 48 Stunden. Neben Diarrhö können Übelkeit und Erbrechen, abdominale Schmerzen, Myalgien und Fieber auftreten. Die Diagnose erfolgt durch einen Antigennachweis (Enzymimmunoessay [EIA]) oder durch PCR. Eine kausale Therapie gibt es nicht.
  - **Rotavirus-Infektionen** sind deutlich seltener, eine antivirale Therapie ist im Regelfall nicht erforderlich. Bei pädiatrischen Patienten konnte die Dauer der Infektion durch Gabe von Nitazoxanid verkürzt werden, es gibt hiermit jedoch kaum Erfahrungen bei Erwachsenen.
- Bei zellulär stärker **immunsupprimierten Patienten** (z. B. nach allogener Stammzelltransplantation oder nach Therapie mit Alemtuzumab) sind Gastroenteritiden mit Zytomegalie- oder Adenoviren häufig. Eine CMV-Infektion wird durch Nachweis des Antigens (pp65), von DNA (PCR) oder durch direkten Nachweis in Biopsiematerial (Goldstandard) gesichert. Als antivirale Therapie stehen Ganciclovir, Foscarnet oder Cidofovir zu Verfügung, die unter stationären Bedingungen verabreicht werden.

Bakterien

- Von Infektionen mit *Clostridium difficile* (CDI) sind 5 bis 20 Prozent aller erwachsenen Krebspatienten betroffen. Anhand von Faktoren wie Alter, Komorbiditäten, Leukozytenzahl, Höhe des Kreatinins und Laktats und einem erniedrigten Serum-Albumin können Standardrisiko- von Hochrisikopatienten unterschieden werden. Wichtigste Risikofaktoren sind eine vorherige antibiotische Therapie.
  - Die Symptomatik einer CDI-Infektion reicht von geringen Durchfällen bis zur schweren pseudomembranösen Enterokolitis. Gesichert wird die Diagnose durch Antigennachweis (EIA) sowie Nachweis von Toxin.

- Als Standardtherapie kommen Metronidazol (3 × 400 mg p. o. für 10 Tage) oder Vancomycin (125 mg 4 × tgl. p. o. für 10 Tage) zum Einsatz. Bei mehrfachen Rezidiven steht als (teure) Alternative Fidaxomicin zu Verfügung.
- Infektionen mit anderen Bakterien wie nicht typhoiden Salmonellen, Shigellen, Yersinien oder *Campylobacter spp.* sind in Europa selten.

Parasiten

Infektionen mit Parasiten sind bei Patienten mit Malignomen sehr selten. Findet sich jedoch keine Ursache für eine Diarrhö und besteht eine entsprechende Reiseanamnese, sollte eine Infektion mit *Blastocystis spp., Cryptosporidium, Cyclospora cayetanensis, Entamoeba histolytica, Giardia lamblia* oder anderen möglichen Infektionserregern erwogen und ausgeschlossen werden.

Nicht infektiöse Ursachen: Diagnose und Therapie

Tumortherapieinduzierte Diarrhö

- Klassische Zytostatika können über eine direkte Schädigung der Darmmukosa, Antikörper und orale zielgerichtete Substanzen durch Pathomechanismen Diarrhö hervorrufen, die im Einzelnen noch nicht geklärt sind. Eine Ausnahme stellt das Zytostatikum **Irinotecan** dar, dessen Gabe innerhalb von 24 Stunden zu einem akuten cholinergen Syndrom mit Entwicklung wässriger Diarrhö, abdominellen Krämpfen, Erbrechen, Schweißausbrüchen und Bradykardie führen kann. Unter 5-FU-haltigen Kombinationstherapien wie FOLFIRI, FOLFOX oder FOLFOXIRI treten in 5 bis 20 % der Fälle Diarrhöen auf (➤ Tab. 4.10). Eine Therapie mit Tyrosinkinase-Inhibitoren wie Sunitinib, Lapatinib oder Afatinib führt bei 5 bis 14 % der Patienten zu Diarrhö. Auch unter Behandlung mit Immunonkologika (Checkpoint-Inhibitoren) kann sich eine Immunenterokolitis mit Diarrhö entwickeln. Das Risiko ist unter Therapie mit dem CTLA-4-Inhibitor Ipilimumab (➤ Kap. 3.4.4) deutlich höher als unter Gabe von PD-1-/PD-L1-Inhibitoren.
- Risikofaktoren für eine tumortherapieinduzierte Diarrhö sind u. a.:
  - Höheres Lebensalter
  - Schlechter Performance- und Ernährungsstatus
  - Simultane Radiotherapie des Abdomens/Beckens
  - Vorbestehende Darmaffektionen

Neutropenische Enterokolitis (NEC)

Intensive oder hoch dosierte Chemotherapien v. a. bei akuten Leukämien oder vor autologer Stammzelltransplantation führen zu einer Schädigung der Darmschleimhaut, die durch die schwere Neutropenie verstärkt und aufrechterhalten wird. Wegen der gestörten Mukosabarriere kann die Darmwand von Bakterien, Viren oder Pilzen durchwandert werden. Eine NEC wird faktisch nur während des stationären Aufenthalts diagnostiziert und behandelt. Die Therapie besteht in der Regel aus konservativen Maßnahmen wie Diät, Hydrierung sowie analgetischer und antibiotischer Therapie.

Paraneoplastische Diarrhö

Sehr seltene Ursache einer Diarrhö mit unterschiedlicher Pathophysiologie. Typische Symptome eines serotoninproduzierenden Karzinoids sind Diarrhö und Flush. Andere endokrin aktive Tumoren können ebenfalls Diarrhö verursachen. Therapie der Wahl ist die Behandlung der Grunderkrankung.

Therapie der nicht infektiösen Diarrhö

Die Standardtherapie einer nicht infektiösen Diarrhö ist die Gabe von **Loperamid,** einem lokal im Darm wirkenden Opioid, das die Darmperistaltik und Sekretion vermindert. Die initiale Dosis beträgt 4 mg p. o., gefolgt von – je nach Bedarf – 2 mg alle 2 bis 4 Stunden.

Bei schweren Diarrhöen, die trotz Therapie mit Loperamid über 24 bis 48 Stunden persistieren, kann **Octreotid** 3 × tgl. 100–150 µg s. c. verabreicht werden (maximal 3 × 500 µg). Es handelt sich um ein kurz wirksames Somatostatin-Analogon, das die intestinale Motilität und den Wasser- und Elektrolyttransport verringert. Obwohl Octreotid häufig und mit Erfolg gegen eine tumortherapieinduzierte Diarrhö eingesetzt wird, besteht hierfür keine Zulassung (Off-Label-Einsatz).

Weitere Therapieoptionen bei Loperamid-refraktärer Diarrhö sind **Codein** (15–60 mg max. 4 × tgl.) (Off-Label) oder **Tinctura opii** (0,6–1,2 ml p. o. 3 × tgl.).

Tab. 4.10 Diarrhö-Inzidenzraten bei ausgewählten Antitumortherapien

Substanz	Inzidenz der Diarrhö (%)
Docetaxel	5
Irinotecan	6
Irinotecan mit 5-Fluorouracil (5-FU) oder Folinsäure	15
Bolus 5-FU mit Folinsäure	16
5-FU, Folinsäure, Oxaliplatin, Irinotecan (FOLFOXIRI)	20
5-FU, Folinsäure, Irinotecan (FOLFIRI)	11–14
Cetuximab-FOLFIRI	16
Ipilimumab	20–50
Nivolumab	13
Sunitinib	5–8

Die antineoplastische Therapie sollte bis zum vollständigen Abklingen der Diarrhö ausgesetzt werden.

Als Prophylaxe und Therapie des Irinotecan-induzierten cholinergen Syndroms ist Atropin wirksam.

Eine Immunenterokolitis wird mit Steroiden behandelt, in leichteren Fällen z. B. mit Prednisolon 0,5–1 mg/kg tgl. p. o. Bei schwerer Kolitis und Diarrhö ist eine Hospitalisierung erforderlich, mit Gabe von Methylprednisolon 1–2 mg/kg i. v. für 3 Tage, gefolgt von 1 mg/kg tgl. und langsamem Ausschleichen je nach Symptomatik.

Beispiel

Nicht infektiöse Diarrhö

Eine 63-jährige Patientin mit hepatisch metastasiertem Kolonkarzinom erhält eine palliative Chemotherapie mit FOLFIRI (5-FU, Folinsäure, Irinotecan). Die ersten beiden Zyklen werden relativ gut vertragen, aber ca. 50 Stunden nach Ende des dritten Zyklus entwickelt die Patientin fünf bis sechs wässrige Stühle pro Tag. Eine infektiöse Genese kann ausgeschlossen werden. Unter der Therapie mit Loperamid 4 mg p. o., gefolgt von 2 mg alle 4 Stunden bessern sich die Durchfälle deutlich. Auch bei den folgenden Zyklen kann die nach einigen Tagen einsetzende Diarrhö mit Loperamid gut kontrolliert werden.

LITERATUR

Champiat S, Lambotte O, Barreau E et al. Management of immune checkpoint blockade dysimmune toxicities: a collaborative position paper. Ann Oncol, 2016;27: 559–574.

Leitlinienprogramm Onkologie (Deutsche Krebsgesellschaft, Deutsche Krebshilfe, AWMF). Tumortherapie induzierte Diarrhoe. In: S3-Leitlinie Supportive Therapie bei onkologischen PatientInnen (Langversion 1.1, April 2017). Aus: www.awmf.org/uploads/tx_szleitlinien/032-054OLl_S3_Supportiv_2017-05.pdf (S. 128–149) (letzter Zugriff: 29. Oktober 2019).

Mantia CM, Buchbinder EI. Immunotherapy toxicity. Hematol Oncol Clin North Am, 2019;33: 275–290.

Schmidt-Hieber M, Bierwirth J, Buchheidt D et al. Diagnosis and management of gastrointestinal complications in adult cancer patients: 2017 updated evidence-based guidelines of the Infectious Diseases Working Party (AGIHO) of the German Society of Hematology and Medical Oncology (DGHO). Ann Hematol, 2018;97: 31–49.

4.5 Haarausfall

Elisabeth Krull

Haarausfall (Alopezie) tritt als Nebenwirkung bei verschiedenen Tumortherapien auf. Zytotoxische Medikamente, eine Strahlentherapie und verschiedene zielgerichtete Therapien (z. B. Multikinase-Inhibitoren bei Nierenzell- oder Leberzellkarzinom) können zu Haarverlust führen. Neben dem Kopfhaar können auch Wimpern, Augenbrauen, das Barthaar und die Behaarung an anderen Körperregionen betroffen sein.

Alopezie auslösende Zytostatika werden nach Schweregrad des Haarausfalls in drei Gruppen eingeteilt (stark, mittel, schwach bis gar nicht). Je nach Medikament kann es zu einer Ausdünnung (z. B. bei 5-Fluorouracil) oder zum kompletten Verlust der Haare (z. B. bei Doxorubicin) kommen. Andere Zytostatika führen, auch in hohen Dosen, gar nicht zu Alopezie (z. B. Bleomycin). Das Ausmaß des Haarverlusts wird neben der Art auch von der Dosis des Zytostatikums, der Applikationsart und dem Therapieplan beeinflusst. Eine Kombination verschiedener Zytostatika, die Haarausfall bedingen (Kombinations-Chemotherapie), verstärkt das Auftreten. Individuelle patientenbezogene Faktoren können die Schwere des Haarverlusts ebenfalls fördern, z. B. fortgeschrittenes Alter, schlechter Ernährungszustand, Zustand der Haare (z. B. schütteres oder vorgeschädigtes bzw. strapaziertes Haar).

Eine Strahlentherapie zeigt eine ähnliche Wirkung wie eine Chemotherapie. Bei der Bestrahlung des Kopfes ist das Ausmaß des Haarverlusts abhängig von der Strahlendosis und der Art der Radiotherapie.

Auftreten

Der chemotherapieinduzierte Haarverlust tritt in der Regel 10 bis 28 Tage nach der Erstgabe – nie in den ersten Tagen nach Therapiebeginn – auf und ist reversibel. In Einzelfällen kommt es bereits unter laufender Therapie zu neuem Haarwuchs. Bei der Mehrzahl der Patienten tritt zwei bis vier Wochen nach Abschluss der Chemotherapie Haarwachstum ein. Nach etwa drei Monaten können die Patienten auf eine Kopfbedeckung verzichten.

Informationen für Patienten

MERKE

Die wichtigste Information für Patienten, die sich einer Chemotherapie unterziehen: Der Haarverlust ist reversibel. Bei einer Kopfbestrahlung mit niedriger Dosis beginnt das Haar ca. sechs Monate nach Beendigung der Therapie zu wachsen. Nach hoch dosierter Hirnbestrahlung ist der Haarverlust in den meisten Fällen bleibend.

Für viele Patienten ist der Verlust des Kopfhaars sehr belastend. Die Krebserkrankung wird dadurch für Außenstehende sichtbar. Frühzeitige, verständliche und einfühlsame Informationen unterstützen Patienten, sich vorzubereiten und mit der Situation adäquat umzugehen. Es gibt verschiedene Möglichkeiten und Angebote, den Kopf in der haarlosen Zeit zu bedecken. Neben verschiedenen Arten von Perücken sind das u. a. Tücher, Mützen, Schals, Turbane, Schlauchtücher. Je nachdem welche Kopfbedeckung gewünscht ist, sollten Auswahl und Beschaffung möglichst frühzeitig bedacht und organisiert werden.

Haarersatz wird bei Krebspatientinnen von der Krankenkasse bezuschusst. Sie benötigen dazu eine Verordnung des behandelnden Arztes. Bei Männern wird ein Haarersatz in der Regel von der Kasse nicht finanziert bzw. bezuschusst. Laut Beschluss des Bundesgerichtshofs (2002) ist eine Glatze bei Männern keine Krankheit, sondern eine „Variante des Erscheinungsbildes" (Latz 2005). Es empfiehlt sich, eine Perücke auszusuchen, solange die eigenen Haare noch vorhanden sind. Dann kann der Haarersatz dem gewohnten Erscheinungsbild am ehesten angepasst werden. Die Beratung und Versorgung durch einen erfahrenen und einfühlsamen Zweithaarspezialisten hat einen starken Einfluss auf Selbstwert und Selbstsicherheit der Patienten.

Einige Patienten und Patientinnen lehnen Kopfbedeckungen ab, da sie sich damit nicht wohl fühlen.

Erleichtert wird die Zeit des Haarausfalls, wenn lange Haare gekürzt werden oder wenn bereits zu Beginn des Haarverlusts der Kopf rasiert wird.

Wichtig für die Patienten sind **Pflegetipps zum Schutz der Kopfhaut** vor Hitze, Kälte und direkter Sonneneinstrahlung. Dazu gehören Hinweise und Erläuterungen zu Kopfbedeckungen, reichhaltigen Cremes und Lotionen (W/O = Wasser in Öl) zum Schutz vor Austrocknung, sowie Sonnencremes mit hohem Lichtschutzfaktor. Insbesondere nach einer Strahlentherapie sollte direkte Sonneneinstrahlung vermieden werden.

Bei Verlust von Augenbrauen und Wimpern sollten die Augen mit einer Sonnenbrille vor Staub und Licht geschützt werden.

Tipps für die Praxis

- Haarausfall kann als Nebenwirkung verschiedener Tumortherapien in unterschiedlichen Schweregraden auftreten. Chemotherapieinduzierter Haarausfall ist reversibel. Bei hoch dosierter Hirnbestrahlung ist die Alopezie in der Regel bleibend.
- Rücksprachen mit dem Onkologen ermöglichen konkrete Auskünfte gegenüber den Patienten bezüglich Auftreten, Schweregrad und Dauer des Haarverlusts.
- Frühzeitige Informationen erleichtern Patienten die Vorbereitung auf die haarlose Zeit. Neben Pflegetipps ist eine rechtzeitige Auswahl und Organisation von Haarersatz wichtig.
- Erfahrene und einfühlsame Zweithaarspezialisten erleichtern Patienten die belastende Situation.
- Kostenübernahme bzw. Kostenbezuschussung durch die Krankenkasse klären.

LITERATUR
Bäumer R, Maiwald A. Onkologische Pflege. Stuttgart: Thieme, 2008.
Fellinger K. Haarausfall. In: Margulies A, Fellinger K, Kroner T et al. (Hrsg.). Onkologische Krankenpflege. 4. A. Heidelberg: Springer, 2006. S. 368–373.
Laatz J. Wirksame Hilfe bei Haarausfall. Stuttgart: Trias, 2005. S. 120–131.

4.6 Ernährungsbezogene Störungen und ihre Behandlung

Irina Krolzig

4

Grundlagen

Essen und Trinken spielt für Patienten in jeder Phase einer Tumorerkrankung (kurativ, palliativ-supportiv, palliativ-terminal) eine wichtige Rolle. Das hat nicht nur mit dem Wunsch nach besserer körperlicher Kondition, sondern auch etwas mit der Selbstwirksamkeit zu tun. Abgesehen von der persönlichen Wahrnehmung der Betroffenen ist erwiesen, dass gewichtverlierende Patienten eine schlechtere Prognose haben.

Pathophysiologische Vorgänge

Viele Patienten verzeichnen bereits vor der Diagnosestellung einen ausgeprägten Gewichtsverlust. Neben der verminderten Nahrungsaufnahme spielen systemische Inflammation und die katabole Stoffwechselsituation während der Erkrankung eine Rolle.

Im Rahmen des Tumorgeschehens liegt oft eine Insulinresistenz vor, dadurch werden die Kohlenhydrate schlechter verstoffwechselt. Dagegen ist die Aufnahme von Fetten nicht gestört, sondern sogar gesteigert. Aus diesem Grund sollte der Lipidanteil (s. u.) in der angebotenen Ernährung gesteigert werden.

Durch katabole Prozesse und krankheitsbedingte Reduktion der körperlichen Aktivität kommt es zum Proteinabbau und Verlust der Muskelmasse (Sarkopenie). Das Ausmaß der Sarkopenie stellt einen prädiktiven Wert für die Prognose dar und ist genauer als die Veränderung des Gesamtkörpergewichts. Der Wiederaufbau der Körperzellmasse wird durch die katabole Stoffwechsellage erschwert. Die dabei vorhandene Hypalbuminämie spiegelt nicht nur die Mangelernährung bzw. Sarkopenie wieder, sondern auch das Ausmaß der systemischen Inflammation.

Energie- und Nährstoffbereich

Der Kalorienbedarf onkologischer Patienten entspricht ungefähr dem Bedarf eines Gesunden und beträgt etwa 25 bis 30 kcal/kg KG. Bei starker systemischer inflammatorischer Reaktion sollte auf eine hyperkalorische Ernährung verzichtet werden, da die Inflammation durch Hyperglykämie verstärkt wird.

Wie bereits erwähnt, werden **Lipide** besser verstoffwechselt. Deswegen sollten mindestens 35 % des Kalorienbedarfs durch Fette gedeckt werden. Bei Insulinresistenz sollten Lipide sogar 50 % des errechneten Kalorienbedarfs ausmachen.

Um dem Eiweißverlust entgegenzuwirken, müssen Patienten mit einer Tumorerkrankung ausreichend **Proteine** aufnehmen. Der Richtwert liegt bei 1,2 bis 2,0 g/kg KG Protein/Aminosäuren täglich.

Vitamine und Spurenelemente sind ebenfalls wichtig. Oft wird bei onkologischen Patienten ein Mangel an Vitamin D festgestellt. Einige Autoren leiten daraus einen Zusammenhang mit der Inzidenz und Prognose der Tumorerkrankung ab.

MERKE

Das Ziel der Ernährungstherapie besteht darin, dem Gewichtsverlust während der Erkrankung und Therapie entgegenzuwirken.

TIPPS FÜR PATIENTEN

- Gute Lipidträger sind hochwertige kaltgepresste Öle für Salate, aber auch als Dip für Brot oder Kartoffeln.
- Milchprodukte sollten besonders energiereich rein, z. B. Sahne und Frischkäse der Doppelrahmstufe. Auch Sahneeis wird gerne gegessen.
- Nüsse sind reich an fettlöslichen Vitaminen und können zwischendurch als Snack genossen werden.
- Um den Proteinbedarf zu decken, eignen sich gut Hülsenfrüchte (z. B. dicke Bohnen, Hummus, Linsensuppe), da oft ein Widerwille gegen Fleischerzeugnisse besteht (cave Meteorismus).

Stellenwert von Krebsdiäten

Krebsdiäten sind populär und in der Laienpresse sehr präsent. Besonderer Beliebtheit erfreut sich die Theorie von Otto Warburg, die die Glukoseabhängigkeit der Tumorzellen aufgrund der Fähigkeit zur anaeroben Glykolyse beschreibt. Durch kohlenhydratarme oder ketogene Kost soll der Tumor „ausgehungert" werden.

Experimentell wurde nachgewiesen, dass das Tumorgewebe Glukose unabhängig von dem Angebot anreichert. Somit ist der Wert aller glukosearmen Diäten sehr fragwürdig. Allerdings gilt auch die Hyperglykämie (bei hyperkalorischer Ernährung) als toxisch, sie intensiviert inflammatorische Prozesse und fördert die Lipogenese, was zur Entstehung einer Leberverfettung führen kann.

Die Studienlage bezüglich des Einflusses verschiedener Eliminationsdiäten auf das Tumorwachstum ist widersprüchlich. Insgesamt wird jedoch in den aktuellen Leitlinien der Deutschen Gesellschaft für Ernährungsmedizin (DGEM) von allen einseitigen Krebsdiäten abgeraten. Die fraglichen positiven Effekte der Diäten auf die Tumorentwicklung sind nicht gesichert, dafür aber die negativen Folgen einer Mangelernährung auf Therapieverträglichkeit, -wirksamkeit und somit die Überlebenszeit.

MERKE

Aktuell gibt es keine Diäten, die zur Dämmung des Tumorwachstums zu empfehlen sind. Wichtig für Tumorpatienten ist eine ausgewogene Ernährung mit ausreichender Deckung des täglichen Kalorienbedarfs.

Mangel- und Unterernährung

Verglichen mit einem Gesunden haben Tumorpatienten oft eine verminderte Energie- und Proteinaufnahme. Sie liegt oft bereits in den Anfangsstadien der Erkrankung unter dem errechneten Bedarf.

Der Ernährungszustand der Patienten hat in der Behandlungsphase einer Tumorerkrankung eine prognostische Bedeutung. Wie bereits erwähnt, werden durch einen schlechten Ernährungszustand in erster Linie Therapieverträglichkeit und -wirksamkeit, die Nebenwirkungsrate und dadurch auch die Überlebenszeit ungünstig beeinflusst. Eine weitere, nicht weniger wichtige Folge ist die Beeinträchtigung der Lebensqualität.

Um die Nahrungsaufnahme eines Patienten ohne aufwendige Ernährungsprotokolle quantitativ zu erfassen, eignet sich gut die Frage nach der Größe der aktuell aufgenommenen Portionen im Vergleich zu früher (➤ Tab. 4.11). Von einer verminderten Nahrungsaufnahme spricht man, wenn die Portionen kleiner als 75 % sind. Kann der Patient weniger als die Hälfte seiner sonst gewohnten Portionen essen, liegt eine unzureichende Nahrungsaufnahme vor. Unzureichend ist die Aufnahme auch, wenn eine Reduktion der Zufuhr auf unter 75 % des Bedarfs länger als ein bis zwei Wochen besteht. Von einer Nahrungskarenz spricht man, wenn die Portionen weniger als 25 % der gewohnten Menge betragen.

Die Leitlinie zur klinischen Ernährung in der Onkologie der DGEM empfiehlt, bei Tumorpatienten in regelmäßigen Abständen nach Gefährdung durch Mangelernährung zu fahnden. Die Kriterien der DGEM zur Definition der **krankheitsassoziierten Mangelernährung** sind:

- Body-Mass-Index (BMI) < 18,5 kg/m^2 **oder**
- Ungewollter Gewichtsverlust von 10 % in den zurückliegenden drei bis sechs Monaten **oder**
- BMI < 20 kg/m^2 und zusätzlich ein ungewollter Gewichtsverlust von mehr als 5 % des Körpergewichts in den zurückliegenden sechs Monaten.

Zur Diagnosestellung einer Mangelernährung reicht es aus, wenn einer der genannten drei Kriterien erfüllt ist. Es empfiehlt sich, anhand von Fragebögen den Ernährungszustand der Patienten in regelmäßigen Abständen zu überprüfen, um Mangelerscheinungen rechtzeitig zu detektieren. Die DGEM empfiehlt für onkologischen Patienten im ambulanten Bereich den **MUST-Fragebogen** (Malnutritional Universal Screening Tool), der leicht durchgeführt und auf der Website der DGEM kostenlos heruntergeladen werden kann (www.dgem.de/screening).

Tab. 4.11 Quantitative Erfassung der Nahrungsaufnahme bei Tumorpatienten

Einteilung	Größe der Portionen im Vergleich zur Portionsgröße im gesunden Zustand
Verminderte Nahrungsaufnahme	≤ 75 %
Unzureichende Nahrungsaufnahme	≤ 50 % der ≤ 75 % länger als 1–2 Wochen
Nahrungskarenz	≤ 25 %

Mit drei Fragen werden aktueller BMI, Gewichtsverlust und die aktuell zu erwartende krankheitsbedingte Dauer der Nahrungskarenz abgefragt. Bei noch nicht mangelernährten, aber gefährdeten Patienten sollte der Ernährungszustand in kürzeren Abständen überprüft werden.

Ursachen für Mangelernährung

Neben dem raschen Beginn der Ernährungsoptimierung sollte der Grund für die Mangelernährung eruiert und nach Möglichkeit behoben werden. Mögliche Ursachen sind:

- Schlechter Zahnstatus
- Passagestörung bei HNO-Tumoren
- Dysphagie
- Mukositis
- Übelkeit/Erbrechen
- Ileus
- Veränderte enterale Aufnahme durch den gastrointestinalen Tumorbefall
- Geschmacksstörungen
- Diarrhö

Ernährungsempfehlung während der Chemotherapie

Bei einer sonst ungestörten Ernährungssituation wird eine **leichte Vollkost** (Biesalski et al. 2010) empfohlen. Dabei sollten Unverträglichkeiten und Wünsche berücksichtigt werden. Die Prinzipien der leichten Vollkost sind:

- Mehrere kleine Mahlzeiten täglich
- Fettreduzierte abwechslungsreiche Kost
- Beachtung von Unverträglichkeiten
- Meiden von blähenden Lebensmitteln
- Wenig Süßes
- Hell- bis mittelbraune Bräunung beim Braten
- Gut kauen und langsam essen
- Auf Alkohol möglichst verzichten, jedoch nicht mehr als von der Deutschen Hauptstelle für Suchtfragen (DHS) empfohlen: Frauen ¼ Liter Bier oder ⅛ Liter Wein am Tag, Männer doppelt so viel

Ernährungsprobleme während der Chemotherapie

Die Nahrungsaufnahme während der Chemotherapie wird durch eine Reihe von Nebenwirkungen der verabreichten Zytostatika beeinflusst. Dazu zählen Geruchs- und Geschmacksstörungen, Mukositis, Diarrhö, Übelkeit, Appetitlosigkeit und Erbrechen.

Geruchs- und Geschmacksstörungen

Die Lebensdauer eines Geruchsrezeptors beträgt etwa 30 Tage, eines Geschmacksrezeptors etwa 10 Tage. Nach dieser Zeit kann man damit rechnen, dass neue funktionstüchtige Rezeptoren entstehen, sofern die schädigenden Noxen ausbleiben. Diese Information kann für die Patienten sehr hilfreich sein.

MERKE

Geruchsrezeptoren erneuern sich nach 30 Tagen, Geschmacksrezeptoren nach 10 Tagen.

Detaillierte Informationen zu Geruchs- und Geschmacksstörungen sind in ➤ Kap. 4.3.2 nachzulesen.

Mukositis

Eine Mukositis kann die Schleimhaut des gesamten Magen-Darm-Trakts befallen. Die ersten Beschwerden treten in der Regel zwischen dem fünften und dem siebten Tag nach der ersten Zytostatikagabe auf. Die Symptome sind oft brennende Schmerzen, Speichelflussminderung (durch die Abnahme der Aktivität der kleinen Speicheldrüsen) und Geschmacksstörungen. Dies alles führt zu einer verminderten Nahrungsaufnahme und zu Gewichtsverlust. Die Schleimhautschädigung heilt meistens nach 10 bis 14 Tagen ab (bei Neutropenie ist das Intervall länger).

Zur Mukositis-Prophylaxe bei Tumorpatienten ➤ Kap. 4.3.1.

MERKE

Nach einer durchgemachten Mukositis kann es zu einer Laktose- und Fruktoseunverträglichkeit kommen. Diese äußert sich in meteoristischen Beschwerden und Diarrhöen (aber auch unspezifischen abdominellen Symptomen). Daran sollte bei Patienten nach einer durchgemachten Tumorerkrankung gedacht und diagnostische Maßnahmen veranlasst werden.

Diarrhö

Chemotherapieinduzierte Diarrhöen (➤ Kap. 4.4.2) beruhen u. a. auf einer Schleimhautschädigung. Es kommt dabei zu sekretorischen Diarrhöen, die – im

Gegensatz zu osmotischen Diarrhöen – nicht durch Nahrungskarenz besser werden. Zu empfehlen ist eine leichte, fett-, laktose- und ballaststoffarme Diät.

Gerbstoffreiche Tees (z. B. schwarzer Tee) dichten die Oberfläche der Schleimhaut ab und mindern dadurch den Flüssigkeitsverlust. Auch pektinhaltige Lebensmittel wie Äpfel (mit Schale gerieben) oder Möhren (Karottensuppe nach Moro, ausschließlich aus Karotten, Salz und Wasser bestehend) führen dank der quellenden Wirkung im Darm zur Verfestigung der Stuhlkonsistenz. Auch getrocknete Heidelbeeren, Bananen, Schokolade und Weißbrot haben eine obstipierende Wirkung. Gut verträglich sind außerdem Hafer- und Reisschleimsuppe, Nudeln und Kartoffeln.

Übelkeit und Erbrechen

Leidet der Patient unter chemotherapieinduzierter Übelkeit mit Erbrechen (➤ Kap. 4.2), sollten ihm keine Lieblingsspeisen angeboten werden, denn durch die negative Assoziation (Übelkeit) kann es zu einer Aversion gegen die zuvor gerne gegessenen Speisen kommen. Deftiges sollte vermieden werden. Nichts mit intensivem Geschmack oder Geruch anbieten. Stattdessen kühle, leicht gewürzte Speisen in vielen kleinen Portionen servieren. Empfehlenswert sind trockene stärkehaltige Lebensmittel wie Cracker und Zwieback. Pfefferminztee kann die Übelkeit lindern. Viele Patienten vertragen gut gekühlte Cola.

Appetitlosigkeit

Leider gibt es keine anhaltend wirksamen appetitanregenden Mittel. Für eine kurze Zeit (ein paar Wochen) können Corticosteroide zur Steigerung des Appetits und des Wohlbefindens führen (z. B. 4 mg Dexamethason morgens).

Auch phytotherapeutische Präparate mit Bitterstoffen können hilfreich sein. Bei Malignomen sollen Galgant- und Kalmuswurzelstockpräparate gute Erfolge erzielen (z. B. 10–20 Sedovent® Verdauungstropfen oder 10 Tropfen Galgantwurzelstocktinktur 15–30 Minuten vor einer Mahlzeit). Auch Thymian, Rosmarin und Meerrettichwurzel als Zutaten beim Kochen werden in der Volksheilkunde appetitanregende Wirkung zugeschrieben.

Bitterstoffreiche Kräuterliköre als Aperitif vor den Mahlzeiten wirken bei einigen Patienten appetitsteigernd.

In der Palliativsituation können 7,5 mg Mirtazapin abends eine Appetitsteigerung bewirken (hier wird die unerwünschte Nebenwirkung – Gewichtszunahme – ausgenutzt).

Dronabinol-Präparate und Canabis-Extrakt zur Behandlung von tumorbedingter Kachexie wurden in Studien untersucht, ohne dass ein Nutzen gesichert festgestellt werden konnte. Das wirtschaftlich unabhängige Arznei-Telegramm empfiehlt wegen fehlender wissenschaftlicher Belege für ihre Wirksamkeit keine Anwendung dieser Mitteln zur Appetitsteigerung.

Allgemeine Maßnahmen bei Appetitmangel sind:

- Zubereitung von kleinen, appetitlich angerichteten Portionen.
- Schöne, ruhige und stressfreie Atmosphäre schaffen.
- Speisen wenig würzen, lieber individuell nachwürzen lassen.
- Starke Geruchsbelastung vermeiden, nach dem Kochen gut lüften. Häufig führen die intensiven Gerüche während der Zubereitung schon dazu, dass sich der Patient „satt" fühlt und anschließend keinen Appetit hat.

Ernährung während der Neutropenie

Unter Neutropenie wird ein Granulozytenwert von weniger als 500 neutrophilen Granulozyten/µl verstanden. Sinkt die Leukozytenzahl unter 1 000/µl, sollte auch die Zahl der Granulozyten abgeklärt werden. Es wird angenommen, dass die natürliche Darmbarriere bei Patienten in chemotherapieinduzierter Neutropenie eine unzureichende Schutzfunktion gegen bakteriell kontaminierte Lebensmittel hat. In dieser Zeit wird deshalb „keimreduzierte Kost" empfohlen.

Hygieneempfehlungen

Die hygienischen Anforderungen an die Lebensmittel in der Neutropenie ähneln den Anforderung an die Lebensmittel im ersten Lebensjahr eines Kindes. Die folgenden Hygieneempfehlungen des Robert Koch-Instituts dienen zur Vermeidung von nahrungsmittelassoziierten Erkrankungen:

- Bevorzugt wird abgekochtes Leitungswasser oder mikrobiologisch kontrolliertes Flaschenwasser, das nicht lange stand. Für Tee das kochende

Wasser mindestens eine Minute lang sprudeln lassen.
- Keine Produkte, die Rohmilch enthalten (auch Rohmilch[frisch]käse gehört dazu). Pasteurisierte Milchprodukte sind erlaubt.
- Keine probiotikahaltigen Lebensmittel, da es darunter zu systemischen Infektionen kommen kann
- Keine Gerichte mit rohen Eiern (z. B. Mayonnaise). Die Kochzeit für Eier muss mindestens acht Minuten betragen.
- Keine rohen und geräucherten Fleisch- und Fischgerichte (Sushi, Carpaccio). Beim Braten muss sichergestellt werden, dass Fisch und Fleisch durchgegart sind (= Kerntemperatur > 70 °C, weißer oder brauner Kern bei gebratenem Fleisch, klarer Fleischsaft). Patienten in der Neutropenie sollten, falls sie ihr Essen selber zubereiten, auf die Verarbeitung von rohem Geflügel verzichten, der Verzehr ist erlaubt. Der Grund ist die hohe Kontamination des Geflügelfleischs mit Salmonellen und Campylobacter.
- Kein nicht industriell bearbeiteter Honig.
- Frisches Obst und Gemüse gut waschen, putzen und schälen. Einige Quellen geben an, dass auf das Schälen verzichtet werden kann, wenn man Obst und Gemüse mindestens 30 Sekunden lang unter fließendem Wasser gut abwäscht.
- Keine ungekochten Beeren verzehren (als Grütze oder Mus erlaubt).
- Nur frischen, gründlich gewaschenen Salat verzehren.
- Getreidemüsli in einzeln abgepackten Portionen bevorzugen. Großpackungen stehen zu lange offen und können durch Schimmelsporen und Mottenlarven kontaminiert werden.
- Säfte in pasteurisierter Form bevorzugen, nach dem Öffnen der Flasche im Kühlschrank aufbewahren und innerhalb von 24 Stunden verbrauchen.
- Soßen und Dips möglichst als einzeln abgepackte Portionen, keine großen, von verschiedenen Personen verwendeten Flaschen (z. B. Ketchup) verwenden.
- Keine getrockneten Kräuter zum Würzen von verzehrfertigen Speisen verwenden. Erlaubt sind getrocknete Kräuter zum Kochen, da sie während der Zubereitung miterhitzt werden.
- Nüsse nur nach Erhitzen oder in kleinen vakuumverpackten Portionen.
- Sind die Speisen fertig zubereitet, dürfen sie im abgedeckten Zustand bis zu zwei Stunden stehen gelassen werden. Bei einem längeren Intervall sollten sie vor dem Verzehr erneut erhitzt werden.

Verordnung einer Ernährungstherapie

Droht eine Mangelernährung oder liegt bereits eine manifeste Ernährungsstörung vor, sollte eine Ernährungsberatung erfolgen. Oft genügt schon die Empfehlung zur Aufwertung des Ernährungsplans durch kalorienreiche Lebensmittel wie Sahne oder durch Maltodextrin-Pulver (gibt es in der Drogerie). Maltodextrin besteht aus unterschiedlich langen Kohlenhydratketten, ist nahezu geschmacksneutral und eignet sich deswegen gut als Energieträger.

Kann trotz dieser Maßnahmen der Kalorienbedarf eines Patienten nicht gedeckt werden, bietet sich **eiweißreiche Trinknahrung** an. Für den Anfang kann man einen Mischkarton rezeptieren. Es besteht aus 24 Flaschen mit verschiedenen Geschmacksrichtungen. Es gibt süße und herzhafte Zubereitungen. Entsprechend dem individuellen Bedarf gibt es sogar laktosefreie Trinknahrung.

Tipps für die Praxis

- Die Verordnung einer Trinknahrung als Mischkarton ist am Anfang sehr hilfreich, um persönliche Vorlieben herauszufinden
- Oft schmecken süße Zubereitungen der Trinknahrung im gekühlten Zustand besser.

Enterale und parenterale Ernährung

Enterale Ernährung

Sind enterale Resorption und Verdauung erhalten, kann über eine perkutane **endoskopische Gastrostomie (PEG-)Sonde** ernährt werden. Dieser Weg wird häufig bei Patienten mit HNO-Tumoren während der kombinierten Radiochemotherapie gewählt, um eine Mangelernährung zu vermeiden. Die PEG-Sonde kann nach Beendigung der Therapie und Rekonvaleszenz wieder entfernt werden.

Der Vorteil dieses Ernährungsweges ist, dass weiterhin auf natürlichem Weg über den Darm ernährt wird. Darüber können auch Flüssigkeiten wie Tee und Medikamente gegeben werden. Für die Ernährung verwendet man industriell hergestellte Nährlösungen.

Parenterale Ernährung

Bei Tumoren des Magen-Darm-Trakts sind die enterale Resorption und Verdauung häufig gestört. Mithilfe eines intravenösen Zugangs werden in diesen Fällen industriell hergestellte Nährlösungen direkt in die Blutbahn appliziert. Im ambulanten Bereich wird dafür ein Port verwendet (➤ Kap. 4.12).

Es gibt auch Zubereitungen, die über eine periphere Vene verabreicht werden können. Diese Art der Ernährung ist jedoch dem stationären Bereich vorbehalten.

Oft kommen die Patienten nach einem stationären Aufenthalt mit einem angepassten Ernährungsplan für parenterale Ernährung nach Hause. Der Kalorienbedarf und die Zubereitungsart der Lösung stehen schon fest und können für die Verordnung übernommen werden. Ist dies nicht der Fall, können die Beratung des Patienten sowie die Verordnung der parenteralen Ernährung durch niedergelassene Kollegen übernommen werden, die sich darauf spezialisiert haben, z. B. von onkologischen Praxen. Die Portnadel wird einmal wöchentlich gewechselt. Der Nadelwechsel wird entweder in der Praxis vorgenommen oder, falls der Patient in der spezialisierten ambulanten Versorgung (SAPV) ist, durch die Mitarbeiter des SAPV-Teams. Pflegedienste führen in der Regel keinen Wechsel der Portnadel durch.

Die parenterale Ernährung wird meistens nachts verabreicht, damit der Patient tagsüber mobil bleibt. Das Anhängen der Ernährungsbeutel am Abend und das Abkoppeln am nächsten Morgen übernehmen die Pflegedienste. Es ist aber auch möglich, dass Patienten und/oder Angehörige nach entsprechender Schulung das Anschließen der Ernährung selbst übernehmen.

Beginnt man nach einer längeren oralen Nahrungskarenz mit einer enteralen oder parenteralen Ernährung, sollte die Menge der Nahrung langsam bis zur normalen berechneten Menge gesteigert werden. Geht man zu schnell vor, kann es zu einem lebensbedrohlichen **Refeeding-Syndrom** kommen. Dabei entstehen Elektrolytentgleisungen, besonders kennzeichnend dafür ist die Hypophosphatämie. Auch die Kalium- und Magnesiumwerte sind erniedrigt. Das Krankheitsbild geht mit Ödembildung und Herzrhythmusstörungen einher. Vor der Einleitung und während der ersten Zeit der Ernährung müssen deshalb die Elektrolyte kontrolliert werten.

Beendigung der parenteralen Ernährung in der terminalen Phase

In der palliativen Situation, wenn der Sterbeprozess schon eingesetzt hat, bringt die parenterale Ernährung keine Vorteile mehr. Es kann dadurch im Gegenteil zu einer Reihe von belastenden Symptomen kommen. Durch unnötige Volumenbelastung nimmt oft die Ausprägung der Pleuraergüsse und/oder des Aszites zu. Beides führt in der Regel zur progredienter Dyspnoe.

In diesem Fall ist es von entscheidender Bedeutung, den Zusammenhang frühzeitig zu erkennen und die parenterale Ernährung zu beenden. Oft ist diese Entscheidung für die Patienten und ihre Angehörigen sehr emotional belegt.

Tipps für die Praxis

In Situationen, in denen es um eine besorgniserregende verminderte Nahrungsaufnahme eines Patienten geht, helfen folgende Argumente:

- Erklärung, dass der Energiebedarf bei zunehmender Immobilität deutlich geringer als bei einem Gesunden ist.
- Es kann sinnvoll sein zu erwähnen, dass der schwer kranke Mensch nicht deswegen stirbt, weil er zu wenig isst und trinkt, sondern wenig isst und trinkt, weil er stirbt.

Als Kompromisshandlung ist die **probeweise Ausdehnung der ernährungsfreien Intervalle** zu empfehlen. Es kann z. B. verabredet werden, dass die Ernährung zuerst jeden zweiten und später jeden dritten Tag angeschlossen wird. In dieser Zeit kann Patient und Angehörigen bewusst werden, dass durch dieses Vorgehen keine Nachteile für den Patienten entstehen. Möglicherweise werden sogar die positiven Aspekte spürbar. Mithilfe dieser langsamen „Entwöhnung" fällt es den Betroffenen leichter, die Beendigung der parenteralen Ernährung zu akzeptieren.

Durstgefühl

Durstgefühl in der terminalen Phase lässt sich nicht durch eine zusätzliche parenterale oder subkutane Flüssigkeitsgabe lindern. Mundpflege ist hier die effektivste Maßnahme:

- Kleine Flüssigkeitsmengen in Pipetten, Spritzen oder in gestielten Schwämmchen anreichen.
- Kleine Eisstückchen lutschen lassen.

Beispiele

Übelkeit unter parenteraler Ernährung

Eine 78-jährige Patientin mit einem Pankreaskarzinom bekommt wegen des zunehmenden Gewichtsverlusts bei unzureichender oraler Nahrungsaufnahme eine parenterale Ernährungstherapie mit Nutriflex®lipid peri. Nach einigen Tagen entwickelt sie eine latente Übelkeit. Nach Umstellung der Nährlösung auf eine lipidfreie Nahrungsvariante sistiert die Übelkeit.

Merke: Übelkeit bei parenteraler Ernährung kann manchmal durch Verzicht auf Lipide in der Nahrung behoben werden.

Rezidivierende Ergüsse unter parenteraler Ernährung

Ein 76-jähriger Patient mit pulmonal und hepatisch metastasiertem Kolonkarzinom leidet an rezidivierenden Pleuraergüssen und Aszites. Der Patient befindet sich in der terminal-palliativen Phase der Erkrankung und wird zu Hause durch ein SAPV-Team versorgt. Es sind wöchentlich mindestens zwei Hausbesuche erforderlich, da abwechselnd Pleuraergüsse und Aszites punktiert werden müssen. Der Patient und seine Ehefrau haben große Sorgen wegen des Gewichtsverlusts, obwohl sie bereits über den aktuellen Stand der Erkrankung aufgeklärt wurden. Aus der supportiv-palliativen Phase der Erkrankung mit palliativer Chemotherapie hat der Patient noch parenterale Ernährung übernommen, an der die Eheleute emotional sehr hängen.

Es werden mehrere Aufklärungsgespräche mit dem Patienten und seiner Frau darüber geführt, dass die Ergussbildung ohne die parenterale Ernährung weniger ausgeprägt wäre. Letztendlich erfolgt eine Einigung, dass die Ernährung jeden zweiten Tag angeschlossen werden soll. Im Verlauf werden die Intervalle ohne Ernährung weiter ausgedehnt, mit der Folge, dass die Punktionen seltener erforderlich sind. Die Ernährungstherapie konnte beendet werden.

Merke: Parenterale Ernährung kann durch Volumenbelastung die Bildung von Pleuraergüssen und Aszites verstärken.

LITERATUR

Arends J, Bertz H, Bischoff SC et al. S3-Leitlinie der Deutschen Gesellschaft für Ernährungsmedizin (DGEM). Klinische Ernährung in der Onkologie. Stuttgart: Thieme, 2015.

Biesalski HK, Bischoff SC, Puchstein C. Ernährungsmedizin. 4. A. Stuttgart: Thieme, 2010.

Erickson N. Diät- und Ernährungstherapie für onkologische Patienten, in: Fokus-Diättherapie in der Onkologie (2/2013). Aus: https://www.vdd.de/fileadmin/downloads/D_I/D_I_und_Fokus_2013/D_I_2-2013_Fokus.pdf (S. 14–17) (letzter Zugriff: 29. Oktober 2019).

Jordan A. Mangel- und Unterernährung frühzeitig erkennen und handeln, in: Fokus-Diättherapie in der Onkologie (2/2013). Aus: https://www.vdd.de/fileadmin/downloads/D_I/D_I_und_Fokus_2013/D_I_2-2013_Fokus.pdf (S. 18–22) (letzter Zugriff: 29. Oktober 2019).

Kommission für Krankenhaushygiene und Infektionsprävention beim Robert Koch-Institut (RKI). Anforderungen an die Hygiene bei der medizinischen Versorgung von immunsupprimierten Patienten. Berlin: Springer, 2010.

Schilcher H, Kammerer S, Wegener T. Leitfaden Phytotherapie. 4. A. München: Elsevier, 2010.

Zürchner G. Lila Reihe Ernährung in der Onkologie. Nutricia. 2. A. 2012

4.7 Körperliche Aktivität

Thomas Kubin

Durch die zunehmend besseren Behandlungsmöglichkeiten leben immer mehr Menschen mit einer Krebserkrankung, die progredient, über Jahre chronisch oder ausgeheilt sein kann. Schätzungsweise sind dies fünf Millionen Betroffene mit oder nach einer Krebserkrankung in Deutschland. Krebs-Langzeitüberlebende sind häufig geheilt, aber nicht gesund und leiden oft an physischen und psychischen Folgen der Krebserkrankung, die die Lebensqualität erheblich einschränken können.

Sport ist generell gesund und reduziert die Gesamtsterblichkeit, das Auftreten von kardiovaskulären Erkrankungen, Diabetes mellitus, Depressionen und auch die Krebssterblichkeit.

Körperliche Aktivität statt Schonung

Nachdem der Gesundheits- und Präventivsport vor allem in Herzsportgruppen seine positiven Wirkungen bewiesen hat, wird nun auch Krebspatienten entgegen früherer Tendenzen zur Schonung körperliche Aktivität statt Schonung empfohlen.

Regelmäßiges Bewegungstraining und sportliche Aktivität kann das Auftreten von Krebs vermindern, trägt bei Krebspatienten umfassend zu einer Besserung von Beschwerden bei und kann sogar das Leben mit und nach einer Krebserkrankung mit hoher Wahrscheinlichkeit verlängern.

MERKE

Die Deutsche Krebsgesellschaft (DKG) empfiehlt als **Regeln zur Lebensführung gegen den Krebs** den Verzicht auf Rauchen, wenig Alkohol, eine ausgewogene und gesunde Ernährung, ausreichenden Sonnenschutz, ein gesundes Körpergewicht zu halten und sich täglich reichlich zu bewegen. Es wird ein sportliches Training mindestens dreimal pro Woche über mindestens 30 Minuten empfohlen, insbesondere Ausdauersportarten. Andere Stellen wie z. B. die amerikanische Krebsgesellschaft empfehlen mindestens 150 Minuten moderaten oder 75 Minuten intensiven Sport pro Woche.

Das Bewegungsprogramm kann teilweise auch durch Alltagsaktivitäten wie z. B. Spazierengehen oder Gartenarbeit erbracht werden. Nach dem „Eurobarometer" aus dem Jahr 2010 treiben Deutsche zu 9 % regelmäßig, 40 % ziemlich regelmäßig, 20 % selten und 31 % nie Sport.

Die positiven Effekte körperlicher Aktivität für Krebspatienten sind erwiesen: Sport und Bewegung vermindern das Krebsrisiko sowie die Beschwerden einer Krebserkrankung und die Nebenwirkungen der Krebstherapie und sie beeinflussen den Krankheitsverlauf positiv.

- **Sport und Bewegung vermindern das Krebsrisiko:**
  - Über 200 große Beobachtungsstudien zeigen, dass aktive Menschen, die viel Sport treiben, seltener an Krebs erkranken als Personen mit einem inaktiven Lebensstil. So wird eine Risikoreduktion für das Auftreten von Brustkrebs um 20 bis 40 % beschrieben, wobei die Evidenz für postmenopausale Frauen und hormonabhängige Tumoren am höchsten ist. Bei Kolonkarzinomen bringen etwa fünf bis sechs Stunden Bewegung pro Woche eine Risikoreduktion um 20 bis 30 %, in vielen Studien mit Dosisabhängigkeit der sportlichen Aktivität. Auch für weitere Tumoren wie Prostatakarzinom, Endometriumkarzinom und Pankreaskarzinom liegen vielversprechende Daten vor.
  - Sportlich inaktive Menschen haben häufiger Übergewicht, was ein erhöhtes Krebsrisiko für viele Krebsarten wie Kolonkarzinom, Tumoren des gastroösophagealen Übergangs, Ovarialkarzinom, Nierenzellkarzinom und Mammakarzinom birgt.
- **Sport und Bewegung vermindern die Beschwerden einer Krebserkrankung und die Nebenwirkungen der Krebstherapie:**
  - Zu den vielen positiven Wirkungen körperlicher Aktivität zählen neben der Steigerung der Leistungsfähigkeit, der Verbesserung des Allgemeinzustands und der Lebensqualität ein signifikant positiver Einfluss auf das Fatigue-Syndrom, die Reduktion von Übelkeit und Schmerzwahrnehmung, eine schnellere Erholung der Blutbildung, die Reduktion von Bluttransfusionen, eine frühere Krankenhausentlassung (nach Hochdosis-Chemotherapie), Stressreduktion und Verbesserung des Nachtschlafs, eine schnellere erwünschte Gewichtszunahme, eine positive Wirkung gegen Muskelabbau sowie die Zunahme der Durchführbarkeit einer Chemotherapie und damit die Verbesserung der Prognose. Zusätzlich entsteht schneller wieder ein positives Körpergefühl, was das Selbstwertgefühl steigert. Eine krankheitsassoziierte Depression wird positiv beeinflusst, die Bereitschaft des Patienten, die Erkrankung selbst aktiv zu bekämpfen, wächst.
  - Insbesondere Sport in einer Gruppe führt aufgrund der gruppendynamischen Prozesse und zwischenmenschlicher Beziehungen zu verbesserter Motivation, hilft aus krankheitsbedingter Isolation heraus und trägt damit aktiv zur Krankheitsbewältigung bei. Der Patient begegnet Menschen mit ähnlichen Problemen. Es entstehen Freundschaften, was den Austausch und die Lebensfreude steigert und vielen Patienten nach anfänglichen Schwierigkeiten ein-

4.10.2 Erythropoese stimulierende Faktoren (ESA)

ESA stimulieren die Erythropoese und sollten in der Hämatologie und Onkologie nur mit strenger Indikation gegeben werden. Unter Gabe von ESA ist das Risiko für thromboembolische Ereignisse und für die Entwicklung einer arteriellen Hypertonie erhöht. In einzelnen Studien und Metaanalysen haben sich auch Hinweise auf ein schlechteres Überleben von Tumorpatienten ergeben, wenn ESA parallel zur Antitumortherapie verabreicht wurden, was zum Teil allerdings auch bei nicht anämischen Patienten erfolgte.

Bei Tumorpatienten sind ESA zur **Therapie der chemotherapieinduzierten Anämie** zugelassen, zum Teil unter der Einschränkung, dass ein erhöhtes Transfusionsrisiko vorliegt. Hierdurch kann die Transfusionsfrequenz vermindert und die Lebensqualität möglicherweise verbessert werden. Liegt gleichzeitig ein deutlicher funktioneller Eisenmangel vor (Transferrinsättigung < 20 %, > 5 % hypochrome Erythrozyten), ist es sinnvoll, zusätzlich Eisen i. v. zu geben.

Unter einer Therapie mit ESA darf der Hb-Wert nicht auf > 12 g/dl ansteigen, da sonst das Risiko für thromboembolische Ereignisse und Bluthochdruck deutlich zunimmt.

Als Standarddosierungen werden empfohlen:

- Epoetin: 150 IU/kg s. c. 3 × wöchentlich oder 40 000 IU 1 × wöchentlich.
- Darbepoetin: 2,25 µg/kg s. c. wöchentlich, 300 µg alle 2 Wochen oder 500 µg alle 3 Wochen.

Die Ansprechraten betragen 50 bis 75 %. Bei fehlendem Anstieg des Hb-Werts um 1–2 g/dl sollte die Therapie nach sechs bis acht Wochen beendet werden.

4.10.3 Thrombopoetin-Rezeptor-Agonisten (TRA)

Die beiden auf dem Markt verfügbaren TRA Romiplostim (Nplate®) und Eltrombopag (Revolade®) sind für die **Therapie der therapierefraktären Immunthrombozytopenie (ITP)** zugelassen, nicht aber für die Behandlung der chemotherapieinduzierten Thrombozytopenie. Für Eltrombopag gibt es zudem eine Zulassung zur Behandlung von erwachsenen Patienten mit erworbener **schwerer aplastischer Anämie (SAA),** die sich als refraktär gegenüber einer Therapie mit Immunsuppressiva erwiesen haben oder die für eine hämatopoetische Stammzelltransplantation nicht geeignet sind.

Während Romiplostim einmal wöchentlich als subkutane Injektion verabreicht wird, handelt es sich bei Eltrombopag um eine tägliche orale Dauertherapie. Die jeweilige Dosis wird an den erreichten Thrombozytenwert angepasst.

Zu den häufigeren Nebenwirkungen einer Therapie mit TRA zählen Kopfschmerzen, abdominale Beschwerden, Hautausschläge und Arthralgien bzw. Myalgien.

MERKE

TRA werden zur Therapie der steroidrefraktären ITP eingesetzt, nicht zur Behandlung einer tumortherapiebedingten Thrombopenie.

Bei Zeugen Jehovas können zur Unterstützung der Erythro- und Thrombopoese TRA und ESA mit Erfolg eingesetzt werden.

Die Indikation für eine Therapie mit TRA wird von fachärztlich-hämatologischer Seite gestellt bzw. mit ihr abgestimmt.

LITERATUR

Bohlius J, Bohlke K, Castelli R et al. Management of cancer-associated anemia with erythropoiesis-stimulating agents: ASCO/ASH clinical practice guideline update. J Clin Oncol, 2019;37: 1336–1351.

Greil R, Thödtman R, Roila F. Erythropoietins in cancer patients: ESMO recommendations for use. Ann Oncol, 2008;19 Suppl 2: ii113–ii115.

Leitlinienprogramm Onkologie (Deutsche Krebsgesellschaft, Deutsche Krebshilfe, AWMF). Prophylaxe der Tumortherapie induzierte Neutroipenie mit granulopoetischen Wachstumsfaktoren. In: S3-Leitlinie Supportive Therapie bei onkologischen PateintInnen (Langversion 1.1, April 2017). Aus: www.awmf.org/uploads/tx_szleitlinien/032-054OLl_S3_Supportiv_2017-05.pdf (S. 66–95) (letzter Zugriff: 29. Oktober 2019).

Leitlinienprogramm Onkologie (Deutsche Krebsgesellschaft, Deutsche Krebshilfe, AWMF). Tumortherapie induzierte Anämie. In: S3-Leitlinie Supportive Therapie bei onkologischen PateintInnen (Langversion 1.1, April 2017). Aus: www.awmf.org/uploads/tx_szleitlinien/032-054OLl_S3_Supportiv_2017-05.pdf (S. 39–65) (letzter Zugriff: 29. Oktober 2019).

Matzdorff A, Wörmann B. Diagnosis and therapy of immune thrombocytopenia. Dtsch Med Wochenschr, 2018;143: 1076–1081.

Vehreschild JJ, Böhme A, Cornely OA et al. Prophylaxis of infectious complications with colony-stimulating factors in adult cancer patients undergoing chemotherapy – evidence-based guidelines from the Infectious Diseases Working Party AGIHO of the German Society for Haematology and Medical Oncology (DGHO). Ann Oncol, 2014;25: 1709–1718.

4.11 Aszites, Pleuraerguss, Perikarderguss – Therapiemöglichkeiten

Georg Dechantsreiter

4.11.1 Maligner Aszites

Der Nachweis von Aszites gibt immer Anlass zu weiterführenden Untersuchungen, allerdings bleiben Aszitesmengen unter etwa 1 000 ml oft asymptomatisch. In westlichen Ländern liegt in etwa 80 % der Fälle eine parenchymatöse Lebererkrankung vor, meist eine äthyltoxische Schädigung. Weitere 10 % haben andere, nicht hepatische Ursachen wie z. B. eine Herzinsuffizienz oder renale Erkrankungen.

MERKE

Etwa 10 % aller Patienten mit neu aufgetretenem Aszites leiden an einer malignen Erkrankung (➤ Tab. 4.14).

Die Symptomatik des (malignen) Aszites ist anfangs oft gering und unspezifisch. Erst ab einer gewissen Menge (> 1 000 ml) treten Beschwerden auf:

- Umfangszunahme des Abdomens
- Hervortreten des Nabels mit klinischem Bild einer Nabelhernie, Leistenschwellung bei vorbestehender Hernie
- Völlegefühl, Inappetenz, Verdauungsprobleme, periphere Ödeme
- Bei massivem Aszites: Atemnot durch Zwerchfellhochstand und abdominelle Schmerzen, Übelkeit und Erbrechen

Pathophysiologie des malignen Aszites

Der benigne Aszites entsteht aufgrund eines gestörten Gleichgewichts der physiologischen Produktion und der Reabsorption peritonealer Flüssigkeit über die Lymphabflussgefäße, basierend auf dem hydrostatischen und onkotischen Druck im portalvenösen System.

Die Entstehung des malignen Aszites ist multifaktoriell bedingt und noch nicht endgültig erforscht. Folgende Faktoren sind wichtig:

- Zentrale Rolle des VEGF (vascular epithelial growth factor: Wachstumsfaktor, der die Gefäßbildung anregt) mit Erhöhung der Gefäßpermeabilität und Neubildung von Gefäßen im Bauchfell. VEGF wird von verschiedenen Tumoren gebildet.
- Lebermetastasen erhöhen den portalvenösen Druck und führen zu einer Hypalbuminämie.
- Tumorabsiedelungen im Bauchfell (Peritonealkarzinose) mit Befall der Lymphbahnen mit Abflussbehinderung.
- Direkter Tumorbefall der Lymphgefäße mit chylösem Aszites (milchiger Aspekt).

Diagnostik

Zur Diagnosestellung bei Verdacht auf einen malignen Aszites sind neben der Bildgebung wie Sonografie und Computertomografie eine zytologische Untersuchung des Punktats und bestimmte Laboruntersuchungen notwendig. Die Bestimmung von Tumormarkern als „Suchtest" ist nicht sinnvoll.

Diagnostische Aszitespunktion

- Immer sonografische Festlegung des geeigneten Punktionsorts, meist im Unterbauch lateral unter Beachtung der Gefäße (epigastrische Gefäße,

Tab. 4.14 Ursachen von malignem Aszites (ungefähre Verteilung)

Intraperitoneale Malignome		Extraperitoneale Malignome	
Ovarialkarzinom	25 %	Mammakarzinom	15 %
Pankreas- und Leberkarzinom	15 %	CUP (cancer of unknown primary origin)	20 %
Magen- und Kolonkarzinom	15 %	Bronchialkarzinom, Mesotheliom, Lymphome	Rest

- Ursache: unvollständige Fixierung der Portkammer auf der Muskelfaszie, vor allem bei sehr adipösen Patienten.
- Meist ist eine operative Revision notwendig.

Paravasat

Paravasate bestimmter Chemotherapeutika stellen eine gefürchtete Komplikation dar. Abhängig von Art und Menge des ausgetretenen Medikaments können Irritationen bis hin zu Nekrosen auftreten. In der aktuellen S3-Leitlinie„Supportive Therapie bei onkologischen PatientInnen“ (2017) können im Unterpunkt „Paravasate“ die verschiedenen Substanzen und deren Risikopotenzial nachgeschlagen werden. Die Ursachen für Paravasate liegen meist in einer unsachgemäßen Portkammerpunktion bzw. in einer Fehlinterpretation der erhobenen Befunde. Problematisch ist dabei, dass ein relativ hoher Prozentsatz der Portsysteme im Verlauf der Therapie nicht mehr rückläufig ist und daher das Kriterium der Rückläufigkeit nicht mehr zur Beurteilung der richtigen Lage der Portnadel herangezogen werden kann.

Vorgehen bei Portkomplikationen

Bei Portkomplikationen muss zwischen mechanischen und infektiösen Ursachen unterschieden werden (s. o.).

Bei Verdacht auf eine Komplikation sollten folgende Punkte berücksichtigt werden:

- Vorstellung des Patienten beim Implanteur zur Klärung der Ursache.
- Die Anamnese gibt oft schon den entscheidenden Hinweis.
- Zur weiteren Abklärung Röntgenaufnahme des Thorax (Katheterverlauf? Diskonnektion?).
- Kontrastmitteldarstellung des Ports.

Portkammer- und Katheterfehllagen sowie Leckagen müssen chirurgisch oder radiologisch-interventionell gelöst werden.

Liegt eine **Portokklusion bei korrekt liegendem System** vor, kann ein Deblockierungsversuch durch einen erfahrenen Arzt unternommen werden:

- Unter streng sterilen Kautelen ausreichend lange Portnadel legen.
- Spülversuch mit NaCl mit 100 I. E. Heparin in einer 5-ml-Spritze mit mehrmaligem Wechsel zwischen Instillation und Aspiration.
- Ist dies nicht erfolgreich, wird die Portnadel entfernt und eine neue angelegt; dann Deblockierungsversuch mit Urokinase: 10 000 I. E. Urokinase in 2 ml NaCl auflösen und 1 ml davon instillieren und für ca. 20 Minuten im System belassen.
- Anschließend wird versucht, diese Lösung abzuziehen. Bei Nichterfolg kann dieses Manöver bis zu dreimal wiederholt werden.
- Alternativ dazu kann ein Kombinationspräparat aus Taurolidin und Urokinase verwendet werden (z. B. TauroLock®-U25 000).

MERKE

Man muss sich bei einem Deblockierungsversuch bewusst sein, dass – entgegen der Herstellerempfehlungen – ein höherer Druck aufgewendet wird, um das System freizuspülen. Bei geringstem Verdacht und wenn der Port nicht rückläufig ist, muss eine abschließende Kontrastmitteldarstellung erfolgen, um eine Beschädigung des Systems auszuschließen.

Bei **infektiösen Portkomplikationen** ist ein differenziertes Vorgehen entsprechend dem klinischen Erscheinungsbild notwendig. Septische Krankheitsbilder und Infektionen im Bereich der Portkammer mit Rötung und Fluktuation haben einen notfallmäßigen Ausbau des kompletten Systems mit Gewinnung mikrobiologischer Asservate zur Folge.

Bei positiven Blutkulturen peripher und/oder aus dem Port und gegebener Klinik ohne Sepsiszeichen kann ein **Portsanierungsversuch** unternommen werden. Dies sollte v. a. bei Patienten erwogen werden, die auf einen Port angewiesen sind und bei denen schon mehrere Ports gelegt und wieder entfernt werden mussten. Entscheidend ist hier das Ergebnis der Blutkulturen im Vorfeld, da bei Nachweis bestimmter Erreger ein Dekontaminationsversuch nicht Erfolg versprechend ist (z. B. *S. aureus, P. aeruginosa,* multiresistenter *Acinetobacter baumanii,* Mykobakterien, Pilze).

Portsanierung mit Antibiotikablock:

- Bei klinisch stabiler Situation Antibiogramm abwarten.
- Eine Portnadel legen und ca. 5 ml Blut abziehen.
- Mit NaCl spülen und 3 ml TauroLock®-U25 000 instillieren; für 4 Stunden belassen.
- Block abziehen und mit 10 ml NaCl spülen.

- Instillation des getesteten Antibiotikums über den Port als Infusion über ca. 1 Stunde.
- 5 ml abziehen und mit NaCl spülen.
- Das Vorgehen an insgesamt 3 Tagen wiederholen.
- Erneute Blutkulturen und Monitoring der Entzündungsparameter sowie der Klinik.

Tipps für die Praxis

Vermeidung von Portkomplikationen

- Strikte Einhaltung der Hygieneempfehlungen. Jede Punktion stellt ein Infektionsrisiko dar!
- Nadelwechsel alle sieben Tage.
- Geeignete Nadellänge dokumentieren.
- Bei zunehmender Kachexie mit Schwund des bedeckenden subkutanen Fettgewebes mit drohender Perforation der Portkammer frühzeitige Vorstellung beim Chirurgen mit der Frage eines Austauschs oder einer Lagekorrektur der Kammer (Low-profile-Kammer).
- Zertifizierte Schulungskonzepte für die Verwendung von Portsystemen wahrnehmen.
- Bei portabhängigen Patienten Taurolidin-Zitratblock erwägen.
- Heparingabe überdenken!

Tab. 4.15 Häufige Fragen zu Portsystemen und Vorschläge für Antworten

Frage	Antwort
Ab wann kann ein Port benutzt werden?	Unmittelbar nach der Implantation
Muss ein Port regelmäßig gespült werden? Wenn gespült wird, womit?	Regelmäßige Spülungen sind in die Kritik geraten, Studien belegen keinen Vorteil für die Durchgängigkeit und zeigen ein erhöhtes Infektionsrisiko gerade bei Heparinblocks. Im Normalfall reicht ein NaCl-Block, bei Risikopatienten scheint ein Taurolidin-Zitratblock empfehlenswert zu sein (s. o. „Taurolidin-Block").
Kann man mit dem Port Sport machen?	Nach Abschluss der Wundheilung gibt es keine Beschränkung (➤ Kap. 4.7).
Wie lange kann der Port belassen werden?	Bei ungestörter Funktion kann der Port viele Jahre belassen werden, allerdings wünschen gerade junge Patienten nach Abschluss der Chemotherapie aus psychischen Gründen die Entfernung des Ports.
Was passiert bei der Kontrolle am Flughafen?	Im Normalfall wird es keinen Alarm geben, da der Port zu klein ist. Sicherheitshalber sollte man aber seinen Portpass bei sich tragen.
Wer darf den Port verwenden?	Nur geschultes Personal (aber auch geschulte Angehörige)
Darf über den Port Blut abgenommen werden?	Ja, allerdings muss das System danach ausreichend gespült werden. Bei guten peripheren Venen wird man den Port nicht extra zur Blutabnahme anstechen.
Dürfen Blutprodukte und Erythrozytenkonzentrate über den Port gegeben werden?	Ja
Ist die Punktion schmerzhaft?	Ähnlich einer Punktion der Venen. Hilfreich ist ein lokalanästhetisch wirkendes Pflaster, das eine Stunde vor der Punktion aufgeklebt wird.
Was ist zu tun, wenn der Port nur sehr langsam läuft?	Nach Ausschluss von Problemen mit der Portnadel ist eine Vorstellung beim Implanteur mit Durchführung einer Portdarstellung mit Kontrastmittel zu empfehlen.
Kann man nach Entfernung eines Ports auf der gleichen Seite einen neuen Port legen?	Prinzipiell ja, dann ist allerdings meist eine Punktion der tiefen Venen notwendig. Falls nichts dagegen spricht, wird der Port auf der Gegenseite oder am Arm gelegt.
Ist die Entfernung des Ports schwierig und ist mit einer Nachblutung nach Entfernung des Katheters zu rechnen?	Die Entfernung des Ports ist in der Regel sehr einfach. In seltenen Ausnahmefällen bei Katheterbruch mit Abwandern desselben muss eine radiologische Intervention erfolgen.
Woran erkenne ich einen professionellen Umgang mit einem Portsystem?	In erster Linie am Aufwand für die Hygienemaßnahmen. Kurzes Sprühen und dann Punktieren ist ein Zeichen von Inkompetenz.

MERKE

Eine enge Abstimmung aller an der Implantation und dem Gebrauch des Portsystems Beteiligten ist für das Gelingen und die Vermeidung von schwerwiegenden Komplikationen unabdingbar.

Häufige Fragen aus der Praxis

➤ Tab. 4.15 gibt einen Überblick über häufige, von Praktikern gestellte Fragen zum Umgang mit Portsystemen sowie Vorschläge für Antworten.

LITERATUR

Debourdeau P, Farge D, Beckers M et al. International clinical practice guidelines for the treatment and prophylaxis of thrombosis associated with central venous catheters in patients with cancer. J ThrombHaemost, 2013;11: 71–80.

Empfehlung der Kommission für Krankenhaushygiene und Infektionsprävention beim Robert Koch-Institut (RKI). Anforderungen an die Hygiene bei Punktionen und Injektionen. Bundesgesundheitsbl, 2011;54: 1135–1144. Aus: www.rki.de/DE/Content/Infekt/Krankenhaushygiene/Kommission/Downloads/Punkt_Inj_Rili.pdf?__blob=publicationFile (letzter Zugriff: 29. Oktober 2019).

Goossens GA et al. Comparing normal saline versus diluted heparin to lock non-valved totally implantable venous access devices in cancer patients: a randomized, non inferiority, open trial. Ann Oncol, 2013;00: 1–8.

Knebel P, Lopez-Benitez R, Fischer L et al. Insertion of totally implantable venous access devices: an expertise-based, randomized, controlled trial. Ann SurgOnc, 2011;253(6): 1111–1117.

Lamprecht G, Pape U F, Witte M,Pascher A. S3-Leitlinie der Deutschen Gesellschaft für Ernährungsmedizin in Zusammenarbeit mit der AKE, der GESKES und der DGVS Aktuelle Ernährungsmedizin, 2014;39(02): 57–71.

Leitlinienprogramm Onkologie (Deutsche Krebsgesellschaft, Deutsche Krebshilfe, AWMF). Supportive Therapie bei onkologischen PatientInnen (Langversion 1.1, April 2017). Aus: www.leitlinienprogramm-onkologie.de/fileadmin/user_upload/Downloads/Leitlinien/Supportivtherapie/LL_Supportiv_Langversion_1.1.pdf (letzter Zugriff: 29. Oktober 2019).

Niederhuber JE, Ensminger W, Gyves JW et al. Totally implanted venous and arterial access system to replace external catheters in cancer treatment. Surgery, 1982;92(4): 706–712.

Roller E, Ruzicka T, Schulte K W (Hautklinik Universitätsklinikum Düsseldorf). Subklaviathrombose nach Portanlage bei metastasiertem Melanom. Hautarzt, 200;58: 56–61.

Wildgruber M, Borgmeyer S, Haller B et al. Short-term and long-term outcome of radiological-guided insertion of central venous access port devices implanted at the forearm: a retrospective monocenter analysis in 1704 patients. EurRadiol, 2015;25: 606–616.

KAPITEL

5 Onkologische Notfälle

Peter Hau, Marcus Hentrich, Johannes Rieger, Ursula Vehling-Kaiser

5.1 Atemnot

Ursula Vehling-Kaiser

Grundlagen

Atemnot stellt ein häufiges Problem im Bereich der Onkologie und Palliativmedizin dar. Die Prävalenz für Atemnot beträgt bei Patienten aus dem Palliativ- und Hospizbereich über 50 % und bei Bronchialkarzinompatienten sogar über 70 %. Die Angst vor dem Ersticken führt bei dem betroffenen Patienten und seinen Angehörigen zu Angst und Situationen, die von Hilflosigkeit und Panik erfüllt sind. Atemnot kann akut oder langsam schleichend auftreten. Die Ursachen können von der Lunge selber, aber auch von anderen Grunderkrankungen oder Organdysfunktionen ausgehen. Wichtig ist, die Ursache der Atemnot zu eruieren, bevor mit einer etwaigen Therapie begonnen wird. Besteht die Atemnot trotz optimaler Therapie der Grundkrankheit oder anderer zugrunde liegender Ursachen weiter, spricht man von refraktärer Atemnot (refractory breathlessness). Dies erfordert eine symptomatische Therapie der Atemnot. Ebenso wichtig ist die Schulung von Patient und Angehörigen im Umgang mit Atemnot. Atemnot und die damit verbundene Angst und Panik verschlimmern sich gegenseitig im Sinne eines Circulus vitiosus und führen zu Hilflosigkeit und notfallmäßigen Krankenhauseinweisungen. Ausführliche Gespräche im Vorfeld, „Letze Hilfe Kurse" (➤ Kap. 12.5) und eine enge Zusammenarbeit von Hausarzt und palliativmedizinischen Fachkräften helfen, dramatische Situationen zu vermeiden bzw. zu meistern und Krankenhauseinweisungen zu reduzieren. Die geplante Etablierung des Advance Care Plannings (vorausschauendes Konzept zur Behandlung und Pflege eines Patienten in seinem Sinne), wodurch vor allem ein vorrausschauendes Handeln in Notfällen erreicht werden soll, könnte gerade im Hinblick auf Atemnot für alle Beteiligten hilfreich sein (➤ Kap. 12.4).

Atemnot durch direkte Beteiligung der Lunge

Bronchialkarzinom und pulmonal metastasierter Tumor

Bronchialkarzinome, aber auch Metastasen können zu einem akuten **Bronchusverschluss** führen. Ob Atemnot auftritt, hängt davon ab, inwieweit ein Haupt- oder ein Nebenbronchus betroffen ist. **Therapiemöglichkeiten:** Wiedereröffnung des Bronchus durch Laser und/oder Einsetzen eines Stents. Beide Verfahren erfordern einen gewissen Bronchusdurchmesser. Der Patient muss zeitnah in einem entsprechend ausgerüsteten Zentrum vorgestellt werden. Ansonsten kommen rein symptomatische Maßnahmen infrage.

Akute **Lungenblutungen** treten v. a. bei Bronchusinfiltration durch den Tumor, aber auch infolge von Tumornekrosehöhlen auf, die Anschluss ans Bronchialsystem gewinnen. Die Hämoptoe verläuft meist dramatisch, ohne dass am Verlauf – auch nicht durch unmittelbares Eingreifen – etwas Wesentliches geändert werden könnte. **Therapiemöglichkeiten:** Tritt die Hämoptoe in der Praxis auf, kann **Midazolam** (5 mg s. c.) appliziert werden. Zusätzlich empfiehlt sich das Abdecken des Patienten mit **dunklen Tüchern** und nachfolgend ein ausführliches Gespräch mit dem Praxispersonal und den Angehörigen. Bei leichten Hämoptoen sollte eine Vorstellung im Thoraxzentrum zur Durchführung lokaler blutstillender Maßnahmen erwogen werden. Besonders gefährdet sind Patienten mit kleinzelligen Bronchialkarzinomen. Durch das meist sehr rasche Ansprechen auf Chemotherapie können einschmelzende Tumoren zu „Löchern" in großen Blutgefäßen und damit zu nicht beherrschbaren Blutungen führen.

MERKE

Bronchialkarzinome, insbesondere kleinzellige, können auch unter Therapie zu massiven Blutungen führen.

Lymphangiosis carcinomatosa

Bei der Lymphangiosis carcinomatosa sind die Lymphgefäße mit Tumorzellen ausgefüllt, wodurch – ähnlich wie bei der Lungenfibrose – der Gasaustausch deutlich erschwert wird. Besonders betroffen sind Patienten mit Mammakarzinom oder Bronchialkarzinom. Die Lymphangiosis ist schwer behandelbar.

Therapiemöglichkeiten: Die Gabe von Corticosteroiden (Beginn mit **Dexamethason** 4 mg 1-1-0) oder eine antiproliferative Therapie kann eine Besserung erzielen. Letztlich bleiben oft nur symptomatische Maßnahmen übrig.

Multiple Lungenmetastasen

Multiple Lungenmetastasen gehen in der finalen Phase einer Tumorerkrankung oft mit massiver Atemnot einher.

Therapiemöglichkeiten: Dexamethason kann eine leichte Besserung der Situation bewirken. Nicht selten erfordert die palliativmedizinische Behandlung dieser Patienten nach Ausschöpfung aller symptomatischen Maßnahmen eine **terminale Sedierung.** Daher sollte frühzeitig, ggf. unter Zuziehung der SAPV (spezialisierte ambulante Palliativversorgung), mit dem Patienten und seinen Angehörigen gesprochen werden.

Lungenembolie

Lungenembolien treten, insbesondere bei gastrointestinalen Tumoren, Prostatakarzinom, Bronchialkarzinom und Ovarialkarzinom, durch die tumorbedingte Thromboseneigung gehäuft auf. Sie können in Zusammenhang mit peripheren Thrombosen, aber auch spontan auftreten. Manche verlaufen ohne klinische Symptomatik und werden bei einer routinemäßig durchgeführten CT-Untersuchung zufällig entdeckt, andere treten mit unmittelbarer Todesfolge auf.

Therapiemöglichkeiten: Da bei tumorbedingten Lungenembolien wegen der Gefahr einer Tumorblutung eine Lysetherapie nicht infrage kommt, ist die Therapie der Wahl **niedermolekulares Heparin.** Eine Umstellung auf orale Präparate ist wegen der meist gleichzeitig verabreichten antiproliferativen Therapie nicht ratsam.

MERKE
Tumorpatienten, insbesondere mit Tumoren im gastrointestinalen Bereich, haben ein erhöhtes Risiko für Lungenembolien.

Pleuraerguss

Ein Pleuraerguss ist eine häufige, schnell zu behebende Ursache für Atemnot und sollte deshalb primär mit einer Ultraschalluntersuchung ausgeschlossen werden. Da viele SAPV-Dienste über tragbare Systeme verfügen, ist dies bei schwerstkranken Patienten auch zu Hause möglich. Die Patienten klagen häufig über eine Zunahme der Atemnot im Liegen, da der Erguss dann ausläuft und größere Teile der Lunge komprimiert. Bei wiederholt auftretenden Pleuraergüssen ist die Anlage eines implantierbaren getunnelten Katheters möglich. Dies erfordert in der Regel einen kurzen stationären Aufenthalt (ein bis zwei Tage) (➤ Kap. 4.12).

MERKE
Bei Atemnot immer an einen Pleuraerguss denken.

Obstruktion der Atemwege durch Tumoren

Eine Obstruktion der Atemwege kann durch benachbarte Tumoren (z. B. Ösophaguskarzinom), Metastasen, aber auch Lymphome (v. a. im Mediastinum) bedingt sein. Je nach Ursache kann hier eine Bestrahlung und/oder Chemotherapie (v. a. bei Lymphomen) oder die Einlage eines Stents hilfreich sein.

Atemnot aufgrund nicht pulmonaler Ursachen

Perikarderguss

Metastasierte Tumorerkrankungen – v. a. Bronchialkarzinome und Mammakarzinome –, aber auch maligne hämatologische Systemerkrankungen können zu einem Perikarderguss führen. Die Pumpfunktion des Herzens nimmt ab, und es kommt zum Rückstau des Bluts in die großen Gefäße. Klinisch zeigen sich neben der Atemnot oft eine obere Einflussstauung (Beginn mit gestauten Jugularisvenen) und eine Tachykardie. Im EKG fällt meist eine Niedervoltage auf.

Therapiemöglichkeiten: Die Therapie der Wahl ist die **Perikardpunktion,** bei nachgewiesenen malignen Zellen im Perikarderguss empfiehlt sich zusätzlich die Gabe eines Zytostatikums in den Herzbeutel. Die Perikardpunktion muss auf einer Intensivstation durchgeführt werden. Bei häufigen Punktionen kann eine **Perikardfensterung** sinnvoll sein und dem Patienten belastende Krankenhausaufenthalte ersparen (➤ Kap. 4.11.3).

MERKE
Gestaute Jugularisvenen können auf einen Perikarderguss hinweisen.

Lungenödem

Lungenödeme bei Tumorpatienten können ganz unterschiedliche Ursachen haben. Neben einer – möglicherweise auch therapiebedingten – Herzinsuffizienz und Infektionen sollte bei Tumorpatienten auch an einen Eiweißmangel gedacht werden.

Eiweißmangel tritt insbesondere bei multiplen Lebermetastasen (Produktion eingeschränkt) oder erhöhter Eiweißausscheidung (z. B. beim Multiplen Myelom, Lymphomen, therapiebedingt) auf. **Therapiemöglichkeiten:** Neben der Gabe eines Diuretikums kann die intravenöse Gabe von Humanalbumin eine Verbesserung herbeiführen. Dabei sollte das Diuretikum (z. B. 40 mg Furosemid i. v.) erst nach Gabe des Humanalbumins (z. B. 50 ml 20 % Humanalbumin i. v.) erfolgen, um einen möglichst großen Effekt zu erzielen.

Anämie

Bei Tumorpatienten findet sich häufig ein erniedrigter Hb-Wert. Folgende Ursachen kommen infrage: Knochenmarkinsuffizienz, therapiebedingt, Blutungen, Tumoranämie.

- **Mangelnde Produktion durch Knochenmarkinsuffizienz:**
  - Bei hämatologischen Erkrankungen tritt eine Anämie häufig beim myelodysplastischen Syndrom, bei Lymphomen oder akuten Leukämien auf.
  - Im Bereich der Onkologie bei Tumoren mit ausgedehnten Knochenmetastasen oder einer diffusen Knochenmarkinfiltration durch Tumorzellen (Knochenmarkkarzinose).
- **Aggressive antiproliferative Therapien** verursachen ebenfalls z. T. anhaltende Anämien.
- **Blutungen** können akut oder chronisch auftreten. Besonders bei gastrointestinalen Tumoren

oder nekrotisierenden Wunden finden sich Sickerblutungen, die oft nur unzureichend gestillt werden können. Ein Therapieversuch ist die Gabe von Tranexamsäure p. o. oder i. v.

- Die **Tumoranämie** ist durch einen niedrigen Hb- und erniedrigten Eisenwert und einen erhöhten Ferritinwert (Differenzialdiagnose: Infektanämie) gekennzeichnet. Sie tritt bei fortgeschrittenen malignen Erkrankungen auf. Im Blutbild kann sie als Eisenmangelanämie (hier Ferritin aber erniedrigt!) imponieren und wird daher zuweilen fälschlicherweise mit Eisenpräparaten therapiert.

MERKE

Vor einer Eisensubstitution immer Eisen und Ferritin bestimmen.

Therapiemöglichkeiten: Vor Einleitung einer Therapie der Anämie sollte geklärt werden, inwieweit sie erforderlich ist. Hierbei spielen neben dem Wunsch des Patienten das Tumorstadium, die klinische Symptomatik, die augenblickliche Tumortherapie, aber auch die soziale Situation (z. B. geplante Reise, Familienfeier) eine Rolle. Ist die Therapie erforderlich, kommt die Gabe von Erythrozytenkonzentraten oder von Erythropoietin (EPO) in Abhängigkeit von der Grundkrankheit und von der religiösen Zugehörigkeit des Patienten (Erythropoietin bei Zeugen Jehovas möglich) infrage.

Überwässerung

Vor allem in der fortgeschrittenen palliativen Situation tritt nicht selten als Folge einer Überwässerung durch parenteraler Ernährung oder Flüssigkeitszufuhr ein Lungenödem auf.

Therapiemöglichkeiten: Neben einer diuretischen Therapie stehen **aufklärende Gespräche** in Bezug auf Flüssigkeitsreduktion (z. B. Absetzen von Infusionen oder parenteraler Ernährung) mit Patienten und ihren Angehörigen im Vordergrund.

Kardiale Ursachen

Bei Tumorpatienten können Herzinsuffizienz, Myokardinfarkt, aber auch akut auftretende Rhythmusstörungen die Ursache eines Lungenödems sein. Aufgrund der Altersstruktur (zunehmend ältere und komorbide Patienten) muss auch bei Tumorpatienten eine kardiale Ursache immer in Betracht gezogen werden.

Tipps für die Praxis

- Fenster öffnen.
- Handventilator einsetzen.
- Patient: sitzende Haltung bevorzugen.
- Ggf. Morphin (z. B. 3 × 10 mg MST, 2 × 2 mg Hydromorphon®, 3 × 3 Tr. Oramorph®) verabreichen. Bei niereninsuffizienten Patienten muss aufgrund der erhöhten Kumulationsgefahr besonders auf Nebenwirkungen (z. B. Albträume, Auftreten von Myoklonien) geachtet werden. Hydromorphon® (Abbauprodukte nicht toxisch) ggf. bevorzugen.
- Bei starker Atemnot können Benzodiazepine (z. B. Lorazepam 1 mg sublingual oder Midazolam 2 mg s. c./i. v.) v. a. bei gleichzeitig bestehender Angstsymptomatik verabreicht werden.
- Bei Lymphangiosis carcinomatosa oder Tumorobstruktion (v. a. bei Lymphomen) kann der Einsatz von Cortison (z. B. Dexamethason 4 mg 1-1-0) hilfreich sein.
- Sauerstoff nur bei hypoxämischen Patienten einsetzen.
- Angehörige frühzeitig schulen (sitzende Position, Fenster öffnen, beruhigende Worte, Anwesenheit erforderlich, Nachtlicht bei zusätzlicher Angst vor Dunkelheit).

Beispiele

Hämoptoe

Ein 55-jähriger Patient mit nicht kleinzelligem Bronchialkarzinom in Partialremission klagt über gelegentlich auftretendes rotes Sputum. Eine CT-Untersuchung des Thorax ergibt eine Nekrosehöhle im Bronchusbereich. Ein Operationstermin in einem thoraxchirurgischen Zentrum wird für den Folgetag vereinbart. Der Patient verabschiedet sich fröhlich von den medizinischen Fachangestellten und geht zum Taxi, das vor der Praxis auf ihn wartet. Vor dem Taxi hustet der Patient massiv Blut ab, läuft zur Eingangstür der Praxis zurück und bricht dort blutend zusammen. Als Sofortmaßnahme wird Midazolam injiziert, der Patient verstirbt jedoch nach wenigen

Minuten. Die Praxismitarbeiter sind zutiefst betroffen und verstört. Es sind Gespräche über mehrere Tage erforderlich. Eine Mitarbeiterin sieht sich nicht mehr in der Lage, in der Onkologie zu arbeiten.

Merke: Hämoptoen verlaufen dramatisch, nicht nur für den Patienten.

Anämie

Ein 64-jähriger türkischer Patient wird wegen eines ausbehandelten Bronchialkarzinoms ins Hospiz aufgenommen. Aufgrund eines Hb-Werts von 7,2 g/dl besteht leichte Atemnot, die der Patient, der nur noch sehr gering körperlich belastbar ist, toleriert. Während des Hospizaufenthalts plant die einzige Tochter ihre Hochzeit. Der Patient äußert den dringenden Wunsch, den Brauttanz mit seiner Tochter zu eröffnen. Nach Gabe von zwei Erythrozytenkonzentraten ist er hierzu in der Lage. Er verstirbt wenige Tage nach diesem großen Ereignis.

Merke: Auch spezielle soziale Situationen können die Gabe von Erythrozytentransfusionen rechtfertigen. ▮

LITERATUR

Leitlinienprogramm Onkologie (Deutsche Krebsgesellschaft, Deutsche Krebshilfe, AWMF) und der Deutschen Gesellschaft für Palliativmedizin. S3-Leitlinie Palliativmedizin für Patienten mit einer nicht heilbaren Krebserkrankung (Langversion 2.0, August 2019). Aus: www.awmf.org/uploads/tx_szleitlinien/128-001OLl_S3_Palliativmedizin_2019-09.pdf (letzter Zugriff: 31. Oktober 2019).

5.2 Akutes Abdomen

Ursula Vehling-Kaiser

Grundlagen

Im Bereich der bösartigen Krankheitsbilder stellt das akute Abdomen – sonst immer ein chirurgischer Notfall – eine besonders schwierige Situation dar. Oft sind Patienten mit weit fortgeschrittenen Tumorerkrankungen betroffen. Deshalb muss nicht nur die Ursache des akuten Abdomens eruiert, sondern auch die Frage gestellt werden, inwieweit eingreifende, in der Regel operative Interventionen medizinisch sinnvoll und/oder im Sinne des Patienten sind. Mögliche, noch nicht zur Verfügung stehende zukünftige (nur in Studien verfügbare) Therapiemöglichkeiten, Komorbiditäten und v. a. der Wunsch des Patienten in Bezug auf eine Behandlung spielen in dieser meist für alle Beteiligten belastenden Situation eine wesentliche Rolle. Deshalb empfiehlt es sich bei bestimmten Krankheitsbildern, z. B. bei Peritonealkarzinosen oder Tumormassen im Abdomen, rechtzeitig ein ausführliches Gespräch im Sinne des Advance Care Plannings (➤ Kap. 12.4) mit dem Patienten und seinen Angehörigen zu führen.

Ursachen und Therapiemöglichkeiten

Aszites

Aszites als Ursache massiver Bauchschmerzen lässt sich durch Punktion – auch im häuslichen Bereich – meist unkompliziert beheben. Es sollten nicht mehr als fünf bis sechs Liter abgelassen werden, um Kreislaufprobleme zu vermeiden. Bei rezidivierendem Aszites kann die Anlage eines PleurX®-Kathetersytems erwogen werden (➤ Kap. 4.11.1).

Obstipation

Obstipation tritt bei Tumorpatienten v. a. aufgrund von Medikation und Ernährungsproblemen auf (➤ Kap. 4.4.1). Obstipationsfördernd wirken opioidhaltige Schmerzmedikamente, aber auch zentralwirkende Antiemetika wie z. B. Ondansetron. Eine unzureichende Flüssigkeitsaufnahme und Bewegungsmangel bilden ein zentrales Problem bei der Behandlung von Tumorpatienten. Die Aufklärung des Patienten und die Empfehlung vorausschauender Verhaltenstechniken (Fruchtzucker/Milchzucker bei Patienten unter Chemotherapie, Laxanzien bei Morphintherapie) helfen, kritische Situationen zu vermeiden.

Ileus

Neben einem Bridenileus kann sowohl ein paralytischer als auch ein mechanischer Ileus auftreten.

Die Ursachen eines **mechanischen Ileus** sind häufig eine ausgedehnte Peritonealkarzinose, komprimierende Tumormassen oder Lokalrezidive von Kolon-/Rektumkarzinomen. Aber auch die Erstmanifestation eines Kolon-/Rektumkarzinoms kann sich als Ileus darstellen. Vor allem Appendixkarzinome werden häufig unter dem Verdacht einer aku-

5

ten Appendizitis operiert und erst während der Operation oder im Rahmen der pathologischen Untersuchung erkannt. Während es sich bei einer Erstdiagnose oft um kurative Therapiesituationen handelt, steht bei den übrigen Krankheitsbildern der palliative Aspekt im Vordergrund. Eine Ileusoperation bei ausgedehnter Peritonealkarzinose und meist voroperierten Patienten ist oft mit erheblichen Risiken verbunden. Eine interdisziplinäre Fallbesprechung, an der Chirurg, Onkologe, Palliativmediziner und falls möglich der Hausarzt teilnehmen sollten, ist unbedingt empfehlenswert. Für die weitere Therapieentscheidung spielen die Lebenserwartung, mögliche weitere systemische Therapieoptionen, Operationsrisiko und v. a. der Wunsch des Patienten eine wesentliche Rolle. Gerade in Grenzsituationen können Patientenwunsch und Wunsch der Angehörigen durchaus divergieren. Besonders in diesen Fällen hilft die Rücksprache mit dem Hausarzt weiter, der die Familienstruktur meist über Jahre kennt und die Situation entsprechend einschätzen kann (➤ Kap. 1). Bei kurzstreckigen Stenosen sollte die Einlage eines Stents diskutiert werden, da der Patient dann in der Lage ist, wieder flüssige bzw. breiige Kost zu sich zu nehmen.

Ein **paralytischer Ileus** bei Tumorpatienten kann v. a. im Rahmen einer opioidhaltigen Schmerztherapie, durch unzureichend eingestellte Schmerzen, Exsikkose und durch eine tumorbedingte Störung der nervalen Versorgung des Darms auftreten. Während ein Ileus aufgrund einer opioidhaltigen Schmerzbehandlung durch eine Optimierung der medikamentösen Therapie oft gebessert werden kann, stellen die anderen genannten Ursachen ein oft unlösbares Problem dar. Die Gabe von Dexamethason oder Domperidon kann in diesen Fällen hilfreich sein.

Mesenterialinfarkt

Tumorpatienten, v. a. Patienten mit gastrointestinalen Tumoren oder Ovarialkarzinom, weisen gehäuft tumorbedingte Störungen der Gerinnung auf. Mesenterialinfarkte können in leichten Fällen mit niedermolekularem Heparin behandelt werden, in ausgedehnten Fällen ist eine Operation oft nicht mehr möglich. Hier stehen Schmerztherapie, Sedierungsmaßnahmen sowie die psychoonkologische Führung von Patient und Angehörigen in Zusammenarbeit mit dem Hausarzt im Vordergrund.

Perforation

Perforationen können im Rahmen von Tumorbefall, Nahtinsuffizienzen oder als Nebenwirkung von Medikamenten auftreten. Vor allem bei malignen Lymphomen mit Darmbefall kann es als Folge eines guten Ansprechens auf eine systemische Therapie zu Perforationen kommen. Angiogenesehemmer können zudem zu spontanen Perforationen im Magen-Darm-Trakt führen. Aufgrund der zu erwartenden zusätzlichen Heilungsstörungen sollte eine Gabe von Angiogenesehemmern vier Wochen vor und vier Wochen nach einer Operation vermieden werden.

Tipps für die Praxis

- Aszites frühzeitig punktieren.
- Bei Behandlung mit Opioiden und bestimmten Antiemetika (z. B. Ondansetron) Obstipationsprophylaxe durchführen.
- Patienten mit Peritonealkarzinose sind besonders gefährdet für einen Ileus.
- Bei Lymphompatienten unter systemischer Tumortherapie beim Auftreten akuter Bauchschmerzen an Perforation denken.

Beispiel

Darmperforation

Ein 62-jähriger Patient mit Mantelzelllymphom und nachgewiesenem Lymphombefall des Kolons erhält eine systemische Antikörper-/Chemotherapie. Wegen der Perforationsgefahr wird der erste Therapiezyklus stationär verabreicht, der Patient bleibt zudem nach der Chemotherapie zehn Tage zur weiteren Beobachtung im Krankenhaus. Die Entlassung erfolgt am elften Tag. Drei Tage später stellt sich der Patient mit unklaren, diffusen Bauchbeschwerden in der Praxis vor. Die Abdomenübersichtsaufnahme zeigt freie Luft. Mit der Verdachtsdiagnose einer Perforation erfolgt die Klinikeinweisung in die chirurgische Abteilung. Die unverzüglich durchgeführte Operation zeigt eine Perforation des Kolons im Bereich des „weggeschmolzenen Lymphoms".

Merke: Bei Lymphompatienten kann eine Darmperforation auch noch einige Wochen nach Therapiebeginn auftreten.

LITERATUR

Leitlinienprogramm Onkologie (Deutsche Krebsgesellschaft, Deutsche Krebshilfe, AWMF) und der Deutschen Gesellschaft für Palliativmedizin. S3-Leitlinie Palliativmedizin für Patienten mit einer nicht heilbaren Krebserkrankung (Langversion 2.0, August 2019). Aus: www.awmf.org/uploads/tx_szleitlinien/128-001OLl_S3_Palliativmedizin_2019-09.pdf (letzter Zugriff: 31. Oktober 2019).

5.3 Obere Einflussstauung

Ursula Vehling-Kaiser

Grundlagen

Die obere Einflussstauung (Vena-cava-superior-Syndrom = VCSS) entsteht durch eine venöse Abflussbehinderung der Vena cava superior. Durch die Behinderung des venösen Rückstroms zum Herzen treten gestaute Venen im Halsbereich (Halsvenenstauung), am Kopf und an den Armen auf. Neben einem Druckgefühl im Kopf- bzw. Halsbereich klagen Patienten über Sehstörungen. Klinisch können sich zudem eine Plethora und Zyanose im Kopfbereich, ein Gesichtsödem und Ödeme im Bereich der oberen Extremitäten zeigen. In schweren Fällen kann der venöse Rückstau zu einem Hirnödem mit Verwirrtheit und neurologischen Störungen bis hin zum Koma und Tod führen. ➤ Tab. 5.1 gibt einen Überblick über die Einteilung des VCSS.

Fast 90 % aller VCSS werden durch ein Malignom verursacht. An erster Stelle stehen Bronchialkarzinome und maligne Lymphome im Bereich des oberen Mediastinums. Aber auch Keimzelltumoren, Mesotheliome und Metastasen können zu einer oberen Einflussstauung führen. Bei den metastasierten Tumoren sind v. a. Patientinnen mit einem Mammakarzinom betroffen. Neben einer Kompression der venösen Gefäße von außen können dieselben auch durch Tumorinfiltration verschlossen sein. Als weitere Ursache kommen Thrombosen, v. a. bei Patienten mit zentralvenösen Kathetern, infrage. Eine kardiale tumorbedingte Ursache ist der maligne Perikarderguss, der v. a. bei Bronchialkarzinomen vorkommt (➤ Kap. 4.11.3).

Die VCSS kann als Erstsymptomatik oder im Krankheitsverlauf maligner Tumoren auftreten. Häufig entwickelt sich die obere Einflussstauung schleichend, sodass Kollateralkreisläufe gebildet werden. Hier sollte vor Therapiebeginn zunächst eine Histologie des Tumors gewonnen werden. Tritt die VCSS allerdings als Notfallsituation auf (Atemnot, Koma) ist sofortiges Handeln erforderlich.

Therapie

Als therapeutische Möglichkeiten kommen Chemotherapie, Strahlentherapie und Stenteinlage infrage. Eine Thrombektomie kommt nur in seltenen Fällen in Betracht. Die Therapie richtet sich nach der Ursache. Kleinzellige Bronchialkarzinome, Keimzelltumoren und Lymphome sprechen sehr rasch auf eine systemische Chemotherapie an. Diese sollte notfallmäßig – also auch am Wochenende – begonnen werden. Patienten mit nicht kleinzelligen Bronchialkarzinomen und Metastasen können einer Strahlentherapie oder einer kombinierten Strahlen-/Chemotherapie zugeführt werden. Allerdings erfolgt das Ansprechen nicht so schnell wie bei den rasch proliferierenden Tumoren. In Notfallsituationen sollte daher eine zusätzliche endovaskuläre Stenteinlage in

Tab. 5.1 Stadieneinteilung des Vena-cava-superior-Syndroms (VCSS) (nach Yu et al. 2008)

Grad	Kategorie	Definition
0	Asymptomatisch	Radiologisch Obstruktion der Vena cava superior
1	Leichtgradig	Ödeme an Kopf und Hals, Zyanose, Plethora
2	Mittelgradig	Dysphagie, Husten, Beeinträchtigung der Kiefer- und Lidbewegung aufgrund von Ödemen
3	Schwergradig	Kopfschmerz, Schwindel (aufgrund von intrakranialer Druckerhöhung), Larynxödem, hämodynamische Symptome wie Synkope beim Vornüberbeugen
4	Lebensbedrohlich	Konfusion oder Somnolenz, signifikantes Larynxödem (Stridor), signifikante hämodynamische Beeinträchtigung mit Synkope ohne Provokation, Hypotonie, Niereninsuffizienz
5	Infaust	Tod

Erwägung gezogen werden. Eine Dexamethasongabe (z. B. 8 mg 3 × 1 tgl.) hilft in manchen Fällen.

Liegt ein Perikarderguss vor, ist eine sofortige Entlastung durch Punktion indiziert (➤ Kap. 4.11.3). Die gleichzeitige Gabe von Zytostatika in den Herzbeutel kann Rezidive verhindern.

Die obere Einflussstauung hat in der Regel eine ungünstige Prognose und bedarf meist einer palliativmedizinischen Mitbetreuung.

Tipps für die Praxis

- Insbesondere bei Patienten mit einem Bronchialkarzinom auf eine Halsvenenstauung achten.
- Eine Halsvenenstauung kann das Erstsymptom sein.
- Perikarderguss mittels EKG/Herzechokardiografie ausschließen.

Beispiel

Einflussstauung bei Hodentumor

Einem 23-jährigen Patienten fällt eine gestaute Halsvene (Vena jugularis) rechts auf. Links zeigt sich ein unauffälliger Befund. Auch die Freundin möchte diesen kosmetisch unbefriedigenden Befund abklären lassen. Bei der klinischen Untersuchung diagnostiziert der Hausarzt einen faustballgroßen Hodentumor. Die weitere Diagnostik zeigt große Tumormassen im Mediastinum mit schlitzförmiger Einengung der Vena cava superior. Die sofort durchgeführte Histologie bestätigt einen malignen Keimzelltumor. Eine unmittelbar eingeleitete Chemotherapie führt zum raschen Ansprechen – auch der gestauten Halsvenen. Der Patient wird geheilt.

Merke: Nicht jede obere Einflussstauung ist der Anfang vom Ende.

LITERATUR

Leitlinienprogramm Onkologie (Deutsche Krebsgesellschaft, Deutsche Krebshilfe, AWMF) und der Deutschen Gesellschaft für Palliativmedizin. S3-Leitlinie Palliativmedizin für Patienten mit einer nicht heilbaren Krebserkrankung (Langversion 2.0, August 2019). Aus: www.awmf.org/uploads/tx_szleitlinien/128-001OLl_S3_Palliativmedizin_2019-09.pdf (letzter Zugriff: 31. Oktober 2019).

Nater H, Niggemeier V, Franzen D. Obere Einflussstauung – Vena-cava-superior-Syndrom. Definition und Leitsymptome. Praxis, 2013;102: 503–512.

Yu JB, Wilson LD, Detterbeck FC. Superior vena cava syndrome – a proposed classification system and algorithm for management. J Thorac Oncol, 2008;3(8): 811–4.

5.4 Neurologische Notfälle

5.4.1 Epileptische Anfälle

Johannes Rieger

Ursachen

Ein epileptischer Anfall kommt durch synchronisierte, ungehemmte Entladungen von Neuronen zustande.

Bei onkologischen Patienten sind **zerebrale Tumormanifestationen** die bei weitem häufigste Ursache für epileptische Anfälle (strukturelle Epilepsie). So erleiden ca. 50 % der Patienten mit hirneigenen Tumoren und ZNS-Lymphomen und ca. ein Drittel der Patienten mit zerebralen Metastasen im Laufe ihrer Erkrankung mindestens einen epileptischen Anfall (Lin und Avila 2017). Mussten früher mehrere epileptische Anfälle auftreten, bis von einer „Epilepsie“ gesprochen wurde, genügt entsprechend der aktuellen Definition hierfür bereits das Auftreten eines einzigen epileptischen Anfalls, sofern in der zerebralen Bildgebung eine den Anfall plausibel verursachende Läsion vorliegt.

Seltener können epileptische Anfälle **ohne zerebrale Tumormanifestation** auftreten, so beispielsweise bei

- hohem Fieber, Elektrolytstörungen,
- autoimmun-entzündlichen Enzephalitiden (paraneoplastisch, durch Immunonkologika),
- infektiösen intrazerebralen Komplikationen, v. a. bei schwerer Immunsuppression (Kryptokokkose, Toxoplasmose, Herpes-simplex-Enzephalitis).

Anfallsarten

Epileptischen Anfällen ist gemeinsam, dass es zum abrupten Auftreten von neurologischen Symptomen kommt. Je nachdem, wie stark sich die überschießende elektrische Aktivität ausbreitet, bleibt der epileptische Anfall fokal begrenzt auf die betroffene Gehirnregion oder breitet sich über beide Gehirnhälften aus.

Fokale Anfälle ohne Bewusstseinsstörung

Die epileptische Aktivität bleibt regional begrenzt, es kommt nicht zu einer Störung des Bewusstseins (einfach-fokaler Anfall). Abhängig von dem betroffenen Gehirnareal können fokale Anfälle verschiedene Erscheinungsformen haben (Fisher et al. 2017):

- **Motorische Anfälle:** Es kommt typischerweise zu rhythmischen Zuckungen bzw. tonischen Verkrampfungen auf einer Körperseite, beispielsweise des Mundwinkels und des Arms.
- **Nicht motorische Anfälle:**
  - Sensibel: beispielsweise sensible Reizerscheinungen einer Körperhälfte.
  - Autonom: plötzliches Hitzegefühl (Flushing), abrupt auftretende Übelkeit.
  - Kognitiv, emotional: akute Sprachblockade, Déjà-vu-Erleben, plötzliches Angstgefühl.

Fokale Anfälle mit Bewusstseinsstörung

Im Verlauf des fokalen Anfalls tritt zusätzlich eine Störung des Bewusstseins auf (komplex-fokaler Anfall). Der Patient ist somit zumindest während eines Teils des Anfallsgeschehens nicht ansprechbar und erinnert diesen Zeitraum nicht.

Generalisierte tonisch-klonische Anfälle

Durch Ausbreitung der epileptischen Aktivität auf beide Gehirnhälften (sekundäre Generalisierung) kann es zu typischen generalisierten tonisch-klonischen Anfällen kommen:

- Zunächst tonische Überstreckung der Arme und Beine.
- Im Verlauf Zuckungen der Extremitäten.
- Sturz und dadurch oft Verletzungen.
- Gelegentlich Zungen- bzw. Wangenbiss, Urinabgang.
- Der Patient ist während des Anfalls bewusstlos, erinnert das Ereignis nicht und zeigt nach Abklingen des Anfalls, anders als bei einer Synkope, meist eine Reorientierungsphase von mehreren Minuten.

MERKE

Ein epileptischer Anfall ist für Patienten und Angehörige oft ein schwer traumatisierendes Ereignis, da er plötzlich, „ohne Vorankündigung" auftritt. Im Gegensatz zu einer Synkope treten häufig keine Prodromi auf, die es den Patienten ermöglichen würden, sich abzustützen oder hinzulegen und somit Stürze und deren Folgen zu verhindern.

Diagnostik

- Ein erster epileptischer Anfall erfordert die **stationäre Aufnahme** mit Durchführung einer zerebralen Bildgebung (falls möglich Kernspintomografie) und ggf. Liquorpunktion, um die Ursache des Anfalls aufzudecken. Das EEG ist hilfreich zur Einordnung der Symptomatik und zur Verlaufsuntersuchung.
- Nicht bei allen Patienten ist Anfallsfreiheit erreichbar. Bei kurzen, selbstlimitierenden Anfällen bekannter Ursache muss deshalb evtl. nicht bei jedem weiteren Anfall die erneute stationäre Aufnahme erfolgen. Immer ist haus- und fachärztliche Rücksprache zur Anpassung der antikonvulsiven Medikation anzuraten. Außerdem sollte bei jedem epileptischen Anfall erörtert werden, ob die erneute zerebrale Bildgebung notwendig ist, da der Anfall auf einen Progress des Tumors hindeuten kann.

Therapie

Akutbehandlung

- Den Patienten soweit wie möglich vor Verletzungen schützen (nicht alleine lassen, gefährliche Gegenstände aus seiner Reichweite entfernen), Krampfbewegungen nicht gewaltsam unterbinden, keinen Beißkeil verwenden.
- Die meisten Anfälle sistieren spontan innerhalb von ein bis zwei Minuten. Pragmatisch v. a. zur Verhinderung weiterer Anfälle unmittelbar Applikation von Lorazepam 1–2 mg Schmelztablette (Tavor® Expidet) in die Backentasche.
- Bei epileptischen Anfällen, die länger als fünf Minuten dauern, immer sofortige medikamentöse Behandlung:
  - Lorazepam 1–4 mg als Schmelztablette
  - Midazolam 10 mg intramuskulär
  - Midazolam 5–10 mg intranasal/bukkal
  - Lorazepam 2–4 mg intravenös
  - Diazepam 10–20 mg rektal

!

Bei Anfallsdauer > 5 Minuten bzw. bei Anfallsserie: Alarmierung des Notarztes und stationäre Einweisung, da ein lebensbedrohlicher Status epilepticus vorliegt, der aggressiv medikamentös und ggf. intensivmedizinisch behandelt werden muss.

Prophylaxe

- Provokationsfaktoren vermeiden:
  - Fiebersenkung bei Infekten durchführen.
  - Schlafentzug meiden.
  - Bestimmte Medikamente können das Anfallsrisiko erhöhen (Fluorchinolone, Theophyllin, Clomipramin). Diese sollten vermieden werden, falls Alternativen bestehen.
- Eine medikamentöse antikonvulsive Prophylaxe ist bereits nach einem **ersten epileptischen Anfall** bei Vorliegen einer ursächlichen zerebralen Läsion wegen des hohen Risikos für weitere Anfälle indiziert.

Tipps für die Praxis

Die regelmäßige Einnahme der Antikonvulsiva ist essenziell für deren Wirksamkeit. Zur Verbesserung der Adhärenz sollten deshalb in Zusammenarbeit mit dem Neurologen Indikation, Auswahl des Präparats und mögliche Nebenwirkungen sorgfältig mit dem Patienten erörtert werden.

- **„Enzyminduzierende" Antikonvulsiva** (Phenytoin, Phenobarbital, Carbamazepin) sollten wegen möglicher pharmakokinetischer Wechselwirkungen mit Chemotherapeutika vermieden werden (Weller, Stupp und Wick 2012).
- Stattdessen sollten **„nicht enzyminduzierende"** Antikonvulsiva zum Einsatz kommen.
  ➤ Tab. 5.2 bietet einen Überblick über einige nicht enzyminduzierende Präparate.

!

Patienten mit Epilepsie sind normalerweise **nicht zum Führen eines Kraftfahrzeugs** berechtigt. Nur bei Vorliegen besonderer Umstände darf ein Kraftfahrzeug gesteuert werden (vgl. Begutachtungsleitlinien zur Kraftfahreignung).

Beispiel

Fahrtauglichkeit neuroonkologischer Patienten

Bei einem 30-jährigen Patienten tritt ein erster generalisierter Krampfanfall auf. Als Ursache zeigt die zerebrale Bildgebung einen Tumor rechts frontal. Der Patient erhält eine antikonvulsive Behandlung mit Levetiracetam. Er wird darüber informiert, dass er zunächst kein Kraftfahrzeug führen darf. Nach erfolgter Resektion des Tumors ist in der postoperativen Bildgebung kein Resttumor erkennbar. Bei histologischem Nachweis eines Oligodendroglioms (WHO Grad II) folgt die Strahlentherapie und adjuvante PCV-Chemotherapie.

In der Nachsorge liegen klinisch und kernspintomografisch jedes Mal stabile Befunde vor. Der Patient bleibt außerdem anfallsfrei. Bei zwölfmonatiger Anfallsfreiheit, stabilen Befunden und regelmäßiger Einnahme der antikonvulsiven Medikation liegen nun die Bedingungen zum Führen eines Kraftfahrzeugs vor.

Merke: Es ist zu beachten, dass die Begutachtungsleitlinien zur Kraftfahreignung allgemeine Kriterien für die Fahrtauglichkeit von Patienten mit Epilepsie nennen, jedoch keine spezifischen neuroonkologischen Aspekte berücksichtigt. Somit ist bei neuroonkologischen Patienten mit Epilepsie immer die differenzierte Beurteilung des Einzelfalls nötig. Diese beinhaltet nicht nur die Anfallsfreiheit, sondern auch das Rezidivrisiko, da Rezidive häufig mit dem Auftreten von Anfällen assoziiert sind. Des Weiteren kann bei neuroonkologischen Patienten selbst dann keine Fahreignung vorliegen, falls niemals Anfälle auftraten, da andere Krankheitsaspekte die Fahrtauglichkeit ebenfalls beeinträchtigen können (Hemianopsie, Frontalhirnsyndrom etc.).

LITERATUR

Bundesanstalt für Straßenwesen. Begutachtungsleitlinien zur Kraftfahreignung (Stand 24. Mai 2018). Aus: www.bast.de/BASt_2017/DE/Verkehrssicherheit/Fachthemen/BLL/Begutachtungsleitlinien.pdf?__blob=publicationFile&v=17 (letzter Zugriff: 31. Oktober 2019).

Fisher RS, Cross, JH, French JA. Operational classification of seizure types by the International League Against Epilepsy: Position Paper of the ILAE Commission for Classification and Terminology. Epilepsia, 2017;58(4): 522–530.

Lin AL, Avila EK. Neurological emergencies in the patients with cancer: Diagnosis and management. J Intensive Care Medicine, 2017;32(2): 99–115.

Weller M, Stupp R, Wick W. Epilepsy meets cancer: when, why, and what to do about it? Lancet Oncol, 2012;13: e375–e382.

Tab. 5.2 Gebräuchliche (nicht enzyminduzierende) Antikonvulsiva für onkologische Patienten

Wirkstoff	Übliche Tagesdosis	Besonderheiten
Valproat	900–2 400 mg	• Oral und i. v. verfügbar • Enzyminhibierend: ggf. erhöhte Wirkspiegel und Toxizität anderer Medikamente • NW: Tremor, Thrombozytopenie • **Cave: Teratogenität**
Levetiracetam	1 000–3 000 mg	• Oral und i. v. verfügbar • Rasch aufdosierbar, keine pharmakokinetischen Interaktionen • NW: psychiatrische Symptome (Depressivität, Aggressivität)
Lacosamid	100–400 mg	• Oral und i. v. verfügbar • Rasch aufdosierbar, keine pharmakokinetischen Interaktionen • NW: Exanthem, psychiatrische Symptome
Lamotrigin	100–500 mg	• Nur oral verfügbar • Langsames Aufdosieren notwendig • NW: gut verträglich, selten schwere kutane Reaktionen
Topiramat	50–200 mg	• Nur oral verfügbar • NW: Depressivität, psychotische Symptome, Gewichtsverlust

5.4.2 Hirndruck

Johannes Rieger

Ursachen

Innerhalb der starren Schädelkalotte müssen drei Kompartimente Platz finden: Gehirnparenchym, Liquor und Blutgefäße. Entsprechend kann bei onkologischen Patienten in allen drei Kompartimenten die Ursache einer Hirndruckerhöhung liegen (Lin und Avila 2017).

Durch das Volumen von intrakraniellen Tumoren (hirneigene Tumoren, Metastasen) kommt es zu einer **direkten Raumforderungswirkung** im Parenchym (➤ Abb. 5.1.a, ➤ Abb. 5.1.b). Vergrößert wird diese oft durch ein begleitendes Ödem, das bei zerebralen Metastasen häufig besonders ausgeprägt ist (➤ Abb. 5.1.c, ➤ Abb. 5.1.d).

Außerdem können **onkologische Therapien** zu einer Volumenzunahme des pathologischen Prozesses führen: So kann es Wochen bis Monate nach einer **Strahlentherapie** zu einer – manchmal symptomatischen – Zunahme der Läsion und des umgebenden Ödems kommen als Ausdruck einer ausgeprägten Bestrahlungsfolge („Pseudoprogression"). Die exakte Unterscheidung zwischen Tumorprogression und Bestrahlungsfolge ist anfangs oft nicht möglich, wenngleich moderne bildgebende Verfahren (PET, kernspintomografische Perfusionsmessungen und Spektroskopie) Hinweise zur Differenzierung geben können. Die Bestrahlungsreaktion ist jedoch im Gegensatz zu einer Tumorprogression spontan rückläufig (➤ Abb. 5.2). In ähnlicher Weise kann es Jahre nach einer Strahlentherapie zu einer „Strahlennekrose" kommen, die wie ein intrakranieller Tumor in Erscheinung treten kann.

Unter **immunonkologischen Therapien** (➤ Kap. 3.4.4) kann es zu einer deutlichen Entzündungsreaktion an gehirneigenen Tumoren bzw. Metastasen kommen. Diese Entzündung imponiert ebenfalls zunächst als Zunahme der Läsion und des Ödems und klingt im Verlauf, ggf. unter einer notwendigen Steroidbehandlung, ab.

Tipps für die Praxis

Die Interpretation der klinischen Symptomatik und der zerebralen Bildgebung ist nach einer Strahlentherapie und unter immunonkologischen Therapien oft schwierig – die „Progredienz" entspricht nicht immer einem Tumorprogress. Vorschnelle „definitive" Aussagen deshalb vermeiden.

Sofern solide Tumoranteile Liquorabflusswege komprimieren, kommt es zu einem Liquoraufstau „oberhalb" des Abflusshindernisses **(Hydrocephalus occlusus).** Die diffuse Absiedelung von Tumorzellen innerhalb des Ventrikelsystems (Meningeosis neoplastica) stört die Liquorresorption und führt da-

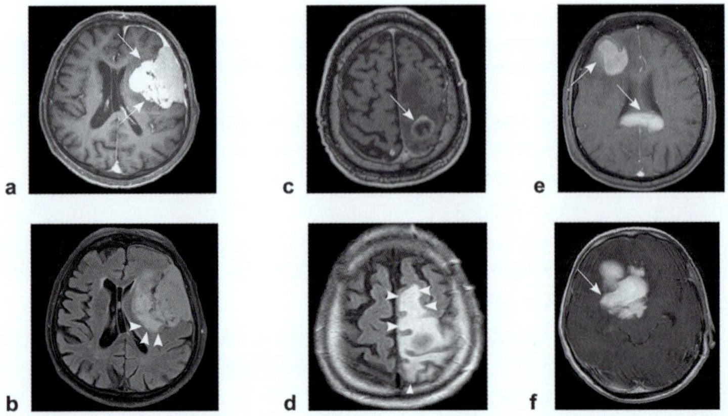

Abb. 5.1 Zerebrale Raumforderungen.
a) Die MRT-Aufnahme eines 80-jährigen Patienten zeigt einen großen kontrastmittelaufnehmenden Tumor links frontal (Pfeile) mit b) mäßigem Ödem (Pfeilspitzen), der zu einer Mittellinienverlagerung führt.
c) In der MRT-Aufnahme eines 72-jährigen Patienten kommt die zerebrale Metastase (Pfeil) eines Kolonkarzinoms zur Darstellung mit d) in der FLAIR-Gewichtung ausgeprägtem Ödem (Pfeilspitzen).
e) und f) Aspekt eines typischen ZNS-Lymphoms: flächige kontrastmittelaufnehmende Läsionen (Pfeile). [M1021]

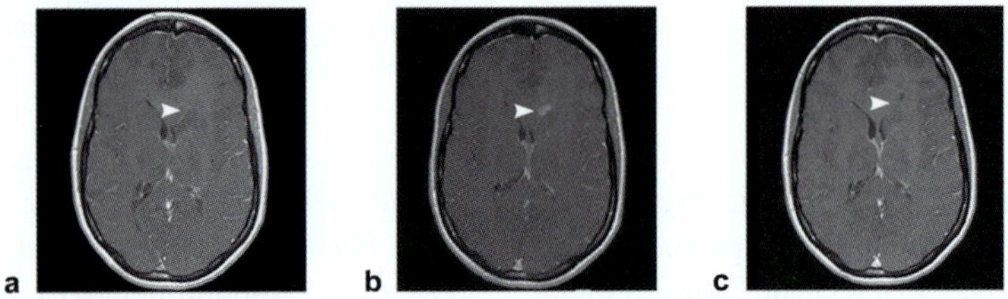

Abb. 5.2 Pseudoprogression als Folge einer Strahlentherapie.
a) Bei einer 32-jährigen Patientin mit Gliom war einen Monat nach der Strahlentherapie keine kontrastmittelaufnehmende Läsion vorhanden.
b) Drei Monate später ist die umschriebene Schrankenstörung erkennbar, (c) die im Verlauf von weiteren drei Monaten verschwindet (jeweils Pfeilspitzen), passend zum Vorliegen einer Pseudoprogression. [M1022]

durch ebenfalls zur einer Ventrikelerweiterung **(Hydrocephalus malresorptivus)** und Hirndrucksymptomatik.

Wesentlich seltener ist der Verschluss eines venösen Gefäßes **(Sinusvenenthrombose),** entweder durch direkte Kompression oder im Rahmen einer paraneoplastischen Gerinnungsstörung, Ursache einer Hirndruckerhöhung.

Symptome der Hirndruckerhöhung

- Kopfschmerzen, wellenförmig zunehmend bei Husten, Lagewechsel, ggf. morgens beim Erwachen.
- Übelkeit und Erbrechen („schwallartiges" Nüchternerbrechen).

MERKE

Ein *neuartiges* Kopfschmerzsyndrom (z. B. anderer Kopfschmerzcharakter, stärkere Intensität) bzw. Kopfschmerzen *mit vegetativen Symptomen* (Übelkeit, Erbrechen) erfordern bei onkologischen Patienten die rasche zerebrale Bildgebung.

- Schluckauf.
- Vigilanzminderung.
- Doppelbilder (Abduzenzparese).
- Anisokorie mit verminderter Lichtreaktion der erweiterten Pupillen (durch Affektion des N. oculomotorius).
- Epileptische Anfälle (➤ Kap. 5.4.1).
- Visusminderung, Gesichtsfelddefekt.
- Bradykardie bei Hypertonie.

Diagnostik

Entscheidend für die Diagnosestellung ist die zerebrale Bildgebung: Die solide Raumforderung und das begleitende Ödem kommen bereits in einer Comuptertomografie zur Darstellung, zur genaueren Einordnung ist meistens die Kernspintomografie notwendig.

Therapie

Die akute Hirndrucksteigerung erfordert die **stationäre Behandlung** in einer Klinik mit neurochirurgischer Versorgungsmöglichkeit.

Bei Hirndruckerhöhung durch direkte Raumforderungswirkung und begleitendes Ödem werden **Corticosteroide** eingesetzt.

Tipps für die Praxis

- Gut etabliert ist bei tumorbedingtem Hirnödem Dexamethason.
- Im akuten Notfall können Dexamethason 40–100 mg i. v. gegeben werden.
- Ansonsten können als Startdosis 8–24 mg pro Tag eingesetzt werden. Wegen langer Wirkdauer ist meistens die Gabe in 1 bis 2 Einzeldosen möglich, z. B. einmal morgens bzw. ⅔ der Dosis morgens und ⅓ mittags (z. B.: 16 mg – 8 mg – 0).
- Nur ein kleiner Teil der Patienten mit einem intrakraniellen Tumor benötigt ununterbrochen Steroide.
- Im Verlauf versuchen, die Steroiddosis wegen vieler unerwünschter Wirkungen zu reduzieren. Dabei an klinischer Symptomatik orientieren („so wenig wie möglich und so viel wie nötig") und Dosisanpassung nur in enger Absprache mit behandelndem (Neuro-)Onkologen vornehmen (s. u. Cave-Box).
- Oberkörperhochlagerung.
- Im Rahmen einer intensivmedizinischen Therapie: Osmotherapie, Analgosedierung.
- Von neurochirurgischer Seite sollte überprüft werden, ob eine Tumorresektion sinnvoll ist.
- Bei symptomatischer Raumforderung im Rahmen einer therapieassoziierten „Pseudoprogression" kommen ebenfalls Steroide zum Einsatz, bei steroidrefraktärem Befund Bevacizumab mit meist gutem Ansprechen.
- Im Fall eines Hydrozephalus ist die Anlage einer externen Ventrikeldrainage bzw. eines ventrikuloperitonealen Shunts zu prüfen. Insbesondere bei einer Meningeosis neoplastica ist dieses Vorgehen jedoch häufig nicht effektiv, da es durch erhöhten Liquoreiweißgehalt zu einem Verschluss des Shuntsystems kommen kann. Die Indikationsstellung für einen Shunt erfordert außerdem immer die Abwägung der Gesamtsituation: Bei weit fortgeschrittener Tumorerkrankung ist ein Shunt meist nicht indiziert.
- Bei Sinusvenenthrombose: zunächst niedermolekulare Heparine in therapeutischer Dosierung, danach Antikoagulation.

!

Solange die Histologie des Tumors nicht feststeht und das Vorliegen eines **Lymphoms im ZNS** möglich ist (➤ Abb. 5.1e, ➤ Abb. 5.1f), **Steroide vermeiden:** Bei Lymphomen führen Steroide häufig zu einer vorübergehenden Rückbildung des Tumors in der Bildgebung und Maskierung des histologischen Erscheinungsbilds – dadurch entstehen erhebliche Schwierigkeiten bei der Diagnosestellung und Verzögerungen bei der Therapieeinleitung.

LITERATUR

Lin AL, Avila EK. Neurological emergencies in the patients with cancer: Diagnosis and management. J Intensive Care Medicine, 2017;32(2): 99–115.

5.4.3 Querschnitt

Peter Hau

Grundlagen und Definition

Unter einer Querschnittlähmung wird ein Syndrom mit Ausfall motorischer, sensibler und/oder autonomer Funktionen verstanden, das auf einer Schädigung des Rückenmarks basiert. Querschnittlähmungen werden nach der Lokalisation des Schadens im Rückenmark und ihrer Ausprägung (komplett: keine Funktion unterhalb der Schädigung; inkomplett) beschrieben. Die Schwere der Ausfälle hängt von der Höhe, dem Ausmaß und der Akuität der Läsion ab. Ursache können Verletzungen des Rückenmarks und nicht traumatische Erkrankungen sein. Die Inzidenz nicht traumatischer Querschnittsyndrome ist nicht bekannt.

Beim Querschnittsyndrom treten folgende Störungen kombiniert oder einzeln auf:

- Lähmungen (zuerst schlaffe, dann spastische Para- bzw. Tetraplegie; bei Kaudaläsion immer schlaffe Paraparese)
- Gefühlsstörungen (sensibles Niveau mit darunter gelegenem teilweisem oder komplettem Ausfall einiger oder aller sensiblen Qualitäten)
- Autonome Funktionsstörungen (Blasen-, Darm- und Sexualfunktionsstörung; Herz-Kreislauf-Dysregulation)

Etwa 30 % aller Querschnittsyndrome liegt eine nicht traumatische Erkrankung zugrunde, von denen ein Teil direkt tumorbedingt oder tumorassoziiert ist. Infrage kommen Infektionen (bakteriell, mykotisch; insbesondere bei Immunsupprimierten), spinale Ischämie und spinaler Infarkt, spinale Blutung und iatrogene Querschnittsyndrome.

Differenzialdiagnostisch müssen Bandscheibenvorfälle (meist zervikal, Querschnitt nur bei sehr großen Vorfällen), Autoimmunerkrankungen und psychogene Querschnittsyndrome (Ausschlussdiagnose) abgewogen werden.

Querschnitt bei Tumorerkrankungen

Primäre und sekundäre (Metastasen) spinale Tumoren können Querschnittsyndrome verursachen. Sie werden nach der Lokalisation in extradurale (z. B. Wirbeltumoren, Wirbelmetastasen, Primärtumoren aus dem hämatopoetischen Formenkreis), intradural-extramedulläre (z. B. Meningeome, Neurinome, Schwannome) und intramedulläre (z. B. Astrozytome, Ependymome) eingeteilt. Intradural-extramedulläre Abtropfmetastasen kommen bei ependymalen (z. B. Ependymom) und embryonalen (z. B. Medulloblastom) primären Hirntumoren und bei Keimzelltumoren vor.

Spinale Tumoren manifestieren sich meist durch langsam progrediente sensible und später motorische Störungen, die oft zunächst als Spinalkanalstenose oder Polyneuropathie fehlgedeutet werden.

Querschnittsyndrome können auch iatrogen auftreten, erstens als Folge der Resektion eines spinalen Tumors, zweitens als Folge einer durch eine Bestrahlung des Rückenmarks oder selten als chemotherapieinduzierte Myelopathie. Die Kombination von hoch dosiertem systemischem Ara-C und intrathekaler Triple-Therapie (Ara-C, Methotrexat und Dexamethason) wurde mehrfach als auslösend beschrieben (Alsdorf et al. 2016).

MERKE

Wichtige Komplikationen

Querschnittsyndrome gehen mit zahlreichen Komplikationen einher, dazu gehören:

- Autonome Dysreflexie bei Rückenmarkläsion oberhalb von Th6 (Überwiegen des Vagotonus mit Bradykardie, Blutdruckkrisen bei Manipulation)
- Ateminsuffizienz
- Infektionen mit konsekutiver Sepsis (v. a. Harnwegsinfekt)
- Thrombembolie durch Immobilisation
- Duodenal- und Magenulzera
- Blasenentleerungsstörung
- Stuhlverhalt
- Hautulzera
- Kontrakturen
- Muskuloskelettale und neuropathische Schmerzen

Diagnostik

Die Diagnostik umfasst eine genaue Anamnese und standardisierte klinisch-neurologische Untersuchung. Bildgebung, Neurophysiologie und Laborwerte ergänzen die Diagnostik und sind leitend für das weitere therapeutische Vorgehen.

Bei nicht traumatischem Querschnittsyndrom ist eine differenzialdiagnostische Abklärung erforderlich. Auch bei Tumorpatienten müssen die oben genannten Differenzialdiagnosen berücksichtigt werden.

Bei Querschnittsyndrom auf Basis einer Tumorerkrankung wird folgende apparative Diagnostik durchgeführt:

- Spinale Magnetresonanztomografie (MRT); bei Kontraindikation für MRT Computertomografie und ggf. Myelografie
- Bei unklarem Primarius (selten) Tumorsuche

Das MRT ist die bildgebende Modalität erster Wahl. Mindestanforderungen sind T1-Sequenzen ohne und mit Kontrastmittel in drei Ebenen, T2 und TSE oder FLAIR.

Therapie

Wichtig für Therapieentscheidung und Prognose sind die Ursache (tumorinduziert, therapieinduziert), die Symptomatik vor Therapie, die Zahl der spinalen Metastasen (ungünstig: mehr als drei) und das Vorliegen von Knochenmetastasen (ungünstig: mehr als zwei). Ungünstig sind ferner eine kurze Anamnese, ein schlechter Funktionsstatus, ein rasch progredienter Primarius, viszerale Metastasen und männliches Geschlecht (Luksanapruksa 2017). Weiterhin spielen Begleiterkrankungen, das biologische Alter des Patienten, die Qualität der initialen Versorgung und die ambulante Weiterbetreuung nach der Entlassung eine Rolle.

!

Die Behandlung muss sofort nach Diagnosestellung eingeleitet werden. Die Behandlungsstrategie richtet sich nach der Ursache und besteht z. B. bei Kompression des Rückenmarks durch Tumoren in der operativen Entlastung oder der Bestrahlung des Wirbelsäulenabschnitts. Prophylaktische und symptomatische Maßnahmen müssen auch dann eingeleitet werden, wenn ursächlich nicht mehr therapiert wird.

Ziel einer **Operation** ist die Dekompression des Rückenmarks und die Erhaltung bzw. Wiederherstellung der Wirbelsäulenstabilität (Zairi et al. 2013). Seit einigen Jahren werden dabei auch minimalinvasive Techniken eingesetzt (Bhatt et al. 2013). Ein inkomplettes Querschnittsyndrom kann sich nach frühzeitiger Entlastung innerhalb von 48 Stunden deutlich bessern (Furstenberg et al. 2009). Bei kompletter Parese ist die Prognose schlecht.

Bei anaplastischen Meningeomen verbesserte sich die Symptomatik bei der Mehrzahl der Patienten nach Resektion des Tumors (Sun al. 2015). Bei Patienten mit extraduralen komprimierenden Metastasen und einer erwarteten Überlebenszeit von unter sechs Monaten sind **Strahlentherapiedosierungen von 8 bis 30 Gy** ähnlich wirksam. Bei über 65-Jährigen bringt eine zusätzliche Laminektomie keinen zusätzlichen Gewinn. Bei jüngeren Patienten mit einer einzelnen Metastase und einer Symptomatik unter 48 Stunden ist die Kombinationsbehandlung wirksamer. Bei alleiniger Bestrahlung von radiosensiblen Tumoren oder Metastasen muss diese so schnell wie möglich starten (Rades und Schiff 2018). Die Strahlentherapie kann stereotaktisch oder radiochirurgisch durchgeführt werden (Bhatt et al. 2013).

Corticosteroide haben keinen bewiesenen Effekt (George et al. 2015). Corticosteroide können bei spinaler Raumforderung mit Ödembildung trotzdem erwogen werden, z. B. Dexamethason 40 mg morgens i. v. über 3 Tage, dann 8 mg/Tag morgens p. o.

Tipps für die Praxis

- Stationäre Überwachung bei jeder akuten Querschnittlähmung wegen möglicher Komplikationen
- Intensivmedizinische Überwachung bei zervikalen und hoch-thorakalen Läsionen
- Engmaschige Kontrolle neurologischer Ausfälle
- Frühe und gezielte Behandlung von Infektionen (Riegger et al. 2009)
- Zur Prävention einer Thrombembolie: z. B. Enoxaparin 40 mg 1 × täglich
- Zur Prävention von Duodenal- und Magenulzera: Protonenpumpenhemmer
- Bei Blasenentleerungsstörung: sofortige kontrollierte Blasendrainage
- Zur Vermeidung von druckbedingten Hautulzera: regelmäßige En-bloc-Drehung
- Zur Vermeidung von Kontrakturen: Lagerungsschema und frühe Physiotherapie
- Bei muskuloskelettalen und neuropathischen Schmerzen: allgemeine Prinzipien der Schmerztherapie (Schnitzer 2006, Attal et al. 2010), im Frühstadium möglichst ohne Opioide (Darmlähmung)

LITERATUR

Alsdorf WH, Schmitz M, Schieferdecker A, Dierlamm J, Bokemeyer C, Binder M. Severe and irreversible myelopathy after concurrent systemic and intrathecal nucleoside analogue treatment for refractory diffuse large B-cell lymphoma: A case report and review of the literature. J Oncol Pharm Pract, 2016;22(3): 523–527.

Attal N, Cruccu G, Baron R, Haanpaa M, Hansson P, Jensen TS et al. EFNS guidelines on the pharmacological treatment of neuropathic pain: 2010 revision. Eur J Neurol, 2010;17(9): 1113–e1188.

Bhatt AD, Schuler JC, Boakye M, Woo SY. Current and emerging concepts in non-invasive and minimally invasive management of spine metastasis. Cancer Treat Rev, 2013;39(2): 142–152.

5

Furstenberg C H, Wiedenhofer B, Gerner H J, Putz C. The effect of early surgical treatment on recovery in patients with metastatic compression of the spinal cord. J Bone Joint Surg Br, 2009;91(2): 240–244.
George R, Jeba J, Ramkumar G, Chacko A G, Tharyan P. Interventions for the treatment of metastatic extradural spinal cord compression in adults. Cochrane Database Syst Rev, 2015;(9): CD006716.
Luksanapruksa P, Buchowski J M, Hotchkiss W, Tongsai S, Wilartratsami S, Chotivichit A. Prognostic factors in patients with spinal metastasis: a systematic review and meta-analysis. Spine J, 2017: 17(5): 689–708.
Rades D, Schiff D. Epidural and intramedullary spinal metastasis: clinical features and role of fractionated radiotherapy. Handb Clin Neurol, 2018;149: 227–238.
Riegger T, Conrad S, Schluesener H J, Kaps H P, Badke A, Baron C et al. Immune depression syndrome following human spinal cord injury (SCI): a pilot study. Neuroscience, 2009;158(3): 1194–1199.
Schnitzer T J. Update on guidelines for the treatment of chronic musculoskeletal pain. Clin Rheumatol, 2006;25 Suppl 1: S22–29.
Sun S Q, Cai C, Ravindra V M, Gamble P, Yarbrough C K, Dacey R G et al. Simpson Grade I-III Resection of Spinal Atypical (World Health Organization Grade II) Meningiomas is Associated With Symptom Resolution and Low Recurrence. Neurosurgery, 2015;76(6): 739–746.
Zairi F, Marinho P, Bouras A, Allaoui M, Assaker R. Recent concepts in the management of thoracolumbar spine metastasis. J Neurosurg Sci, 2013;57(1): 45–54.

5.4.4 Delir

Peter Hau

Grundlagen und Definition

Das Delir ist ein hirnorganisches Syndrom, das unterschiedlich schwer ausgeprägt sein kann. Ein schweres Delir ist lebensbedrohlich. Ein Delir hat erhebliche Konsequenzen für den weiteren Behandlungsverlauf des Patienten. Die kognitive Leistungsfähigkeit bleibt selbst nach Beseitigung der zugrunde liegenden Ursachen über lange Zeit beeinträchtigt (Pandharipande et al. 2013).

Das Delir ist häufig. In einer großen amerikanischen Serie hatten mehr als 40 Prozent der notfallmäßig eingelieferten Tumorpatienten ein Delir (Hui et al. 2015). Synonym werden die Begriffe delirantes Syndrom, organisches Psychosyndrom und Durchgangssyndrom (veraltet) benutzt.

Die Kriterien für das Vorliegen eines Delirs nach ICD-10 sind:

- Störung des Bewusstseins und der Aufmerksamkeit
- Störung der Wahrnehmung (reduzierte Merkfähigkeit, Desorientiertheit)
- Störungen der Psychomotorik (hyperaktives oder hypoaktives Delir)
- Schlafstörungen
- Akuter Beginn
- Fluktuierender Verlauf

Als weitere Kriterien gelten eine reduzierte Auffassungsgabe und Sprachstörungen. Optische Halluzinationen, Wahnvorstellungen und affektive Störungen wie Depression, Angst, Reizbarkeit und Agitation können ebenfalls auftreten. Diese sind jedoch oft auch mit anderen psychiatrischen Erkrankungen vergesellschaftet.

Eine organische Ursache des Delirs muss nachweisbar sein. Die Ursachen des Delirs sind vielfältig. Häufige Auslöser sind zentralnervöse Ursachen wie Tumoren, Traumata, zerebrovaskuläre und entzündliche Erkrankungen. Zusätzlich können systemische Infektionen (v. a. mit Fieber), Stoffwechselerkrankungen, Elektrolytverschiebungen, Medikamente und kardiovaskuläre sowie pulmonale Erkrankungen ein Delir verursachen. Das Delir ist potenziell vollständig rückbildungsfähig.

Delir bei Tumorerkrankungen

Delirante Zustände sind bei Tumorpatienten häufig (Hui et al. 2015). Folgende Ursachen kommen infrage:

- Hirneigene Tumoren und Metastasen im zentralen Nervensystem
- Meningeosis neoplastica
- Durch die Tumorerkrankung direkt oder indirekt ausgelöste zerebrovaskuläre Erkrankungen (z. B. Embolie, Infarkt, Mikroangiopathie, Vaskulitis, Blutung)
- Durch die Tumorerkrankung direkt oder indirekt ausgelöste metabolische Störungen (z. B. Elektrolytverschiebungen, Hyperkalziämie, Tumorlyse, Tumorkachexie, Thiamindefizit, Karzinoide, endokrine Dysfunktion)
- Entzündliche (z. B. Enzephalitis) oder inflammatorische Ursachen

- Paraneoplastische Erkrankungen
- Endorganversagen (z. B. Leber, Niere, Lunge, hypoxische Enzephalopathie)
- Nebenwirkungen der operativen Therapie (prä-, intra- und postoperative Ursachen, z. B. im Rahmen der Anästhesie)
- Nebenwirkungen der Strahlentherapie (bei Ganzhirnbestrahlung z. B. Leukenzephalopathie, bei fokaler Bestrahlung z. B. Strahlennekrose)
- Nebenwirkungen der systemischen Therapie

Viele systemisch oder lokal applizierte Zytostatika sowie zielgerichtete Small Molecules (-nibs), Antikörper (-mabs), antiangiogenetische Substanzen und Immuntherapien wie Immun Checkpoint-Inhibitoren (➤ Kap. 3.4.4) können ein Delir auslösen oder dieses unterhalten. Weiterhin können Supportivtherapien wie Antihistaminika, Anticholinergika, Benzodiazepine, Corticosteroide und Opioide ein Delir bewirken (Lawley and Hewison 2017).

Die Suszeptibilität steigt bei prädisponierenden patienten- oder behandlungsbezogenen Faktoren.

Risikostratifizierung beim Delir

Zahlreiche Einflussfaktoren können das Auftreten eines Delirs begünstigen (Inouye 1999):

- **Patientenassoziierte Faktoren:**
  - Schwere Vorerkrankung
  - Komorbiditäten
  - Chronische Schmerzen
  - Vorbestehende Immobilität
  - Vorbestehendes kognitives Defizit
- **Behandlungsassoziierte Faktoren:**
  - Operativer Eingriff
  - Anticholinergika
  - Benzodiazepine (Riker et al. 2009)
  - Aufenthalt auf Intensivstation

Weiterhin gehen psychologische und soziale Faktoren, Umwelteinflüsse und iatrogene Faktoren in das Risikomodell ein.

Wichtig bei Tumorpatienten sind das Tumorstadium (Lawley und Hewison 2017) und das Alter (Balas et al. 2009). Altersbedingte Änderungen der Organfunktionen führen zu erhöhten Wirkspiegeln und verlängerter Wirkungsdauer vieler Medikamente. Das Risiko eines iatrogen induzierten Delirs ist deshalb höher als bei jüngeren Patienten.

> **!**
> Das Delir ist primär nicht lebensbedrohlich, kann aber zu einem lebensbedrohlichen Notfall werden. Die Bewusstseinstrübung bis hin zum Koma stellt eine wichtige Komplikation des Delirs dar. Ihre Dynamik ist nicht vorherzusagen und kann schwere Folgen wie Störungen des Atemantriebs nach sich ziehen, die intensivmedizinisch behandelt werden müssen. Das Delir muss deshalb in einer stationären Einrichtung behandelt werden, sofern nicht vorab ein palliatives Vorgehen vereinbart und die Rahmenbedingungen dafür geschaffen wurden.

Diagnostik

Da das Delir nur die Endstrecke verschiedenster Störungen darstellt, ist die ursachenaufdeckende Diagnostik essenziell für die nachfolgende Therapie. Die diagnostischen Maßnahmen werden klinisch indiziert. Oft genügt eine klinische Einschätzung der oben genannten Faktoren für die Verdachtsdiagnose. Laborwerte sollten zum Ausschluss von Elektrolyt- und endokrinologischen Störungen immer abgenommen werden.

Die Notwendigkeit weiterführender diagnostischer Maßnahmen wird mit dem Tumorstadium des Patienten abgewogen.

Therapie

Primäres Therapieziel ist die Behebung der Ursache des Delirs. Die symptomatische Behandlung muss direkt nach Diagnosestellung eines Delirs, ggf. auch ohne die genaue Ätiologie des Deliriums zu kennen, eingeleitet werden.

Bisher gibt es keine prospektiven Untersuchungen zum Delir bei Tumorpatienten. Neben der Ursachenbehandlung sollte die Medikation des Patienten kritisch überprüft werden. Bei Infekten sind eine Antibiotikatherapie und Flüssigkeitssubstitution oft rasch wirksam. Bei manchen Patienten ist eine Umstellung von Opioiden auf alternative Schmerzmedikamente oder auf andere Opioide sinnvoll (Lawley and Hewison 2017).

Bei der Delirbehandlung ist wie folgt vorzugehen:

- Einschätzung der ursächlichen Faktoren und deren Behandlung.
- Durchsicht der vorbestehenden Medikamente; anticholinerg wirkende Medikamente absetzen, andere Medikamente ggf. umstellen.

- Zur Sedierung: Einsatz von Benzodiazepinen (z. B. Lorazepam); bei älteren Patienten wegen verlängerter Wirkdauer und paradoxer Effekte vorsichtig beginnen oder vermeiden.
- Zur Bekämpfung produktiv psychotischer Symptome wie Halluzinationen: Einsatz von niedrig dosierten Neuroleptika (z. B. Haloperidol, Risperidon).
- Bei vegetativer Entgleisung mit hohem Blutdruck: Einsatz von Alpha-2-Sympathikomimetika (z. B. Dexmedetomidin); wirkt zugleich zentral sedierend.
- Bei älteren Patienten kann nachts prophylaktisch Melatonin eingesetzt werden.

Alle Medikamente sollten niedrig dosiert begonnen und langsam gesteigert werden. Wirkung und Nebenwirkungen müssen sorgfältig überwacht werden.

MERKE

Die Möglichkeit eines Delirs sollte bei Vorliegen entsprechender Risikoindikatoren vorab mit dem Patienten und ggf. den Angehörigen abgesprochen werden. Dabei sollte darauf hingewiesen werden, dass bei Auftreten eines Delirs bzw. Verdacht auf Delir die weitere Behandlung im Krankenhaus erfolgen muss.

Tipps für die Praxis

- Ein Delir hat unterschiedlichste Ursachen und ist bei Tumorerkrankungen häufig.
- Auslösend sind patienten-, tumor- und behandlungsassoziierte Faktoren.
- Operation, Strahlentherapie und Systemtherapie können ein Delir auslösen oder begünstigen.
- Bei Verdacht auf Delir ist eine rasche Diagnostik im stationären Rahmen notwendig.
- Die Therapie erfolgt ursächlich und symptomatisch.
- Das Delir ist bei adäquater Behandlung potenziell komplett rucklaufig.
- Bei der Entscheidung für Diagnostik und Therapie muss das Tumorstadium mit abgewogen werden.

Beispiel

Methotrexat und Strahlentherapie bei primärem Lymphom des ZNS

Ein 72-jähriger Patient mit **primärem Lymphom des zentralen Nervensystems, B-Zell-Reihe, CD20 positiv,** erhält eine hoch dosierte Methotrexat-basierte Chemotherapie. Bei gutem Teilansprechen nach vier Zyklen wird der Therapieerfolg mit einer Ganzhirnbestrahlung mit 45 Gy Gesamtdosis konsolidiert. Nach zwei Jahren ist der Tumor bildgebend vollständig remittiert. Klinisch fällt eine Verlangsamung auf. Die Angehörigen berichten von sozialem Rückzug. In der daraufhin eingeleiteten neuropsychologischen Untersuchung zeigt der Patient Zeichen einer subkortikalen Demenz. Im Verlauf kommt es zu einem zunehmenden Abbau auch von Gedächtnisfunktionen. Die Familie berichtet zudem von Episoden mit Hyperaktivität, optischen Halluzinationen, Wahnvorstellungen und Reizbarkeit, insbesondere an heißen Tagen mit geringer Trinkmenge. Die Diagnose lautet subkortikale Strahlen-Chemotherapie-induzierte Demenz mit Episoden eines Delirs bei Exsikkose und vermutlich Elektrolytverschiebung.

Merke: Eine kombinierte Strahlen-Chemotherapie mit Methotrexat führt bei älteren Patienten häufig zu einer Leukenzephalopathie mit gelegentlichen deliranten Episoden.

LITERATUR

Balas M C, Happ M B, Yang W, Chelluri W, Richmond T. Outcomes Associated With Delirium in Older Patients in Surgical ICUs. Chest, 2009;135(1): 18–25.

Hui D, dos Santos R, Reddy S, Nascimento M S, Zhukovsky D S, Paiva C E et al. Acute symptomatic complications among patients with advanced cancer admitted to acute palliative care units: A prospective observational study. Palliat Med 29, 2015;(9): 826–833.

Inouye S K, Bogardus Jr. S T, Charpentier P A, Leo-Summers L, Acampora D, Holford T R et al. A multicomponent intervention to prevent delirium in hospitalized older patients. N Engl J Med, 1999;340(9): 669–676.

Lawley H, Hewison A. An integrative literature review exploring the clinical management of delirium in patients with advanced cancer. J Clin Nurs, 2017;26(23–24): 4172–4183.

Pandharipande P P, Girard T D, Jackson J C, Morandi A, Thompson J L, Pun B T et al. Long-term cognitive impairment after critical illness. N Engl J Med, 2013;369(14): 1306–1316.

Riker R R, Shehabi Y, Bokesch P M, Ceraso D, Wisemandle W, Koura F et al. Dexmedetomidine vs midazolam for sedation of critically ill patients: a randomized trial. JAMA, 2009;301(5): 489–499.

5.5 Hyperkalzämie

Marcus Hentrich

Einer Hyperkalzämie liegt immer eine vermehrte Knochenresorption durch eine gesteigerte Osteoklastenaktivität und meist auch eine gesteigerte renale Kalziumrückresorption zugrunde. Pathophysiologisch handelt es sich bei onkologischen Patienten um eine

- zytokinvermittelte Aktivierung der Osteoklasten durch Knochenmetastasen (osteolytische Hyperkalzämie) und/oder
- Osteoklastenaktivierung durch Mediatoren, die vermehrt von Tumorzellen gebildet werden. Hierzu zählen das Parathormon related peptide (PTHrP) sowie andere Zytokine wie TNF-α und -ß oder Interleukin-1 und -6 (humorale Hyperkalzämie). In diesen Fällen muss keine Knochenmetastasierung vorliegen. Erhöhte PTHrP-Spiegel finden sich bei mehr als 40 % der Patienten mit tumorinduzierter Hyperkalzämie.

Zu den seltenen Ursachen einer Hyperkalzämie zählen eine gesteigerte Produktion von 1,25-Dihydroxyvitamin D3 (meist bei Patienten mit malignen Lymphomen), eine Immobilisations-assoziierte Hyperkalzämie (sehr selten) oder iatrogene Faktoren wie die vermehrte Zufuhr von Kalzium oder Vitamin D.

Inzidenz

Die Häufigkeit variiert mit der zugrunde liegenden malignen Erkrankung (➤ Tab. 5.3).

MERKE
In der Onkologie tritt eine Hyperkalzämie am häufigsten bei Patienten mit Bronchialkarzinom, Mammakarzinom und Multiplem Myelom auf. Ein Skelettbefall muss nicht immer vorliegen.

Symptomatik

Das Spektrum möglicher Symptome einer Hyperkalzämie ist in ➤ Tab. 5.4 zusammengestellt.

MERKE
Bei onkologischen Patienten mit neu aufgetretener Somnolenz, Müdigkeit oder Verwirrtheit sollte auch an eine Hyperkalzämie gedacht werden.

Diagnostik

Bei der Bewertung des Serumkalziumspiegels muss berücksichtigt werden, dass mit der üblichen Serumkalziumbestimmung das Gesamtkalzium erfasst, die Symptomatik einer Hyperkalzämie jedoch nur von der Höhe des ionisierten Kalziums bestimmt wird. Die Konzentration des ionisierten Kalziums hängt von der Konzentration des Serumalbumins und des Parathormons ab und beträgt nur etwa die Hälfte des Gesamtkalziums.

Der Albumin-korrigierte Kalziumspiegel errechnet sich wie folgt:

$$\text{Serumkalzium (mM)} - [0{,}02 \times \text{Albumin (g/l)}] + 0{,}8$$

Wegen der neurologisch-psychiatrischen Symptomatik einer Hyperkalzämie kommt es immer wieder zu Verwechslungen mit Symptomen einer Hirnmetastasierung oder Medikamentenintoxikation. Sehr seltene Ursachen wie eine Vitamin-D-Intoxikation oder ein primärer Hyperparathyreoidismus sollten differenzialdiagnostisch bedacht werden.

Tab. 5.3 Häufigkeit der Hyperkalzämie bei malignen Erkrankungen

Malignom	Häufigkeit einer Hyperkalzämie
Bronchialkarzinom	26–28 %
Mammakarzinom	24–26 %
Multiples Myelom	5–8 %
Nierenzellkarzinom	4–6 %
Lymphome, Leukämien	4–5 %
Gastrointestinale Tumoren	4–6 %

Tab. 5.4 Symptome einer Hyperkalzämie

Organsystem	Symptome
ZNS	Somnolenz, Verwirrtheit, Schwäche
Gastrointestinaltrakt	Übelkeit, Erbrechen, Obstipation
Niere	Polyurie/Polydypsie, akutes Nierenversagen, Nephrokalzinose
Herz	QT-Verkürzung, Arrhythmie
Skelett	Arthralgie, Myalgie

MERKE

Eine Hyperkalzämie sollte primär mit forcierter Hydrierung und Gabe von Furosemid behandelt werden. Bei Kalziumwerten > 3 mmol/l zusätzlich Gabe von Zoledronat 4 mg als Kurzinfusion (über mind. 15 Minuten – Dosisanpassung an die Nierenfunktion!).

Therapie

Nach Diagnose einer Hyperkalzämie sollten folgende therapeutische Maßnahmen ergriffen werden:

- Absetzen kalziumsteigender Medikamente (Hormone, Hormon-Inhibitoren, Vitamin D_3).
- Bei leichten Hyperkalzämien (< 3 mmol/l) kann bereits durch ausreichende **orale Flüssigkeitszufuhr** (mindestens 2 bis 3 Liter), evtl. in Kombination mit einem kalziuretischem Diuretikum **(Furosemid)** eine Besserung erreicht werden (vorübergehende Senkung des Kalziumspiegels um ca. 0,5 mmol/l).
- Bei mittelschweren (> 3,0 mmol/l) oder schweren (> 3,7 mmol/l) Hyperkalzämien **forcierte Diurese** mit Infusion von 2–4 l NaCl 0,9 % in 24 Stunden, Kaliumsubstitution und Gabe von Furosemid 40 mg i. v. (Wiederholung evtl. alle 4–6 Stunden).
- Hemmung der Knochenresorption durch Gabe von Bisphosphonaten (➤ Kap. 4.9). Zur Verfügung stehen:
  - Als Therapie der Wahl **Zoledronat 4 mg** in 100 ml Infusionslösung (cave Dosisanpassung bei Niereninsuffizienz), Infusion über mindestens 15 Minuten.
  - Pamidronat 60 mg (Ca^{++} < 3 mmol/l) oder 90 mg ($Ca^{++} \geq$ 3 mmol/l) in 500 ml NaCl 0,9 %, Infusion über mindestens 2 Stunden.
  - Ibandronat 2 mg (Ca^{++} < 3 mmol/l) oder 4–6 mg ($Ca^{++} \geq$ 3 mmol/l) in 500 ml NaCl 0,9 %, Infusion über mindestens 15 Minuten.
  - In zwei randomisierten Studien führte die Gabe von Zoledronat (4 mg oder 8 mg) zu einer schnelleren und länger anhaltenden Senkung des Serumkalziums als eine Therapie mit 90 mg Pamidronat (Major et al. 2001). Eine Normalisierung des Kalziums nach vier Tagen wurde bei 50 % der Patienten unter Zoledronat und bei 33,3 % unter Pamidronat beobachtet. Nach Pamidronat hielt die Wirkung 18 Tage, nach 4 mg Zoledronat 32 Tage an. Da es sich um eine Notfallindikation handelt, kann vor Gabe des Bisphosphonats auf die ansonsten obligate zahnärztliche Untersuchung verzichtet werden.
  - In der Regel erfolgt die Wiederholung der Bisphosphonate nach drei Wochen. In therapierefraktären Fällen können Zoledronat oder Pamidronat jedoch bereits nach einer Woche wiederholt werden.
- Calcitonin 100 IE 3–4 × tgl. s. c. oder i. m. in Kombination mit Bisphosphonaten. Vorteil ist der schnelle Wirkungseintritt (2–4 Stunden), allerdings klingt die Wirkung rasch wieder ab. Wiederholte Gaben gehen mit einer nachlassenden Wirksamkeit einher.
- Prednisolon 40–100 mg tgl. in Kombination mit Bisphosphonaten (und fakultativ Calcitonin). Corticosteroide sind insbesondere bei hämatologischen Neoplasien wirksam.
- Hämodialyse bei Versagen konservativer Verfahren.
- Nach erfolgter Akuttherapie besteht die wichtigste spezifische Maßnahme in der Behandlung der malignen Grunderkrankung.

Beispiel

Hyperkalzämie bei Multiplem Myelom

Eine 58-jährige Patientin mit langjährigem Multiplem Myelom wird mit Somnolenz in die Notaufnahme eingewiesen. Die Patientin ist exsikkiert, das Kreatinin ist auf 2,1 mg/dl und das Serumkalzium auf 3,9 mmol/l erhöht. Sie erhält Infusionen mit NaCl 0,9 % 200 ml/h, Furosemid 40 mg langsam i. v. und Zoledronat in an die Nierenfunktion angepasster Dosis von 3 mg als Kurzinfusion über 30 Minuten. Die Gabe von Furosemid wird nach 6 und 12 Stunden wiederholt. Am Folgetag ist der Kalziumwert auf 3,2 mmol/l zurückgegangen mit Besserung der Vigilanz. Unter Fortsetzung der Hydrierung und Therapie mit Furosemid (40 mg 1 × tgl.) fällt das Kalzium in den nächsten Tagen nur langsam weiter ab und normalisiert sich erst nach fünf Tagen. Nach Start einer effektiven Therapie des Multiplen Myeloms ist keine weitere Hyperkalzämieepisode mehr aufgetreten.

LITERATUR

Feldenzer KL, Sarno J. Hypercalcemia of Malignancy. J Adv Pract Oncol, 2018;9: 496–504.

Major P, Lortholary A, Hon J et al. Zoledronic acid is superior to pamidronate in the treatment of hypercalcemia of malignancy: a pooled analysis of two randomized, controlled clinical trials. J Clin Oncol, 2001;19: 558–667.

Santarpia L, Koch CA, Sarlis NJ. Hypercalcemia in cancer patients: pathobiology and management. Horm Metab Res, 2010;42: 153–64.

Wagner J, Arora S. Oncologic Metabolic Emergencies. Hematol Oncol Clin North Am, 2017;31: 941–957.

5.6 Tumorlysesyndrom

Marcus Hentrich

Als akutes Tumorlysesyndrom (TLS) wird eine durch raschen und massiven Zellzerfall induzierte metabolische Entgleisung bezeichnet, die sich als laborchemisches und/oder klinisches TLS manifestieren kann.

Ein **laborchemisches TLS** liegt vor, wenn mindestens zwei der folgenden Kriterien im Zeitraum von drei bis maximal sieben Tagen nach Beginn einer antineoplastischen Therapie auftreten:

- Hyperurikämie, verursacht durch einen Anfall von Purinen
- Hyperkaliämie
- Hyperphosphatämie durch Anfall von Nukleoproteinen
- Hypokalzämie

Risikofaktoren für ein TLS

Das Risiko für ein TLS ist erhöht, wenn ein oder mehrere der folgenden Faktoren vorliegen:

- Hohe Tumor- bzw. Leukämielast. Bei Leukämien kann das Risiko anhand der Leukozytenzahl abgeschätzt werden (➤ Tab. 5.5).
- Hohes Potenzial für starken Zellzerfall auf dem Boden einer hohen Proliferationsrate oder hohen Chemotherapiesensibilität des Malignoms. Hierzu zählen neben Leukämien v. a. aggressive Lymphome, kleinzellige Bronchialkarzinome und Keimzelltumoren des Hodens. Besonders hoch ist das Risiko bei Patienten mit chronischer lymphatischer Leukämie (CLL) , die erstmals mit Venetoclax behandelt werden. Prinzipiell ist die Entwicklung eines TLS aber auch bei anderen Malignomen mit hoher Tumorlast möglich. Eine hohe LDH kann auf ein hohes TLS-Risiko hinweisen.
- Besondere Charakteristika des Patienten zum Zeitpunkt des Therapiebeginns. Hierzu zählen:
  - Vorbestehende Niereninsuffizienz
  - Oligurie
  - Dehydratation
  - Arterielle Hypotonie
  - Hyperurikämie
  - Infektionen
- Inadäquate Supportivtherapie (Gabe nephrotoxischer Medikamente, unzureichende Flüssigkeitszufuhr, externe Zufuhr von Kalium und/oder Phosphat).

MERKE

Vor allem bei Patienten mit hoher Tumorlast sollte an ein TLS gedacht und prophylaktische Maßnahmen eingeleitet werden (Hydrierung, Senkung der Harnsäure).

Symptomatik

Das klinische Bild eines TLS ist sehr variabel. Als Leitsymptome können Störungen der Vigilanz (Desorientiertheit, Somnolenz), Herzrhythmusstörungen, eine verminderte renale Ausscheidung und evtl. eine Blutungsneigung (DIC) auftreten. Eine Hypokalzämie manifestiert sich überwiegend durch zerebrale Symptome (erhöhte Krampfbereitschaft, Verwirrtheit). Plötzlichen Todesfällen liegen am ehesten Elektrolytstörungen zugrunde (Hyperkaliämie, Hypokalzämie).

Tab. 5.5 Risiko für ein TLS bei Leukämien

Risiko	Leukozytenzahl
Hoch	≥ 100 000/µl bei ALL ≥ 50 000/µl bei AML
Intermediär	50 000–100 000/µl bei ALL 10 000–50 000/µl bei AML
Niedrig	≤ 50 000/µl bei ALL ≤ 10 000/µl bei AML ≤ 10 000/µl bei CLL

MERKE

Eine Sepsis kann klinisch rasch und einfach anhand der Kriterien Atemfrequenz, Vigilanz und Blutdruck diagnostiziert werden.

Für die Diagnose eines **septischen Schocks** müssen die folgenden zwei Kriterien gegeben sein:

- Notwendigkeit einer Therapie mit Vasopressoren, um einen mittleren arteriellen Blutdruck (MAP) von 65 mmHg trotz adäquater Volumensubstitution zu erhalten.
- Laktat von ≥ 2 mmol/l.

Die den septischen Schock charakterisierenden zirkulatorischen und zellulär/metabolischen Dysfunktionen gehen mit einer deutlich erhöhten Mortalität einher.

MERKE

Das Fehlen von Fieber schließt eine schwere Infektion und eine Sepsis nicht aus.

Risikofaktoren bei onkologischen Patienten

Patienten mit hämatologischen Neoplasien oder soliden Tumoren weisen ein erhöhtes Risiko für Infektionen und Bakteriämien auf, wenn u. a. folgende Faktoren vorliegen:

- Neutropenie bzw. schwere Neutropenie (< 500/µl) und/oder lang anhaltende Neutropenie (> 7 Tage).
- Diagnose einer akuten Leukämie.
- Fortgeschrittene Tumorerkrankungen.
- Als wenig spezifische Kriterien erhöhen zudem jede Chemotherapie, eine vorherige antibiotische Behandlung oder auch vorherige chirurgische Interventionen das Risiko für Infektionen.

Bei Patienten mit febriler Neutropenie besteht ein erhöhtes Risiko für eine Sepsis, wenn eine adäquate antibiotische Therapie nicht zeitnah begonnen wird. Zudem nimmt das Risiko bei Vorliegen einer Hypoproteinämie (< 62 g/l) und Hypophosphatämie (< 0,8 mmol/l) zu.

MERKE

Patienten mit schwerer und lang anhaltender Neutropenie weisen ein hohes Risiko für Infektionen und potenziell für die Entwicklung einer neutropenen Sepsis auf.

Diagnostik

In Ergänzung zu den SIRS-Kriterien können die folgenden weiteren Befunde auf eine schwere Infektion mit Entwicklung einer Sepsis hinweisen:

- Ödeme und Flüssigkeitsretention
- Anstieg des CRP- und/oder Procalcitoninwerts auf über das Zweifache der Norm
- Abnahme der Sauerstoffsättigung bzw. arterielle Hypoxämie
- Oligurie
- Anstieg des Kreatinins oder Bilirubins
- Störungen der plasmatischen Gerinnung

Die Diagnose einer Sepsis erfolgt anhand der qSOFA-Kriterien (s. o. „Definition“).

Therapie der Sepsis

Die Therapie der Sepsis beruht auf folgenden drei Prinzipien:

- Rascher Beginn einer breiten antibiotischen Behandlung
- Sanierung des zur Sepsis führenden Fokus
- Supportive Organersatztherapie

Bei klinischem Verdacht oder Diagnose einer Sepsis muss eine sofortige Krankenhauseinweisung erfolgen. Ambulant können bereits folgende Maßnahmen ergriffen werden:

- Abnahme von Blutkulturen und Start einer antibiotischen Therapie mit z. B. Piperacillin/Tazobactam oder Meropenem bzw. Imipenem
- Volumengabe in Form von kristalloiden Lösungen (z. B. NaCl 0,9 %)
- Ggf. Gabe von Sauerstoff

Beispiel

Sepsis als Folge einer Pneumonie

Eine 59-jährige Patientin mit Mammakarzinom, die sich einer intensiven, dosisdichten adjuvanten Chemotherapie unterzieht, stellt sich in deutlich reduziertem Allgemeinzustand in der Praxis vor. Sie hat kein Fieber, beklagt aber trockenen Husten und Atemnot bei geringer Belastung. Das vor drei Tagen bestimmte Blutbild zeigte eine Neutropenie (Leukozyten 900/µl). Keine Diarrhö, keine Dysurie. Rechts pulmonal sind pneumonische Rasselgeräusche auskultierbar. Da der Blutdruck der verlangsamt wirkenden Patientin bei 95 mmgHg liegt und sie eine Tachypnoe von ca. 18/Minute aufweist, wird umgehend eine Krankenhauseinweisung veranlasst, ohne die Ergebnisse des aktuellen Labors abzuwarten. Noch in der Praxis werden 1 000 ml NaCl 0,9 % zügig infundiert und eine antibiotische Behandlung mit 4,5 g Tazobactam i. v. begonnen. Nach stationärer Aufnahme verbringt die Patientin sieben Tage auf der Intensivstation wegen einer neutropenischen Sepsis als Folge einer Pneumokokken-Pneumonie. Sie erholt sich vollständig, und die Chemotherapie kann in reduzierter Dosis abgeschlossen werden. ■

LITERATUR

Kochanek M, Schalk E, von Bergwelt-Baildon M et al. Management of sepsis in neutropenic cancer patients: 2018 guidelines from the Infectious Diseases Working Party (AGIHO) and Intensive Care Working Party (iCHOP) of the German Society of Hematology and Medical Oncology (DGHO). Ann Hematol, 2019;98: 1051–1069.

Rhodes A, Evans LE, Alhazzani W et al. Surviving sepsis campaign: international guidelines for management of sepsis and septic shock: 2016. Intensive Care Med, 2017;43: 304–377.

Seymour CW, Liu VX, Iwashyna TJ et al. Assessment of clinical criteria for sepsis: For the Third International Consensus Definitions for Sepsis and Septic Shock (Sepsis-3). JAMA, 2016;315: 762–774.

Soares M, Bozza FA, Azevedo LC et al. Effects of organizational characteristics on outcomes and resource use in patients with cancer admitted to intensive care units. J Clin Oncol, 2016;34: 3315–3324.

5.8 Blutungen

Ursula Vehling-Kaiser

Blutungen bei hämato-onkologischen Erkrankungen können als Erstsymptom einer malignen Erkrankung, als Folge oder als Therapiekomplikation auftreten. Auch einige hämatologische Erkrankungen, die nicht unter den Begriff „bösartig" fallen, können – wie z. B. der Morbus Werlhof oder Morbus Osler – mit erheblichen Blutungen einhergehen. Immer ruft eine länger anhaltende Blutung beim Patienten und seinen Angehörigen tiefste Besorgnis und Schrecken hervor. Deshalb sollten Patient und Angehörige über Blutungskomplikationen und das angemessene Verhalten in Notfällen sowie über das Vermeiden von Risikosituationen aufgeklärt werden.

Folgende **Blutungsursachen** können unterschieden werden:

- Blutungen infolge von Thrombozytopenien
- Blutungen infolge von mangelnden Gerinnungsfaktoren
- Blutungen infolge von Gefäßarrosionen
- Blutungen aus exulzerierenden Tumoren
- Blutungen bei nicht malignen hämatologischen Erkrankungen

Blutungen infolge von Thrombozytopenien

Ursache

Erniedrigte Thrombozyten können aufgrund einer Primärerkrankung, als Therapiefolge oder im Rahmen eines erhöhten Verbrauchs (z. B. Sepsis [➤ Kap. 5.7]) auftreten. Zu den malignen Primärerkrankungen gehören z. B. akute Leukämien, maligne Lymphome mit ausgedehntem Knochenmarkbefall, das myelodysplastische Syndrom, aber auch solide Tumoren, die mit entsprechendem Knochenmarkbefall oder Skelettbefall einhergehen. Dieses trifft v. a. für das kleinzellige Bronchialkarzinom, Prostatakarzinom und Mammakarzinom zu.

Manche malignen Lymphome, v. a. die chronische lymphatische Leukämie (CLL) können eine Immunthrombozytopenie verursachen, die dann spezieller Therapieschemata bedarf.

Thrombozytopenien als Folge von Therapien finden sich v. a. bei Patienten, die eine systemische Chemotherapie erhalten. Aber auch Antikörper (➤ Kap. 3.4.2) oder Small Molecules (z. B. Tyrosinkinase-Inhibitoren) (➤ Kap. 3.4.7) können ernste Thrombozytopenien auslösen. Immer betroffen sind Patienten, bei denen eine autologe oder allogene Knochenmarktransplantation durchgeführt wird. Patienten, die eine Polychemotherapie erhalten oder schon über längere Zeit mit Zytostatika behandelt werden, sind deutlich mehr gefährdet als Patienten mit Monotherapien. Allerdings gibt es einige Zytostatika, die besonders häufig Thrombozytopenien hervorrufen. Ein Beispiel ist Gemcitabin (Gemzar®), eine Substanz, die v. a. beim Pankreaskarzinom zum Einsatz kommt.

Klinik

Deutlich erniedrigte Thrombozyten können zum Auftreten von **Petechien** führen. Es handelt sich dabei um punktförmige Blutungen, die besonders häufig an der Streckseite der Unterarme und an den Schienbeinen auftreten. Aber auch die Zunge und Mundschleimhäute sollten inspiziert werden. Petechien sind keine primär lebensbedrohenden Blutungen, weisen aber auf therapiebedürftige Thrombopenien hin. Thrombozytenwerte unter 10 000/µl können zu massiven Spontanblutungen, insbesondere Hirnblutungen, führen. Die Gabe von Thrombozytenkonzentraten muss in diesen Fällen zeitnah durchgeführt werden.

Tipps für die Praxis

- Regelmäßige Thrombozytenkontrolle bei gefährdeten Patienten (je nach Wert 1–3 ×/Woche).
- Am Freitag oder vor Feiertagen Thrombozyten möglichst früh morgens kontrollieren, damit Thrombozytenkonzentrate noch am selben Tag gegeben werden können.
- Patienten mit niedrigen Thrombozytenwerten auf Blutungsgefahr durch Verletzungen, besonders durch Stürze, hinweisen.

TIPPS FÜR PATIENTEN

- **Verhalten beim Baden/Duschen:** Bade-oder Duschwanne mit rutschfester Unterlage ausstatten; nach dem Baden/Duschen nicht auf Fliesen (sondern Handtuch, Badematte) treten, da erhöhte Rutschgefahr; Badezimmertür nicht abschließen; möglichst nur baden/duschen, wenn eine zweite Person in Rufweite ist.
- **Sport:** Sportarten mit hoher Verletzungsgefahr (z. B. Fußball, Boxen, Judo) oder Sturzgefahr (z. B. Motorrad- oder Radfahren, Skifahren) vermeiden.
- **Autofahren:** Patienten mit Thrombozytenwerten unter 10 000/µl sollten aufgrund der erhöhten Gefahr einer Hirnblutung auf das Autofahren (ebenso auf das Motorrad- oder Radfahren) verzichten, dies gilt auch für kurze Fahrstrecken.
- **Zahnpflege:** Nur weiche Zahnbürste (z. B. Dachshaar, keine elektrische Zahnbürste) oder nur Mundspüllösung verwenden.
- **Aufklärung:** Patienten frühzeitig über Petechien aufklären. Oft hilft es, eine entsprechende Abbildung zu zeigen oder Punkte mit dem Kugelschreiber auf den Unterarm zu malen.

MERKE

- Beim Auftreten von Nasen- oder Zahnfleischbluten bei Patienten mit entsprechender Anamnese sofort Thrombozyten kontrollieren.
- Bei gefährdeten Patienten auf Kopfschmerzen oder Schwindel achten (Mikroblutungen im Gehirn).
- Einige Patienten halten Petechien für ein Ekzem und benennen dies so. Deswegen stets von Patienten beschriebene Veränderungen selber ansehen.
- Ist der behandelnde Arzt nicht erreichbar, muss der Patient beim Auftreten von Petechien in einer Krankenhausambulanz vorstellig werden.

Notfallsituationen

- **Nasenbluten:** Nasenkompression mit Fingern, Tranexamsäure p. o. (Cyklokapron® 500 mg 3 × 1 Tbl.) und cyclokaprongetränkte (Cyklokapron® Ampullen) Nasentamponade.
- **Zahnfleischbluten:** Mund mit Cyklokapron® spülen und ggf. p. o. beginnen.
- **Hirnblutung:** Eine Hirnblutung infolge einer nicht mehr transfusionsfähigen Thrombozytopenie (z. B: Entwicklung von Antikörpern gegen Thrombozytenkonzentrate) ist nach wie vor eine häufige Todesursache bei Patienten mit therapierefraktären Leukämien oder myelodysplastischen Syndromen. Hirnblutungen treten häufig zu Hause auf und können Angehörige schwer traumatisieren. Deshalb sind im Palliativsetting dringend ausführliche Gespräche erforderlich. Unnötige Krankenhauseinweisungen, die oft dazu führen, dass der Patient im Krankenwagen oder in der Krankenhausaufnahme verstirbt, können hierdurch vermieden werden.

Beispiele

Platzwunde am Kopf

Ein 68-jähriger Patient, der wegen einer akuten Leukämie eine aggressive Chemotherapie erhält, stürzt im Krankenhaus beim Verlassen der Badewanne und zieht sich eine Platzwunde am Kopf zu. Wenige Minuten später verfärbt sich das gesamte Gesicht blau. Ein Mitpatient hört den Sturz und benachrichtigt die

Krankenschwester. Eine CT-Untersuchung des Schädels kann zum Glück eine intrazerebrale Blutung ausschließen. Dennoch kommt es wegen der massiven Hämatome im Gesichts-, Schädel- und Halsbereich zu einer Therapieverzögerung von mehreren Wochen.

Hirnblutung bei therapierefraktärer Leukämie

Eine 79-jährige Patientin leidet an einer akuten Leukämie. Nachdem eine Chemotherapie nicht den gewünschten Erfolg gebracht hat, wünscht die Patientin supportive Maßnahmen einschließlich der Gabe von Thrombozytenkonzentraten. Trotz entsprechender Gabe können die Thrombozytenzahlen nicht über 20 000/μl angehoben werden. Die Patientin ist ansonsten beschwerdefrei und kann mit ihrer Familie ihren 80. Geburtstag feiern. Die Patientin und ihre Angehörigen werden in langen Gesprächen auf die Blutungsgefahr, einschließlich einer Hirnblutung, hingewiesen. Kurz nach ihrem Geburtstag klagt die Patientin über massive Kopfschmerzen und wird kurz darauf bewusstlos. Der Notarzt wird gerufen, intubiert die Patientin und bringt sie ins nächste Krankenhaus. Dort diagnostiziert man eine ausgedehnte Hirnblutung. Auf dringenden Wunsch der Tochter wird die Patientin per Hubschrauber in die Neurochirurgie der nächsten Universitätsklinik geflogen, wo sie noch in der Aufnahme verstirbt. Es wurde weder mit dem Hausarzt noch mit den Onkologen Kontakt aufgenommen.

Hirnblutung bei therapierefraktärer Leukämie

Eine 24-jährige Patientin, die seit der Diagnose einer akuten Leukämie Mitglied einer Selbsthilfegruppe für Leukämie ist, wird wegen rezidivierender Kopfschmerzen stationär aufgenommen. Leider ist es bei der jungen Frau zu mehreren Rezidiven gekommen, sodass eine palliative Situation vorliegt. Die Patientin ist über ihre Situation aufgeklärt. Thrombozytenkonzentrate können ihre Thrombozyten auf niedrigem Niveau konstant halten. Schwere Blutungen treten zunächst nicht auf. Die junge, sehr belesene Patientin schätzt ihre Kopfschmerzen als Komplikation richtig ein.

Unter entsprechender Schmerztherapie ist sie weitgehend beschwerdefrei. Sie erhält Besuch von ihrer Leukämiegruppe und ihren Angehörigen und verbringt ein paar fröhliche Stunden. Am Morgen der geplanten Entlassung wird sie tot im Bett aufgefunden. Ihre Freunde aus der Leukämiegruppe und die Angehörigen kommen, um sich zu verabschieden – jeder war informiert, jeder ist traurig, irgendwie ist aber auch jeder froh um diesen Tod im Schlaf. ▮

Blutungen infolge mangelnder Gerinnungsfaktoren

Bei Patienten mit einer Tumorerkrankung sollte vor allem bei Vorliegen multipler Lebermetastasen an eine Gerinnungsstörung gedacht werden. Besonders Patienten, die eine gleichzeitige orale Antikoagulation erhalten, sind stark blutungsgefährdet.

Eine ähnliche Problematik besteht bei oraler Antikoagulation und gleichzeitiger Gabe von Zytostatika. Medikamente mit hoher Plasmaeiweißbindung können durch gegenseitige Verdrängung die Gerinnung empfindlich beeinflussen. Gleichzeitig besteht bei Zytostatikagabe noch die Gefahr einer therapiebedingten Thrombozytopenie. Aber auch einige der neuen Small Molecules (➤ Kap. 3.4.7) können zu einer Thrombozytopenie oder zu Gerinnungsstörungen führen.

Tipps für die Praxis

- Orale Antikoagulation bei gleichzeitiger antiproliferativer Therapie möglichst vermeiden; besser auf niedermolekulares Heparin (z. B. Innohep®) umstellen. Bei nicht vermeidbarer oraler Gabe (z. B. Stents) sollte eine Rücksprache mit dem behandelnden Onkologen erfolgen.
- Beim Auftreten multipler Lebermetastasen an Blutungskomplikationen denken und ggf. orale Antikoagulation überprüfen.

▮ Beispiel

Eine Therapie mit dem Small Molecule Ibrutinib (Imbruvica®), welches zunehmend v. a. bei Patienten mit chronischer lymphatischer Leukämie eingesetzt wird, kann bei 3 % der Patienten zu Vorhofflimmern führen. Zusätzlich ist wegen erhöhter Blutungsgefahr eine gleichzeitige Therapie mit Phenprocoumon (Marcumar®) kontraindiziert. Patienten mit neu aufgetretenem Vorhofflimmern sind andererseits prädestiniert für eine Therapie mit Phenprocoumon.

Dieses Beispiel für die Wechselwirkungen zwischen Antikoagulanzien und Zytostatika zeigt, dass die interdisziplinäre Kommunikation immer wichtiger wird. ▮▮

Blutungen als Folge von Gefäßarrosionen

Blutungen dieser Form laufen meist hoch dramatisch für alle Beteiligten ab und führen in der Regel zu einem raschen Tod des Betroffenen. Besonders gefährdet sind Patienten mit einem Bronchialkarzinom oder einem HNO-Tumor, aber auch Patienten mit weit fortgeschrittenen Tumoren im kleinen Becken oder Metastasen im Gastrointestinaltrakt können nicht beherrschbare Blutungen erleiden. Da bei einem Großteil der Patienten Arrosionsblutungen im häuslichen Bereich auftreten, sollten die Angehörigen auf derartige Situationen so gut wie möglich vorbereitet werden. Dasselbe gilt auch für das Praxispersonal der betreuenden Ärzte.

Tipps für die Praxis

- Dunkle Abdecktücher (blau oder grün) für den Notfall bereithalten.
- Einen blutenden Patienten nicht allein lassen.
- Falls noch möglich Midazolam i. v. oder s. c. verabreichen (z. B. 1 Amp. 5 mg Dormicum®).
- Blutungen aus dem Gastrointestinaltrakt können durch rasch durchgeführte endoskopische Verfahren manchmal zum Stillstand gebracht werden. Allerdings ist das Risiko für das Auftreten einer erneuten Blutung sehr hoch.

MERKE

Angehörige gefährdeter Patienten frühzeitig informieren. Vor allem bei kleinzelligen Bronchialkarzinomen können durch rasches Ansprechen des Tumors ein Defekt im Gefäß und in der Folge eine Blutung auftreten.
In bestimmten Situationen auch den Taxifahrer des Patienten informieren (siehe das folgende Beispiel).

▮▮ Beispiel

Arrosionsblutung aufgrund eines HNO-Tumors

Ein 55-jähriger Patient erhält wegen eines HNO-Tumors mit zervikaler Ausdehnung eine Radiochemotherapie. Während der Heimfahrt erleidet der Patient im Taxi eine Arrosionsblutung der A. carotis. Noch bevor der Taxifahrer den Wagen zum Stehen bringen kann, stirbt der Patient. Der Taxifahrer erleidet einen Schock und ist monatelang nicht arbeitsfähig. ▮▮

Blutungen aus exulzerierenden Tumoren

Blutungen aus exulzerierenden Tumoren können bei großen Primärtumoren oder Metastasen auftreten. Es handelt sich dabei meist um venöse Sickerblutungen, die nicht unmittelbar zum Tod des Patienten führen. Dennoch stellen diese Blutungen, die an Haut oder Schleimhäuten auftreten, für den Patienten eine hohe psychische Belastung dar (➤ Kap. 8.2). Zusätzlich sind diese Blutungen oft ein Grund für Tumoranämien.

Neben Druckverbänden ist die lokale Applikation von Tranexamsäure (Cyklokapron® auf Wunde oder Kompressen geben) sehr hilfreich. Zusätzlich kann eine lokale Strahlentherapie – oft reicht eine einmalige oder wenige Tage dauernde Anwendung aus – eine erhebliche Verbesserung bringen. Diese Therapieform kann auch noch in einer weit fortgeschrittenen Palliativsituation (SAPV, Hospiz) zum Einsatz kommen.

Blutungen bei nicht malignen hämatologischen Erkrankungen

Die für die tägliche Praxis wichtigen Erkrankungen sind der Morbus Werlhof (idiopathische thrombozytopenische Purpura) und der Morbus Osler. Die Hämophilien stellen aufgrund der frühzeitigen guten Einstellung meist kein wesentliches Problem dar. Komplexere Krankheitsbilder oder spezielle Situationen (z. B. OP-Planung) sollten jeweils mit dem behandelnden Hämatologen/Hämostaseologen besprochen werden.

Morbus Werlhof (Immunthrombozytopenie [ITP])

Der Morbus Werlhof zählt zu den Autoimmunerkrankungen und kann mit plötzlichen Thrombozytenabfällen auf Werte < 10 000/µl einhergehen.

Therapie der Wahl bei Thrombozytenwerten < 20 000–30 000/µl sind nach wie vor Corticosteroide (z. B. Prednisolon 1–2 mg/kg tgl.). Bei Thrombozytenwerten > 20 000–30 000/µl kann unter engmaschiger Blutbildkontrolle abgewartet werden. In blutungsgefährdeten Situationen oder bei akuter Dynamik der Erkrankung ist die zusätzliche Gabe von Immunglobulinen sinnvoll. Bei Therapieresistenz gegen Corticoide kommt eine Splenektomie (cave: vorher Impfungen gegen Pneumokokken, Meningokokken, *Haemophilus influenzae* durchführen) oder die Gabe von Thrombopoetin-Rezeptor-Agonisten (z. B. Romiplostim [Nplate®], Eltrombopag [Revolade®]) infrage. Bei Nichtansprechen stehen komplexe immunsupprimierende Therapieverfahren zur Verfügung.

Tipps für die Praxis

Bei ITP-Patienten nach schweren Infekten Blutbild kontrollieren (Thrombozytenabfall möglich).

Morbus Osler

Patienten mit Morbus Osler leiden an Teleangiektasien, die v. a. im Bereich von Nase, Mund, Gesicht und an den Schleimhäuten des Magen-Darm-Trakts und der Lunge auftreten. Es kann zu massiven Blutungen mit starkem Hb-Abfall kommen. Bei manchen Patienten sind lebenslang Bluttransfusionen erforderlich. Für die Therapie der lokalen Problematik sollten die Patienten in den entsprechenden Fachbereichen (HNO, Gastroenterologie, Pulmologie) vorgestellt werde.

Tipps für die Praxis

Bei Morbus-Osler-Patienten regelmäßig Blutbildkontrollen durchführen, um Hb-Abfälle rechtzeitig zu erkennen

KAPITEL

6

Lorenz Rieger, Michael Sohm, Christina von der Assen

Chronische und psychische Belastungsfaktoren

6.1 Psychische Störungen bei Krebserkrankungen

Michael Sohm

Sehr häufig führt die Diagnose einer Krebserkrankung zu einer Stigmatisierung des Patienten. „Hast Du schon gehört, der Soundso hat auch Krebs“. Das soziale Umfeld nimmt oft wenig Rücksicht auf das Befinden der Betroffenen. Nicht selten manövriert dieser Umstand den Patienten in eine ungewollte soziale Isolation. Beziehungen brechen weg, Freundschaften kommen auf den Prüfstand. Das bringt das seelische Erleben ebenfalls in einen Ausnahmezustand. Freudlosigkeit, Niedergeschlagenheit und Angst sind nicht seltene Folgen, unter denen die Betroffenen oftmals lange und schwer leiden. Mehr noch als die Auswirkungen der Akuttherapie machen ihnen solche chronischen Belastungen zu schaffen. Einem Patienten aus ärztlicher Sicht dann vorschnell und wenig reflektiert die Diagnose einer Depression „anzuhängen“, kann zusätzlich verletzen.

Beispiel

„Ich muss da etwas mit Ihnen besprechen“

Eine 40 Jahre alte Patientin mit fortgeschrittener Darmkrebserkrankung stellt sich erstmalig in der onkologischen Sprechstunde vor. Sie war bisher von einem Fachkollegen behandelt worden und sucht nach einer Zweitmeinung. Gegenstand des Gesprächs ist aber nicht die maligne Grunderkrankung, sondern die Diagnose einer „reaktiven Depression“, an der sie laut aktuellem Arztbrief leiden soll. Sie fühle sich dadurch in ihren Gedanken unverstanden und als psychisch krank abgestempelt. Sie habe die Befürchtung, dass ihr das auch mal zum Problem werden könne. Sie besteht darauf, diese Diagnose aus dem Arztbrief zu entfernen.

Merke: Ähnliche Episoden erlebt man in der Praxis immer wieder.

Verlust der Autonomie und kleine Abschiede

In vielen Fällen geht eine Krebserkrankung mit massiven Einschränkungen und dem Verlust von Autonomie einher. Abschiede von großen Lebensplänen und kleine Abschiede von Alltäglichem. Die Auswirkungen der Diagnose „Krebs“ auf die Betroffenen werden in ➤ Kap. 12.3 ausführlich besprochen.

Beim Versuch, die Emotionen des Patienten zu verstehen, kommt man nicht darum herum, sich die vielfältigen Folgen, die eine maligne Grunderkrankung für den Einzelnen mit sich bringt, bewusst zu machen. Etwa 20 bis 40 Prozent der Tumorerkrankungen gehen mit psychischen Komorbiditäten einher. Aber nicht jeder Betroffene leidet unter einer Angststörung oder manifesten Depression. Vielmehr handelt es sich in den meisten Fällen um angebrachte Reaktionen auf eine reale existenzielle Bedrohung. Wenn man mit Patienten psychoonkologisch arbeitet, geht es oft auch um befremdliche, aufwühlende, unkontrollierte Gefühle. Erschwerend kommt hinzu, dass den meisten Erkrankten ein labiles Gefühlskostüm bis dato fremd war. „Wissen Sie, ich gehe nur noch ungern zum Einkaufen. Wenn mich da jemand kennt und fragt, wie es mir geht, kommen mir gleich die Tränen. Das regt mich so auf“. Die labile Gefühlslage wird als sehr einschränkend beschrieben. Patienten suchen häufig Hilfe, um sich wieder besser in den Griff zu bekommen.

Krebserkrankungen und das soziale Umfeld

Der größte Teil der onkologischen Patienten kann die Phasen von Krankheit und Therapie ohne psychische Störungen mit Krankheitswert überstehen. Es ist also ratsam, mit der Vergabe von Diagnosen wie Angststörung und Depression bei Krebspatienten besonders behutsam umzugehen. Man sollte nicht vergessen, dass auch onkologische Patienten Teil der Allgemeinbevölkerung sind, welche sich mit einer bestimmten Prävalenz psychischer Störungen trägt, gleichzeitig aber auch von Krebs betroffen sein kann. Darüber hinaus ist es im Einzelfall nicht unbedingt einfach, bestimmte Symptome (z. B. Wesensveränderungen, Halluzinationen) einem organischen Prozess oder vielleicht doch einem psychischen Störungsbild zuzuordnen.

Trotzdem steht es außer Frage, dass die psychische Belastung von Tumorpatienten und ihren Angehörigen hoch sein kann. Verglichen mit der normalen Prävalenz psychischer Störungen ist die Prävalenz im Kollektiv von Krebspatienten ebenso hoch und gleich verteilt. Jedoch ist im Fall einer derartigen vorbestehenden Belastung das Stresserleben bei der Konfrontation mit der Diagnose und in dieser völlig neuen und bedrohlichen Situation deutlich erhöht. Das Bekanntwerden einer Krebsdiagnose bedeutet aber nicht nur einen psychosozialen Bruch für die Person des Patienten. Oftmals kommt es auch zu einer Auslenkung seiner sozialen Umgebung aus den geordneten Bahnen, zu einer Irritation des gesamten Umfelds. Praktisch ab Lautwerden der Diagnose sind Menschen aus dem Umfeld mit im Spiel. Es wird regelrecht ein sozialer Prozess „losgetreten“.

6.1.1 Akute Belastungsreaktion

Eine Krebserkrankung hat traumatisierendes Potenzial. Es handelt sich um eine Diagnose, die eine Bedrohung bedeutet, vielleicht mit körperlichen Schäden und Verlusten in vielfältiger Weise einhergeht, ohne dass das Ausmaß wirklich eingeschätzt oder kontrolliert werden kann. Der betroffene Mensch gerät in Aufruhr und ist zu einer Reaktion herausgefordert. Häufig kommt es zu einer akuten Stressstörung mit den Kernsymptomen der intensiven Furcht und Hilflosigkeit. In diesen Fällen ist auch die Verantwortlichkeit des betreuenden Arztes gefragt, denn das Auftreten einer akuten Belastungsreaktion zeigt eine klare Korrelation mit der Art und Weise der Diagnoseübermittlung (➤ Kap. 12.1): Wie einfühlsam und verständlich war sie? Fand das Gespräch in Anwesenheit einer Vertrauensperson statt? War es dem Patienten möglich, Fragen zu stellen? Wie war seine individuelle Auffassungskapazität in diesem äußerst belastenden Moment?

Viel zu häufig kommt es in dieser vulnerablen Sequenz zu entscheidenden Fehlern bei der Aufklärung, die zu schweren traumatischen Reaktionen führen können.

MERKE

Es sollte unbedingt beachtet werden, im Rahmen der Diagnoseübermittlung eine zusätzliche Belastung des Patienten durch Missachtung seiner Person zu vermeiden. Jede Entwürdigung beraubt ihn seines natürlichen Schutzes.

Nicht selten finden sich akute Belastungsreaktionen auch im direkten oder weiteren Umfeld des Patienten, bei Partnern und anderen Vertrauten. Manchmal finden sich bei Angehörigen sogar stärkere Reaktionen als bei dem Patienten selbst, begründet durch besonders intensive Bindungen. Dies kann bis zu „stellvertretend erlebter Belastung“ durch den Angehörigen führen.

6.1.2 Angststörungen

Ängste sind eng verwoben mit einem Leben mit Krebs. In Form von Progress- und Rezidivängsten kommen sie häufig vor. In fast allen Stadien einer onkologischen Erkrankung sind sie eng mit dem psychischen Erleben vieler Betroffener verbunden. Häufig schwingt auch Ärger mit über das eigene Schicksal, zwischenmenschliche Konflikte, Enttäuschungen und die erlebten Defizite. Patienten berichten von einer ungewohnten Gereiztheit und Dünnhäutigkeit. Oftmals kommt es auch zu einem Selbstwertverlust: „Was bringt denn mein Leben noch? Wem bin ich denn überhaupt noch etwas wert?“ Angst ist also ein häufiger Begleiter von Krebserkrankungen, in den Augen vieler Patienten „ein Raubtier, das mich ständig hetzt“. Es handelt sich dabei um Realängste, die auch Nichtbetroffene und die meisten Menschen in einer vergleichbaren Situation ähnlich erleben würden. Damit lässt sich eine gute Abgrenzung ziehen zu den echten neurotischen Angststörungen, die ohne derartige reale Bedrohung bleiben und bei denen ein unspezifischer oder spezifischer Trigger die Ängste auslöst.

Vielen Patienten gelingt es, ihre Angst nach einer bestimmten Zeit in den Hintergrund zu verlagern, um ihren Alltag wieder weniger eingeschränkt bewältigen zu können. Bestimmte Situationen wie z. B. anstehende Nachsorgeuntersuchungen lassen die Angst jedoch wieder unverändert stark hochkommen. Andere Patienten schildern eine erhöhte Ängstlichkeit auch in anderen Lebensbereichen, z. B. beim Einkaufen oder Autofahren. Man kennt aber auch Patienten, die sich anhaltend mit einer Rezidivangst tragen und kleinste Veränderungen am Körper als Zeichen eines möglichen Rückfalls deuten.

Differenzialdiagnostische Abgrenzung

Wie bei manifesten Angststörungen löst die reale Angst aufgrund einer Krebserkrankung und ihrer Behandlung Zeichen wie z. B. Atemnot, Übelkeit, Schwindel, Kaltschweißigkeit, Gedankenkreisen und Vermeidungstendenzen aus. Damit ist eine spezifische Differenzierung zwischen Realangst und pathologischer Störung nur sehr bedingt möglich. Die beschriebenen Ängste können über Monate und Jahre, möglicherweise auch über die gesamte Erkrankungsdauer präsent bleiben. In den meisten Fällen aber schwächen sie sich mit wachsendem Abstand zur Therapiephase ab, bis sie im günstigsten Fall bei anhaltend guter Remission völlig abklingen.

Bei Patienten mit vorbestehender Angststörung kann der Verlauf während der Krebserkrankung sehr unterschiedlich sein – zum Positiven hin wie auch zum Negativen. Die Angst, dass es zu einem Fortschreiten der Krebserkrankung kommen könnte, ist vielen Betroffenen sehr vertraut. Aus Sicht des Therapeuten ist eine behandlungsbedürftige Progredienzangst erst dann festzustellen, wenn diese unkorrigierbar überhandnimmt, den Alltag des Patienten vollständig dominiert und letztlich in negativen Konsequenzen wie beispielsweise eine Ablehnung dringend erforderlicher medizinischer Maßnahmen mündet.

Beispiel

„Ich habe totale Panik“

Eine 56-jährige Lehrerin leidet an einer fortgeschrittenen Brustkrebserkrankung und ist durch ihr nervös-ängstliches Auftreten in der Praxis bekannt. Unter oraler Chemotherapie hält sich das Malignom stabil. Nach längerem Zögern kann sie sich zur empfohlenen Schichtbildgebung mittels Computertomografie zur Verlaufskontrolle entschließen. Schon im Vorfeld des Termins ist sie deutlich angespannt. Sie schläft unruhig, ist gereizt und kann sich kaum noch konzentrieren. Ihre Gedanken kreisen darum, was bei der Untersuchung entdeckt werden könnte. Sie fühlt sich körperlich angeschlagen, schwitzt, hat Kopfschmerzen und ein flaues Gefühl im Magen. Ihr körperlicher Zustand führt dazu, dass sich ihre Angst verstärkt. Sie ist überzeugt, schlechte Nachrichten zu erwarten.

Im Gespräch drehen sich die Gedanken in ihrem Kopf im Kreis, und sie hat Probleme, sich zu konzentrieren. Das Gefühl, nicht alles verstanden zu haben, macht ihr noch mehr Angst. Am Vorabend der Untersuchung schreibt sie in einer SMS an das Notfallhandy des Onkologen: „So schlecht ist es mir lange nicht mehr gegangen. Ich habe totale Panik". ▮

Hilfestellungen und Bewältigungsstrategien

Man kennt zwei Komponenten der Angstbewältigung. Zum einen die ständige gedankliche Beschäftigung mit der Bedrohung, die dazu führen soll, das Gefühl von Unsicherheit zu reduzieren (Sensitivisierung). Zum anderen die Vermeidung von angstauslösenden Gedanken und Situationen, um die körperliche Anspannung abzusenken (Verdrängung). In welcher Form ein Patient eher agieren wird, hängt von seiner Vorgeschichte und der Prägung innerhalb der Familie ab. Beide Verhaltensweisen führen zumindest kurzfristig zu einer Entlastung, bergen aber langfristig Nachteile. Wie Gedanken, Gefühle, körperliche Reaktionen und Konsequenzen daraus funktional zusammenhängen, lässt sich plakativ im Modell vom „Teufelskreis der Angst" darstellen (➤ Abb. 6.1). Aufrechterhalten werden Ängste meist über sich selbst verstärkende Teufelskreise. Es kommt meist ohne Vorwarnung zu einer starken Angstwahrnehmung. Diese kann in einer Stresssituation vorkommen, aber auch in einer ganz normalen Alltagsbegebenheit. Betroffene leiden unter Schwindel, Herzrasen und Benommenheit. Die Hilflosigkeit während eines solchen Anfalls ist für die Betroffenen besonders schlimm. Der Erkrankte schränkt sich aufgrund seiner Angst vor einem neuen Anfall immer mehr ein. Die Angst vor der Angst (Erwartungsangst) beherrscht mit einem Mal sämtliche Entscheidungen im Alltag. Diesen Kreislauf zu durchbrechen, ist sehr schwierig. Betroffene schaffen es oft nur mit psychologischer Hilfe und angstlösenden Medikamenten.

Der in ➤ Abb. 6.1 dargestellte Teufelskreis der Angst zeigt an verschiedenen Punkten mehrere Ansätze auf, um dem Patienten Hilfestellungen anzubieten.

TIPPS FÜR PATIENTEN

- Reduktion körperlicher Anspannung: Atem- und Achtsamkeitsübungen.
- Beeinflussung ängstlicher Gedanken: Ablenkung, Gedankenstopp.
- Selbstvertrauen stärken: Akzeptieren der Angst, Selbstgespräch.
- Soziale Unterstützung: vertraute Person zu Arztterminen und Besorgungen mitnehmen, Hilfsangebote annehmen.

Als Patienten mit einer Tumorerkrankung beobachten sich Menschen in der Regel ganz genau, achten subtil auf körperliche Symptome und Veränderungen und bedienen sich nicht selten aller verfügbaren Medien auf der Suche nach neuen Informationen. Die Angst vor einer fortschreitenden Erkrankung oder einem Rückfall lässt sie nicht los, und auf dem Boden dieses ständigen Sich-Sorgens kann es zu einer niedergeschlagenen und ängstlichen Stimmung kommen.

Manche Patienten betonen ihre Sorge, die Unsicherheit ihrer Prognose nicht ertragen zu können. Das intensive Beschäftigen mit der Erkrankung kann dabei das Gefühl einer Krankheitskontrolle vermitteln. Mögliche Gedanken können sein: „Solange ich alles im Griff habe, kommt der Krebs nicht wieder". Oder auch: „Ich muss immer mit dem Schlimmsten rechnen, damit ich vorbereitet bin, weil ich sonst völlig überfordert bin". Diese ständigen Sorgen um die Erkrankung können nur eine vorübergehende und kurzfristige Entlastung bringen. Längerfristig münden sie jedoch in chronischen Stress und Niedergeschlagenheit.

TIPPS FÜR PATIENTEN

Maßnahmen mit langfristiger positiver Auswirkung:

- Körperliche Anspannung reduzieren: Atemübungen, Schlafhygiene, progressive Muskelentspannung.
- Sorgen beeinflussen: Unsicherheit zulassen, nach hilfreichen Gedanken suchen, katastrophisierende Gedanken hinterfragen.

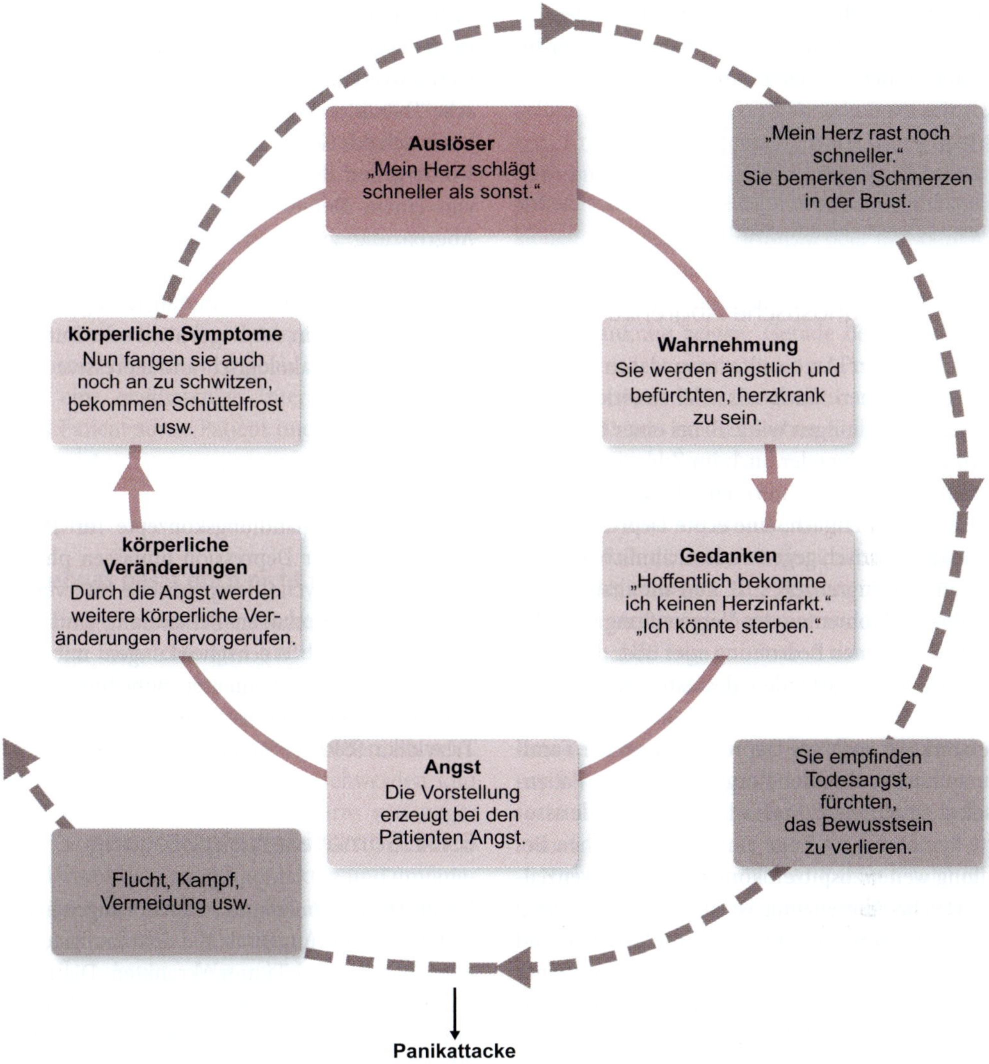

Abb. 6.1 Teufelskreis der Angst. Die Ängste werden über einen sich selbst verstärkenden Teufelskreis aufrechterhalten. [L231]

- Selbstvertrauen aufbauen: positive Selbstinstruktionen, z. B.: „Ich habe schon so viel geschafft bisher, ich schaffe auch das, was jetzt vor mir liegt".

6.1.3 Depression

Neben den Angststörungen findet man bei Krebspatienten sehr häufig in folgenden Lebenssituationen das Bild von Depressivität und Verzweiflung:

- Wenn das Auftreten der Erkrankung in eine Zeit fällt, in der das Leben ohnehin starke Belastungen erfährt oder gerade im Gegenteil besonders unbeschwert und ausgeglichen schien.
- Wenn der Betroffene von Gefühlen der Überforderung und des Alleingelassenwerdens überwältigt wird und sein Umfeld möglicherweise wenig soziale Unterstützung bietet.
- Wenn ein Mensch bereits anfänglich mit einer sehr ungünstigen Prognose konfrontiert wird, es zu einer schnellen Verschlechterung im Krankheitsverlauf kommt und das Ende des Lebens plötzlich in spürbare Nähe rückt.

6

keit, körperliche Symptome, unkontrollierten Schmerz und Kontrollverlust potenzieren.

Tipps für die Praxis

Akute Suizidalität ansprechen, sobald der Verdacht besteht, auch wenn der Patient nicht von sich aus darüber spricht.

LITERATUR

Härter M, Baumeister H, Bengel J. Psychische Störungen bei körperlichen Erkrankungen. Heidelberg: Springer, 2006.
Härter M, Baumeister H, Bengel J, Mehnert A, Hund B. Komorbidität psychischer Störungen und psychischer Belastung bei Krebspatienten. Häufigkeiten und Besonderheiten der Diagnostik. Nervenheilkunde, 2011;30: 117–123.
Mehnert A, Lehmann C, Koch U. Prävalenz und Diagnostik psychischer Störungen in der Onkologie. Der Onkologe, 2006;12: 18–26.
Schulz-Kindermann F. Psychoonkologie. Grundlagen und psychotherapeutische Praxis. Weinheim, Basel: Beltz, 2013.

6.2 Fatigue-Syndrom

Michael Sohm

Das Fatigue-Syndrom gilt als der „Schatten der Krankheit" von Tumorpatienten. Leider wird es viel zu häufig verkannt oder bagatellisiert. Für die Patienten ist es eine leidvolle Erfahrung, wenn alles mühsam wird, wenn sich die Erschöpfung über alles legt, sich aber im äußeren Erscheinungsbild zunächst nicht manifestiert. „Mensch, du siehst gut aus! Gar nicht mehr krank, wie das blühende Leben", so schildern Patienten dann die Reaktionen ihres Umfelds, verbunden mit der Erwartung, wieder wie zuvor funktionieren zu können. „In mir sieht es aber ganz anders aus, da ist alles zäh und schwer und anstrengend. Ich bin einfach nur kaputt und müde".

Symptomatik

Sehr häufig berichten Krebspatienten während der Behandlung über das Gefühl der Erschöpfung. Diese bezieht sich meistens auf körperliches Ermüden und Schwäche und korreliert oft mit Art und Dauer der Behandlung. Damit verbunden sind oft Beeinträchtigungen der Konzentration und des Antriebs. Untersuchungen lassen vermuten, dass neben dem Behandlungsprozess eventuell auch die Krebserkrankung an sich Auslöser der Fatigue ist. Nach der Akutbehandlung finden sich bei ungefähr 30 Prozent der Patienten noch Symptome der chronischen Erschöpfung.

Unter Fatigue-Syndrom versteht man eine Wochen bis Monate anhaltende körperliche, psychische und mentale Erschöpfung, die auch durch Ruhe und Schlaf keine wesentliche Besserung erfährt. Diese „unendliche Müdigkeit" ist von Fall zu Fall sehr unterschiedlich ausgeprägt und damit letztlich in ihrer Auswirkung und Tragweite und in ihrem Verlauf nicht berechenbar. Ob als leiser Unterton oder manifeste Dauerlast mit der Unfähigkeit zur Alltagsbewältigung – alle Verläufe sind denkbar. Oft ist auch der Nachtschlaf betroffen, dessen Qualität und Quantität ebenfalls in Mitleidenschaft gezogen ist. Die Betroffenen fühlen sich dadurch kraftlos und erfahren auch auf körperlicher Ebene stärkste Einschränkungen im Tagesablauf. Damit fällt es ihnen auch zunehmend schwerer, soziale Kontakte aufrechtzuerhalten.

Mindestens genauso belastend wie die körperliche Müdigkeit ist die häufig beobachtete mentale Erschöpfung, welche zunehmende Mühen erfordert, die vielleicht früher gewohnte Gedächtnisleistung und Konzentration in unveränderter Form aufrechtzuerhalten. Wir begegnen Patienten mit starker Niedergeschlagenheit und Verzweiflung, und oft haben die Betroffenen bereits vielseitige Anstrengungen unternommen, um selbst aus dem Zustand der chronischen Erschöpfung herauszukommen. Das können „Kuren" mit Mitteln der komplementären Medizin oder pflanzliche Mittel sein, aber auch asiatische Teemischungen und vieles mehr.

Beispiel

„Ich bin einfach immer müde."

Wiederholt stellt sich die 58-jährige ehemalige gynäkologische Krankenschwester nach kurativer Behandlung einer Brustkrebserkrankung in der onkologischen Sprechstunde vor. Mit der Krebserkrankung hat sie ihre Erwerbstätigkeit aufgegeben. Das hat zu einer deutlichen Entlastung geführt. Auch weil die eigene Erkrankung „zu nah an den Krankheitsbildern auf Station war". Jetzt muss sie feststellen, dass es ihr auch schwerfällt, sich um den Haushalt zu kümmern. Bereits nach kurzer Tätigkeit in Garten oder Haushalt muss sie sich ausruhen. Sie trägt sich mit der Angst, dass ihre Leistungsfähigkeit weiter abnehmen könne. Dabei gäbe es noch so viel, was sie vorhabe und sich für ihr kommendes Leben wünsche. Situationen, in denen sie diese totale Kraftlosigkeit und Erschöpfung erfährt, führen zu intensivem Gefühlserleben: Enttäuschung über sich selbst und Ärger, aber auch die Angst, nicht mehr wie bisher am Leben teilnehmen zu können, und die Traurigkeit über den Verlust an Vitalität. Oftmals könne sie dann vereinbarte Termine nicht wahrnehmen und ziehe sich zurück. Schlafen könne sie seit Langem nicht mehr richtig und sei dann natürlich am nächsten Tag wieder sehr müde. Eine Rückkehr in ihr bisheriges berufliches Umfeld scheint ihr völlig unvorstellbar. Ihr werde aber vom Umfeld nur bedingtes Verständnis dafür entgegengebracht. „Die sehen nicht, wie es mir wirklich geht."

Merke: In einzelnen Fällen von besonders lang anhaltender chronischer Erschöpfung und Müdigkeit lässt es sich zum Schutz der Lebensqualität der Patienten nicht vermeiden, dass diese ihre berufliche Tätigkeit teilweise oder sogar vollständig aufgeben. ▮▮

Ursachen der Erschöpfungssymptomatik

Die Ätiologie des Fatigue-Syndroms ist bislang nicht geklärt. Eine Fülle von Faktoren scheinen das Syndrom beeinflussen zu können. Einzelne Studien betonen die Möglichkeit einer genetischen Disposition, andere führen Entzündungsmediatoren auf, welche möglicherweise über eine Alteration des Immunsystems ausschlaggebend sein könnten. Für den behandelnden Arzt ist es wichtig, auch an andere potenzielle Faktoren zu denken und körperliche Beschwerden wie Anämie, Schmerz, Dyspnoe und Übelkeit zu berücksichtigen. Bei Patienten mit Fatigue findet man gehäuft depressive Verstimmtheit und Schlafstörungen. Auch soziale Faktoren wie Belastungen am Arbeitsplatz oder mangelnde Unterstützung aus dem Umfeld wurden bereits als mögliche Ursachen angeführt. Bewegungsmangel wirkt sich ebenfalls ungünstig auf Fatigue-Patienten aus. Untersuchungen konnten deutliche Zusammenhänge mit einer ängstlichen Grundhaltung und katastrophisierendem Denkstil aufzeigen.

MERKE

Fatigue ist ein komplexes Beschwerdebild, welches zahlreichen Faktoren mit individueller Ausprägung unterliegt.

Kommunikation

Der Patient sollte darüber aufgeklärt werden, dass es derzeit nicht möglich ist, eine einzige Ursache für das Fatigue-Syndrom verantwortlich zu machen. Man kann ferner darauf hinweisen, dass es schwierig ist, zwischen Ursachen und Folgeerscheinungen zu trennen. Strategien, durch Medikamente Antrieb und Leistungsfähigkeit zu steigern, sind bislang nicht Erfolg versprechend.

Tipps für die Praxis

Bei der Arbeit mit Betroffenen kann es hilfreich sein, prädisponierende, auslösende und aufrechterhaltende Bedingungen einer Fatigue zu unterscheiden. Dem Patienten kann man beispielsweise folgende Erklärung anbieten:

- **Prädisponierende Bedingungen** können Veranlagung oder kritische Lebensereignisse, also bisherige Stresserfahrungen vor der Tumorerkrankung sein.
- **Auslösende Bedingungen** sind die Tumorerkrankung und die damit einhergehende Behandlung.
- Besonders bedeutsam sind die **aufrechterhaltenden Bedingungen,** weil sie die einzig veränderbaren Faktoren sind. Dazu gehören Inaktivität, Schlafstörungen, depressive Verstimmtheit und katastrophisierende Gedanken.
- Sinngemäße Bilder helfen dabei, dem Patienten Fatigue verständlich zu erklären. Man kann z. B. auf das Bild von Brennstoffvorräten oder auf das Modell der elektrischen Ladung am Beispiel einer Batterie zurückgreifen (➤ Abb. 6.2).

Am Beispiel unterschiedlicher Ladungszustände von Batterien lässt sich dem Patienten verdeutlichen, dass Schwäche und Erschöpfung führende Symptome eines Fatigue-Syndroms sind und vorhandene Energien schwanken können (➤ Abb. 6.2). Es gibt unveränderliche und veränderliche energieverbrauchende Faktoren. In der Arbeit mit betroffenen Patienten wird nach verfügbaren Energieressourcen

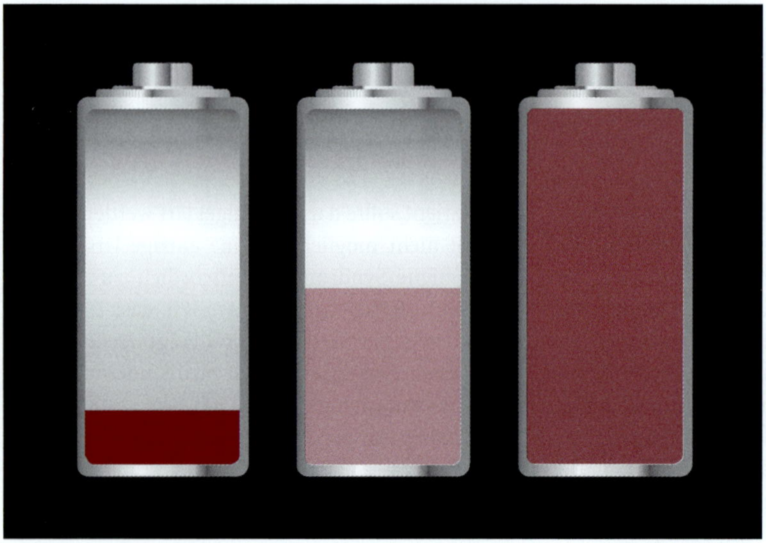

Abb. 6.2 Unterschiedliche Batterie-Ladungszustände als Sinnbild dafür, dass Schwäche und Erschöpfung führende Symptome eines Fatigue-Syndroms sind und vorhandene Energien schwanken können. [J787]

gesucht. Patienten sollen lernen, ihre Energie bestmöglich einzuschätzen und zu nutzen.

Strategien im Umgang mit Fatigue

In mehreren Studien haben sich Akzeptanz und Veränderung als Schlüssel zum Erfolg im Umgang mit Fatigue erwiesen (➤ Abb. 6.3).

Akzeptanz

Akzeptanz bedeutet unter anderem einen selbstunterstützenden Umgang mit dem Phänomen Fatigue. Der behandelnde Arzt sollte dem Patienten deutlich machen, dass negative Einstellungen zu sich und der eigenen Leistungsfähigkeit stressverstärkend wirken und Stress wiederum die Belastung durch eine chronische Ermüdung weiter erhöht. Auch katastrophisierende Gedanken zu den möglichen Ursachen und spürbaren Folgen von Fatigue führen zu weiterer Müdigkeit, Erschöpfung und Hilflosigkeit. Die unvermeidlichen Folgen davon zeigen sich auf verschiedenen Ebenen:

- Körperlich: Zunahme von Anspannung und Schmerz, Unwohlsein, Magen-Darm-Beschwerden, Hitzewallungen usw.
- Kognitiv: Konzentrationsfähigkeit und Kreativität lassen nach.
- Emotional: Ängste, Verzweiflung und Scham potenzieren sich.

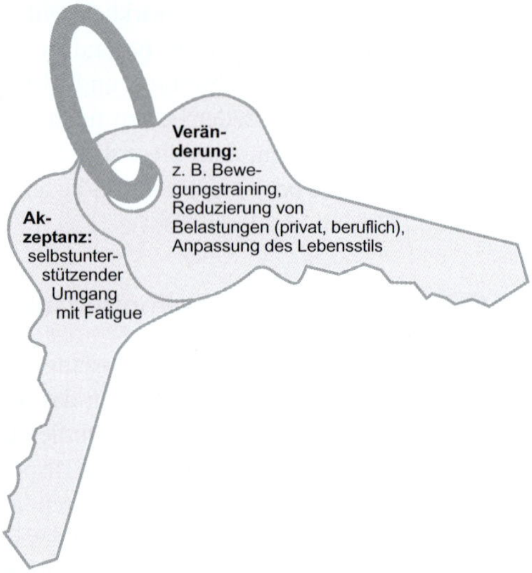

Abb. 6.3 Akzeptanz und Veränderung als Schlüsselstrategien im Umgang mit Fatigue [J787]

Die unterschiedlichen Akzeptanzstrategien helfen, belastende Situationen besser zu bewältigen.

Veränderung

Eines der zentralen Elemente der Strategie der Veränderung ist das abgestufte **Belastungstraining,** von dem vor allem Patienten profitieren, die bislang keinen Sport getrieben haben. Die körperliche Fitness soll gesteigert werden, ohne sich dabei zu überfordern. Das Prinzip des Trainings baut auf eine regelmäßige tägliche Bewegung. Beispiele hierfür sind Nordic Walking oder Fahrradfahren (➤ Kap. 4.7). Dabei sind anfangs bereits wenige Minuten pro Tag ausreichend. Es empfiehlt sich, mit geringer Intensität zu beginnen und diese schrittweise vorsichtig zu erhöhen.

Auch **Veränderungen im privaten oder beruflichen Umfeld** haben sich in vielen Fällen als sehr hilfreich, manchmal sogar als notwendig oder unumgänglich erwiesen, um die Auswirkungen einer Krebserkrankung wie der Fatigue zu bewältigen. Dabei geht es darum, Belastungen zu reduzieren und Ausgeglichenheit, Zufriedenheit und Lebensqualität zu erreichen. Hierzu kann es sinnvoll sein, den Patienten dazu zu ermuntern, seine Befürchtungen („ich werde den Erwartungen und Anforderungen nicht gerecht", „ich werde nicht ernst genommen") und seine Ziele mündlich oder schriftlich zu formulieren. In einem weiteren Schritt geht es dann um mögliche Lösungsmöglichkeiten. Der behandelnde Arzt sollte betonen, dass als Voraussetzung für eine Veränderung ein Problem erst erkannt werden muss und dass die Veränderung wiederum mühsam ist. Er sollte Unterstützung signalisieren und den Patienten darin bestärken, sich von möglichen Rückschlägen nicht entmutigen zu lassen.

Mit Veränderungsstrategien wird letztlich angestrebt, den Tagesablauf des Patienten besser an seine Belastungsgrenze anzupassen, eine drohende Überforderung abzuwenden und seinem Leben wieder geordnetere Bahnen zu geben. Hierbei ist die Zusammenarbeit zwischen Hausarzt und Onkologen als Unterstützer des Patienten von zentraler Bedeutung für eine nachhaltige Verbesserung.

Wird das Gesamtbefinden des Patienten zusätzlich zur Fatigue durch seelische Belastungen wie Ängste, unverarbeitete Kränkungserlebnisse oder depressive Reaktionen negativ beeinflusst, können psychoonkologische oder sogar psychotherapeutische Maßnahmen eine gute Entlastung bewirken.

Weitere therapeutische Hilfestellungen

Zunächst sollte man immer nicht medikamentöse Maßnahmen versuchen und ausschöpfen. Erst wenn diese ohne Erfolg bleiben und auch eine zielgerichtete Rehabilitationsmaßnahme nicht die gewünschte Verbesserung erbringen konnte, ist die Gabe von Medikamenten zu überlegen und gerechtfertigt. Dies sollte als ein Versuch verstanden werden, eine Besserung der Situation zu erzielen, aber ohne Wirksamkeitsgarantie. Im Bedarfsfall kann man sich pflanzlicher Mittel wie Ginkosubstrat oder Guarana bedienen, unter Umständen auch auf Psychostimulanzien (z. B. Methylphenidat) oder Corticosteroide zurückgreifen.

MERKE

Patienten mit Fatigue sollten niemals dem Gefühl überlassen werden, nichts mehr machen zu können und alleingelassen zu sein.

TIPPS FÜR PATIENTEN

- Empfehlungen der Deutschen Fatigue Gesellschaft (DFaG) für Betroffene und Angehörige, welche zumindest Linderung versprechen (https://deutsche-fatigue-gesellschaft.de/behandlung).
- Folgende Empfehlungen ergeben sich aus der Erfahrung im Praxisalltag:
  - Grenzen akzeptieren: Sich nur Aktivitäten zumuten und vornehmen, für welche Energie vorhanden ist, nicht spürbare Grenzen „auf Biegen und Brechen" verschieben wollen.
  - Fassbare somatische Ursachen ausschließen, z. B. zunehmende Anämisierungstendenz und Störungen des Blutbilds, des Hormonhaushalts, Elektrolytentgleisungen, medikamentöse Beeinflussung.
  - Schwere der Erschöpfungssymptomatik klären und an eine mögliche Depression denken. Hier sind manchmal zusätzliche Tests oder auch psychiatrische Konsile erforderlich, ggf. wird eine antidepressive Medikation notwendig.

Handelt es sich um eine Fatigue ohne depressive Komponente, haben Antidepressiva bisher keine spezifische Wirksamkeit gezeigt. In diesen Fällen kann ein frustraner Behandlungsversuch mit Antidepressiva dazu führen, dass sich beim Betroffenen das Gefühl verstärkt, es gäbe keine Hilfe mehr.

!

Defizitbenennungen gegenüber dem Patienten unbedingt vermeiden. Besser von der Verfügbarkeit vorhandener Ressourcen sprechen.

Durch den frühzeitigen Einsatz therapeutischer Ansätze (s. o.) lässt sich einer „Langzeit-Fatigue“ und dem Gefühl von Hilflosigkeit vorbeugen. Für Fatigue-Patienten ist jeder Tag anders, sodass durch eine unterstützende Begleitung immer eine Verbesserung der Lebensqualität erreichbar ist.

LITERATUR

Fischer I, Weiss J, Rüffer JU, Heim M, Bojko C, Ostgathe C. Tumorassoziierte Fatigue in der Palliativstation. Grundlagen, Diagnostik und evidenzbasierte Therapie. Z Palliativmed, 2017;(18): 97–110.

Heim ME, Weis J. Fatigue bei Krebserkrankungen. Erkennen – Behandeln – Vorbeugen. Stuttgart: Schattauer, 2015.

Schmidt T. Sport und Bewegung als unterstützende Maßnahmen während der Tumortherapie. Forum, 2019;34: 32–34.

Steindorf K, Schmidt ME, Zimmer PH. Sport und Bewegung mit und nach Krebs – wer profitiert, was ist gesichert? TumorDiagnostik und Therapie, 2018;143: 301–306.

Stiftung Deutsche Krebshilfe. Fatigue. Chronische Müdigkeit bei Krebs. Die blauen Ratgeber 51. Aus: www.krebshilfe.de/infomaterial/Blaue_Ratgeber/Fatigue-Chronische-Muedigkeit-bei-Krebs_BlaueRatgeber_DeutscheKrebshilfe.pdf (letzter Zugriff: 4. November 2019).

6.3 Chemobrain

Michael Sohm

Grundlagen

„Herr Doktor, kann es sein, dass ich unter der Chemotherapie schlechter denken kann?“, „Ich weiß nicht, was mit mir los ist, ich kann mir so vieles nicht mehr merken“. So oder so ähnlich schildern Patienten ihre eigenen Beobachtungen, wenn ihnen in der Therapiephase oder danach das Denken plötzlich schwerfällt. Das Thema „kognitive Defizite“ ist eng mit dem Thema Fatigue (➤ Kap. 6.2) verbunden. Gemeint sind damit belastende Konzentrations- und Gedächtnisprobleme im Alltag. Oft ängstigen sich die Patienten davor, dass sie sich nicht mehr bessern könnten. Informationen und Aufklärung können Ängste reduzieren helfen. Häufig ist der Hausarzt der erster Ansprechpartner, an den sich der Patient mit seinen Einschränkungen wendet.

Patienten können beispielsweise folgende Erklärung angeboten werden:

- Mit Gedächtnisproblemen nach einer Chemotherapie ist der Patient nicht allein, viele Patienten leiden darunter (bis zu 75 %).
- Über viele Jahre und in vielen Studien hat man sich intensiv mit der Frage nach einer Ursache beschäftigt mit bisher leider sehr unterschiedlichen Ergebnissen. Gesichert scheint, dass es unter einer Chemotherapie zu Veränderungen kommt, und dass sich die meisten Patienten davon erholen.
- Als ursächlich vermutet man Substanzen wie Entzündungsfaktoren, aber auch andere Substanzen, welche durch die Chemotherapie selbst entstehen.
- Auch für andere Therapieprinzipien wie Immun- oder Antihormontherapien scheint ein Einfluss auf die kognitiv-mentalen Leistungen denkbar.

Trotz vieler neuropsychologischer Testungen, EEG- und MRT-Untersuchungen konnten die Ursachen und Verläufe des „Chemobrains“ (Chemohirns) bislang nicht ausreichend geklärt werden. Fest steht, dass nicht alle Patienten, die sich einer Krebstherapie unterziehen, unter dieser Einschränkung leiden. Die meisten Betroffenen erholen sich nach Abschluss der Therapie. Prinzipiell ist es jedoch möglich, dass die Einschränkungen auch längerfristig bestehen.

Es darf nicht übersehen werden, dass viele Patienten in Untersuchungen bereits vor Beginn ihrer Chemotherapie schlechtere Testergebnisse mit reduzierter kognitiver Leistungsfähigkeit lieferten. Dies war auch bei Patienten zu beobachten, die lediglich bestrahlt, aber keine Chemotherapie erhalten hatten. Die subjektiv erlebten kognitiven Einschränkungen lassen sich darüber hinaus nicht unbedingt in neuropsychologischen Tests abbilden. Das kann daran liegen, dass die getesteten Personen ihre Defizite ausreichend kompensieren können, oder am Unvermögen der Testinstrumente, alltagsrelevante oder leichte Veränderungen zu erfassen. Andere Patienten wiederum liefern auffällige Testergebnisse ohne klinisches Korrelat und bewusst wahrgenommene Einschränkungen.

Mit Konzentrations- und Gedächtnisproblemen sind häufig Niedergeschlagenheit, Ängstlichkeit und schlechter Schlaf vergesellschaftet. Manchmal schwindet das Vertrauen in die eigene Gedächtnisleistung fast ganz: „Mit mir ist einfach nichts mehr anzufangen". Hier werden Parallelen zum Fatigue-Syndrom (➤ Kap. 6.2) deutlich.

Stress als Erklärungsmodell

Wenn wir uns akut in einer Stresssituation befinden, suchen wir unsere Umgebung nach Gefahrenquellen ab. Wir befinden uns in erhöhter Alarmbereitschaft, was zu Lasten von Konzentration und Merkfähigkeit geht. Es ist außerdem bekannt, dass chronischer Stress über die dabei ausgeschütteten Stresshormone zu einer deutlichen Beeinträchtigung von Aufmerksamkeit und Gedächtnis führt. Dieser Zustand wird auch als „Stresshirn" bezeichnet. Unabhängig von den auslösenden Faktoren der kognitiven Einschränkungen – Medikamenteneinflüsse (Chemohirn), Ausschüttung von Stresshormonen (Stresshirn) oder Folge der Erschöpfung oder der gedämpften Stimmung – ist es immer sinnvoll, die Bedingungen für eine gesteigerte Konzentrationsfähigkeit und Gedächtnisleistung zu verbessern. Mögliche Strategien, wie sich dies in der Praxis umsetzen lässt, werden nachfolgend dargestellt.

Konzentrationsprobleme

Stresssituationen gehen mit hoher Anspannung einher, und bei hoher Anspannung nimmt die Konzentrationsfähigkeit und -leistung ab. Mögliche Trigger sind Zeitdruck oder Überlastung. Vielfach finden sich bei Patienten auch stressverstärkende Bewertungen („ich packe das sowieso nicht"), die den Druck noch zusätzlich erhöhen.

Die Konzentrationsleistung kann aber auch dann eingeschränkt sein, wenn die Anspannung zu niedrig ist, z. B. bei übermäßiger Müdigkeit oder wenn uns etwas nicht interessiert. Werden wir abgelenkt oder versuchen, mehrere Dinge gleichzeitig zu erledigen, lässt sich die Aufmerksamkeit nur noch bedingt auf die zu erledigende Aufgabe fokussieren. Ablenkung kann dabei von innen oder von außen kommen. Gleichzeitig mehrere Dinge zu erledigen, kann nur dann funktionieren, wenn die einzelnen Tätigkeiten nicht miteinander konkurrieren.

Strategien im Umgang mit Konzentrationsproblemen

Wenn die Konzentrationsfähigkeit bei sehr hoher Anspannung nachlässt, können Maßnahmen, welche die Anspannung senken helfen, von Nutzen sein, z. B.:
- Atemübungen einsetzen.
- Kritisch hinterfragen, ob man sich selbst unter Druck setzt.
- Eine bewusste Pause einlegen.
- Sich selbst Mut machen.

Ergänzend können Maßnahmen eingesetzt werden, mit deren Hilfe man die Konzentration schärfen kann, z. B.:
- Dinge nacheinander und nicht gleichzeitig erledigen.
- Überlegen, ob man Dinge wirklich machen möchte.
- Ausreichend Schlaf.
- Achtsamkeit für die zu erledigende Tätigkeit.

Empfehlenswert sind darüber hinaus Möglichkeiten, äußere Einflussfaktoren und Ablenkungen auszuschalten, z. B.:
- Tür hinter sich schließen.
- Handy ausschalten.
- Einen passenden Zeitpunkt für die zu erledigende Tätigkeit finden.

Gedächtnisprobleme

Einen bedeutsamen Einfluss auf die Gedächtnisleistung hat der Schlaf. Während des Schlafs wird Gelerntes und Erlebtes gefestigt. Generell erscheint es hilfreich, sich gemeinsam mit dem Patienten Maßnahmen zu überlegen, die sich günstig auf ihre Gedächtnisleistung auswirken, z. B.:
- Wichtiges aufschreiben.
- Ausreichend schlafen.
- Laut mit sich reden.
- Routinen einführen.
- Dinge mit Spaß erledigen.

Die Patienten sollten dazu ermutigt werden, Situationen zu schildern, in denen sie bei sich kognitive Einschränkungen vermuten.

TIPPS FÜR PATIENTEN

- Für einen **guten Schlaf** sorgen.
- Anspannung reduzieren: Überprüfen von stressverstärkenden Einstellungen und Denkstilen,

6

Entspannungsübungen, Haltung der Akzeptanz für die aktuelle Situation.

- **Konzentration aufbauen:** auf äußere Ablenkung achten (z. B. Telefonanrufe, Lärm, Kontakte), achtsam sein für innere Ablenkung (z. B. Gefühle von Scham, Grübeln über die Vergangenheit oder Sorgen um die Zukunft).
- Positive Haltung einnehmen: Informationen lassen sich besser behalten, wenn man eine motivierte Grundhaltung mitbringt. Sich dabei aber nicht anhaltend überfordern und einen Punkt nach dem anderen erledigen.
- Laut mit sich selbst sprechen:
  - Welche Aufgabe ist zu erledigen?
  - Systematisch Schritt für Schritt vorgehen, dabei laut denken.
  - Wie ist das erreichte Ergebnis (Selbstkontrolle)?
  - Selbstverstärkung: das habe ich gut gemacht!
- Aktiv werden: Sport und Bewegung einplanen. Es ist bewiesen, dass Bewegung die Gedächtnisleistung verbessern kann.
- Notizen machen und Gedanken aufschreiben.
- Offen sein: Vergesslichkeit nicht verschweigen, sondern offen darüber sprechen.

6

LITERATUR

Hamm C, Freyberger H, Hamm A. Psychoonkologie in der Nachsorge. Ein kognitiv-verhaltenstherapeutisches Manual. Stuttgart: Schattauer, 2016.

Janelsins MC, Kesler SR, Ahles TA, Morrow GR. Prevalence, mechanisms and management of cancer-related cognitive impairment. Int Rev Psychiatry, 2014;26(1): 102–113.

Schagen SB, Vardy J. Cognitive dysfunction in people with cancer. Lancet Oncol, 2007;8: 852–853.

Schulz-Kindermann F. Psychoonkologie. Grundlagen und psychotherapeutische Praxis. Weinheim, Basel: Beltz, 2013.

6.4 Polyneuropathie

Michael Sohm

Beispiel

„Kein Tumor mehr, aber diese Nerven!"

Eigentlich könnte man meinen, dass die 51-jährige Patientin nach überstandener Darmkrebserkrankung zuversichtlich nach vorne blickt. Darmoperation und adjuvante infusionale Chemotherapie nach dem FOLFOX-Schema (5-Fluorouracil, Folinsäure, Oxaliplatin) über ein halbes Jahr hat sie gut absolviert. Bei einer weiteren Nachsorgeuntersuchung ist sie dennoch betrübt: „Das mit den Nerven wird einfach nicht besser. Fingerspitzen und Zehen sind wie taub. Ich kann noch nicht einmal die Knöpfe an meiner Bluse ohne Schwierigkeiten schließen. Und beim Gehen ist da immer so eine Unsicherheit. Seit dem letzten Termin ist es zwar etwas besser geworden, aber kann das denn so lange dauern?"

MERKE

Irreversible Nervenschädigungen durch eine chemotherapiebedingte Polyneuropathie können den Patienten langfristig stark einschränken, insbesondere wenn sie Berufe ausüben, die taktiles Feingefühl erfordern, z. B. Näherin, Uhrmacher, Graveur.

Ätiologie

Eine **chemotherapieinduzierte Polyneuropathie (CIPN)** zeigt sich klinisch in der Mehrzahl der Fälle als distal symmetrische, sensible Polyneuropathie (PNP) mit Taubheitsgefühl und Missempfindungen und handschuh- oder strumpfförmigem Ausbreitungsmuster als Folge von neurotoxischen Mono- bzw. Kombinationschemotherapien. Hyp- und Parästhesien können vergesellschaftet sein mit neuropathischen Schmerzen, abgeschwächten Muskeleigenreflexen, distalen Paresen, autonomen Funktionsstörungen und Muskelkrämpfen.

In den meisten Fällen ist die beschriebene Symptomatik nach Beendigung der auslösenden Medikation im Anschluss an eine Plateauphase rückläufig. Dabei darf man aber nicht übersehen, dass insbesondere bei einer CIPN im fortgeschrittenen Stadium Folgeschäden und nicht selten Residualsymptome möglich sind. Die Ausprägung der Symptome und die Art der neuropathischen Beschwerden hängen dabei von der neurotoxischen Substanz und ihrem pathogenetischen Mechanismus am peripheren Neuron ab. Kumulativdosis und Dosisintensität bestimmen dabei das Auftreten und den Schweregrad. Die CIPN-Prävalenz liegt etwa 4 Wochen nach Beendigung einer neurotoxischen Chemotherapie bei knapp 70 %, nach 3 Monaten bei 60 % und nach einem halben Jahr bei 30 %.

Wichtige Vertreter von Chemotherapeutika mit hohem CIPN-Risiko sind Platinderivate (Cisplatin, Oxaliplatin), Vincaalkaloide (Vinorelbin, Vincristin), Taxane (Docetaxel, Paclitaxel) und Proteasom-Inhibitoren (Bortezomib). Ein nicht zu unterschätzender Risikofaktor für die Entwicklung eines CIPN stellt eine vorbestehende Polyneuropathie aufgrund von Begleiterkrankungen wie Diabetes mellitus oder Niereninsuffizienz oder auch im Rahmen der onkologischen Erkrankung dar.

Diagnostik

Anamnese und klinisch-neurologischer Befund stellen die Basis der CIPN-Diagnostik dar. Mittels Elektroneurografie durch den Facharzt lässt sich eine periphere Nervenläsion nachweisen und die Differenzierung als axonal und/oder demyelisierend vornehmen. Neurotoxizitätsskalen machen die quantitative und qualitative Erfassung einer CIPN im Verlauf der Chemotherapie einfacher.

Die frühzeitige Diagnose ist prognostisch entscheidend. Neue onkologische Therapiekonzepte lassen die Lebenserwartung der Patienten, aber auch ihre Erwartungen hinsichtlich Funktionalität und Lebensqualität deutlich steigen. Vor diesem Hintergrund sollten nachhaltige Therapiekomplikationen und einschränkende Dauerfolgen weitestgehend verhindert werden.

Prophylaxe

Die Ergebnisse von Studien zur Prophylaxe der CIPN sind ernüchternd. Die Leitlinie der American Society of Clinical Oncology (ASCO) empfiehlt in Ermangelung von Evidenz und mit Rücksicht auf das Nutzen-Risiko-Profil derzeit keine Substanz zur CIPN-Prävention.

Unter den Platinverbindungen ist Cisplatin die Substanz mit dem höchsten CIPN-Risiko, wobei die Symptomatik und die neurologischen Defizite bis zu einem halben Jahr nach Beendigung der Cisplatin-Gabe auftreten können (Coasting-Phänomen). Die chronische Oxaliplatin-Neuropathie kann sogar noch mehr als zwei Jahre nach Therapieende nachweisbar sein. Unter Vincristin entwickelt etwa ein Drittel der behandelten Patienten eine autonome Neuropathie mit orthostatischer Hypotonie, Blasendysfunktion, Impotenz und Obstipation bis hin zum paralytischen Ileus.

Therapie

Zur Verbesserung der Funktionalität bei manifester CIPN sollte entsprechend der konsensbasierten Empfehlung der S3-Leitlinie „Supportive Therapie bei onkologischen PatientInnen" unter den nicht medikamentösen Behandlungsansätzen eine **Bewegungstherapie** erfolgen. Diese kann ein Koordinations-, Vibrations- und Feinmotoriktraining, aber auch Balanceübungen und ein sensomotorisches Training beinhalten.

Stark begrenzt hingegen sind die medikamentösen Behandlungsmöglichkeiten. Der selektive Serotonin-Noradrenalin-Reuptake-Inhibitor (SSNRI) **Duloxetin** hat sich bei der Behandlung CIPN-vergesellschafteter neuropathischer Schmerzen als wirksam erwiesen (Off-Label-Einsatz). Hingegen ist für die Behandlung mit Pregabalin und Gabapentin die Datenlage unzureichend, obwohl deren Wirksamkeit bei neuropathischen Schmerzen anderer Ätiologie als erwiesen gilt. Man kann diese Substanzen folglich analog als Therapieoption betrachten.

Tipps für die Praxis

- Chemotherapieinduzierte Polyneuropathie (CIPN) ist eine häufige und dosislimitierende Nebenwirkung neurotoxischer Pharmaka im Verlauf einer Tumorbehandlung.
- Die CIPN-Frühdiagnose ist entscheidend, um einer irreversiblen peripheren Nervenschädigung vorzubeugen.
- Eine CIPN-Prävention besteht vorrangig in der Dosisanpassung neurotoxischer Chemotherapeutika.
- Bislang sind keine kausale Therapie und keine evidenzbasierte medikamentöse Prophylaxe verfügbar.

LITERATUR

American Society of Clinical Oncology (ASCO). Prevention and Management of Chemotherapy-Induced Peripheral Neuropathy in Survivors of Adult Cancers. Aus: www.asco.org/practice-guidelines/quality-guidelines/guidelines/patient-and-survivor-care#/9541 (Letzter Zugriff: 4. November 2019).

Hamm C, Freyberger H, Hamm A. Psychoonkologie in der Nachsorge. Ein kognitiv-verhaltenstherapeutisches Manual. Stuttgart: Schattauer, 2016.

Koeppen S. Prophylaxe und Therapie der chemotherapieinduzierten Polyneuropathie. best practice oncology, 2018;13(4): 214–225.

Leitlinienprogramm Onkologie (Deutsche Krebsgesellschaft, Deutsche Krebshilfe, AWMF). Supportive Therapie bei onkologischen PatientInnen (Langversion 1.1, April 2017). Aus: www.leitlinienprogramm-onkologie.de/fileadmin/user_upload/Downloads/Leitlinien/Supportivtherapie/LL_Supportiv_Langversion_1.1.pdf (letzter Zugriff: 4. November 2019).

Schulz-Kindermann F. Psychoonkologie. Grundlagen und psychotherapeutische Praxis. Weinheim, Basel: Beltz, 2013.

6.5 Krebserkrankungen und Sexualität

Lorenz Rieger, Christina von der Assen

Eine Krebserkrankung stellt immer einen schwerwiegenden Einschnitt in der Biografie eines Menschen dar. Die Krankheit selbst, aber auch die notwendige Behandlung fordert die gesamte Aufmerksamkeit und lassen oftmals den Wunsch nach Sexualität in den Hintergrund treten. Neben dem Schock über die Diagnose und dem damit häufig gefühlten Kontrollverlust über das zukünftige Leben kann es sowohl durch die Erkrankung selbst, aber noch mehr durch die notwendige Therapie zu schweren, mitunter dauerhaften seelischen und körperlichen Beeinträchtigungen kommen. Von diesen Veränderungen sind auch die Sexualität und die Partnerschaft betroffen.

Frauen

Frauen mit Krebserkrankungen sehen sich vielfältigen Problemen bezüglich ihrer Sexualität ausgesetzt, die Ursachen dafür können sowohl psychischer als auch organischer Natur sein. Je nach Krebserkrankung hat bis zu 90 Prozent der Patientinnen eine sexuelle Funktionsstörung. Krebs und Krebsbehandlungen können z. B. bei Brustkrebs das Körperbild nachhaltig verändern. Dies führt in manchen Fällen zu geringerem Selbstbewusstsein und Scham und folglich zu einer subjektiv gefühlten geringeren Attraktivität. Ein kurzzeitiger Verlust der Libido oder eine habituelle langwierige Unlust können die Folge sein. Auch durch den häufig unter Chemotherapie temporär auftretenden Haarverlust fühlen sich manche Patientinnen sexuell weniger attraktiv. Organische Ursachen für Sexualstörungen können anatomische Veränderungen, Östrogenmangel und Schädigungen der Schleimhäute sein.

Veränderungen der Anatomie

Operationen können insbesondere bei gynäkologischen Tumoren zu einer Veränderung der Anatomie führen. Bei Patientinnen mit Mammakarzinom wird seit einigen Jahren in der Mehrzahl der Fälle eine **brusterhaltende Operation** durchgeführt. Falls doch eine Entfernung der Brust notwendig ist, wird immer häufiger ein Brustwiederaufbau mit Eigen- oder Fremdgewebe durchgeführt. Neben dem Brustverlust kann auch eine Brustformveränderung oder ein **Brustwiederaufbau** durch die veränderte Form und Haptik der Brust die Patientin verunsichern. In diesem Fall ist es besonders wichtig, die Patientin einfühlsam bei der ersten Konfrontation mit dem veränderten Körperbild und operationsbedingten Vernarbungen oder Verhärtungen zu unterstützen. Eine persistierende Irritation und damit verbundene Unsicherheit sowie anhaltende Ängste bezüglich der Krebserkrankung führen meist zwangsläufig zu einer intensiven Auseinandersetzung mit der eigenen Anatomie, zu einem gesteigerten Körperbewusstsein und häufig auch zu einer Auseinandersetzung mit der individuellen und partnerschaftlichen Sexualität.

Bei Patientinnen mit gynäkologischen Tumoren werden meistens die Gebärmutter und die Eierstöcke entfernt. Eine **beidseitige Ovariektomie** führt bei prämenopausalen Patientinnen zu einer vorzeitigen Menopause, wodurch die Produktion der weiblichen Sexualhormone nahezu zum Erliegen kommt. Körperlich zeigt sich dies in Form von menopausalen Symptomen wie Hitzewallungen, Schlafstörungen, trockenen Schleimhäuten sowie psychischer Auffälligkeit in Form von Depressivität oder mangelnder affektiven Schwingungsfähigkeit (s. u. „Hormonmangel").

Die einfache **Hysterektomie** hat laut Studien keinen primären Einfluss auf die Sexualität. Neben depressiven Verstimmungen können ein Libidoverlust sowie Schlaf- und Appetenzstörungen die Sexualität dennoch beeinträchtigen. Bei einem fortgeschrittenen Zervixkarzinom wird – falls eine Operation sinnvoll ist – eine erweiterte, radikale Hysterektomie (Operation nach Wertheim) durchgeführt. Bei dieser Operation werden neben der Gebärmutter auch ein Teil der Vagina sowie das umliegende Gewebe (Parametrien) und die pelvinen Lymphknoten entfernt. Die daraus resultierende Verkürzung der Scheide sowie Störungen der Innervation im kleinen Becken führen häufig zu dauerhaften sexuellen Funktionsstörungen. Weiter fortgeschrittene Zervixkarzinome werden durch eine primäre Radiochemotherapie behandelt. Auch dadurch kann es zu einer Atrophie der Scheide und zu schwerwiegenden sexuellen Funktionsstörungen kommen. Radikale Operationen und strahlentherapeutische Behandlungen bei Tumoren im Kolorektalbereich haben aufgrund der unmittelbaren räumlichen Nähe zu den Geschlechtsorganen häufig ähnliche Nebenwirkungen zur Folge.

Schwerwiegende anatomische Beeinträchtigungen können auch durch radikale Operationen bei **Vulvakarzinomen** entstehen. Je nach Ausdehnung der Erkrankung wird teilweise die gesamte Vulva inklusive der Klitoris und Teilen der Urethra entfernt.

Hormonmangel

Bösartige **Ovarialtumoren** sind prognostisch meistens schlecht und sollten – sofern eine makroskopisch komplette Entfernung möglich ist – radikal operiert werden. Infolgedessen müssen meist beide Ovarien entfernt werden. Auch bei den prognostisch oft besseren **Endometriumkarzinomen** werden neben der Gebärmutter in der Regel auch die Ovarien entfernt. Ein derartiger chirurgischer Eingriff führt bei prämenopausalen Frauen zu einer vorzeitigen Menopause. Folgen des daraus resultierenden Östrogenmangels sind neben Hitzewallungen auch Scheidentrockenheit und Libidoverlust.

Chemotherapien haben häufig ähnliche Folgen: Durch ihre Toxizität für die Ovarien kann es zu einem vorübergehenden oder auch permanenten Verlust der Ovarialfunktion kommen. Der daraus resultierende Östrogenmangel führt zu postmenopausalen Symptome wie z. B. Herzrasen, Reizbarkeit, vermehrte Schweißbildung und Einschlafstörungen.

Bei hormonabhängigem Brustkrebs muss die körpereigene Östrogenwirkung für einen längeren Zeitraum unterdrückt werden, um das Risiko eines Rezidivs oder von Fernmetastasen zu minimieren. Der dafür häufig verwendete Östrogenrezeptormodulator **Tamoxifen** hat je nach Gewebslokalisation pro- oder antiöstrogene Wirkungen. Typische Nebenwirkungen von Tamoxifen sind klimakterische Beschwerden. Die bei prämenopausalen Frauen manchmal zusätzlich eingesetzten **GnRH-Analoga** führen zu einer temporären Ausschaltung der Ovarialfunktion und versetzen die Patientin für die Dauer der Therapie in die Wechseljahre.

Therapie

Ist ein Östrogenmangel für die Beschwerden verantwortlich, kann bei vielen Tumoren eine **Hormonersatztherapie** mit Östrogenen durchgeführt werden. Ausnahmen sind hormonabhängige Tumore wie Mamma- oder Endometriumkarzinome, bei denen eine Hormonsubstitution zu einem erhöhten Rezidivrisiko führt. Je nachdem, ob die Gebärmutter noch vorhanden ist, werden Östrogene und ggf. zusätzlich Gestagene substituiert. Generell können bei Scheidentrockenheit und den damit verbundenen Schwierigkeiten beim Geschlechtsverkehr therapeutische Hilfsmittel wie z. B. Gleitgele eingesetzt werden.

Beispiel

Körperschemastörung nach Brustkrebsoperation

Eine 41-jährige Patientin muss sich wegen eines fortgeschrittenen Mammakarzinoms einer Entfernung der linken Brust unterziehen.

Nach überstandener Brustkrebsbehandlung leidet die Patientin auch nach längerer Zeit noch unter dem Verlust ihrer Brust und vermeidet die Konfrontation mit dieser Veränderung. In der folgenden psychoonkologischen Nachbehandlung absolviert die Patientin psychologische Sitzungen allein und mit ihrem Ehemann. Dieser schildert bereits in der ersten Sitzung, er bemühe sich vorsichtig, aber so normal wie möglich mit seiner Frau zu agieren. Die Patientin selbst berichtet, sie entziehe sich ihrem Ehepartner, wechsle nicht mehr vor ihm die Kleidung oder teile intime, zärtliche Momente mit ihm.

Der Ehemann zeigt sich daraufhin sehr niedergeschlagen und ratlos. In der Folgezeit absolviert die Patientin eine spezielle Gruppentherapie und zusammen mit ihrem Mann eine Paarberatung. Die gruppentherapeutische Intervention umfasst Übungen und Interaktionen zur eigenen Lebensqualität, Körperwahrnehmung und Sexualfunktion. Ziel der Therapie ist, ein neues Selbstbild und Möglichkeiten für das persönlichkeitspsychologische Wachstum zu entwickeln. Durch die Paarberatung im Rahmen der onkologischen Behandlung kann die Patientin das Bewusstsein ihrer Körperschemastörung aktiv beeinflussen. Nach einem Jahr Therapie berichtet die Patientin, sich deutlich weniger Sorgen wegen eines möglichen Rezidivs und vor allem der körperlichen Erscheinung zu machen. Die Paartherapie ermöglicht der Patientin und ihrem Mann, sich neu zu verstehen. Der Mann verbalisiert stets, dass ihm die körperliche Veränderung seiner Frau nichts ausmacht. Die Patientin schafft es, die Ablehnung gegenüber sich selbst abzulegen, indem die Verdrängung/Verleugnung als eigene psychologische Abwehr und die damit verbundene ablehnende Projektion auf den Partner als paarbezogener Abwehrmechanismus gemeinsam in einer Gesprächstherapie bearbeitet werden. ▮

6

Männer

Sexuelle Funktionsstörungen sind ein häufiges Problem bei männlichen Krebspatienten. Typische Symptome sind erektile Dysfunktion und Libidoverlust. Neben den physischen und psychischen Auswirkungen der Krebserkrankung führen v. a. die Folgen der Therapie zu Störungen des Sexuallebens.

Die Prävalenz der sexuellen Dysfunktion korreliert mit der Art der Krebserkrankung, am höchsten ist sie bei Malignomen des Urogenitaltrakts wie z. B. beim Prostata- oder Blasenkarzinom. Auch Patienten mit rektalen oder analen Karzinomen leiden aufgrund der anatomischen Nähe der befallenen Strukturen zu den Geschlechtsorganen häufig unter ähnlichen Symptomen.

Erektile Dysfunktionen treten bei 30 bis 75 % der Patienten auf, die sich einer **radikalen Prostatektomie** unterziehen. Nervenschonende Operationsverfahren scheinen etwas bessere Ergebnisse zu zeigen, der Zugangsweg – ob offen, laparoskopisch oder per Roboter – spielt dabei keine entscheidende Rolle. Beim Blasenkarzinom, insbesondere nach radikalen Operationsverfahren, leiden postoperativ mehr als 60 % der Patienten unter einer erektilen Dysfunktion. Neben Operationen führt auch die **Bestrahlung des kleinen Beckens** oftmals zu sexuellen Funktionsstörungen, 30 bis 45 % der Männer werden dadurch im Laufe der Zeit dauerhaft impotent.

Therapie

Generell ist ein multidisziplinärer Ansatz indiziert, der neben physiologischen auch psychologische Aspekte mittels Sexualberatung, Sexualtherapie oder paarbetreffende Intervention behandelt. Als Medikamente kommen **Phosphodiesterase-5-Inhibitoren** (PDE-5-Inhibitoren, z. B. Sildenafil, Valdenafil) infrage. Bei Patienten nach nervensparender Prostatektomie konnte dadurch eine hoch signifikante Verbesserung der Sexualfunktion erzielt werden.

Bei ausbleibendem Therapieerfolg mit PDE-5-Inhibitoren können verschiedene weitere Verfahren zur Behandlung der erektilen Dysfunktion eingesetzt werden: Neben Schwellkörperinjektionen mit Papaverinen und Prostaglandin E1 finden in speziellen Fällen auch Vakuumpumpen und Penisimplantate Verwendung.

▮ Beispiel

Harninkontinenz

Ein 27-jähriger Patient stellt sich in der psychoonkologischen Sprechstunde vor. Seit die Krebstherapie abgeschlossen ist, leidet er zunehmend an Harninkontinenz. Für einen Mann in diesem Alter ist es besonders schwierig, mit diesen Folgen zurechtzukommen, da dies aktiv die Geschlechtsorgane und die damit verbundene Sexualität beeinträchtigt. Der Patient schilderte in der folgenden psychoonkologischen Behandlung, er verzichte seither auf Sexualität und eine feste Partnerschaft. Es wird deutlich, dass der Patient durch große Ängste und Schamgefühle stark belastet ist. Auslöser hierfür sei die immer wieder in unangenehmen Situationen auftretende Inkontinenz. Er berichtet von Insuffizienzgefühlen, Ratlosigkeit und erscheint dadurch sehr affektlabil.

In der psychoonkologischen Gesprächstherapie beginnt der Patient, sich aktiv seinen Ängsten zu stellen, verbalisiert diese erstmals konkret und sucht unter psychologischer Anleitung nach ihm verwandten Ressourcen, diese zu überwinden. Zusätzlich absolviert der Patient eine Physiotherapie und ein Beckenbodentraining. Nach anfänglichen Rückschlägen, auch im Inkontinenztraining, lernt der Patient, die Symptome frühzeitig zu erkennen und eine Inkontinenzepisode bestmöglich zu vermeiden. Nach mehreren Monaten schafft der Patient eine gute und euthyme Stimmungsfähigkeit herzustellen, Ängste nicht zu katastrophisieren und wagt sich anschließend aktiv auf Partnersuche. ▮

Tipps für die Praxis

- Mangelndes Interesse an Sexualität ist wegen der meist als existenziell empfundenen Bedrohung durch die Krankheit und der oft belastenden Therapien als normal zu werten.
- Die Patienten beruhigen und vor Augen führen, dass sich die Problematik häufig wieder gibt.
- Möglichst den Partner bzw. die Partnerin in die Behandlung integrieren.
- Bei schwieriger zu behandelnden sexuellen Funktionsstörungen mit anatomischen oder hormonellen Ursachen:
  - Frauen: Einsatz u. a. von Gleitgels oder bei nicht hormonabhängigen Tumoren ggf. Hormonersatztherapie.
  - Männer: PGE-5-Inhibitoren sowie ggf. physikalische Hilfsmittel (Injektionen, Schwellkörperpumpen).

LITERATUR

Brechtel A. Veränderung von Partnerschaft und Sexualität nach Krebstherapie. Forum, 2012;27(2): 110–114.
Dadak C, Sohlmann S. Sexualität nach einer Krebserkrankung. Der Gynäkologe, 2014;47(2): 99–103.
Dudle S, Häusermann S. Sexualität bei Krebs. Heilberufe, 2017;69(10): 30–32.
Farthmann J, Hasenburg A. Onkologie – Sexualität nach gynäkoonkologischen Krebserkrankungen und Mammakarzinom. Geburtshilfe und Frauenheilkunde, 2016;76(03): 231–233.
Hanjalic-Beck A, Farthmann J, Hasenburg A. Sexualität der Frau nach onkologischer Therapie. Forum, 2012;27(2): 127–131.
Hasenburg A. Sexualität nach gynäkologischen Krebserkrankungen. best practice onkologie, 2018;13(6): 314–319.
Hasenburg A, Farthmann J, Schwab R. Sexualität nach gynäkologischen Krebserkrankungen. Der Gynäkologe, 2017;50(5): 333–338.
Mehnert A. Psychosoziale Langzeitfolgen nach erfolgreich behandelter Krebserkrankung. Forum, 2014;29(3): 198–201.
Mehnert A, Koch U (Hrsg.). Handbuch psychoonkologie. Göttingen: Hogrefe, 2016.
Roser T. Sexualität in Zeiten der Trauer. Göttingen: Vandenhoeck & Ruprecht, 2014.

6.6 Kinderwunsch

Lorenz Rieger

Grundlagen

Die meisten Krebserkrankungen betreffen Menschen, die das 50. Lebensjahr bereits überschritten haben, aber immerhin drei Prozent erkranken zwischen dem 20. und 40. Lebensjahr an Krebs. Dies bedeutet, dass bei knapp einer halben Million Krebsneuerkrankungen pro Jahr in Deutschland ca. 15 000 Menschen in dieser Altersgruppe betroffen sind. Bei jungen Männern steht an erster Stelle der Hodenkrebs, gefolgt von Leukämien und Lymphomen. Bei jungen Frauen dominiert ab dem 25. Lebensjahr das Mammakarzinom, gefolgt von Zervixkarzinom und Melanom.

Über alle Altersgruppen hinweg ist es in den vergangenen Jahrzehnten zu einer deutlichen Prognoseverbesserung bei Krebserkrankungen gekommen. Besonders eindrückliche Fortschritte wurden bei der Behandlung von Leukämien und Lymphomen gemacht, aber auch bei Hodenkrebs und Mammakarzinomen konnten substanzielle Fortschritte erzielt werden. Daher ist die Frage nach dem Erhalt der Fertilität während einer Krebstherapie in letzter Zeit immer mehr in den Vordergrund getreten.

Abgesehen von der operativen Therapie und der Strahlentherapie geht ein Großteil der Fortschritte der vergangenen Jahre auf die Einführung neuer Chemotherapeutika zurück, zusätzlich sind Antikörper, Immuntherapeutika und Small Molecules hinzugetreten (➤ Kap. 3.4). Während der Einfluss neuerer Substanzen auf die Fertilität noch relativ unklar ist, wurden zum Einfluss von Chemotherapeutika auf die Gonaden bereits umfangreiche Studien publiziert. Generell schädigen Chemotherapeutika sowohl neoplastische wie auch gesunde Zellen. Krebszellen werden aber aufgrund ihrer meist höheren Teilungsrate und eingeschränkten Reparaturfähigkeit stärker von der Therapie betroffen als normale Zellen.

Die **Toxizität einzelner Chemotherapeutika** hängt u. a. von ihrem Wirkmechanismus, der Dosierung, der Therapiedauer, dem Alter und der individuellen Disposition ab. Auch die Kombination bzw. Sequenz der einzelnen Chemotherapeutika spielt eine wichtige Rolle. Als weniger toxisch gelten Monotherapien mit Methotrexat oder 5-Fluorouracil, während hoch dosiertes Cyclophosphamid oder dosiseskalierte Therapieschemata wie das häufig bei M. Hodgkin eingesetzte BEACOPP-Schema sehr toxisch für die Gonaden sind. Dies wurde beispielsweise im Rahmen der HD-9-Studie untersucht, die verschiedene Therapieprotokolle unterschiedlicher Toxizität zur Therapie des M. Hodgkin untersuchte (Behringer et al. 2005). Neben der Toxizität der Chemotherapie war dabei auch das Alter der Patientinnen bei Therapiebeginn von entscheidender Bedeutung dafür, ob sich nach Therapieende wieder eine Ovarialfunktion einstellte oder ob die Patientinnen dauerhaft blutungsfrei blieben (➤ Tab. 6.1).

Zur Verbesserung der Situation von Patientinnen und Patienten mit potenziellem Kinderwunsch wurde bereits vor einigen Jahren das „FertiProtekt"-Netzwerk gegründet (https://fertiprotekt.com). Im Mittelpunkt steht die Beratung über den Schutz der Fruchtbarkeit vor geplanten Behandlungen (Operation, Chemotherapie, Bestrahlung), welche als unerwünschte Nebenwirkung die künftige Zeugungsfähigkeit der Patientinnen und Patienten einschränken können. Allen Tumorpatienten, bei denen potenziell noch Kinderwunsch besteht, sollte – falls es aus onkologischer Sicht vertretbar und sinnvoll ist – eine kompetente Beratung zu den derzeit existierenden Möglichkeiten angeboten werden.

Tab. 6.1 Therapieassoziierte Amenorrhö in Abhängigkeit vom Alter am Beispiel des M. Hodgkin (HD-9-Studie) (nach Behringer et al. 2005)

Protokoll	< 30 Jahre	> 30 Jahre
COPP/ABVD	40 %	66,7 %
BEACOPP Standard	18 %	53 %
BEACOPP eskaliert	51,4 %	95 %

MERKE

Alle onkologischen Patienten sollten über mögliche fertilitätserhaltende Maßnahmen vor Therapiebeginn informiert werden, vorausgesetzt, dass folgende Bedingungen erfüllt sind:

- Alter < 40 Jahre.
- Prognose ausreichend gut (5-Jahres-Überlebensrate > 50 %).
- Relatives Sterilitätsrisiko durch Therapie > 30 %.
- Zeitfenster bis zum Beginn der onkologischen Therapie ist ausreichend groß für fertilitätserhaltende Maßnahmen (> 1 bis 2 Wochen).

Fertilitätserhaltung beim Mann

Die männliche Fertilität kann durch operative Eingriffe wie z. B. eine Orchiektomie oder eine pelvine Lymphonodektomie mit konsekutiver Ejakulationsstörung teilweise irreversibel geschädigt werden. Auch Chemotherapien und strahlentherapeutische Behandlungen können je nach Therapiedauer, Dosierung und Bestrahlungsfeld zu einer teilweise permanenten Azoospermie führen. Männer und Jungen, die eine entsprechende Therapie benötigen, sollten über das Risiko der Gonadentoxizität und die Möglichkeit fertilitätserhaltender Maßnahmen aufgeklärt werden.

Die Fertilitätserhaltung beim Mann besteht im Wesentlichen darin, dass vor Beginn einer potenziell schädlichen Therapie Spermien eingefroren werden. Das nach Masturbation gewonnene Sperma wird aufbereitet und in flüssigem Stickstoff eingefroren. Darin kann es nahezu beliebig lange gelagert werden. Hat der Mann später einen Kinderwunsch, kann das Sperma wieder aufgetaut werden und entweder für eine Inseminationsbehandlung oder bei einer künstlichen Befruchtung (In-vitro-Fertilisation) eingesetzt werden.

Die Kosten werden bislang von den Krankenkassen nicht übernommen. Sie betragen einmalig etwa 300 Euro für das Einfrieren sowie ca. weitere 300 Euro pro Jahr für die Lagerung.

Fertilitätserhaltung bei der Frau

Die Fertilitätserhaltung bei der Frau ist generell schwieriger als beim Mann, da die Eizellen weniger leicht extrahiert werden können und außerdem der Eizellpool von der Geburt an kontinuierlich abnimmt, bis schließlich keine Eizellen mehr vorhanden sind (Menopause). Eine Chemotherapie verringert zusätzlich die Anzahl der noch vorhandenen Eizellen und kann daher zu einer prämaturen Menopause führen.

MERKE

Bei der Frage nach einem Fertilitätserhalt bei der Frau muss immer die ovarielle Reserve und damit das Alter der betroffenen Patientin berücksichtigt werden.

Schutz der Ovarien vor Chemotherapie

Durch den Einsatz von GnRH-Agonisten wird die Produktion der für den Ablauf des Zyklus notwendigen Hormone FSH und LH in der Hypophyse unterdrückt. Infolgedessen reifen in den Ovarien keine Eizellen mehr heran, gleichzeitig findet keine Östrogenbildung mehr in den Ovarien statt. Diese künstliche Menopause führt zu einer verminderten Durchblutung der Ovarien, wodurch diese weniger stark der Toxizität im Blut befindlicher zytotoxischer Substanzen ausgesetzt werden. Verschiedene Studien zeigen, dass durch Applikation von GnRH-Agonisten die Rate an prämaturer Menopause relevant gesenkt werden kann. Man geht davon aus, dass hieraus auch eine bessere Fertilität und Schwangerschaftsrate resultiert. Die Behandlung erfolgt während der Zeit der Chemotherapie durch einmonatliche Depotspritzen.

Die Kosten für diese Behandlung werden von den Krankenkassen im Allgemeinen nicht übernommen, sie betragen derzeit etwa 180 Euro pro Monat.

Schutz der Ovarien vor Strahlentherapie

Eine Bestrahlungsdosis von 2 bis 4 Gy auf das kleine Becken zerstört etwa die Hälfte der noch in den Ovarien vorhandenen Follikel, eine Dosis von 20 bis 30 Gy führt bei allen Frauen zu dauerhafter Unfruchtbarkeit. Um dies zu verhindern, werden vor Beginn der Strahlentherapie die Ovarien operativ aus dem Bestrahlungsfeld verlagert und an der Beckenwand fixiert (Ovarpexie). Dadurch kann in 80 Prozent der Fälle ihre Funktion erhalten werden.

Wird dieser Eingriff allein und nicht im Rahmen einer größeren onkologischen Operation durchgeführt, ist von ca. 800 bis 1 000 Euro für die Operation (operative Laparoskopie) auszugehen.

Entnahme von Eizellen vor Therapie

Gibt es vor Beginn der Chemotherapie noch ein Zeitfenster von ca. zwei Wochen, besteht die Möglichkeit der Entnahme von Eizellen.

Vorgehen: Zunächst erfolgt eine Stimulationsbehandlung mit FSH, um möglichst mehrere Eizellen gleichzeitig in den Ovarien heranreifen zu lassen. Sobald die Follikel eine bestimmte Größe (> 17 mm) erreicht haben, wird der Eisprung medikamentös ausgelöst, z. B. durch HCG oder rekombinantes LH. Kurz bevor der eigentliche Eisprung stattfindet (nach etwa 35 bis 36 Stunden), erfolgt die Punktion der Follikel, dabei wird die Follikelflüssigkeit mit den darin enthaltenen Eizellen abgesaugt. Falls ein Partner vorhanden ist, kann ein Teil der Eizellen mit seinem Sperma im Rahmen einer In-vitro Fertilisation (IVF) befruchtet werden. Anschließend werden befruchtete und unbefruchtete Eizellen eingefroren.

Falls nach der Krebstherapie Kinderwunsch besteht und es zu keiner Wiederaufnahme der Ovarialfunktion kommt, können die gewonnenen Eizellen aufgetaut und für eine künstliche Befruchtung benutzt werden. Bereits befruchtete Eizellen können direkt nach dem Auftauen in den Uterus eingesetzt werden (Kryotransfer). Dieses Verfahren ist sehr wirksam und führt je nach Alter der Patientin zu Geburtenraten von bis zu 40 %. Da befruchtete Eizellen nur nach Zustimmung beider Partner übertragen werden dürfen, wird beim Einfrieren immer eine Teilung empfohlen (50 % befruchtet, 50 % unbefruchtet).

Der Nachteil dieses sehr effektiven Verfahrens sind die hohen Kosten, die bislang von Krankenkassen nur selten übernommen werden. Die Stimulation inklusive Entnahme kostet zwischen 2 500 und 4 000 Euro, hinzukommen Lagerungskosten von circa 250 Euro pro Jahr.

Entnahme von Ovarialgewebe vor Therapie

Eine neue und sehr effektive Methode ist die Entnahme von Ovarialgewebe vor Beginn der Chemotherapie. Der Vorteil dieser Methode ist, dass sie innerhalb von wenigen Tagen und damit praktisch ohne Zeitverlust vor Therapiebeginn durchgeführt werden kann.

Vorgehen: Zunächst wird mittels Laparoskopie ein halber Eierstock entfernt. Das Gewebe wird sofort in einem speziellen Medium gelagert und in eine entsprechende Kryobank gebracht, das Zeitlimit bis zur Weiterverarbeitung beträgt 22 Stunden. Die Verarbeitung erfolgt nur in wenigen hoch spezialisierten Zentren. Dort wird das Gewebe aufbereitet und in mehreren Fraktionen eingefroren. Falls nach Ende der Therapie keine Ovarialfunktion einsetzt, kann das eingefrorene Gewebe replantiert werden. Dabei wird das Gewebe in eine vorher präparierte Peritonealtasche an der Beckenwand eingesetzt. Mit einem Wiedereinsetzen der Aktivität des Ovars ist in den meisten Fällen zu rechnen, in der Regel nach drei bis sechs Monaten. Vorausgesetzt, dass die Eileiter durchgängig sind, kann dann ein spontaner Schwangerschaftseintritt abgewartet werden. Tritt keine Schwangerschaft ein, können die bekannten Methoden der Reproduktionsmedizin verwendet werden, z. B. die IVF (s. o.). Die Effektivität des Verfahrens ist hoch, man geht von einer Geburtenrate von über 20 % pro Replantation aus, bei wiederholten Replantationen kann sie bis zu 50 % betragen.

Im Vergleich zur Eizellentnahme mit Stimulation (s. o.) sind die Kosten geringer: Für die Operation ist derzeit mit 1 000 bis 1 500 Euro zu rechnen. Dazu kommen noch die Kosten für das Einfrieren und Lagern. Die Kosten für Replantation betragen ca. 1 000 bis 1 500 Euro. Bislang werden die Kosten meistens nicht von den Krankenkassen übernommen. Im Jahr 2019 änderte der Bundestag das SGB V und machte die Kryokonservierung zur Kassenleistung, sodass zukünftig eine Kostenübernahme zu erwarten ist.

▮▮ Beispiel

Eizellentnahme vor Chemotherapie

Bei einer 35-jährigen Patientin wird ein hormonrezeptornegatives Mammakarzinom diagnostiziert. Sie ist seit einigen Jahren verheiratet, seitdem besteht ein Kinderwunsch. Die einzige bisherige Schwangerschaft endete in einem Abort in der 8. Schwangerschaftswoche.

Mit der Patientin werden die Therapieoptionen besprochen. Sie entscheidet sich für die sofortige operative Entfernung des zwei Zentimeter großen Tumors. Zehn Tage postoperativ wird eine Stimulationsbehandlung in einem Kinderwunschzentrum begonnen, dort erfolgt die Eizellentnahme und anschließend eine Befruchtung der gewonnenen Zellen mit dem Sperma ihres Mannes. Fünf befruchtete Eizellen können eingefroren werden. Im Anschluss daran wird eine adjuvante Chemotherapie mit vier Zyklen Epirubicin/Cyclophosphamid (dreiwöchentlich) sowie 12-wöchentlichen Gaben Paclitaxel durchgeführt, außerdem wird die betroffene Brust bestrahlt.

Ein Jahr nach Therapieende wünscht das Ehepaar den Transfer der kryokonservierten befruchteten Eizellen. Bereits beim ersten Versuch wird die Patientin schwanger und wird in der 39. Schwangerschaftswoche per Kaiserschnitt von einem gesunden Mädchen entbunden. ▮▮

LITERATUR

BalcerekM, Behringer K, Borgmann-Staudt A et al. Perspektive Fertilität: Indikation und Durchführung fertilitätsprotektiver Maßnahmen bei onkologischen und nicht-onkologischen Erkrankungen. Broschüre. Aus: www.ferring.de/assets/Uploads/FG004750-von-Wolff-Perspektive-Fertilitaet-Fertilitaetsprotektive-Massnahmen.pdf (letzter Zugriff: 4. November 2019).

Behringer K, Breuer K, Reineke T et al. Secondary Amenorrhea After Hodgkin's Lymphoma Is Influenced by Age at Treatment, Stage of Disease, Chemotherapy Regimen, and the Use of Oral Contraceptives During Therapy: A Report From the German Hodgkin's Lymphoma Study Group. J Clin Oncol, 2005; 23:30: 7555–7564.

Leitlinienprogramm der DGGF, OEGGG und SGGG. S2k-Leitlinie: Fertilitätserhalt bei onkologischen Erkrankungen (Vers. 1.0, September 2017). Aus: www.awmf.org/uploads/tx_szleitlinien/015-082l_S2k_Fertilitaetserhaltung-bei-onkologischen-Therapien_2017-12.pdf (letzter Zugriff: 4. November 2019).

KAPITEL

7 Die besondere Therapiesituation

Alessia Fraccaroli, Florian Kaiser, Elisabeth Krull, Johanna Tischer

7.1 Der knochenmarktransplantierte Patient

Alessia Fraccaroli, Johanna Tischer

7.1.1 Allogene und autologe Transplantation

Die hämatopoetische Stammzelltransplantation (HSZT) oder auch Knochenmarktransplantation stellt für eine Vielzahl von Patienten mit bösartigen und nicht bösartigen hämatologischen Erkrankungen die einzige Chance auf Heilung dar. Dies gilt insbesondere für Patienten mit myeloischen und lymphatischen Erkrankungen wie z. B. akute myeloische Leukämie (AML), akute lymphatische Leukämie (ALL) und Non-Hodgkin-Lymphom (NHL), die genetisch bedingt ein hohes Risiko für einen Rückfall haben, auf die konventionelle Chemotherapie bisher nicht angesprochen oder bereits einen Rückfall ihrer Erkrankung erlitten haben (Hochrisikokonstellation).

Bei der HSZT werden nach intensiver Vorbehandlung Blutstammzellen von einem Spender auf einen Empfänger (= Patient) übertragen. Handelt es sich bei Spender und Empfänger um ein und dieselbe Person, spricht man von einer „autologen“ HSZT, sind Spender und Empfänger zwei genetisch unterschiedliche Personen, wird dieses Verfahren als „allogene“ HSZT bezeichnet (➤ Abb. 7.1). Die autologe HSZT wird häufig bei Patienten mit Multiplem Myelom und Lymphom, aber auch bei Hodentumoren angewendet, während die allogene HSZT generell häufiger bei Patienten mit akuten Leukämien zum Einsatz kommt

Grundlagen und Behandlungsziele

Blutstammzellen sind der Grundbaustein der Knochenmarktransplantation. Als „Urzellen“ der Hämatopoese haben sie die Fähigkeit zur Selbsterneuerung und gelten als pluripotent. Somit können sich diese in alle Reihen der Blutzellen – Leukozyten, Erythrozyten und Thrombozyten – differenzieren. Nach Durchführung einer Vorbereitungsbehandlung, die aus einer intensiven Chemotherapie bzw. Strahlentherapie (Ganzkörperbestrahlung, total body irradiation [TBI]) sowie bei der allogenen Transplantation auch aus einer zusätzlichen intensiven immunsuppressiven Therapie besteht, werden die vorab gewonnenen Blutstammzellen über einen zentralen Venenkatheter direkt in die Blutbahn des

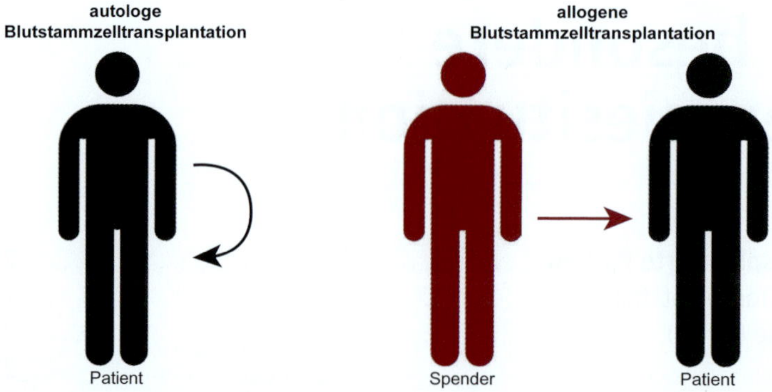

Abb. 7.1 Die hämatopoetische Stammzelltransplantation (HSZT) [V492]

Patienten übertragen. Die Vorbehandlung wird als **Konditionierungsbehandlung** bezeichnet und beabsichtigt, die krankhafte Blutbildung weitgehend zu zerstören, sodass zur hämatopoetischen Rekonstitution die Gabe von Blutstammzellen erforderlich ist. Bereits ca. 48 Stunden nach der Transplantation beginnen sich die Blutstammzellen in den Knochenmarksräumen des Empfängers anzusiedeln, um in den folgenden Tagen und Wochen die normale Blutproduktion aufzunehmen.

Bei der allogenen HSZT werden zur Vermeidung von „immunologischen" Abwehrreaktionen (Transplantatabstoßung, Graft-versus-Host Disease [GvHD]) prophylaktisch immunsuppressive Medikamente kurz vor und auch noch über einen Zeitraum von mehreren Monaten nach der Transplantation verabreicht. Eine lebenslange immunsuppressive Behandlung ist jedoch bei Ausbildung einer Toleranz (keine Transplantatabstoßung, keine GvHD) im Gegensatz zur soliden Organtransplantation nicht erforderlich. Wenn alle Blutzellen in ihrer Bildung vom allogenen Blutstammzellspender abstammen, spricht man von einem kompletten Chimärismus. Dies ist ein Kriterium für den Transplantationserfolg und kann für die Verlaufskontrolle nach allogenen HSZT herangezogen werden.

Bei der allogenen HSZT wird angenommen, dass der bedeutende Anteil der Erkrankungskontrolle durch „immunkompetente Spenderzellen", den Spender-T-Lymphozyten, erreicht wird. Diese vermitteln den für die Heilung der malignen Erkrankung notwendigen Graft-versus-Leukämie (GvL-) Effekt, sind aber auch für eine der Hauptkomplikationen nach allogener Transplantation verantwortlich, die als Graft-versus-Host Disease (GvHD) bezeichnet wird (➤ Kap. 7.1.2).

Durch die hämatopoetische Stammzelltransplantation (Knochenmarktransplantation) können somit gleichzeitig mehrere Behandlungsziele erreicht werden:

- Die Bekämpfung der Grunderkrankung durch
  - intensive Vorbehandlung mit Chemotherapie/Strahlentherapie (autologe und allogene HSZT),
  - Induktion einer Graft-versus-Leukämie (Lymphom) Reaktion (nur allogene HSZT).
- Rekonstitution einer intakten Hämatopoese durch Verabreichung von pluripotenten hämatopoetischen Stammzellen (autologe und allogene HSZT).
- Induktion von Chimärismus und Toleranz (allogene HSZT).

Sowohl die autologe als auch die allogene HSZT sind komplexe, therapieintensive Verfahren, die spezialisierten hämatologischen Zentren vorbehalten sind. Spezielle Isolierstationen sind gefordert, die für diese Patienten Einzelzimmer mit filtrierter Luft und Wasser, Ernährungsvorschriften (z. B. kein rohes Fleisch und kein roher Fisch, nur Gekochtes, Gegartes usw.) und spezielle Hygienevorschriften (z. B. Tragen von Mundschutz und Händedesinfektion von Personal und Besuchern) zur Infektionsprophylaxe vorsehen.

MERKE

Die autologe HSZT bezeichnet die Übertragung von Blutstammzellen, die vom Patienten selbst stammen. Bei der allogenen HSZT werden Blutstammzellen eines gesunden Spenders auf den Patienten übertragen.

Indikationen

Die Indikationsstellung zur HSZT wird nicht nur durch die Biologie der Grunderkrankung (z. B. aggressive Verlaufsform, Rezidiv), sondern immer auch durch patienten- und transplantationsspezifische Faktoren wie Alter und Komorbiditäten des Patienten sowie in der allogenen Transplantationssituation durch die Spenderkompatibilität und Intensität der Konditionierungsbehandlung determiniert (➤ Abb. 7.2). In Zusammenschau dieser Faktoren sollte die Indikationsstellung immer in Zusammenarbeit mit einem erfahrenen, niedergelassenen Hämatologen und den behandelnden Ärzten eines Zentrums für hämatopoetische Blutstammzelltransplantation/Knochenmarktransplantation erfolgen. Wichtig ist, Patienten mit einer der in ➤ Tab. 7.1 genannten Erkrankungen und entsprechender Hochrisikokonstellation frühzeitig in einem Transplantationszentrum vorzustellen.

MERKE

Ziel der Blutstammzelltransplantation ist die Bekämpfung der malignen Grunderkrankung, die durch eine intensive Vorbehandlung mit Chemo- und oder Strahlentherapie bei gleichzeitiger Wiederherstellung einer gesunden Blutbildung erreicht werden soll. Bei der allogenen HSZT wird die Heilung der Erkrankung zusätzlich durch einen Immuneffekt der Spenderzellen (Graft-versus-Leukämie-Effekt) erreicht.

Allogene Blutstammzellspender

Die Grundvoraussetzung für eine allogene HSZT ist, dass ein geeigneter Blutstammzellspender zur Verfügung steht. Dabei wird die immunologische Verträglichkeit des Patienten und Spenders über die Histokompatibilität bestimmt.

Histokompatibilität

Transplantiert man Gewebe von einem Individuum auf ein anderes Individuum derselben Spezies (genetisch nicht identisch), wird das Transplantat vom Empfänger als immunologisch fremd erkannt, und eine Immunreaktion bzw. Abstoßungsreaktion ist die Folge. Die Ausprägung dieser immunologischen Reaktion hängt im Wesentlich davon ab, inwieweit sich Spender und Empfänger in ihren Gewebemerkmalen unterscheiden. Beim Menschen wird diese Gewebeverträglichkeit (Histokompatibilität) zwischen Empfänger (Patient) und Spender durch das **HLA-System** (Human Leukocyte Antigen System) bestimmt. Dieses ist auf dem kurzen Arm des Chromosoms 6 lokalisiert. Es stellt die Grundlage für die Auswahl eines allogenen Blutstammzellspenders dar.

HLA-Typisierung und Spenderkompatibilität

Zur Beurteilung der Histokompatibilität wird eine HLA-Typisierung des Patienten sowie des potenziellen Blutstammzellspenders durchgeführt. Typisiert werden die HLA-Loci A, B, C sowie DRB1 und DQB1. Die HLA-Typisierung kann bei Spendern aus dem Familienbereich initial serologisch erfolgen, muss aber abschließend immer durch eine molekulare Subtypisierung auf DNA-Ebene bestätigt und ergänzt werden. Dafür werden jeweils 10 ml EDTA- oder CPDA-Blut, ggf. auch ein Mundschleimhautabstrich, benötigt. Diese Untersuchungen können unter Verwendung von speziellen Abnahmesets von jedem approbierten Arzt durchgeführt und bei einem immungenetischen Labor in Auftrag gegeben werden. Bei Übereinstimmung (Match) der HLA-Typisierungsergebnisse des Patienten und des Blutstammzellspenders in allen transplantationsrelevanten HLA-Loci spricht man bei Geschwistern von einem HLA-identischen, verwandten Spender. Die Wahrscheinlichkeit, ein HLA-identisches Geschwister zu identifizieren, liegt bei 25 bis 30 %. Findet sich kein HLA-identischer Familienspender, wird über nationale und internationale Suchregister für Blutstammzellspender, wie z. B. das „Zentrale Knochenmarkspenderregister Deutschland" (ZKRD), die Suche nach einem unverwandten Spender eingeleitet. Bei ca. 40 bis 50 % der Patienten kaukasischen Ursprungs kann dadurch ein in den HLA-Merkmalen zu 100 % übereinstimmender fremder Blutstammzellspender identifiziert werden.

Kann kein HLA-identischer Familien- oder Fremdspender gefunden werden, kommen auch Familienmitglieder mit nur 50 % Übereinstimmung der HLA-Merkmale als Blutstammzellspender infrage. Aufgrund des Erbgangs bei der Vererbung der HLA-Merkmale sind grundsätzlich alle Eltern und ihre Kinder immer zueinander als HLA-haploidentisch zu betrachten, auch umgekehrt. Bei Geschwistern trifft dies zu 50 % zu. Es ist möglich, auch noch im

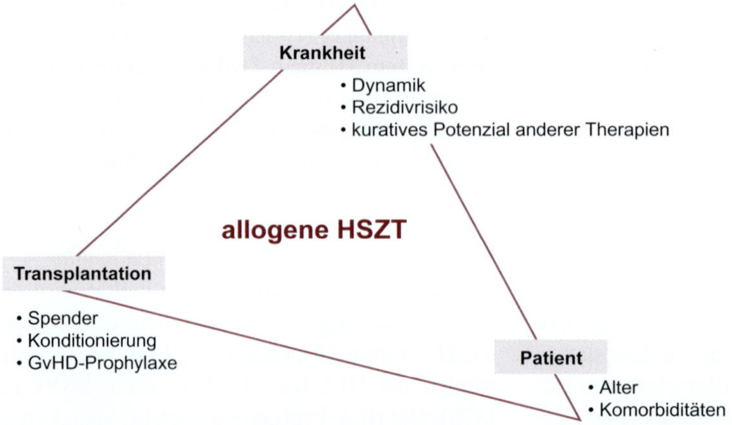

Abb. 7.2 Wichtige Aspekte bei der Indikationsstellung zur allogenen Blutstammzelltransplantation [V492]

Tab. 7.1 Indikationen zur allogenen Blutstammzelltransplantation

Maligne Erkrankungen*		Nicht maligne Erkrankungen	
		Erworben	Angeboren
Akute myeloische Leukämie (AML)		Aplastische Anämie	Speicherkrankheiten
Akute lymphatische Leukämie (ALL)			Lysosomale Erkrankungen
Chronische myeloische Leukämie (CML)			Thalassämie
Myelodysplastisches Syndrom (MDS)			Sichelzellanämie
Myeloproliferative Neoplasie (MPN)			Aplastische Syndrome
Morbus Hodgkin	Präferenziell autologe HSZT, aber auch allogene HSZT bei primär refraktärer Erkrankung oder Rezidiv nach autologer HSZT		
Non-Hodgkin Lymphome			
Multiples Myelom			
Solide Tumoren (z. B. Hodentumor)	Autologe HSZT		

* Vor allem bei Hochrisikozytogenetik, Rezidiv oder Erkrankungspersistenz nach Therapie

erweiterten Familienbereich (Onkel, Tante, Cousin, Cousine) HLA-haploidentische Spender zu identifizieren, wenn auch mit deutlich weniger Wahrscheinlichkeit (< 4 %). Insgesamt ergibt sich daraus, dass für nahezu jeden Patienten (> 90 %) ein Blutstammzellspender gefunden werden kann (➤ Abb. 7.3).

Aufgrund von neueren haploidentischen Transplantationsverfahren mit Einsatz von **Posttransplantations-Cyclophosphamid** hat sich die Transplantation von einem HLA-haploidentischen Spender als sichere und gut verträgliche Alternative zur HLA-gematchten HSZT erwiesen. Somit eröffnet sich aufgrund der hohen und zeitnahen Spenderverfügbarkeit bei Einsatz eines Familienspenders insbesondere für Patienten mit prognostisch ungünstiger Erkrankung und aggressivem Erkrankungsverlauf die Möglichkeit, ohne Verzögerung die lebensrettende Behandlung zu erhalten.

Wer darf spenden?

Florian Kaiser

Grundsätzlich kann jeder im Alter von 18 bis 50 Jahren in einer der Spenderdateien als Spender registriert werden. Wichtige **Ausschlusskriterien** sind:

- Niedriges Körpergewicht (< 50 kg) bzw. Übergewicht (BMI > 40)
- Schwere neurologische oder psychische Erkrankungen
- Systemische Autoimmunerkrankungen (inkl. Diabetes mellitus, schwere rheumatische Erkrankungen)

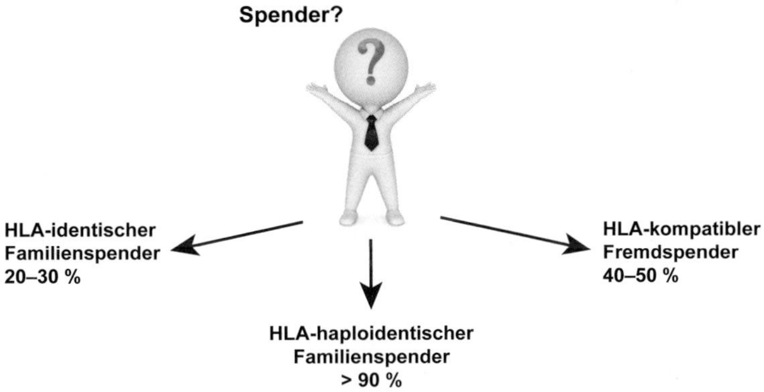

Abb. 7.3 Verfügbarkeit von Blutstammzellspendern. HLA-identische Geschwister: Schwester, Bruder; HLA-haploidentische Familienspender: Eltern, Kinder, Geschwister, seltener Onkel, Tante, Cousin, Cousine; HLA-kompatibler Fremdspender: unverwandte, freiwillige Person [V492; J787]

- Krebserkrankungen
- Schwere Suchterkrankungen
- Schwere kardiologische, angiologische, pulmonologische, nephrologische oder Stoffwechselerkrankungen
- Schwere Infektionserkrankungen (z. B. Malaria, HIV, Hepatitis, Syphilis)
- Erkrankungen des Bluts oder des Immunsystems

Für **Familienspender** werden oft individuelle Lösungen mit dem jeweiligen Transplantationszentrum erarbeitet.

Die letztendliche Entscheidung darüber, wer spenden darf, liegt bei der Spenderdatei bzw. beim Transplantationszentrum.

Quelle Blutstammzellen

Blutstammzellen können entweder direkt aus dem Knochenmark durch Mehrfachpunktionen des Beckenkamms in Vollnarkose oder aus dem peripheren Blut des Patienten bzw. Spenders nach Vorbehandlung mit einem **Wachstumsfaktor (G-CSF)** mittels einer Leukapherese (Verfahren auf dem Boden eines geschlossenen Systems zur Gewinnung von Leukozyten aus dem Blut und Rückführung der restlichen Blutbestandteile in den Blutkreislauf) gewonnen werden. Alternativ besteht die Möglichkeit, Blutstammzellen aus Nabelschnurblut zu isolieren (s. u.).

Spezielle Risiken für den Knochenmarkspender sind in erster Linie Schmerzen oder auch Hämatome an der Punktionsstelle sowie Müdigkeit und Blässe. Seltener kann Schwindel bei Anämie nach der Knochenmarkentnahme auftreten, wobei hier auch die allgemeinen Risiken einer Vollnarkose sowie die einer Operation (prophylaktische Antikoagulation bei Thromboserisiko, ggf. Gefahr einer Lungenembolie) in Betracht zu ziehen sind.

Spender von peripheren Blutstammzellen können nach Applikation von G-CSF, das vor der Spende zweimal täglich subkutan über fünf Tage verabreicht wird, über grippale Symptome wie z. B. Fieber, Gliederschmerzen oder Unwohlsein klagen. Diese Beschwerden sind in der Regel mit einer einfachen Schmerzmedikation (z. B. Paracetamol) gut zu kontrollieren und nach Absetzen der stimulierenden Medikation rückläufig.

Alle Blutstammzellspender werden hinsichtlich ihrer Eignung kurz vor der Spende ausführlich internistisch und infektiologisch anamnestiziert sowie körperlich, laborchemisch und apparativ untersucht (z. B. Reiseanamnese, Impfanamnese, Blutbild, Differenzialblutbild, Nieren- und Leberwerte, Hepatitis- und HIV-Serologie, EKG und Röntgen-Thorax). Zudem erfolgt eine ausführliche Information über das Vorgehen bei der Spende und mögliche Komplikationen.

Die **Nabelschnurtransplantation** setzt voraus, dass die Nabelschnur kurz nach der Geburt von den Eltern bzw. von der Mutter anonym für einen „fremden" Patienten gespendet (ungerichtete Spende), kryokonserviert und in einer Blutstammzellbank in einem Stickstofftank bis auf Abruf gelagert wird. Um eine erfolgreiche Transplantation beim Erwachsenen gewährleisten zu können, ist es meistens erforderlich, dass Blutstammzellen, die aus zwei Nabelschnurpräparaten gewonnen wurden, gleichzeitig transplantiert werden (double cord transplantation). Der Vorteil der Nabelschnurtransplantation besteht darin, dass eine größere HLA-Differenz beim Patienten und Spender aufgrund des noch immunologisch juvenilen Charakters dieser Blutstammzellen akzeptiert werden kann. Der Nachteil ergibt sich aus der geringen Anzahl, aber auch aus eben diesem juvenilen Charakter der Blutstammzellen aus Nabelschnurblut. Aus diesem Grund ist von einem langsameren Anwachsen der Blutstammzellen nach der Transplantation auszugehen, wobei zudem eine deutlich verzögerte Immunrekonstitution auftreten kann. Vermehrte atypische, v. a. virale Infektionen sind die Folge, die auch noch Monate und Jahre nach der Transplantation auftreten können.

Nach heutigem Wissensstand gibt es keine sinnvollen medizinischen Anwendungsmöglichkeiten für die eigenen Nabelschnurstammzellen, somit kann generell nicht zur Einlagerung dieser in einer privaten Nabelschnurblutbank geraten werden. Eine ungerichtete Spende der Blutstammzellen aus Nabelschnurblut kann jedoch hilfreich sein; insbesondere bei Kindern kann dadurch eine lebensrettende allogene HSZT realisiert werden.

MERKE

Blutstammzellquellen

- **Knochenmark durch Mehrfachpunktionen des Beckenkamms** in Vollnarkose; Komplikationen (Spender): Schmerzen, Hämatom am Beckenkamm, Müdigkeit, Blässe
- **Peripheres Blut:** Applikation Wachstumsfaktor s. c., Leukapherese über einen Venenzugang; Nebenwirkungen (Spender): u. a. Symptome wie bei grippalem Infekt, gut behandelbar mit Paracetamol
- **Nabelschnur:** ungerichtete Spende, Kryokonservierung und Lagerung, verzögertes Anwachsen der Blutzellen; ggf. vermehrt virale Infektionen bei verzögerter Immunrekonstitution

Spezielle Nebenwirkungen, Therapien

Die Komplikationen einer Blutstammzelltransplantation im Allgemeinen ergeben sich vor allem aus der toxischen Intensität der Konditionierungstherapie und aus der nachfolgenden Zytopeniedauer. Bei der allogenen Transplantation werden zudem Komplikationen durch die gleichzeitig erforderliche immunsuppressive Therapie sowie durch immunologische, allo-reaktive Reaktionen wie Transplantatabstoßung oder GvHD verursacht. Somit kann die Blutstammzelltransplantation jede Art von Organkomplikationen sowie infektiologische Komplikationen nach sich ziehen. Diese Akutkomplikationen werden schematisch in ➤ Abb. 7.4 dargestellt.

MERKE

Die Hauptkomplikationen einer allogenen Blutstammzelltransplantation werden in Früh- und Spätkomplikationen eingeteilt:

- Organtoxizitäten, z. B. Nierenversagen durch Immunsuppressiva
- Transplantatabstoßung
- Akute und chronische GvHD (➤ Kap. 7.1.2)
- Infektionen aller Art, v. a. opportunistische Infektionen

Es ist wichtig und lebensrettend, die Hauptkomplikationen der knochenmarktransplantierten Patienten (➤ Abb. 7.4) sowohl in der stationären als auch in der ambulanten Versorgungssituation frühzeitig zu erkennen und entsprechende Behandlungsmaßnahmen zeitnah einzuleiten. Für viele bekannte Komplikationen werden bereits primärprophylaktische Vorkehrungen getroffen (➤ Kap. 7.1.2).

LITERATUR

Fraccaroli A, Tischer J. HLA-haploidentische Stammzelltransplantation: Posttransplantations-Cyclophosphamid. Transfusionsmedizin, 2017; 7(04): 239–250.

Horowitz MM et al. Graft-versus-leukemia reactions after bone marrow transplantation. Blood, 1990;75(3): 555–62.

Kolb HJ et al. Graft-versus-leukemia effect of donor lymphocyte transfusions in marrow grafted patients. Blood, 1995; 86(5): 2041–50.

Kolb HJ. Graft-versus-leukemia effects of transplantation and donor lymphocytes. Blood, 2008;112(12): 4371–83.

Mathe G et al. Successful allogenic bone marrow transplantation in man: chimerism, induced specific tolerance and possible anti-leukemic effects. Blood, 1965;25: 179–96.

7.1.2 Graft-versus-Host Disease (GvHD)

Als Graft-versus-Host Disease wird eine Erkrankung bezeichnet, die nach der allogenen Transplantation (➤ Kap. 7.1.1) durch eine immunologische Reaktion zwischen Immunzellen, die aus dem Blutstammzelltransplantat (Graft) stammen und Antigenstrukturen, die sich auf der Oberfläche von Zellen des Wirts (Host) befinden, hervorgerufen wird. Immunzellen des Spenders können also den Körper des Patienten als „fremd" erkennen und angreifen.

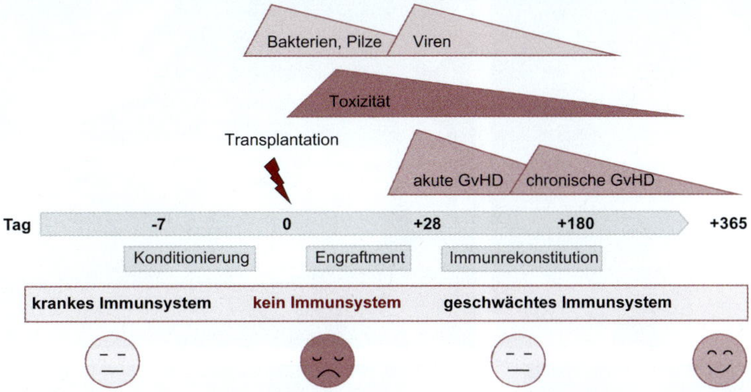

Abb. 7.4 Hauptkomplikationen einer allogenen Blutstammzelltransplantation [V492]

Eine akut- oder chronisch-entzündliche Reaktion, die potenziell alle Organe betreffen kann, ist die Folge. Klinisch unterscheidet man eine akute und eine chronische Verlaufsform.

Akute GvHD

Die akute GvHD tritt in Abhängigkeit der HLA-Disparität bei 30 bis 60 % der Patienten nach allogener Blutstammzelltransplantation in unterschiedlich starker Ausprägung auf. Bei schwerer Verlaufsform ist die akute GvHD lebensbedrohlich.

MERKE

Häufig betroffene Organe sind Haut, Darm und Leber.

Haut

Eine akute GvHD der Haut zeigt sich als makulo-papulöses Exanthem oder als Erythrodermie, die insbesondere an lichtexponierten Hautarealen des Körpers auftreten kann (➤ Abb. 7.5). Häufig wird das klinische Bild noch von Juckreiz und Missempfindungen an der Haut geprägt. Bei der hyperakuten Form kommt es zu einer generalisierten Erythrodermie mit möglicher Desquamation der Haut. Zur diagnostischen Sicherung sollte eine histologische Abklärung mittels Hautbiopsie erfolgen. Auch Schleimhäute (oral, genital, anal und okulär) können von einer GvHD betroffen sein.

Darm

Charakteristisch für die akute GvHD des Darms ist das klinische Bild mit hochfrequenten, wässrigen Durchfällen, begleitet von schmerzhaften abdominellen Krämpfen (Tenesmen). Es kommt zu einem ausgeprägten Flüssigkeitsverlust sowie zur Malabsorption. Ein Wasting-Syndrom kann die Folge sein. Bei schweren Verlaufsformen kann aufgrund des ausgeprägten Schleimhautödems ein Ileus auftreten. Auch in dieser Situation sollte unbedingt eine histologische Sicherung mittels Ösophagogastroduodenoskopie oder Koloskopie erfolgen, wobei von einer erhöhten Perforationsgefahr auszugehen ist. Differenzialdiagnostisch sollten infektiöse Ursachen wie z. B. eine *Clostridium-difficile*-Infektion, aber auch virale Infektionen (z. B. Rotavirus, Adenovirus, Norovirus) mittels mikrobiologischer Stuhluntersuchung ausgeschlossen werden.

Leber

Klinisch imponiert das Bild eines Ikterus. Neben milden Verlaufsformen mit nur leichtem Anstieg des Bilirubins sind selten sehr schwere Verlaufsformen bis hin zum Leberversagen zu beobachten. Eine histologische Diagnosesicherung ist nicht zwingend erforderlich, wenn GvHD-Zeichen auch an anderen Organen wie Haut oder Darm bestehen.

Prophylaxe und Behandlung

Zur Prophylaxe der GvHD erhält der Patient bereits zum Zeitpunkt der Transplantation verschiedene immunsuppressive Medikamente, die auch nach der Transplantation unter Umständen über einen längeren Zeitraum vom Patienten regelmäßig (täglich!) eingenommen werden müssen.

Ein Hauptmedikament zur Prophylaxe der GvHD ist der Calcineurin-Inhibitor **Ciclosporin A** bzw. **Tacrolimus.**

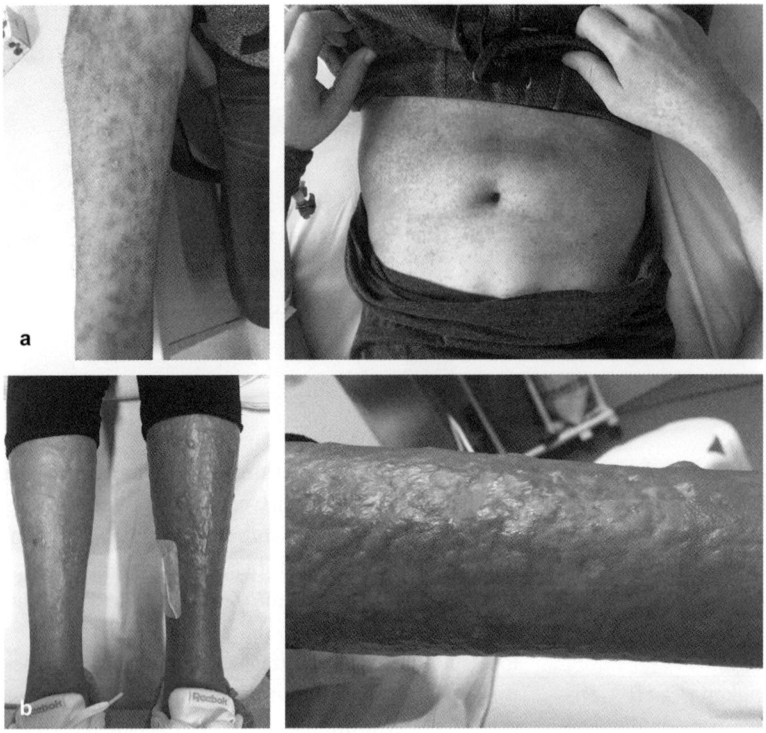

Abb. 7.5 Graft-versus-Host Disease (GvHD) der Haut.
a) Akut-entzündliche GvHD
b) Chronische, sklerosierende GvHD [M1017]
Siehe auch Farbtafel 3 am Buchende

7

!

Ciclosporin A bzw. Tacrolimus kann zu einem akuten Nierenversagen führen und muss in der Applikation regelmäßig durch die Bestimmung des Medikamentenspiegels im Blut und der Nierenfunktion überwacht werden.

Die engmaschige Überwachung erfordert nicht nur initial während des stationären Aufenthalts häufige Blutentnahmen (z. B. 3 × pro Woche), sondern muss auch dann regelmäßig (anfangs wöchentlich oder alle 14 Tage) durchgeführt werden, wenn sich der Patient ambulant vorstellt. Insbesondere sollte beim Einsatz von CYP3A4-Inhibitoren oder Induktoren der Medikamentenspiegel engmaschig monitorisiert und angepasst werden, da mit deutlichen Spiegelabweichungen infolge der Medikamenteninteraktionen zu rechnen ist.

Das Hauptmedikament zur Behandlung der GvHD ist **Cortison.** Dies wird bei der Behandlung der akuten GvHD initial unter stationären Bedingungen in einer sehr hohen Dosierung (z. B. Prednisolon 2–3 mg/kg KG) verabreicht und muss dann langsam über Wochen und Monate hinweg ausgeschlichen werden. Ein unvermitteltes Absetzen von Cortison sollte unbedingt vermieden werden, um ein Wiederaufflammen der GvHD-Symptomatik zu verhindern.

Insgesamt gilt es zu bedenken, dass die Intensivierung der immunsuppressiven Therapie zur weiteren Schwächung der Abwehrlage des Patienten führt. Dadurch steigt die Infektanfälligkeit deutlich an.

Chronische GvHD

Die chronische GvHD tritt meist erst mehrere Monate (2 bis 18 Monate) nach einer allogenen Transplantation auf und betrifft ca. 50 % der Patienten. Sie ist die Folge gestörter Toleranzmechanismen zwischen Spender- und Empfängerzellen und führt zu einer chronischen Entzündungsreaktion mit Entwicklung einer Fibrose bzw. Sklerose. Das klinische Bild ähnelt dem von Autoimmunerkrankungen und betrifft in den meisten Fällen Haut, Augen, Mundschleimhaut, Speicheldrüsen, genitale Schleimhäute, Darm, Leber, Faszien oder Lunge. Es handelt sich um Krankheitsbilder, die beispielsweise bei Patienten mit Sklerodermie, Sjögren-Syndrom, Lupus erythematodes und primär biliärer Zirrhose beobachtet werden. Auch das neue, nun patienteneigene Immunsystem kann betroffen sein. Immunzytopenie (z. B. Neutropenie und Thrombozytopenie) und eine chronische Immundefizienz (z. B. Antikörpermangel, Reduktion der T-Helferzellanzahl) treten auf.

Die Klassifikation der verschiedenen Formen der chronischen GvHD erfolgt in mild, moderat und schwer. Vor allem die schwere chronische GvHD schränkt die Lebensqualität der Patienten deutlich ein und ist für Todesfälle verantwortlich. Bei milder Verlaufsform ist dagegen anzunehmen, dass diese Reaktion mit einer längerfristigen immunologischen Kontrolle der Grunderkrankung assoziiert ist und somit die Heilung induziert wird (GvL-Effekt).

Eine histologische Sicherung zur Diagnosestellung wird empfohlen. Ähnlich wie bei der akuten GvHD (s. o.) stellen **Corticosteroide** auch bei der chronischen GvHD die Basis der Erstlinientherapie dar, allerdings werden sie in deutlich geringerer Dosierung (z. B. Prednisolon 0,5–1 mg/kg KG) verabreicht. Für Patienten mit der klinischen Symptomatik einer chronischen GvHD ist unter Umständen über Jahre hinweg die Einnahme von Cortison in niedriger Dosierung indiziert. Bei Versagen der Erstlinientherapie verbleibt der Einsatz von Zweitlinientherapien. Viele dieser Medikamente haben keine Arzneimittelzulassung für diese Indikation und müssen folglich im Off-Label-Einsatz verschrieben werden.

MERKE

Die chronische GvHD ist eine Erkrankung mit einem vielfältigen klinischen Erscheinungsbild. Multiple Organfunktionsstörungen insbesondere bei sklerodermieähnlicher Verlaufsform können zu andauernder Morbidität mit merkbaren Einschränkungen der Lebensqualität und Arbeitsfähigkeit der Patienten führen, die Langzeitüberlebende nach einer allogenen HSZT sind. Häufig kann nur ein interdisziplinärer und multimodaler Ansatz bei der Behandlung dieser Patienten eine Verbesserung der Beschwerden erbringen.

LITERATUR

Deutsche Gesellschaft für Hämatologie und Medizinische Onkologie (DGHO), AWMF. Graft-versus-Host Erkrankung, akut (Stand März 2019). Aus: www.onkopedia.com/de/onkopedia/guidelines/graft-versus-host-erkrankung-akut/@@guideline/html/index.html (letzter Zugriff: 18. November 2019).

Deutsche Gesellschaft für Hämatologie und Medizinische Onkologie (DGHO), AWMF. Graft-versus-Host Erkrankung, chronisch (Stand März 2019). Aus: www.onkopedia.com/de/onkopedia/guidelines/graft-versus-host-erkrankung-chronisch/@@guideline/html/index.html (letzter Zugriff: 18. November 2019).

Ferrara JL, Levine JE, Reddy P, Holler E: Graft-versus-host disease. Lancet, 2009; 373(9674): 1550–1561.

Wolff D, Bertz H, Greinix H et al. Klinische Praxis der chronischen GVHD – ein Expertenkonsens aus Deutschland, Österreich und der Schweiz. Deutsches Ärzteblatt, 2011;108(43): 732–740.

7.1.3 Nachsorge

Die Prophylaxe und das Erkennen sowie die Behandlung von Infektionen und GvHD (➤ Kap. 7.1.2), eine regelmäßige Kontrolle der Organfunktionen (z. B. Leber, Niere, Herz, Lunge) sowie im Weiteren das Erkennen und die Behandlung von Dysfunktionen des Knochen-, Hormon-/Gonaden- und Fettstoffwechsels sowie Krebsvorsorgeuntersuchungen stehen im Vordergrund der Nachsorge von knochenmarktransplantierten Patienten.

Frühe Nachsorge

Die frühe Nachsorge von stationär entlassenen Patienten nach allogener Transplantation erfolgt in der Regel in einem Transplantationszentrum. Dabei wird anfangs einmal wöchentlich, dann in größeren Abständen eine Kontrolle des Blutbilds und Differenzialblutbilds, der Leber- und Nierenwerte sowie der Entzündungswerte (z. B. CRP) und die Blutspiegelkontrolle der verabreichten Immunsuppressiva durchgeführt.

TIPPS FÜR PATIENTEN

Wichtig ist, dass die Patienten am Morgen vor der venösen Blutentnahme das verordnete immunsuppressive Medikament (z. B. Ciclosporin A, Tacrolimus) *nicht* einnehmen.

Außerdem werden in regelmäßigen Abständen infektiologische Überwachungsuntersuchungen aus dem Blut (z. B. CMV-PCR) veranlasst.

Jede dieser **Nachsorgeuntersuchungen** besteht somit auch aus einer Anamnese mit besonderem Fokus auf mögliche Hinweise für eine Infektion oder

GvHD. Dazu gehören: Fieber, Husten und Auswurf, Schnupfen, Schmerzen im Mund oder beim Schlucken, Kopfschmerzen, Brennen beim Wasserlassen, Herzklopfen, Diarrhö, Hautausschlag und Gelbfärbung der Skleren. Auch die klinische Untersuchung zielt darauf ab, Infektionen frühzeitig zu erkennen und mögliche GvHD-Anzeichen zu identifizieren. Es empfiehlt sich daher, eine ausführliche klinische Untersuchung mit Inspektion von Haut und Mundschleimhaut, Auskultation und ggf. Perkussion/Palpation von Herz, Lunge und Abdomen durchzuführen.

!

In der frühen Phase nach einer allogenen Blutstammzelltransplantation ist das Auftreten von Fieber, Hautausschlag, Diarrhö sowie eines Sklerenikterus als hämatologischer Notfall zu betrachten und muss zeitnah abgeklärt werden. Dies gilt für alle Patienten mit und ohne Zeichen einer GvHD. Es empfiehlt sich die umgehende Kontaktaufnahme mit dem zuständigen Transplantationszentrum.

Bestimmte **Verhaltensregeln und Ernährungsempfehlungen** gelten insbesondere für Patienten **in den ersten Monaten nach einer allogenen Blutstammzelltransplantation** unter Immunsuppression.

Dazu gehören das **Meiden von großen Menschenansammlungen** (z. B. Kino, Konzerte, Theater, öffentliche Verkehrsmittel) und von einer Exposition mit Pilzsporen (z. B. Topfpflanzen im Zimmer, Erd- und Gartenarbeiten, Biomülltonne, Renovierungsarbeiten). Der Lebensbereich (z. B. Wohnung) sollte „schimmelfrei" sein, alte Matratzen und Teppiche sollten gegen neue ausgetauscht werden.

Grundsätzlich wird eine gründliche **Händedesinfektion** bei allen Kontakten empfohlen, in der ersten Zeit nach der Transplantation wird zudem das Tragen eines Mundschutzes empfohlen. Kontakte mit Personen, die an einer akuten Infektionserkrankung leiden (z. B. Erkältung, Schnupfen, Husten) sollten vermieden werden. Direkter Körperkontakt und sexuelle Kontakte sind möglich, die Verwendung eines Präservativs wird empfohlen.

Bei der **Ernährung** sollte auf alle Rohprodukte inklusive Salat, ungeschältes Obst sowie schimmelpilzhaltige Nahrungsmittel (Nüsse, Käse) verzichtet werden. Lebensmittel sollten im Kühlschrank aufbewahrt und unmittelbar nach Öffnung der Packung verzehrt werden. Vor der Zubereitung der Mahlzeit und vor dem Essen sollten die Hände gewaschen bzw. desinfiziert werden.

Der direkte **Kontakt mit Haustieren** (Kot, Speichel, Haare) sollte vermieden werden, da die Übertragung von lebensgefährlichen Erkrankungen möglich ist. Bestenfalls werden die Haustiere die ersten Monate nach der Transplantation separat vom eigenen Lebensbereich (z. B. Wohnung, v. a. Schlafzimmer, Wohnzimmer, Küche) untergebracht. Auch **Nutztiere** können in den ersten Monaten nach einer allogenen Blutstammzelltransplantation nicht versorgt werden; der Umgang mit Heu und Stroh ist wegen der Infektionsgefährdung (Pilze!) zu vermeiden. Falls eine Hofstelle versorgt wird, sollte nach Möglichkeit frühzeitig ein Betriebshelfer eingestellt werden.

Insbesondere in den ersten Monaten nach einer allogenen HSZT gilt es, jegliche ungeschützte **Sonnenexposition** zu vermeiden. Prophylaktisch wird ein intensiver Sonnenschutz (Tragen von Brille, Mütze und langärmeliger Kleidung, Verwendung von Sonnenschutzmittel mit hohem Lichtschutzfaktor) empfohlen. Dies dient vor allem der Verhinderung einer Induktion bzw. Exazerbation einer kutanen GvHD und zum Schutz vor unter Immunsuppressiva auftretenden Photodermatosen.

TIPPS FÜR PATIENTEN

In den ersten Monaten nach allogener Blutstammzelltransplantation wird zur Infektionsvermeidung empfohlen:

- Händedesinfektion.
- Tragen eines Mundschutzes.
- Vermeiden von größeren Menschenansammlungen.
- Vermeiden von direktem Kontakt mit Personen, die an einer akuten Infektionserkrankung leiden.
- Vermeiden von direktem Kontakt mit Haus- und Nutztieren.
- Alle rohen, nicht gut durchgekochten oder nicht geschälten Lebensmittel (Fleisch, Fisch bzw. Sushi, Eier, Rohkostsalate, Nüsse usw.) meiden.

7

Infektionsprophylaxe

Nach einer allogenen Blutstammzelltransplantation ist das humorale und zelluläre Immunsystem in der Regel funktionell eingeschränkt. Daher haben transplantierte Patienten gegenüber der Normalbevölkerung ein ca. **20-fach erhöhtes Infektionsrisiko.** Diese Infektionen können aufgrund der unzureichenden Immunabwehr rasch lebensbedrohlich verlaufen. Neben Infektionen durch bekapselte Bakterien (z. B. Pneumokokken, Meningokokken), Pilze (z. B. *Aspergillus fumigatus, Candida albicans*), können insbesondere auch andere atypische Infektionen (z. B. *Pneumocystis jirovecii, Toxoplasma gondii*) und virale Infektionen (z. B. durch endogene Reaktivierung von Herpesviren) auftreten. So kann eine schwere Stomatitis bei Reaktivierung von Herpes-simplex-Virus (HSV) Typ 1 eine schwere Pneumonie durch die Reaktivierung von Zytomegalievirus (CMV), eine Gürtelrose (Herpes Zoster) durch die Reaktivierung von Varizella-Zoster-Virus (VZV) sowie ein Posttransplantationslymphom (PTLD) durch die Reaktivierung von Epstein-Barr-Virus (EBV) hervorgerufen werden.

Zur primären Infektionsprophylaxe nach allogener Blutstammzelltransplantation ist die Einnahme folgender Medikamente bis zur adäquaten Rekonstitution des Immunsystems (z. B. CD-4+-T-Zellen > 200/µl) vorgesehen:

- Cotrimoxazol forte in prophylaktischer Dosierung (z. B. 2–3 Tbl. an 2 Tagen pro Woche p. o.) zur Vermeidung von *Pneumocystis-jirovecii*-Infektionen
- Aciclovir in prophylaktischer Dosierung (z. B. 4 × 400 mg p. o. tgl.) zur Vermeidung von Herpesvirus-Reaktivierungen

Fakultativ:

- Letermovir (480 mg 1 × tgl. p. o.) zur Prophylaxe von CMV-Reaktivierungen bei CMV-seropositiven Empfängern einer allogenen HSZT

Bei erweiterter immunsuppressiver Therapie mit höherdosiertem Cortison oder einer Kombinationstherapie aus mehreren immunsuppressiv wirkenden Medikamenten sollte der Einsatz einer **Pilzprophylaxe** erwogen werden. Diese Prophylaxe betrifft in erster Linie Patienten mit Anzeichen einer aktiv verlaufenden GvHD (➤ Kap. 7.1.2). Zur Verwendung kommt hier meist ein Azol (z. B. Posaconazol 300 mg 1 × tgl. p. o.).

> **!**
> Da diese Medikamentenklasse zu den starken CYP-Inhibitoren zählt, sind zahlreiche Interaktionen mit anderen Medikamenten zu beachten; die Entgleisung des Calcineurin-Inhibitoren-Medikamentenspiegels mit konsekutivem Nierenversagen ist möglich.

Weitere medikamentöse Prophylaxen sowie die regelmäßige Kontrolle der Viruslast sind für Patienten mit der Vorerkrankung einer Tuberkulose (z. B. Isoniazid 200–300 mg 1 × tgl. p. o.) oder Hepatitis B (z. B. Lamivudin 100 mg p. o. bei niedriger Viruslast oder Tenofovir 245 mg p. o. bzw. Entecavir 0,5 mg p. o. bei hoher Viruslast) vorgesehen.

Die Einschränkung der humoralen Immunabwehr kann nach allogener Blutstammzelltransplantation zu einem Antikörpermangel mit Infektionsneigung **(Antikörpermangelsyndrom)** führen. Insbesondere können diese Patienten unter rezidivierenden sinubronchialen Infektionen leiden. Eine regelmäßige Kontrolle der Immunglobulinkonzentration (z. B. Bestimmung von IgG quantitativ mit einer Substitutionsbehandlung bei Werten von < 4 mg/dl) wird empfohlen und erfolgt meist in einer Spezialambulanz (KMT-Ambulanz).

Eine weitere wichtige Strategie zur Infektionsvermeidung ist die leitliniengerechte Durchführung von Impfungen (➤ Kap. 7.1.4).

Langzeitnachsorge

Häufig (> 70 %) leiden Patienten nach einer allogenen Blutstammzelltransplantation an mindestens einer chronischen Erkrankung, wobei dies insbesondere für Patienten zutrifft, die zum Zeitpunkt der Transplantation jünger als 35 Jahre waren. Durch verbesserte Transplantationsstrategien und Möglichkeiten der supportiven Therapie können immer mehr Patienten durch eine allogene HSZT langfristig von ihrer Erkrankung geheilt werden. Dadurch gewinnt die Nachsorgeuntersuchung zur Früherkennung und Behandlung von Langzeitkomplikationen immer mehr an Bedeutung.

Als Folge von intensiver Chemo- und Strahlentherapie sowie nach längerer immunsuppressiver Behandlung und Polytransfusion sind bei knochenmarktransplantierten Patienten v. a. kardiovaskuläre Erkrankungen (Herzinfarkt, Apoplex, pAVK),

Hör- und Sehverschlechterungen, muskuloskelettale Erkrankungen, Leberwertveränderungen und gastrointestinale Beschwerden zu beobachten. Das Risiko, ein Zweitmalignom zu entwickeln, ist erhöht. Insgesamt ist die Lebenserwartung dieser Patienten geringer als bei der Normalbevölkerung.

Das klinische Bild der Komplikationen von langzeitüberlebenden Patienten nach allogener HSZT kann vielfältig und komplex sein. Jede Art von Organkomplikation, Infektion und Zweittumoren kann auftreten. Nicht selten wird sowohl der Hausarzt als auch der anders fachspezifisch tätige Arzt mit zunächst schwer einzuordnenden Symptomen und Erkrankungen konfrontiert. Eine individualisierte, risikoadaptierte Nachsorge unter Einbindung verschiedener Fachdisziplinen und des Transplantationszentrums ist gefordert.

In ➤ Tab. 7.2 werden die häufigsten Komplikationen nach allogener HSZT sowie empfohlene Nachsorgeuntersuchungen aufgeführt.

Grundsätzlich gilt, dass aufgrund der vielfältigen Komplikationsmöglichkeiten immer eine individualisierte und risikoadaptierte Nachsorge unter Einbindung verschiedener Fachdisziplinen erfolgen sollte.

MERKE

Organfunktionsstörungen jeglicher Art, Infektionen, chronische GvHD und Zweittumoren sind die Hauptkomplikationen, die im Fokus der Langzeitnachsorge von Patienten nach einer allogenen Blutstammzelltransplantation stehen.

LITERATUR

Hilgendorf I, Greinix H, Halter JP, Lawitschka A, Bertz H, Wolff D. Long-term follow-up after allogeneic stem cell transplantation. Dtsch Arztebl Int, 2015. 112(4): p. 51–8.

Savani BN, Griffith ML, Jagasia S, Lee SL. How I treat late effects in adults after allogeneic stem cell transplantation. Blood, 2011;117(11): 3002–9.

7.1.4 Impfungen

Nach der Blutstammzelltransplantation ist in Abhängigkeit von der Intensität der Konditionierungsbehandlung von einem partiellen oder vollständigen Verlust des Immungedächtnisses und somit von der „Impfimmunität" auszugehen. Die Impfung dient der Prävention häufiger infektiöser Komplikationen nach einer allogenen HSZT, wie z. B. Infektionen mit Influenza und Pneumokokken sowie *Haemophilus influenzae* (HiB) und Tetanus.

Abhängig von der Konditionierungsintensität, der Post-Transplantationsimmunsuppression sowie dem Alter, der Transplantationsmodalität und dem Vorliegen einer akuten oder chronischen GvHD ist mit einer verzögerten Immunrekonstitution zu rechnen. Zusätzliche Faktoren wie Verabreichung von Substanzen, die zur B-Zell-Depletion führen, können die humorale Immunantwort für mindestens sechs Monate nach der letzten Gabe kompromittieren.

Die **B-Zell-Rekonstitution** erfolgt ca. zwei bis zwölf Monate nach der Blutstammzelltransplantation, die **T-Zell-Rekonstitution** ca. ab dem neunten bis zwölften Monat (bei cGvHD bis 24 Monate!).

Die Europäische Gesellschaft für Blut- und Knochenmarktransplantation (EBMT) hat Empfehlungen für die Immunisierung von Patienten nach autologer und allogener Stammzelltransplantation herausgegeben. Daneben gibt es die Empfehlungen der Ständigen Impfkommission (STIKO) des Robert Koch-Instituts in Berlin und der AGIHO der DGHO (➤ Tab. 7.3).

Allogen blutstammzelltranplantierte Patienten können in der Regel **frühestens sechs Monate** nach der allogenen HSZT einer Primärimmunisierung mit **Tot- bzw. Toxoidimpfstoffen** unterzogen werden und sollten – nach individueller Abwägung der Risikofaktoren – möglichst frühzeitigt geimpft werden. Eine Ausnahme stellt die Influenza- und begleitend die Pneumokokken-Impfung dar, die bereits vier Monate nach der allogenen HSZT möglich ist und ggf. mit einem Monat Abstand zur ersten Dosis wiederholt werden sollte (➤ Tab. 7.3). Die Influenza-Impfung sollte im weiteren Verlauf jährlich durchgeführt werden.

Bevorzugt werden sollten insgesamt **konjugierte Impfstoffe,** die beispielsweise aus Teilen der Bakterienhülle (Kapselpolysacchariden) eines Krankheitserregers bestehen, welche an ein Eiweiß (Protein) gebunden vorliegen. Konjugierte Impfstoffe können im Vergleich zu unkonjugierten Impfstoffen eine stärkere und länger anhaltende Immunantwort erzeugen.

Tab. 7.2 Langzeitnachsorge: Folgekomplikationen, Risikofaktoren und Vorsorgeuntersuchungen nach allogener HSZT bei Erwachsenen (modifiziert nach Hilgendorf 2015)

Organ	Langzeitfolgen	Risikofaktoren	Vorsorgeuntersuchung
Immunsystem	• Lymphopenie • Infektionen (v. a. viral) • Auto- und Alloimmunphänomene	• Chronische GvHD (cGvHD) • Langzeittherapie mit Immunsuppressiva	• Jährliche Aktualisierung nach Impfplan (➤ Kap. 7.1.4)
Augen	• Sicca-Syndrom • Katarakt • Mikrovaskuläre Komplikationen	• cGvHD • Ganzkörperbestrahlung • Langzeittherapie mit Glukokortikoiden	• Jährliche Augenarztkontrolle ab dem ersten Jahr nach einer allogenen HSZT
Mund	• Karies • Zweitmalignome • Sekundäres Sjögren-Syndrom	• cGvHD • Ganzkörperbestrahlung	• Jährliche Kariesprophylaxe ab Jahr 1 nach einer allogenen HSZT • Sekundärmalignome
Haut	• Sklerodermie oder lichenoide Hautveränderungen • Pigmentstörungen • Störungen des Nagelwachstums • Alopezie • Kontrakturen • Zweitmalignome	• cGvHD • UV-Exposition • Ganzkörperbestrahlung	• Hautkrebs-Screening (jährlich, zweijährlich)
Endokrinologie	• Schilddrüsenerkrankung • Diabetes mellitus • Hypoadrenalismus • Hypogonadismus • Hypercholesterinämie	• cGvHD • Ganzkörperbestrahlung • Langzeittherapie mit Glukokortikoiden • Calcineurin- und mTOR-Inhibitoren	• Hormonsubstitution je nach Hormonstatus • TSH-Bestimmung, z. B. jährlich; ggf. Sonografie der Schilddrüse (jährlich)
Leber	• Steatosis • Leberzirrhose	• Kumulative Anzahl an Transfusionen • Medikamententoxizität • cGvHD • Virusinfektionen	• Kontrolle der Leberwerte mind. alle 3 Monate • Evtl. Lebersonografie/MRT • Eisenchelation erwägen (s. u. „Sekundäre Hämochromatose")
Herz-Kreislauf-System	• Kardiomyopathie • Koronare Herzerkrankung • Arterielle Hypertonie • pAVK • Apoplex	• Hämosiderose (s. u. „Sekundäre Hämochromatose") • Therapie mit Anthracyclinen • Vorbestehende kardiale Risikofaktoren • Metabolisches Syndrom	• Ausdauersport • Gewichtsreduktion • Antilipidämische Therapie • Frühzeitige antihypertenisve Einstellung
Lunge	• Bronchiolitis obliterans	• Ganzkörperbestrahlung • cGvHD • Nikotinabusus	• Lungenfunktionsdiagnostik (alle 3 Monate bis Monat + 24 ab Tag + 100) • Rehabilitationsmaßnahmen
Urogenitaltrakt	• Chronisches Nierenversagen • Genitale GvHD • Infertilität	• Vorbestehende Nierenerkrankung • Nephrotoxische Medikamente • Infektionen • Ganzkörperbestrahlung	• Screening auf Neoplasie • Ggf. Nierenbiopsie erwägen

Tab. 7.2 Langzeitnachsorge: Folgekomplikationen, Risikofaktoren und Vorsorgeuntersuchungen nach allogener HSZT bei Erwachsenen (modifiziert nach Hilgendorf 2015) *(Forts.)*

Organ	Langzeitfolgen	Risikofaktoren	Vorsorgeuntersuchung
Nervensystem	• Polyneuropathie • Leukenzephalopathie • Kognitive Defizite • Lokalrezidiv der Grunderkrankung	• Komplikationsreicher Transplantationsverlauf • Therapie mit Calcineurin-Inhibitoren • cGVHD • Infektionen • Intrathekale Chemotherapie	• Neurologische Mitbeurteilung • Ggf. bildgebende Diagnostik
Skelettsystem	• Osteopenie/Osteoporose • Osteonekrose • Myopathie • Fasziitis • Polymyositis	• cGvHD • Ganzkörperbestrahlung • Therapie mit Glukokortikoiden • Körperliche Inaktivität • Hypogonadismus	• Osteoporoseprophylaxe mit Vitamin D und Calcium • Physiotherapie und Ausdauertraining • DXA (z. B. ein Jahr nach einer allogenen HSZT, dann nach Befund)
Psychosozial	• Fatigue • Angst und Depression • Schlaflosigkeit • Sexualstörungen	• Vorbestehende psychische Erkrankung	• Psychoonkologische Mitbetreuung
Sekundärmalignome	• Solide Tumorerkrankungen • Hämatologische Tumorerkrankungen	• cGvHD • Höheres Patientenalter • Ganzkörperbestrahlung	• Jährliche Teilnahme an Krebsvorsorgeuntersuchungen
Sekundäre Hämochromatose			
Leber	Leberwerterhöhung	Hoher Erythrozyten-Transfusionsbedarf	• Ferritinbestimmung im Serum, ggf. Transferrinsättigung • MRT (z. B. Leber, Herz) • Knochenmarkpunktion (Eisenfärbung), ggf. Leberbiopsie und weitere Organbiopsien • Therapie mit Eisenchelatoren (cave: Nierenversagen, gastrointestinale Unverträglichkeit, Leberwerterhöhung) • Aderlass (nur nach Rücksprache mit Transplantationszentrum)
Endokrinologie	Diabetes mellitus, Hypothyreoidismus		
Herz	Herzinsuffizienz		
Knochenmark	Panzytopenie		
Gonaden	Erektile Dysfunktion		
Gelenke	Arthropathien		
Haut	Pigmentstörungen		

Insbesondere das Immunsystem allogen transplantierter Patienten hat noch nicht die nötige Reife, um effiziente Antikörper gegen Nicht-Protein-Antigene (Polysaccharide, Lipide, Nucleinsäuren) auszubilden. Konjugatimpfstoffe sind beispielsweise die HiB- und die Meningokokken-C-Vakzine. Den Pneumokokken-Impfstoff gibt es als 7-, 10- und 13-valenten Konjugatimpfstoff und in einer 23-valenten nicht konjugierten Variante. Aufgrund der besseren Immunogenität sowie des Fehlens eines damit kombinierten Pertussis- und HiB-Monoimpfstoffs werden auch bei älteren Kindern, Jugendlichen und Erwachsenen Kombinationsimpfstoffe mit einem höheren Diphtherie- und Pertussis-Antigengehalt (Säuglingsimpfstoffe) eingesetzt.

Bei erwachsenen Patienten mit GvHD und unter Immunsuppression kann der Impferfolg reduziert sein, Lebendimpfstoffe sind hier nicht indiziert.

Serologische Kontrolluntersuchungen zur Überprüfung der Impfimmunität können sinnvoll sein.

Totimpfstoffe

Empfohlen werden für Patienten in den ersten zwei Jahren nach allogener Stammzelltransplantation **nur Totimpfstoffe bzw. Toxoidimpfstoffe.** Die Indikationsstellung zur Impfung und zu dem Zeitpunkt der Impfung (frühestens vier bis sechs Monate nach allogener HSZT) wird ausschließlich über das Transplantationszentrum gestellt. Die Patienten sollten einer Primärimmunisierung für folgende Erreger unterzogen werden:

- **Impfung gegen bakterielle Erreger**
  - *Haemophilus influenzae* Typ B (HiB)
  - Pertussis
  - Pneumokokken
  - Meningokokken
  - Tetanus und Diphtherie
- **Impfungen gegen virale Erreger**
  - Hepatitis A
  - Hepatitis B
  - Influenza
  - Poliomyelitis
  - *Varizella Zoster* (gegenwärtig keine generelle Empfehlung für allogen transplantierte Patienten)

MERKE

Aufgrund des Fehlens eines HiB- und Pertussis-Monoimpfstoffs werden auch bei Erwachsenen Kombinationsimpfstoffe aus dem Säuglingsbereich (Säuglingsimpfstoffe) eingesetzt, die bei höherem Antigengehalt eine bessere Immunogenität aufweisen, aber auch vermehrt zu lokalen Impfreaktionen führen können.

Lebendimpfstoffe

Eine Impfung mit Lebendimpfstoffen wird für Patienten nach einer allogenen HSZT nicht grundsätzlich empfohlen. Eine Risiko-Nutzen Abwägung sollte patientenindividuell getroffen werden. Eine Impfung mit Lebendimpfstoffen ist frühestens 24 Monate nach der Transplantation möglich und sollte nur nach vorheriger Kontrolle des Immunstatus bei immunkompetenten Patienten ohne GvHD mit mindestens seit drei Monaten beendeter immunsuppressiver Therapie erfolgen, da das Risiko eines Erkrankungsausbruchs und erheblicher Nebenwirkungen berichtet wurde. Auch hier gilt, dass das Transplantationszentrum die Indikationsstellung übernimmt.

Immunisierung von Kontaktpersonen

Die Kontaktpersonen eines stammzelltransplantierten Patienten (Familie, Pflegepersonal) sollten dazu angehalten werden, an Grundimmunisierungen bzw. Impfauffrischungen teilzunehmen. Diese stellen eine wichtige Maßnahme zur Umgebungsprophylaxe dar. Dies beinhaltet auch die Lebendimpfung mit MMR-Impfstoff nach Rücksprache mit dem Transplantationszentrum. Eine Ausnahme ist die Lebendimpfung von Säuglingen gegen Rotaviren, da diese ein hohes Ansteckungsrisiko für immunkompromittierte Patienten birgt.

Impfplan

MERKE

Die Durchführungen von Impfungen nach Plan (➤ Tab. 7.3) wird bei Patienten nach allogener Blutstammzelltransplantation als wichtige Präventivmaßnahme in der Nachsorge empfohlen und sollte in Absprache mit dem Transplantationszentrum durchgeführt werden.

- In der Regel werden die ersten Impfungen als Primärimmunisierung mit Totimpfstoffen sechs Monate nach allogener HSZT durchgeführt.
- In den ersten zwei Jahren nach allogener HSZT werden ausschließlich Totimpfstoffe eingesetzt.
- Frühestens nach zwei Jahren kann bei selektionierten Patienten (keine GvHD, keine Immunsuppression, gute Immunrekonstitution) eine Impfung mit Lebendimpfstoffen durchgeführt werden.
- Die Influenza-Impfung wird für alle Patienten jährlich empfohlen.

LITERATUR

Conrad A, Alcazer V3,4, Valour F, Ader F, Lyon HEMINF Study Group. Vaccination post-allogeneic hematopoietic stem cell transplantation: what is feasible? Expert Rev Vaccines, 2018;17(4): 299–309.

Hilgendorf I, Freund M, Jilg W, Einsele H, Gea-Banacloche J, Greinix H, Halter J et al. Vaccination of allogeneic haematopoietic stem cell transplant recipients: report from the international consensus conference on clinical practice in chronic GVHD. Vaccine, 2011;29(16): 2825–33.

Ullmann AJ, Schmidt-Hieber M, Bertz H, Heinz WJ, Kiehl M, Krüger W et al. Infectious diseases in allogeneic haematopoietic stem cell transplantation: prevention and prophylaxis strategy guidelines 2016. Ann Hematol, 2016;95(9): 1435–55.

Tab. 7.3 Impfplan nach allogener Blutstammzelltransplantation

Impfung	Beispiel	Monate nach allo-HSZT			12 Monate nach erster Impfdosis	Auffrischung
		+ 6	+ 7	+ 8		
Diphtherie	Pentavac Infanrix	x	x	x	x	–
Tetanus		x	x	–	x	Nach 5 Jahren
Poliomyelitis		x	x	x	x	–
HiB		x	x	x	x	–
Pertussis		x	x	x	x	–
Pneumokokken	Prevenar Pneumovax®-23	x	x	–	x	Unklar
Meningokokken	Menveo	x	–	–	x	Nein
Hepatitis B	EngerixB	x	–	–	x	Nach Titer
Influenza*	Influvac	x	–	–	x	Jährlich

* Ggf. 2. Impfdosis nach 1 Monat

7.2 Der geriatrische Patient

Elisabeth Krull

Die medizinische Versorgung geriatrischer Patienten

Die durchschnittliche Lebenserwartung steigt in Deutschland etwa um drei Monate pro Jahr. Im Verlauf des vergangenen Jahrhunderts hat sie sich fast verdoppelt. Die durchschnittliche Lebenserwartung in Deutschland beträgt laut Statistischem Bundesamt in den Jahren 2015/2017 für neugeborene Mädchen 83,18 und für Jungen 78,36 Jahre.

Mit zunehmendem Alter treten häufiger chronische Erkrankungen und degenerative Veränderungen auf. Das Risiko, an Krebs zu erkranken, steigt ebenfalls mit zunehmendem Alter durch die Häufung von zufällig auftretenden Fehlern im Genom oder der Genregulation. Die Altersstruktur und die Lebensumstände einer Gesellschaft bzw. einer Bevölkerung beeinflussen Häufigkeit und Formen auftretender Krebserkrankungen (Frickhofen 2015).

Geriatrische Patienten sind in der Regel über 70 Jahre alt und weisen meistens neben der Krebserkrankung Komorbiditäten und funktionelle Einschränkungen auf. Der Anteil älterer Menschen mit vier und mehr unheilbar fortschreitenden Erkrankungen hat in den letzten zwanzig Jahren um 300 Prozent zugenommen (Uijen und van de Lisdonk 2008). Die Abgrenzung zwischen physiologischen Veränderungen und (in der Regel chronischen) Erkrankungen im höheren Lebensalter ist oft schwierig, die Übergänge sind häufig fließend (Wüst 2012). Bei geriatrischen Patienten wird durchschnittlich pro Lebensjahrzehnt eine chronische Erkrankung vermutet. Das bedeutet, dass ein 80-jähriger Patient etwa acht chronische Erkrankungen hat (Kostrzewa 2018). Nicht alle Krankheiten führen zu Symptomen. Sie beeinflussen aber den Allgemeinzustand des Patienten, seine Lebenserwartung und häufig auch diagnostische und therapeutische Möglichkeiten. Im Verlauf kommt es bei geriatrischen, multimorbiden Patienten häufig zu Mobilitätseinschränkungen, chronischen Schmerzen, Inkontinenz, Depression und kognitiven Einschränkungen. Altersbedingte Veränderungen bestimmen das Leben des Patienten und beeinflussen sein soziales Umfeld.

Körperliche Veränderungen im Alter und Auswirkungen auf therapeutische Möglichkeiten

Medikamentöse Therapie

Zu unterscheiden ist zunächst das biografische vom biologischen Alter. Das biografische Alter ergibt sich durch das Geburtsdatum und entspricht dem Lebensalter. Das biologische Alter dagegen beschreibt den individuellen Zustand des Körpers im Vergleich zur Durchschnittsbevölkerung. Abhängig von verschiedenen Faktoren, genetisch bedingt (familiäre Häufung verschiedener Erkrankungen, z. B. Fettstoffwechselstörungen) und durch verschiedene Lebens- und Umweltbedingungen erworben, ergeben sich individuelle Abweichungen. Wobei verschiedene Organe und Körperstrukturen eines Menschen unterschiedlich altern können (z. B. hoher Gelenkverschleiß bei starker körperlicher Belastung). Physiologische Alterungsvorgänge führen zu Veränderungen der äußeren Erscheinung (Haut, Haare, Muskeln, Skelettsystem), zu Einschränkungen im Bereich der Sinnesorgane (Sehen, Hören, häufig auch Riechen und Schmecken). Die verschiedenen Organe und Systeme des Körpers unterliegen Veränderungen durch den Alterungsprozess, z. B. das kardiopulmonale, das gastrointestinale System, das Nervensystem und die Nierenfunktion. Der Einfluss auf das Immunsystem zeigt sich durch eine erhöhte Infektanfälligkeit.

Altersbedingte Veränderungen des Organismus sind bei der Auswahl und Durchführung von diagnostischen und therapeutischen Maßnahmen im Rahmen einer Krebserkrankung zu beachten. Die Resorption, die Verteilung im Körper, der Abbau und die Ausscheidung der Abbauprodukte von Medikamenten unterscheiden sich im Alter im Vergleich zu jüngeren Menschen. Die Veränderungen beeinflussen ggf. den Wirkeintritt und die Wirkdauer verschiedener Arzneimittel und begünstigen das Auftreten möglicher Nebenwirkungen.

Durch das **Nachlassen der Herzleistung** kommt es zu einem verzögerten Wirkeintritt (Kojer und Schmidl 2011). Eine **Einschränkung der Leberfunktion** kann zu einem veränderten Stoffwechsel, zu einer höheren Bioverfügbarkeit, einer Kumulation von einzelnen Arzneimitteln oder deren Abbauprodukten und zu einer längeren Halbwertszeit der eingenommenen Medikamente führen. Eine **abnehmende Nierenfunktion** kann die Wirkdauer verschiedener Arzneimittel verlängern und durch die eingeschränkte Ausscheidung ebenfalls eine Anhäufung von Abbauprodukten bewirken.

MERKE

Die Veränderungen der Pharmakokinetik bei älteren Patienten erfordern häufig eine Dosisreduktion zahlreicher Arzneimittel.

Die altersbedingte **Zunahme von Körperfett bei gleichzeitiger Abnahme des Körperwassers** beeinflusst die Verteilung der Wirkstoffe im Körper und kann zu höheren Wirkstoffspiegeln führen. Durch eine Verringerung von Plasmaeiweißen sind mehr freie Substanzen im Blut, mit der Folge einer verstärkten Wirkung verschiedener Arzneimittel. Eine mögliche Ursache für die erhöhte Empfindlichkeit gegenüber erwünschten und nicht erwünschten Arzneistoffwirkungen ist z. B. eine verstärkte Durchlässigkeit der Blut-Hirn-Schranke bei bestehender **Urämie.** Dadurch wird das Auftreten zentralnervöser Nebenwirkungen begünstigt.

Allgemein reagieren ältere Patienten häufig empfindlicher auf **zentral wirkende Medikamente** wie z. B. Benzodiazepine, Neuroleptika und Opioide. Hierdurch erhöht sich das Risiko eines Delirs, einer orthostatischen Hypotonie, und es besteht eine hohe bis sehr hohe Sturzgefahr.

Atrophische Haut mit vermindertem subkutanem Fettgewebe beeinträchtigt die Resorption bei transdermaler Applikation (z. B. Schmerzpflaster, Antiemesepflaster) (Rémi et al. 2015).

Bei verschiedenen Therapien im Rahmen einer Krebserkrankung (Zytostatika, Analgetika, Tyrosinkinase-Inhibitoren, Bisphosphonate u. a.) sind Dosisreduktionen aufgrund altersbedingter Veränderungen erforderlich (Kroner et al. 2013). Unerwünschte Wirkungen verschiedener Zytostatika schließen den Einsatz bei älteren Patienten mit vorbestehenden Einschränkungen, Schädigungen unter Umständen sogar aus, z. B. die ototoxische und nephrotoxische Wirkung von Cisplatin. Nebenwirkungen verschiedener Chemo- und oraler Therapien, die zu einer Beeinträchtigung des Hörvermögens (Schwerhörigkeit) führen, sind gerade bei älteren Patienten im Hinblick auf physiologische, altersbedingte Einschränkungen der Hörfähigkeit zu berücksichtigen und können dosis- bzw. therapielimitierend sein.

Besondere Beachtung erfordern außerdem die verschiedenen **Komorbiditäten.** Zum Beispiel muss bei Einschränkung der Herz- und Nierenfunktion häufig auch die begleitende Flüssigkeitszufuhr angepasst werden (z. B. Überwachung der Cortisontherapie bei bestehendem Diabetes). Zu berücksichtigen sind darüber hinaus **die Belastbarkeit und der Allgemeinzustand** des Patienten. Insbesondere bei sehr aufwendigen Therapien mit einem hohen Nebenwirkungspotenzial müssen Nutzen und Schaden der Behandlung gründlich abgewogen und mit dem Patienten abgesprochen werden. Bei verschiedenen Krebserkrankungen gibt es dosisreduzierte Chemotherapieprotokolle **(Altersprotokolle)**, die eine eingeschränkte Knochenmarksreserve berücksichtigen und speziell an ältere Patienten angepasst sind.

Eine Teilnahme älterer Patienten an Therapiestudien ist je nach Studie und vorgegebenen Ein- bzw. Ausschlusskriterien möglich (➤ Kap. 3.6).

Eine autologe Stammzelltransplantation (➤ Kap. 7.1) ist normalerweise, abhängig von der Gesamtsituation und vom biologischen Alter des Patienten, bis zum 75. Lebensjahr möglich (Fuxius 2015). In einigen Fällen auch über das 75. Lebensjahr hinaus. Es handelt sich immer um individuelle patientenbezogene Entscheidungen.

Operation

Auch bei operativen Maßnahmen müssen bei geriatrischen Patienten spezielle Faktoren beachtet und im Vorfeld verschiedene Fragen beantwortet werden:

- Sind große, aufwendige Operationen möglich? Wie sind der Performance Status und der Ernährungszustand des Patienten? Wie ist die präoperative und zu erwartende postoperative Mobilität? Wie lang und möglicherweise beschwerlich ist die zu erwartende Rekonvaleszenz?
- Ist der Patient operations- und narkosefähig? Wie hoch ist das operationsbedingte Mortalitätsrisiko?
- Welche Begleiterkrankungen hat der Patient, die ggf. zu Komplikationen führen können (z. B. Wundheilungsstörungen bei Diabetes mellitus)?

In einer prospektiven Studie wurde das Alter der Patienten als Hauptrisikofaktor für ein **postoperatives Delir** in der Herzchirurgie identifiziert. Mit jedem zusätzlichen Lebensjahr stieg die Wahrscheinlichkeit für ein Delir relativ um etwa 10 Prozent. Zweiter Risikofaktor für ein Delir war eine eingeschränkte kognitive Leistungsfähigkeit. Es ist seit Langem bekannt, dass ein Ortswechsel (z. B. Krankenhausaufnahme) insbesondere bei Patienten, die an Demenz erkrankt sind, und die Gabe von zusätzlichen Medikamenten im Rahmen einer stationären Behandlung häufig zu Unruhe, zum Durchgangssyndrom oder zu einem hirnorganischen Psychosyndrom (HOPS) und zur einer Verschlechterung der kognitiven Funktion führen können. Der dritte Risikofaktor für das Auftreten eines Delirs (➤ Kap. 5.4.4) sind bestehende Komorbiditäten (Gernhardt 2017).

Strahlentherapie

Auch bei anderen, gegen einen Tumor gerichteten Therapien sind altersbedingte Veränderungen und Einschränkungen zu beachten, das gilt z. B. für die Dauer und Intensität einer Strahlentherapie.

Diagnostik

Neben den Besonderheiten therapeutischer Interventionen bei geriatrischen Patienten müssen auch bei der Diagnostik spezielle Aspekte beachtet werden:

- Allgemeinzustand
- Komorbiditäten
- Altersbedingte Einschränkungen (z. B. Mobilität)
- Prognose und zu erwartende verbleibende Lebenszeit (Nutzen-Schaden-Abgrenzung)
- Patientenwunsch und Patientenwille

MERKE

Die genannten Faktoren beeinflussen Art und Ausmaß der diagnostischen Maßnahmen. Geklärt werden sollte in jedem Fall vorher, welche therapeutischen Möglichkeiten angemessen, erforderlich und unter Berücksichtigung der Gesamtsituation möglich und gewünscht sind.

Die Planung der Diagnostik in Abhängigkeit vom Allgemeinzustand des geriatrischen Patienten kann anhand des Karnofsky-Index erfolgen (➤ Tab. 7.4).

Psychische und kognitive Veränderungen im Alter und Auswirkungen auf therapeutische Möglichkeiten

Psychovegetative Veränderungen im Alter führen zu erhöhter Wetterfühligkeit und häufig zu Schlafstörungen (Ein- und Durchschlafstörungen). Dies wiederum bewirkt oft Tagesmüdigkeit, verminderte Leistungsfähigkeit und nicht selten eine erhöhte Reizbarkeit. Ältere Patienten haben oft falsche Vorstellungen von der altersentsprechenden Schlafdauer und erwarten eine ungestörte Nachtruhe von 10

Tab. 7.4 Diagnosemöglichkeiten unter Berücksichtigung des Karnofsky-Index (nach Kleiß, Delorme, Fuxius 2015)

100–70 (60)%	Alle diagnostischen Maßnahmen sind möglich
(60) 50–40 %	• Verdacht auf hämatologische Neoplasie → Diagnostik indiziert, Beurteilung des Allgemeinzustands erst nach Vorphase-Chemotherapie • Verdacht auf soliden Tumor → Zurückhaltung bei Diagnostik, Patient für intensive Therapie nicht belastbar
30–10 %	Verzicht auf onkologische Diagnostik, da tumorspezifische Therapie nicht durchführbar, Symptomkontrolle

bis 12 Stunden. Laut Deutscher Gesellschaft für Schlafforschung und Schlafmedizin liegt die durchschnittliche Gesamtschlafdauer bei gesunden älteren Menschen (> 70 Jahre), die nicht unter Schlafproblemen leiden, bei sechs bis acht Stunden.

Mit zunehmendem Alter kommt es zu Konzentrationsstörungen und nachlassender Gedächtnisleistung. Auch das Erfassen von Inhalten, das Begreifen und Denken verlangsamen sich. Immer wieder ist die verlangsamte Reaktionszeit älterer Autofahrer Anlass für und Inhalt von Diskussionen zur Verkehrssicherheit.

Durch ein geriatrisches Assessment kann der funktionale, emotionale, soziale und kognitive Zustand des Patienten mit verschiedenen Tests erfasst werden. Eines der gebräuchlichsten Verfahren zur Erfassung kognitiver Einschränkungen und Demenzerkrankungen ist der **Mini-Mental-State-Test (MMSE).** Gibt der Test Hinweise auf das Vorliegen eines leichten Demenzstadiums, sind weitere Tests und das Hinzuziehen eines Facharztes zur genauen Diagnosestellung erforderlich (Fuchs und Wiegele 2012).

Patienten mit stärkeren kognitiven Einschränkungen (Demenzerkrankung) oder mit neurologischen Ausfällen können belastende Symptome wie z. B. Schmerzen nur schwer erfassen. Störungen der Kommunikation, z. B. Wortfindungsstörungen, Gedächtnisstörungen (Patienten vergessen z. B., dass sie Schmerzen hatten), Veränderung der Wahrnehmung und des Körperschemas, des Denk- und Abstraktionsvermögens beeinträchtigen eine adäquate Symptomerfassung. Kognitive Einschränkungen können durch eine Chemotherapie oder eine Bestrahlung des Kopfs verstärkt werden (➤ Kap. 6.3).

MERKE

Die Ursachen belastender Symptome (z. B. Fatigue, Schmerzen, Atemnot) sind aufgrund bestehender altersbedingter Veränderungen und bestehender Komorbiditäten oft schwierig und nur unzureichend abzugrenzen und häufig multifaktoriell bedingt. Zudem gehen viele Patienten und ihre Angehörigen davon aus, dass „Wehwehchen" zum Alter dazugehören und würdig zu tragen sind. Aus diesem Grund ist es wichtig, aktiv nach belastenden Symptomen zu fragen und auf nonverbale Signale (Gestik, Mimik, Körperhaltung) zu achten.

Bei schweren kognitiven Einschränkungen und bei einer Demenzerkrankung stellt sich die Frage der Einwilligungsfähigkeit des Patienten. Ist der Patient kognitiv in der Lage, die Informationen zu erforderlichen und begründeten diagnostischen und therapeutischen Maßnahmen zu verstehen, die möglichen Folgen und Konsequenzen zu erfassen? Kann er seinen Willen äußern und seine Wünsche begründen? Bestehen Zweifel, ist zu klären, ob es eine Patientenverfügung gibt und ob ein Vertreter (Bevollmächtigter) festgelegt ist. In Absprache mit dem Patienten, mit seiner Zustimmung mit den Angehörigen, sind weitere Schritte (gemeinsames Gespräch mit Vertreter, ggf. Anregung einer gesetzlichen Vertretung) zu planen. Hilfreich ist es, wenn der behandelnde Arzt (Hausarzt oder Facharzt) Informationen über die Einstellung des Patienten zu Leben und Sterben, zu medizinischen Behandlungen und eine eventuelle gesundheitliche Vorausplanung besitzt, die aus der Zeit stammen, bevor die kognitiven Einschränkungen aufgetreten sind (➤ Kap. 12.4).

Therapiezielplanung

Diagnostische und therapeutische onkologisch-hämatologische Maßnahmen für geriatrische Patienten können nur dann sinnvoll geplant werden, wenn sie individuell auf den Patienten bezogen und dabei alle medizinischen, psychischen, kognitiven, funktionellen und sozialen Aspekte und Auswirkungen der Krebserkrankung und weiterer bestehender Erkrankungen berücksichtigt werden.

MERKE

Die Indikation zur Interventionen ist gegründet auf der Nutzen-Schaden-Analyse und abhängig von der Prognose des Patienten und der voraussichtlich verbleibenden Lebenszeit. Patientenwohl und Patientenwille sind handlungsleitend.

Das Ergebnis der eingehenden und umfassenden Überlegungen, Prüfungen und Abwägungen kann bei fortgeschrittenen Erkrankungen und begrenzter Lebenszeit eine Therapiebegrenzung oder sogar der Verzicht auf eine Krebstherapie sein. Es kann aber auch gemeinsam mit dem Patienten die Entscheidung für eine Therapie getroffen werden (shared decision making), wenn zu erwarten ist, dass diese die Lebenszeit verlängert bzw. die Lebensqualität verbessert.

Onkologische und palliative Therapiemaßnahmen schließen einander keinesfalls aus, sondern sollten sich im Interesse des Patienten und aller Beteiligten sinnvoll ergänzen. Je nach Krankheitsstadium unterscheiden sich die Anteile der Therapien. Bereits ein frühzeitiges Hinzuziehen palliativer Expertise ist gerade bei multimorbiden, geriatrischen Patienten sinnvoll und empfehlenswert. Auch wenn bei fortgeschrittener Erkrankung eine onkologische Therapie nicht mehr indiziert und/oder gewünscht ist, geht es nicht um Therapieverzicht („Wir können nichts mehr für Sie tun!"), sondern um Therapiezieländerung („Wir können ganz viel für Sie tun!") (zur palliativen Situation ➤ Kap. 10).

Schwerpunkte der Betreuung und Begleitung

Die Basis der Behandlung und des Umgangs mit Krebspatienten ist die Kommunikation. Wobei bei der vulnerablen Patientengruppe der geriatrischen Patienten besondere Achtsamkeit und Empathie erforderlich sind. Unter Berücksichtigung altersbedingter Veränderungen (s. o.) bedeutet dies z. B., sich zu vergewissern, dass der Patient die für eine gelungene Kommunikation erforderlichen Hilfsmittel (Hörgerät, Brille) trägt. Es bedeutet außerdem, Informationen inhaltlich und im Umfang anzupassen (keep it short and simple). Das Sprechtempo muss dem Patienten entsprechen, und ihm muss Zeit eingeräumt werden, Informationen aufzunehmen, zu verarbeiten und darauf antworten zu können (zur Kommunikation mit Tumorpatienten ➤ Kap. 12).

Altersbedingte Veränderungen im sozialen Umfeld mit zunehmender Abhängigkeit von der Hilfe Dritter führen manchmal dazu, dass geriatrische Patienten Therapien und Arztbesuche ablehnen, weil sie ihren Angehörigen nicht zur Last fallen wollen, z. B. durch erforderliche Fahrten. Hier sind häufig sozialrechtliche Beratungen zu Unterstützungsmöglichkeiten klärend und entlastend, z. B. Informationen darüber, wie man Fahrten zur Therapie organisieren kann, über eine Zuzahlungsbefreiung oder die Beantragung eines Pflegegrads.

Grundsätzlich ist es wichtig, eine fraktionierte Sicht und Behandlung des geriatrischen, an Krebs erkrankten Patienten zu vermeiden. Auch wenn der Patient von mehreren Ärzten behandelt wird, sollte keiner von ihnen ausschließlich auf einzelne Erkrankungen und Beschwerden fokussiert sein. Anzustreben ist eine ganzheitliche, individuell angepasste Behandlung und Begleitung, die die Biografie, Wünsche, Ängste, Erfahrungen, Ressourcen und Einschränkungen des Patienten berücksichtigt und alle Lebensbereiche (physisch, psychisch, sozial, spirituell) einschließt. Schwerpunkte sind die Berücksichtigung des Patientenwillens, der Erhalt der Selbstständigkeit, der Selbstbestimmung und der Alltagskompetenz.

Tipps für die Praxis

- Altersbedingte Veränderungen des Organismus sind bei der Auswahl und Durchführung von diagnostischen und therapeutischen Maßnahmen im Rahmen einer Krebserkrankung zu beachten.
- Bei bestimmten Tumortherapien (Zytostatika, Analgetika, Small Molecules, Bisphosphonate u. a.) sind Dosisreduktionen aufgrund altersbedingter Veränderungen und Komorbiditäten erforderlich.
- Insbesondere bei sehr aufwendigen Therapien mit einem hohen Nebenwirkungspotenzial müssen Nutzen und Schaden der Behandlung gut abgewogen und mit dem Patienten abgesprochen werden.

- Bei schweren kognitiven Einschränkungen und beim Vorliegen einer Demenzerkrankung stellt sich die Frage nach der Einwilligungsfähigkeit des Patienten.
- Onkologische und palliative Therapien schließen einander keinesfalls aus, sondern sollten sich sinnvoll im Interesse des Patienten und aller Beteiligten ergänzen.

Beispiel

Knochenmetastasen bei Mammakarzinom

Eine 84-jährige Patientin mit einem metastasierten Mammakarzinom und fortgeschrittener Demenz lebt gemeinsam mit ihrem Ehemann im Seniorenheim. Aufgrund starker Schmerzen durch Knochenmetastasen im LWS-Bereich kann die Patientin nicht mehr mobilisiert werden. Zeitweise reagiert sie aggressiv auf pflegerische Verrichtungen und sogar auf die Zuwendungen ihres Ehemanns. Eine eingeleitete orale Analgesie kann nur unzuverlässig umgesetzt werden, da die Patientin zeitweise die Tabletteneinnahme verweigert.

Der Hausarzt empfiehlt nach Absprache mit dem Radioonkologen eine palliative Strahlentherapie zur Schmerzlinderung. Nach Absprache mit dem Ehemann und der vorsorgebevollmächtigten Tochter wird die Bestrahlung organisiert. Die Patientin wird in Begleitung der Tochter dreimal zur Therapie gefahren, um eine stationäre Aufnahme zu vermeiden. Mit einer rasch wirksamen Schmerztherapie und einer leichten Sedierung lassen sich der Transport und die Bestrahlung gut durchführen. Drei Wochen nach der palliativen Bestrahlung gibt die Patientin deutlich zu verstehen, dass sie aufstehen und mit ihrem Mann am Tisch frühstücken möchte. Ein hinzugezogenes SAPV-Team verabreicht der Patientin unterstützend zur Schmerzlinderung einmal im Monat Bisphosphonate intravenös.

Merke: Generell geht es im fortgeschrittenen Stadium einer Krebserkrankung und speziell bei geriatrischen Patienten nicht um Therapieverzicht, sondern um Therapiezieländerung. Ziele sind die Linderung der Schmerzen, die Teilhabe am Leben (in diesem Fall der Patientin mit ihrem Ehemann) und somit die Verbesserung der Lebensqualität.

LITERATUR

Alt-Epping B, Fuxius S, Wedding U (Hrsg.): Onkologie für die Palliativmedizin. Göttingen: Universitätsverlag Göttingen, 2015.

Deutsche Gesellschaft für Schlafforschung und Schlafmedizin (DGSM): Schlaf im Alter. Patientenratgeber. Aus: www.dgsm.de/downloads/dgsm/arbeitsgruppen/ratgeber/neu-Nov2011/Alter_A5.pdf (letzter Zugriff 18. November 2019).

Fuchs C, Wiegele B. Einschätzung der Einwilligungsfähigkeit im Kontext geriatrischer Krankheitsbilder. In: Fuchs C, Gabriel H, Raischl J et al. (Hrsg.). Palliative Geriatrie. Münchner Palliative Care Reihe, Bd. 9. Stuttgart: Kohlhammer, 2012. S. 266–269.

Gernhardt C. Risikofaktoren des postoperativen Deliriums in der Herzchirurgie . Eine prospektive Longitudinalstudie, Universität Lübeck. Fortschritte der Neurologie. Psychiatrie. 2017;85(05): 274–279.

Kojer M, Schmidl M. Demenz und Palliative Geriatrie in der Praxis. Wien, New York: Springer, 2011.

Kostrzewa S. Das Sterben achtsam begleiten. In: Die Schwester/Der Pfleger, Juni 2018. Melsungen: Bibliomed Medizinische Verlagsgesellschaft. S. 43–45.

Kroner T, Margulies A, Taverna C, Studer C. Medikamente in der Tumortherapie. 4. A. Berlin, Heidelberg: Spinger, 2013.

Onkopedia Wissensdatenbank. Mini-Mental State Examination (MMSE). Aus: www.onkopedia.com/de/wissensdatenbank/wissensdatenbank/geriatrische-onkologie/MiniMentalStateExaminationMMSE.pdf (letzter Zugriff: 18. November 2019).

Rémi C, Bausewein C, Twyross R, Wilcock A, Howard P. Arzneimitteltherapie in der Palliativmedizin. 2. A. München: Elsevier, 2015. S. 14 ff.

Uijen A, van de Lisdonk E. Multimorbidity in primary care: Prevalence and trend over the last 20 years. The European Journal od General Prctise, 2008;14: 20–32.

Wüst W. Prognoseeinschätzung und Therapiezielentscheidung in der Geriatrie. In: Fuchs C, Gabriel H, Raischl J et al. (Hrsg.): Palliative Geriatrie. Münchner Palliative Care Reihe, Bd, 9. Stuttgart: Kohlhammer, 2012. S. 75–80.

7.3 Polymedikation

Elisabeth Krull

Relevanz und Risiken

Unter Polymedikation oder Polypharmazie wird die dauerhafte und gleichzeitige Einnahme mehrerer Arzneimittel verstanden. Besonders betroffen sind ältere Patienten mit verschiedenen Erkrankungen (➤ Kap. 7.2). In einer selektiven Literaturrecherche in PubMed haben Moßhammer und Mitarbeiter

(2016) aufgezeigt, dass es in Deutschland bei etwa 42 % der über 65-jährigen Patienten zu einer Polypharmazie kommt, mit steigender Tendenz. Ab wie viel Medikamenten von Polypharmazie gesprochen werden sollte, ist nicht einheitlich definiert. In den meisten Untersuchungen wird von fünf und mehr Medikamenten ausgegangen.

Das Vorliegen verschiedener chronischer Erkrankungen ist die hauptsächliche, wenn auch nicht die einzige Ursache für eine Polymedikation. Die leitliniengerechte Behandlung mehrerer chronischer Erkrankungen führt häufig zu einer Polymedikation. Wichtig sind die Absprache zwischen den verschiedenen behandelnden Ärzten und die Dokumentation aller verordneten Arzneimittel. Auch die sektorenübergreifende Zusammenarbeit spielt eine wichtige Rolle, damit bei Krankenhausaufenthalten möglichst keine umfassenden, nicht abgesprochenen Änderungen des Medikamentenregimes durchgeführt werden und damit Informationen über erforderliche Medikationsanpassungen rechtzeitig an den Hausarzt weitergegeben werden. Sinnvoll ist es, wenn der Hausarzt bzw. der primär behandelnde Facharzt (Onkologe, Neurologe, Kardiologe u. a.) die Regie und Kontrolle über die Medikation übernimmt (➤ Kap. 1).

Zur Polymedikation sind nicht nur die verordneten Wirkstoffe zu zählen, sondern auch die frei verkäuflichen und nicht verschreibungspflichtigen Arzneimittel (OTC-Medikamente [over the counter]). Häufig ist nicht bekannt, welche Arzneimittel der Patient zusätzlich nimmt, oder es wird nicht dokumentiert. Der Patient gibt die Einnahme selten von sich aus an, da er es vergisst oder nicht für wichtig erachtet.

Das Absetzen oder Belassen eines Medikaments ist immer eine individuelle Entscheidung, die sich an der aktuellen Situation des Patienten und den Therapiezielen orientiert. Eine regelmäßige Überprüfung des Behandlungsziels und der Medikation ist bei jedem Patienten, unabhängig von der Anzahl der Arzneimittel, erforderlich. Die Indikation jedes einzelnen Medikaments ist zu hinterfragen. Bei zweifelhaftem Nutzen sollte es möglichst abgesetzt werden. Gerade bei Patienten mit einer fortgeschrittenen Erkrankung, z. B. einer Krebserkrankung mit begrenzter Lebenszeit, sind Arzneimittel mit prophylaktischem Nutzen nicht erforderlich, sondern ggf. auch schädlich (z. B. Statine) (Rémi et al. 2015).

MERKE

Wichtig ist gerade in der palliativen Situation eine feinfühlige und empathische Kommunikation mit verständlicher Begründung des Absetzens von Arzneimitteln (nach oft jahrelanger Einnahme).

Bei einer Polymedikation besteht immer die Gefahr von Neben- und Wechselwirkungen (s. u. „Pharmakologische Aspekte"). Beim Auftreten von Symptomen sollte die Ursache nicht nur in der Erkrankung des Patienten, sondern auch in dem bestehenden Medikamentenregime gesucht werden, insbesondere wenn Veränderungen der Medikation in zeitlichem Zusammenhang stehen (Ansetzen neuer Medikamente, Dosiserhöhungen, Absetzen bestehender Medikamente). Gerade wenn neue Symptome auftreten, besteht die Gefahr der **Verordnungskaskade,** da diese nicht als Medikamentennebenwirkung erkannt werden. Zur Unterstützung des Medikamentenmanagements in der Praxis gibt es unterschiedliche Verzeichnisse, z. B. PRISCUS (Liste potenziell inadäquater Medikation für ältere Menschen), FORTA (Fit fOR The Aged), MAI (Medication Appropriateness Index) (Moßhammer et al. 2016).

Wird unter einer Polymedikation bei älteren Patienten die veränderte Pharmakokinetik nicht berücksichtigt, steigt das Risiko eines Delirs und von Stürzen (➤ Kap. 5.4.4, ➤ Kap. 7.2).

!

Zusätzlich zu den Medikamentenneben- und -wechselwirkungen führen Stürze und Sturzfolgen häufig zu nicht geplanten, häufig notfallmäßigen Krankenhauseinweisungen.

Die Initiative „Klug entscheiden" der Deutschen Gesellschaft für Innere Medizin (DGIM) soll eine Hilfestellung für die Praxis zur Indikation von diagnostischen und therapeutischen Maßnahmen sein. Zwölf Fachgesellschaften sind beteiligt und wollen sensibilisieren, klug zu entscheiden und dadurch eine Überversorgung, aber auch eine Unterversorgung zu vermeiden (www.klug-entscheiden.com). Aufgeführt sind die Empfehlungen zur Medikation – sowohl als Positiv- als auch als Negativempfehlungen – verschiedener Fachgesellschaften (z. B. Geriatrie, Hämatologie, Kardiologie, Nephrologie).

Pharmakologische Aspekte einer Polymedikation

Unterschieden werden **Nebenwirkungen von Wechselwirkungen.** Nebenwirkungen sind unerwünschte Wirkungen eines Arzneimittels, die nach der Häufigkeit des Auftretens eingeteilt werden. Wechselwirkungen (Interaktionen) sind die Beeinflussungen der Wirkung eines Arzneimittels durch ein anderes, gleichzeitig angewendetes Arzneimittel. Etwa 20 Prozent der Interaktionen sind klinisch relevant mit schwerwiegenden unerwünschten Wirkungen (Krämer 2015). Nicht nur die unterschiedlichen Arzneimittel (verschreibungspflichtig und nicht verschreibungspflichtig, frei verkäuflich) können zu Neben- und Wechselwirkungen führen. Auch Nahrungsmittel, Phytosubstanzen, Genussmittel (z. B. Tabak) und Nahrungsergänzungsmittel können Einfluss auf die Verstoffwechselung und Wirkung von Arzneimitteln haben (komplementäre Methoden in der Krebstherapie ➤ Kap. 11).

Arzneistoffe, die an unterschiedlichen Rezeptoren ansetzen, haben den Vorteil, bei Symptomen viele unterschiedliche Auslöser und mögliche Ursachen abzudecken. Andererseits erhöht sich hierdurch die Gefahr verstärkter Nebenwirkungen und Interaktionen.

MERKE

Je unspezifischer ein Arzneimittel ist, desto größer ist das Risiko für Nebenwirkungen.

Zur breiteren Abdeckung von Symptomen ist es sinnvoll, Wirkstoffe zu nutzen, die nicht um Rezeptoren konkurrieren, sondern sich adäquat ergänzen (Rémi und Redmann 2017).

Die **Plasmaeiweißbindung** verschiedener Medikamente spielt bei der Polymedikation eine wichtige Rolle. Der an Eiweiß gebundene Anteil eines Arzneimittels ist meistens inaktiv. Nur der freie, nicht gebundene Anteil steht als aktiver Wirkstoff zur Verfügung. Die Eiweißbindung beeinflusst die Halbwertszeit eines Wirkstoffs. Werden verschiedene Arzneimittel mit hoher Plasmaeiweißbindung zugeführt, können sie sich gegenseitig verdrängen. Auch wenn höhere Dosen eines Arzneimittels zugeführt werden, und die Plasmaeiweißbindung gesättigt ist, steigt der freie Anteil. Dadurch kommt es zu Nebenwirkungen infolge des raschen Anstiegs des freien und wirksamen Arzneimittels mit teilweise toxischen Effekten.

Arzneistoffe werden in der Leber überwiegend über das **Cytochrom-P-450-Enzymsystem** (CYP) verstoffwechselt. Durch die chemischen Reaktionen wird die Wasserlöslichkeit verbessert und die renale Ausscheidung ermöglicht, oder Medikamente (Prodrugs) werden in der Leber erst in ihre wirksame Form umgebaut. Es gibt verschiedene Subtypen des Enzymsystems, die u. a. Einfluss auf die Geschwindigkeit der Verstoffwechselung und dadurch auf das Auftreten von Interaktionen haben. Durch CYP-Enzyme metabolisierte Arzneimittel werden in Substrate, Inhibitoren und Induktoren unterteilt. Bei **Hemmung** der CYP-Enzyme kommt es zu einer Wirkverstärkung mit dem Risiko für toxische Reaktionen, sodass ggf. eine Dosisreduktion erforderlich ist. Beispiele für eine Hemmung sind z. B. erhöhte Plasmakonzentrationen von Statinen oder Antiarrhythmika durch Grapefruitsaft. Bei **Induktoren** wird der Wirkstoff dagegen schneller metabolisiert und abgebaut, weshalb ggf. eine Dosissteigerung vorgenommen werden muss. Ein Beispiel für den beschleunigten Abbau ist z. B. die gleichzeitige Einnahme von Phenytoin und Johanniskraut. Die Gruppe der **SSRI** (Selective Serotonin Reuptake Inhibitor) hemmen den Umbau von Tamoxifen in das wirksame Endoxifen und schwächen dadurch die krebshemmende Wirkung (S3-Leitlinie „Palliativmedizin für Patienten mit einer nicht heilbaren Krebserkrankung" 2019). **Substrate** reagieren mit verschiedenen CYP-Enzymen, bei einer Konkurrenz mehrerer Stoffe um das gleiche Enzym ist eine erhöhte Konzentration des weniger verstoffwechselten Wirkstoffs möglich (Krämer 2015). Eine Induktion oder Inhibition des Zytochrom-P-450-Systems kann noch Tage bis Wochen nach Absetzen des auslösenden Medikaments bestehen bleiben und die Pharmakokinetik anderer Arzneimittel beeinflussen (Rémi und Redmann 2017).

Eine **arzneimittelinduzierte Verlängerung der QT-Zeit** kann zu tödlich verlaufenden ventrikulären Arrhythmien führen. Aus Sicherheitsgründen wurden in den letzten Jahren einige Arzneimittel aus dem Handel genommen bzw. wurden die Dosierungen stärker eingeschränkt (z. B. Citalopram, Ondensatron). Eine Liste von Arzneimitteln, die die QT-

Zeit verlängern können, ist unter www.crediblemeds.org einzusehen. Es wird vermutet, dass es neben verschiedenen Arzneimitteln weitere Faktoren gibt, die das Auftreten der QT-Zeit-Verlängerung begünstigen, z. B. weibliches Geschlecht, Elektrolytstörungen, Herzerkrankungen oder vorbestehende QT-Verlängerung (Rémi et al. 2015).

Das **Serotonin-Syndrom** ist eine unter Umständen lebensbedrohliche Arzneimittelnebenwirkung, die durch eine zu hohe Aktivität von Serotoninrezeptoren im zentralen und peripheren Nervensystem auftreten kann. Verschiedene Medikamente können das Auftreten auslösen. Innerhalb weniger Stunden nach dem Ansetzen oder einer Dosiserhöhung des auslösenden Arzneimittels treten unspezifische Symptome auf, die nach dem Absetzen nach Stunden oder wenigen Tagen (je nach Halbwertszeit) wieder abklingen. Die Symptome sind unspezifisch und unterschiedlich stark ausgeprägt. Fieber, Schüttelfrost, starkes Schwitzen, Übelkeit, Erbrechen, Durchfall, Tachykardie, Hypertonie, Hyperventilation, Muskelzuckungen, Verwirrtheit und Kopfschmerzen können auftreten und werden häufig mit der Erkrankung in Zusammenhang gebracht. Auslösende Arzneimittel sind z. B. Tramadol, Fentanyl, Methadon, Metoclopramid, Ondensatron (Rémi und Redmann 2017).

7

Aufgrund der möglichen Neben- und Wechselwirkungen, der weitreichenden Folgen für das Befinden des Patienten und der möglichen Auswirkungen auf den weiteren Verlauf ist es hilfreich, bei einer Polymedikation pharmakologische Unterstützung durch einen Apotheker hinzuzuziehen. Zudem sind ggf. Hinweise zur Vereinfachung des Medikamentenregimes oder zur Reduktion der einzunehmenden Arzneimittel möglich. Beispiele hierfür sind die Umstellung kurz wirksamer Medikamente auf länger wirkende (z. B. Furosemid auf Torasemid) oder die Reduktion von nicht erforderlichen Mehrfachgaben (z. B. Dexamethason) (Rémi und Redmann 2017).

Bedeutung für den onkologisch-hämatologischen Patienten

Interaktionen (Wechselwirkungen) treten insbesondere bei Arzneimitteln mit geringer therapeutischer Breite auf, d. h., der Bereich zwischen therapeutischer und toxischer Wirkung ist schmal. Zytostatika gehören zu diesen Substanzen. Da sie häufig mit anderen Medikamenten kombiniert werden (müssen), z. B als Begleit- oder Supportivtherapie einer vorbestehenden Medikation des Patienten aufgrund weiterer Erkrankungen, besteht ein hohes Interaktionsrisiko. Tyrosinkinase-Inhibitoren (Small Molecules ➤ Kap. 3.4.7) werden über das CYP-Enzymsystem metabolisiert mit dem Risiko von Wechselwirkungen. In den Fachinformationen sind entsprechende Hinweise aufgeführt. Verschiedene orale Tumortherapien sind sehr aufwendig, was die Vorgaben zur Einnahme und zu den erforderlichen Therapiepausen betrifft. Die Patienten müssen sehr gut angeleitet, begleitet und unterstützt werden (Adhärenzproblematik ➤ Kap. 7.4).

Patienten mit einer Krebserkrankung unter Therapie leiden zum Teil unter Appetitmangel, Geschmacksstörungen, manchmal unter Übelkeit (➤ Kap. 4) und häufig unter ausgeprägter Schwäche (➤ Kap. 6.2). Die regelmäßige Einnahme mehrerer Medikamente fällt vielen Patienten schwer. Auch wenn sie die Notwendigkeit erkennen und sich bemühen, geht die Einnahme häufig zu Lasten des Appetits und der Freude am Essen. Hier helfen in einigen Fällen flüssige Zubereitungen, Sublingualtabletten oder Suppositorien. Gelegentlich sind auch parenterale Applikationen (subkutan, intravenös) erforderlich, entlastend und sichern eine regelmäßige und adäquate Applikation.

Bedeutung einer Polymedikation im Alltag

Polypharmazie stellt für Patienten neben den bereits genannten Aspekten häufig eine große Herausforderung dar. Die regelmäßige Einnahme, häufig mehrmals täglich, bestimmt den Alltag und beeinflusst das gewohnte Leben. Neben der zeitlichen Organisation (z. B. Schmerzmitteleinnahme zu festen Zeiten) sind oft Besonderheiten bei der Einnahme zu beachten (nüchtern, während/nach der Mahlzeit, in aufrechter Position, mit bestimmten Flüssigkeiten etc.). Gerade für ältere Patienten mit nachlassender kognitiver Leistungsfähigkeit oder krankheitsbedingten Einschränkungen des Gedächtnisses und der Konzentration (z. B. Chemobrain [➤ Kap. 6.3]) ist die korrekte Einnahme der verordneten Arzneimittel eine große Anforderung, teilweise sogar Überforderung. Schon das Richten der Medikamente, die rechtzeitige Neuverordnung und die Beschaffung sind aufwendig. Oft ist es hilfreich und entlastend für Patienten, wenn jemand aus dem sozialen Umfeld den Patienten unterstützt. Auch das Hinzuziehen eines ambulanten Pflegedienstes zur Unterstützung kann dem Patienten angeboten werden, insbesondere, wenn in der Familie keiner das Medikamentenmanagement übernehmen kann oder möchte.

Tipps für die Praxis

Patienten sollten auf die Medikamenteneinnahme direkt angesprochen werden: Wie sie zurechtkommen, ob sie sich dabei sicher fühlen oder ob eine Unterstützung hilfreich wäre und gewünscht ist. Häufig trauen sie sich nicht, Schwierigkeiten oder eine Überforderung aufzuzeigen und um Hilfe zu bitten, weil sie ihre Angehörigen nicht noch mehr belasten möchten.

MERKE

Bei der Behandlung und Begleitung von Patienten mit chronischen Erkrankungen ist es wichtig, dass alle an der Behandlung und Begleitung beteiligten Professionen kooperativ zusammenarbeiten. Ein Schwerpunkt ist dabei die Kommunikation mit dem Patienten und seinen Angehörigen. Gerade bei der medikamentösen Behandlung ist es bedeutend, dass alle die gleichen Informationen weitergeben, z. B. wenn Antidepressiva als Koanalgetikum in der Schmerztherapie eingesetzt werden (➤ Kap. 9.2.3). Unterschiedliche oder abweichende Aussagen verunsichern und ängstigen den Patienten und können die Adhärenz negativ beeinflussen.

Bei **Patienten mit Schluckstörungen oder PEG** sollten Patienten, Angehörige und ggf. Pflegekräfte informiert und angeleitet werden, wie die verordneten Medikamente einzunehmen sind. Grundsätzlich sollten Medikamente einzeln appliziert und nicht alle zusammen gelöst und eingegeben werden. Eine Sonde ist nach jedem Medikament mit Wasser zu spülen. Es ist zu klären, ob die verordneten Medikamente gemörsert oder suspendiert werden können. Die Sondengängigkeit ist zu klären, ggf. sind Umstellungen auf flüssige Zubereitungen hilfreich. Informationen zur Teilbarkeit, Mörserbarkeit und Suspendierbarkeit sind kostenlos in der Onlineversion der Gelben Liste (www.gelbe-liste.de). Ein kostenfreies Onlineportal für Arzneimittelinformation des Klinikums der Universität München (LMU) mit verschiedenen Aspekten der palliativmedizinischen Arzneimitteltherapie befindet sich im Aufbau.

Medikation in der Sterbephase

Alle Maßnahmen in der Sterbephase richten sich nach den Therapiezielen Symptomlinderung, Lebensqualität (solange wie möglich) und Sterben in Würde. Die Wünsche und der Wille des Patienten sind handlungsleitend (aktuell, vorausverfügt, mutmaßlich). Die Medikation ist kritisch zu überprüfen und anzupassen. Arzneimittel, die in der Sterbephase keinen Nutzen für den Patienten ergeben und nicht den genannten Zielen dienen, sind ab- bzw. nicht neu anzusetzen. Falls erforderlich sind Medikamente anzusetzen, um belastende Symptome zu lindern, in der Regel sind dies Opioide, Antipsychotika, Benzodiazepine und Anticholinergika. Wenn eine orale bzw. enterale Einnahme nicht mehr möglich ist oder vom Patienten nicht gewünscht wird, ist eine Umstellung auf andere Applikationsformen erforderlich (z. B. rektal, sublingual, nasal, subkutan, intravenös). Eine wirksame transdermale Schmerztherapie kann belassen werden (S3-Leitlinie „Palliativmedizin für Patienten mit einer nicht heilbaren Krebserkrankung“ 2019).

Bei Krebserkrankungen sind in der Finalphase krankheitsspezifische Therapien nicht mehr angezeigt und bringen dem Patienten keinen Nutzen. Bei der terminalen Nieren- und terminalen Herzinsuffizienz hingegen, bei denen krankheitsspezifische Medikamente symptomlindernd wirken, ist eine Beendigung der medikamentösen Behandlung genau zu prüfen (z. B. Diuretika, Antiarrhythmika). Bei Morbus Parkinson sollten spezifische Medikamente unter engmaschiger Kontrolle abgesetzt bzw. auf eine andere Applikationsform umgesetzt werden, z. B. können orale Medikamente auf eine transdermale Applikation (Rotigotin-Pflaster) umgesetzt werden. Eine rektale Gabe oraler Medikamente gegen Parkinson ist ebenfalls vorübergehend möglich. Zur Abklärung der therapeutischen Maßnahmen und des Vorgehens empfiehlt es sich, den behandelnden Neurologen hinzuzuziehen (Rémi und Redmann 2017).

Tipps für die Praxis

- Bei einer Polymedikation besteht immer die Gefahr von Neben- und Wechselwirkungen. Diese sind von krankheitsbedingten Symptomen abzugrenzen und entsprechend zu therapieren.
- Eine medikamentöse Therapie ist immer individuell an die aktuelle Situation des Patienten und das Therapieziel anzupassen.
- Eine regelmäßige Überprüfung des Behandlungsziels und der Medikation ist bei jedem Patienten erforderlich.
- Sinnvoll ist es, wenn der Hausarzt bzw. der primär behandelnde Facharzt die Regie und Kontrolle über die Medikation übernimmt.
- Zusätzlich zu Neben- und Wechselwirkungen führen Stürze und Sturzfolgen häufig zu nicht geplanten, notfallmäßigen Krankenhauseinweisungen.
- Die sektorenübergreifende, interdisziplinäre und multiprofessionelle Zusammenarbeit unterstützt eine patientenorientierte (medikamentöse) Therapie.

7

Beispiel

Patientin mit Pankreaskarzinom

Eine 84-jährige Patientin mit fortgeschrittenem Pankreaskarzinom, Aszites und Subileussymptomatik lebt gemeinsam mit ihrem Ehemann in einer Eigentumswohnung. Das Ehepaar hat keine Kinder. Ein Neffe wohnt 400 Kilometer entfernt. Der Neffe ist vorsorgebevollmächtigt. Der Ehemann ist nach einem Apoplex rechtsseitig körperlich eingeschränkt (Gehbehinderung, spastische Armparese). Das Ehepaar hat eine Haushaltshilfe, ansonsten keine weitere Unterstützung.

Die Patientin hat eine Polyneuropathie bei Diabetes und nach Chemotherapie, zusätzlich eine chronische Nieren- und Herzinsuffizienz. Sie nimmt täglich acht verschiedene Medikamente ein. Aufgrund von Appetitlosigkeit und zunehmender Übelkeit fällt ihr die Einnahme der Medikamente immer schwerer. Zudem erbricht sie mehrmals täglich, und die zuverlässige Einnahme und Resorption der Arzneimittel ist unsicher.

Nach einem Sturz in ihrer Wohnung wird sie vom Notarzt, den der Ehemann alarmiert hat, in die Klinik eingewiesen. Die Patientin ist zeitlich, örtlich und situativ desorientiert und klagt über starke Schmerzen. Die Medikation wird um- bzw. auf eine intravenöse Therapie umgesetzt (Diuretika, Analgetika). Es wird eine Aszitespunktion durchgeführt, die die Schmerzen und die Übelkeit reduziert. Es erfolgt eine Rücksprache mit dem Hausarzt und dem Onkologen. Der Neffe wird benachrichtigt.

Merke: Eine regelmäßige Evaluation der Medikation ist erforderlich, um Komplikationen und zusätzliche Belastungen des Patienten zu vermeiden.

LITERATUR

Deutsche Gesellschaft für Innere Medizin (DGIM). Klug entscheiden. Aus: www.klug-entscheiden.com (letzter Zugriff: 18. November 2019).

Deutsche Seniorenliga. Die PRISCUS-Liste. Aus: www.medikamente-im-alter.de/medikamente-im-alter/priscus.html (letzter Zugriff: 18. November 2019).

Klinik und Poliklinik für Palliativmedizin des Klinikums der Universität München (LMU). Arzneimittelinformation. Arzneimitteltherapie in der Palliativmedizin. Aus: www.klinikum.uni-muenchen.de/Klinik-und-Poliklinik-fuer-Palliativmedizin/download/de/arzneimittelinfo/Flyer_Arzneimittelinformation_nK_7_15_03_17.pdf (letzter Zugriff: 18. November 2019).

Krämer I. Wechselwirkung von Zytostatika mit anderen Arzneimitteln. In: Schleucher N, Barth J, Krämer I, Ritterbusch U. (Hrsg.). Vademecum für die Onkologie. 3. A. München: Zuckschwerdt, 2015. S. 57–66.

Leitlinienprogramm Onkologie (Deutsche Krebsgesellschaft, Deutsche Krebshilfe, AWMF): S3-Leitlinie Palliativmedizin für Patienten mit einer nicht heilbaren Krebserkrankung. Langversion (Version 2.0, August 2019). Aus: www.awmf.org/uploads/tx_szleitlinien/128-001OLl_S3_Palliativmedizin_2019-09.pdf (letzter Zugriff: 18. November 2019).

Moßhammer D, Haumann H, Mörike K, Joos S. Polypharmacy – an upward trend with unpredictable effects. Deutsches Ärzteblatt int, 2016;113: 627–33.

Rémi C, Bausewein C, Twyross R, Wilcock A, Howard P. Arzneitherapie in der Palliativmedizin. 2. A. München: Elsevier, 2015

Rémi C, Redmann C. Palliativpharmazie. Stuttgart: Deutscher Apotheker Verlag, 2017.

7.4 Adhärenzproblematik

Florian Kaiser

Begriffsdefinition

Adhärenz ist von dem lateinischen Wort „adhaerere" (anhängen) abgeleitet und wird von der WHO definiert als das Ausmaß, in dem sich das Verhalten einer Person (Medikamenteneinnahme, Befolgung eines Diätplans, Lebensstiländerung) mit den mit einem medizinischen Experten vereinbarten Empfehlungen deckt. Einfach ausgedrückt ist Adhärenz ein Maß für die Befolgung einer von Ärzten, Pflegekräften etc. empfohlenen Therapie oder Medikation. Üblicherweise wird eine hohe Adhärenz ab einer Therapietreue von 85 bis 95 Prozent angenommen. Adhärenz bzw. Non-Adhärenz ist ein sehr altes Problem in der Medizin. Bereits Hippokrates konstatierte, dass Patienten die Ärzte über ihre Arzneimittel belügen.

Beispiel

Eine der bekanntesten Folgen von Non-Adhärenz sind die „TroPi"-Babys, die „Trotz Pille"-Babys, also das gehäufte Auftreten unerwarteter Schwangerschaften unter einer eigentlich sehr sicheren Verhütungsmethode. Die Pille kann allerdings nur dann wirken, wenn sie auch regelmäßig genommen wird.

Adhärenz in der Hämatologie und Onkologie

Lange Zeit war die Behandlung von Tumoren geprägt von intravenösen Therapien. Die Adhärenz ist hier sicher gewährleistet, da die Infusionsgabe unter direkter Kontrolle durch das medizinische Personal erfolgt. Seit der Einführung von Imatinib zur Behandlung der CML im Jahr 2001 haben orale Therapien (Chemotherapeutika, Tyrosinkinase-Inhibitoren etc.) kontinuierlich zugenommen und gehören mittlerweile zur Standardtherapie in der Hämatologie und Onkologie. In Deutschland stieg der Umsatz von oralen Tumortherapien zwischen 2013 und 2017 um 18,4 % an. Weltweit sind ca. 25 % aller neu entwickelten antiproliferativen Medikamente für eine orale Applikation vorgesehen. Die medizinische Versorgung von Patienten unter einer oralen Tumortherapie wird damit vor neue Herausforderungen gestellt. Zwar bieten orale Tumortherapien im Gegensatz zu intravenös verabreichten Therapien einen geringeren Einnahmeaufwand, doch besteht für Patienten bei einer oralen Therapie eine deutlich größere Eigenverantwortung. Zusätzlich werden die Patienten häufig mit komplexen Einnahmevorschriften, multiplen Medikamenteninteraktionen und z. T. schweren Nebenwirkungen konfrontiert. Die Adhärenz gewinnt somit in der modernen Tumortherapie zunehmend Bedeutung.

Obwohl der entscheidende Einfluss einer guten Adhärenz auf den Therapieerfolg schon lange bekannt ist, liegt laut WHO die Adhärenz bei Langzeittherapien in Industrienationen bei lediglich 50 Prozent, in Entwicklungsländern sogar noch deutlich darunter. Untersuchungen zu oralen Tumortherapien konnten zeigen, dass eine hohe Adhärenz oft nur bei etwa einem Drittel der Patienten zu finden war, während ebenfalls häufig bis zu einem Drittel der Patienten als nicht adhärent klassifiziert wurden. Die WHO konstatierte daher, dass die Verbesserung von Methoden zur Adhärenzsteigerung eine weit größere Auswirkung auf die Gesundheit der Bevölkerung hat als jede Optimierung von spezifischen medizinischen Therapien. Interessanterweise wird die Adhärenz in der alltäglichen Praxis aber oft nicht in dem Maß als Problematik erkannt, die sie tatsächlich darstellt.

MERKE

Sowohl Patienten und Angehörige als auch Ärzte neigen dazu, die Patientenadhärenz zu überschätzen und die Non-Adhärenz zu unterschätzen. (In einer Studie von Kekäle et al. aus dem Jahr 2014 schätzten Ärzte die Adhärenz ihrer Patienten in 73 % der Fälle als zu optimistisch ein.)

Einflussfaktoren auf die Adhärenz

Die Ursachen für mangelnde Adhärenz sind multifaktoriell und werden in fünf, sich gegenseitig beeinflussende Dimensionen untergliedert (➤ Abb. 7.6). Hierbei muss klar festgehalten werden, dass patientenbezogene Ursachen nur eine einzelne Dimension darstellen und auch patientenunabhängige Faktoren einen entscheidenden Einfluss auf die Adhärenz haben.

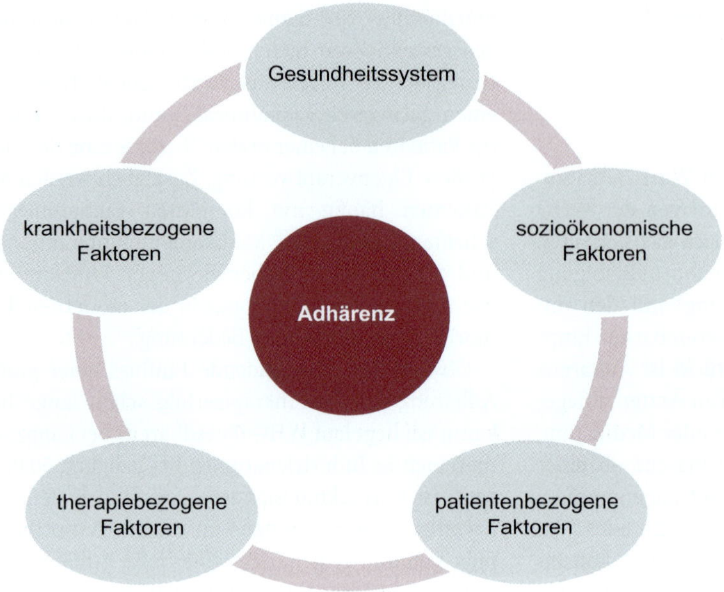

Abb. 7.6 Die fünf Einflussdimensionen auf die Adhärenz: sozioökonomische Faktoren, Gesundheitssystem, patientenbezogene Faktoren, therapiebezogene Faktoren, krankheitsbezogene Faktoren [V492]

Grundsätzlich spielt eine Vielzahl unterschiedlicher Einzelfaktoren für die **Entstehung von Non-Adhärenz** eine Rolle. Im Folgenden werden die wichtigsten Einflussfaktoren genannt. Besonders entscheidende Punkte sind fett ausgezeichnet.

Sozioökonomische Faktoren

- Niedriger sozioökonomischer Status
- **Ethnische Minderheit**
- Armut
- Einzelhaushalte (allein lebend)
- Analphabetismus
- Niedriges Bildungsniveau
- **Arbeitslosigkeit**
- Fehlendes soziales Netzwerk
- Große Entfernungen zum behandelnden ärztlichen Zentrum
- **Hohe Kosten für Krankenfahrten und Medikation**
- Kulturelle und laienhafte Vorstellungen von Krankheit und Therapie

Besonders die Folgen von Arbeitslosigkeit, hohen Medikamentenkosten für die Patienten oder die Zugehörigkeit zu einer ethnischen Minderheit sind von wesentlicher Bedeutung.

Gesundheitssystem

- Schlecht entwickelte Gesundheitssysteme mit inadäquater Vergütung
- **Fehlendes Wissen und Ausbildung von Fachkräften im Umgang mit chronischen Erkrankungen**
- Zu hohe Arbeitsbelastung von medizinischen Fachkräften
- **Kurze medizinische Konsultationen**
- **Mangelnde Patientenschulung und Verlaufskontrolle**
- Fehlendes Wissen um die Bedeutung der Adhärenz

Im Wechselspiel zwischen Adhärenz und Gesundheitssystem spielen einerseits das medizinische Personal und andererseits die Organisation und Finanzierung des Gesundheitssystems eine Rolle. Besonders wichtig ist die Ausbildung von medizinischen Fachkräften in oraler Tumortherapie. Je besser das Wissen um die Therapie, desto besser können die Aufklärung von Patienten und die Therapieführung gelingen; finden Patientenaufklärung und Therapieführung nicht oder nur eingeschränkt statt, kann dies wiederum die Patientenadhärenz vermindern.

MERKE

Der wenig aufgeklärte und wenig therapiebegleitete Patient hat ein höheres Risiko für Non-Adhärenz.

Beispiel

Unzureichende Aufklärung

Eine 66-jährige Patientin mit einem Multiplen Myelom erhält eine Therapie mit Lenalidomid. Wegen einer zusätzlichen starken Gehbehinderung wird die Patientin ambulant von einer onkologischen NäPA (nicht ärztliche Praxisassistenz) zu Hause besucht. Diese findet drei unangebrochene Schachteln Lenalidomid (Wert ca. 20 000 Euro) auf dem Fensterbrett in der Sonne stehend.

Merke: Zusätzlich zur Kontrolle der Medikamenteneinnahme kann eine Kontrolle der Lagerung von oralen Tumortherapeutika vor Ort erforderlich sein.

Krankheitsbezogene Faktoren

- Schwere der Krankheitssymptome
- Grad der Funktionseinschränkungen (physisch, psychisch, sozial, beruflich)
- Krankheitsprogress
- Verfügbarkeit effektiver Therapien
- Krankheitsdauer

Die Bedeutung krankheitsbezogener Faktoren für die Adhärenz liegt im Einfluss, den sie auf die Risikowahrnehmung von Patienten und den Willen haben, eine empfohlene Therapie zu befolgen.

Therapiebezogene Faktoren

- **Komplexe Therapieregime**
- Lange Therapiedauer
- Polypharmazie
- Versagen vorangegangener Therapien
- Häufige Therapiewechsel
- Sehr schnelle Therapieerfolge
- **Nebenwirkungen**
- **Fehlende medizinische Unterstützung im Umgang mit Nebenwirkungen**

Verschiede Umstände, die eine Folge der medizinischen Therapie sind, können die Adhärenz beeinflussen. Sowohl das Therapieregime als auch Therapieeffekte und Therapienebenwirkungen spielen eine Rolle. Ein mangelhaftes Nebenwirkungsmanagement fördert die Non-Adhärenz in besonderem Maß und kann zu Resistenzen und Rezidiven führen. Allerdings können unerwünschte Medikamentenwirkungen gut durch geplante Dosisreduktionen oder kontrollierte Therapieunterbrechungen beherrscht werden.

Patientenbezogene Faktoren

- Vergesslichkeit
- Demenzielles Syndrom
- Psychosozialer Stress
- **Angst vor Nebenwirkungen und inadäquates Wissen über den Umgang mit Nebenwirkungen**
- Geringe Motivation, Hoffnungslosigkeit
- Negative Grundeinstellung gegenüber der Therapieeffektivität
- Leugnen der Grunderkrankung
- **Missverständnis bzw. Fehlverständnis der Therapieempfehlungen**
- **Geringes Vertrauen in den Therapieerfolg**
- **Frustration über medizinisches Personal**
- Angst vor Abhängigkeit und Stigmatisierung

Bei den patientenbezogenen Faktoren beeinflussen vor allem die Eigenschaften des Patienten wie Ressourcen, Wissen, Einstellungen, Wahrnehmungen oder Erwartungen die Adhärenz.

Beispiel

Adhärenzproblematik unter oraler Tumortherapie

Ein 55-jähriger Patient mit einem metastasierten Adenokarzinom der Lunge erhält eine orale Therapie mit einem Tyrosinkinase-Inhibitor. Eine ausführliche Schulung des Patienten bezüglich der Kapseleinnahme erfolgt vor Therapiebeginn in der onkologischen Praxis. Zwei Wochen später stellt sich der Patient zur Kontrolluntersuchung vor. Die Frage „Wann nehmen Sie die Kapseln ein?" beantwortet er korrekt. Auf die Frage „Wie nehmen Sie die Kapseln ein?" antwortet er: „Die Hülle der Kapseln schmeckt mir nicht. Ich schneide die Kapseln auf und schütte den Inhalt auf einen Teelöffel."

Merke: Bei einer oralen Tumortherapie den Patienten nicht nur nach dem Wann, sondern auch nach dem Wie der Einnahme fragen.

Faktoren mit positivem Einfluss

Neben den beschriebenen Risiken für Non-Adhärenz zu einer oralen Tumortherapie wurde allerdings auch eine Reihe von Einflussfaktoren identifiziert, die einen positiven Einfluss auf die Adhärenz haben können. An patienten- und krankheitsbezogenen Faktoren werden v. a. ein männliches Geschlecht, ein höheres Alter (50 bis 60 Jahre) und eine erst kürzlich zurückliegende Erstdiagnose (unter einem Jahr) genannt. Den entscheidenden Einfluss haben allerdings therapiebezogene Faktoren. Hier sind v. a. ein effektives Nebenwirkungsmanagement, ein Therapieregime mit einer Tabletteneinnahme nur einmal täglich sowie eine gute und ausführliche Aufklärung über die Grunderkrankung von besonderer Bedeutung für eine hohe Adhärenz. Grundlage bildet eine vertrauensvolle Arzt-Patienten-Beziehung, die einerseits ebenfalls einen positiven Einfluss auf die Adhärenz hat und andererseits die Wahrscheinlichkeit erhöht, Non-Adhärenz zu identifizieren: Patienten mit einem guten Verhältnis zu ihrem behandelnden Arzt geben vergessene Tabletteneinnahmen eher zu.

MERKE

Der richtige Umgang mit Non-Adhärenz kann nur in Teamwork, d. h. in Zusammenarbeit von Patienten, Angehörigen, Patientenorganisationen, Ärzten, Pflegepersonal und Pharmakologen gelingen. Die genannten Einflussfaktoren können den behandelnden Ärzten Hinweise auf das Risiko von fehlerhafter Medikamenteneinnahme geben, um frühzeitig zu intervenieren, z. B. mit einer intensivierten Aufklärung über die Medikation und die Erkrankung sowie über den Umgang mit Problemen während der Therapie.

Möglichkeiten der Adhärenzerfassung

Die Messung der Adhärenz im klinischen Alltag ist nötig, um frühzeitig abzuschätzen, ob weitere therapeutische oder interventionelle Maßnahmen zur Adhärenzsteigerung durchgeführt werden müssen. Nur so kann den Patienten eine optimale ambulante Therapie zuteilwerden. Zur Feststellung, ob ein Patient bezüglich seiner Therapie adhärent ist, gibt es verschiedene Messmethoden (s. u.). Da alle Methoden diversen Einschränkungen und möglichen Fehlerquellen unterliegen – aufgrund der Methodik, Kosten, Aussagekraft oder Praktikabilität – existiert kein alleiniger Goldstandard zur Adhärenzmessung. Grundsätzlich wird eine Mischung aus unterschiedlichen Erhebungsmethoden empfohlen.

Im Folgenden werden verschiedene Verfahren zur Erfassung der Adhärenz vorgestellt:

- **Beobachtete Medikamenteneinnahme:** Patienten werden direkt bei der Medikamenteneinnahme beobachtet. Dies stellt auf den ersten Blick ein effektives Verfahren zur Adhärenzkontrolle dar, ist aber außerhalb von Kliniken ein oft wenig praktikables Mittel, da häufige und persönliche Visiten durch medizinisches Personal nötig sind.
- **Subjektive Einschätzung der Adhärenz durch Ärzte und Patienten:** Die Überlegung hierbei besteht darin, dass der Arzt seine Patienten kennt und deren Adhärenz aufgrund seiner Erfahrung adäquat einschätzen kann, während der Patient als tatsächlich aktiver Part über seine Adhärenz am besten berichten kann. Ein Patiententagebuch, in dem der Patient seine Medikamenteneinnahme dokumentiert, kann dabei hilfreich sein. Problematisch an diesem Verfahren ist, dass Ärzte sehr oft die Adhärenz ihrer Patienten überschätzen. In einer Studie aus Finnland (Kekäle et al. 2014) wurden 86 Patienten nach ihrer Adhärenz zu einer oralen Tumortherapie befragt. Gleichzeitig sollten die behandelnden Ärzte ebenfalls die Adhärenz ihrer Patienten einschätzen. In Summe waren nur 23 % der Patienten adhärent, während 94 % der Ärzte die Adhärenz als gut einstuften. Aber auch Patienten geben Non-Adhärenz z. T. inkorrekt wieder oder unterschätzen diese.
- **Standardisierte Fragebögen:** Verschiedene standardisierte Fragebögen wurden mittlerweile zur Adhärenzerfassung entwickelt. Sie stellen schnelle und einfache Messmethoden dar, sind allerdings auch anfällig für Fehlmessungen. Ein häufig eingesetzter Fragebogen ist z. B. der Medication Adherence Report Scale (MARS-D) (➤ Tab. 7.5).
- **Objektivierbare Messmethoden** sollen eine verbesserte Aussagekraft zur Adhärenz eines Patienten liefern, indem überprüfbare Daten gesammelt werden. Doch auch diese Methoden sind in ihrer Genauigkeit bestimmten Einschränkungen unterworfen.
  - Eine häufig eingesetzte Methode zur objektivierbaren Adhärenzmessung ist die **Zählung von übriggebliebenen Tabletten.** Dies ist üblicherweise nur im klinischen Setting umzusetzen und für den ambulanten Bereich eher impraktikabel. Zudem führen derartige Zählungen oft zu einer Überschätzung der Adhärenz. Wichtige Informationen wie die Einnahmezeitpunkte können nicht erfasst werden.

Tab. 7.5 MARS-D-Fragebogen: Selbsterhebungsinstrument zur Abfrage der Häufigkeit von nicht adhärentem Verhalten auf einer 5-Item Likert-Skala (nach Mahler et al. 2010)

Ihre eigene Art, Medikamente einzunehmen	Immer	Oft	Manchmal	Selten	Nie
1. Ich vergesse sie einzunehmen					
2. Ich verändere die Dosis					
3. Ich setze sie ein Weile lang aus					
4. Ich lasse bewusst eine Dosis aus					
5. Ich nehme weniger als verordnet ein					

- Eine weitere Möglichkeit bieten **elektronische Hilfsmittel** wie das Medication Event Monitoring System (MEMS). Hierbei wird die Öffnung einer Medikamentenbox mit der Medikamenteneinnahme elektronisch erfasst und gespeichert. Auf diese Weise soll eine genauere Dokumentation der Adhärenz gewährleistet werden. Allerdings kann diese Methode die sichere Einnahme der Medikation nicht wirklich dokumentieren, sondern verlässt sich stattdessen auf Surrogatparameter. Darüber hinaus sind diese Systeme relative teuer, was einen breiten Einsatz erschwert.
- Schließlich kann die Adhärenz noch durch die Medication Possession Ratio (MPR) abgeschätzt werden. Die MPR gibt den prozentualen Anteil der Tage an, an denen ein Patient Zugang zu seiner Medikation hat. Beispielsweise werden die zeitlichen Abstände zwischen zwei Rezepteinlösungen erfasst. Pro Rezept steht dem Patienten eine bestimmte Menge des Medikaments zur Verfügung, die für einen bestimmten Zeitraum vorreicht. Die beiden Zeiträume werden in Relation zueinander gesetzt, mögliche Unstimmigkeiten können auf eine ungenügende Adhärenz hinweisen. Allerdings wird hier nur der Erhalt der Medikamente, nicht jedoch die Einnahme erfasst, und die Datenqualität kann aufgrund fehlender Erhebung eingeschränkt sein.
- Auch das klinische Ansprechen auf eine orale Therapie kann als Hinweis auf die Adhärenz herangezogen werden und ist leicht umzusetzen. Allerdings können dabei auch andere Faktoren außer der Adhärenz eine Rolle spielen.

• **Biochemische Messmethoden:** Der Spiegel des Medikaments oder seiner Metabolite wird entweder direkt gemessen (z. B. im Blut oder Urin), oder nicht toxische biologische Marker werden dem Medikament beigefügt und gemessen. Die Ergebnisse dienen als Surrogator für die Einnahme und somit die Adhärenz. Dennoch ist auch diese, auf den ersten Blick als sichere Erhebungsmethode erscheinende Messung anfällig für Fehler. Fehlerquellen sind – neben der erschwerten Einsetzbarkeit im Alltag – vor allem auch individuelle Patientenfaktoren wie Absorptionsrate oder Stoffwechsel. Auch der Zeitpunkt der Medikamenteneinnahme in Relation zum Messzeitpunkt kann zu einer Fehlinterpretation der Ergebnisse führen, da kurz vor der Messung eingenommene Medikamente den gemessenen Spiegel (falsch) erhöhen können.

Die erläuterten Messmethoden sind durch ihre nur limitierten Einsatzmöglichkeiten im klinischen Alltag geprägt. Für die tägliche Praxis, in der meist nur wenig Zeit zur Verfügung steht, können einfache und schnell durchführbare Methoden zur Adhärenzmessung wie zum Beispiel **standardisierte Fragebögen** (Beispiel ➤ Tab. 7.5) oder **Patiententagebücher** hilfreich sein. Die oben genannten Einschränkungen in der Aussagekraft sind dabei zu beachten und kombinierte Methoden zu empfehlen.

Folgen fehlender Adhärenz

Medizinische Folgen

Non-Adhärenz kann bei oralen Tumortherapien den Therapieeffekt deutlich einschränken oder zu vermehrten Komplikationen führen. So besteht ein klarer Zusammenhang zwischen steigenden Krankenhauseinweisungen während einer oralen Tumortherapie und sinkender Therapietreue. Weiterhin korreliert ein besseres Therapieansprechen mit steigender Adhärenz. Insbesondere bei Langzeittherapien scheint die Adhärenz – bei allen heutzutage möglichen klinischen und molekulargenetischen Risikostratifizierungen – einen der wichtigsten Faktoren darzustellen, um ein adäquates Therapieansprechen zu gewährleisten. Gut untersucht ist dies beispielsweise bei der Therapie einer chronisch myeloischen Leukämie (CML) mit Imatinib: Der Therapieerfolg der CML kann heutzutage mit molekularen Untersuchungen (Quantifizierung des BCR-ABL-1-Transkripts [mRNS] im peripheren Blut/Knochenmark) erfasst werden. Bei einer Reduktion um drei Log-Stufen des Werts bei Erstdiagnose spricht man von einer „major molecular response" (MMR). Ist das Transkript nicht mehr nachweisbar, liegt eine „complete molecular response" (CMR) vor. Es konnte gezeigt werden, dass bei einer Adhärenz von < 80 % keine MMR mehr erreicht wird und bei einer Adhärenz von < 90 % keine CMR. Das bedeutet wiederum, dass ohne ausreichende Adhärenz eine eigentlich sehr wirksame Therapie nachweislich ihren Nutzen verliert, mit – gerade bei malignen Erkrankungen – oft dramatischen Konsequenzen für die Patienten.

Finanzielle Folgen

Grundsätzlich sind bei der Behandlung mit oralen Tumortherapeutika die hohen Therapiekosten nicht zu vernachlässigen. Viele dieser neuen Substanzen befinden sich innerhalb des Patenschutzes; kostengünstigere Generika sind daher oft nicht verfügbar. Beispielsweise kostet die Behandlung der CLL mit Ibrutinib (Imbruvica®) 11.163,57 Euro für eine Behandlungsdauer von 30 Tagen (Rote Liste 2017). Nicht eingenommene und dann verworfene Medikation stellt somit einen hohen und vermeidbaren Kostenfaktor dar. Zusätzliche Kosten können durch medizinische Komplikationen als Folge mangelnder Adhärenz entstehen, beispielhaft zu nennen sind Therapieversagen und Therapiewechsel, ambulantes oder stationäres Notfallmanagement, laborchemische Untersuchungen oder Krankenhauseinweisungen (von denen bei älteren Menschen ca. 10 % auf Non-Adhärenz zurückgeführt werden). Darüber hinaus können noch die krankheitsassoziierten Kosten wie Verlust der Berufsfähigkeit oder des Arbeitsplatzes hinzukommen.

Untersuchungen schätzen die jährlichen Kosten von Non-Adhärenz für die Gesundheitssysteme in den USA auf 100 bis 290 Milliarden US-Dollar und in Europa auf 125 Milliarden Euro. Dabei gibt es insbesondere bei oralen Tumortherapien einen klaren Zusammenhang von Adhärenz und Kosten. Je höher die Adhärenz ist, desto geringer fallen die Kosten für das Gesundheitssystem aus. Exemplarisch steht hierfür eine Berechnung für CML-Patienten unter einer Therapie mit Imatinib: Die Jahreskosten für hoch adhärente Patienten lagen bei ca. 40 000 Dollar und für schlecht adhärente Patienten bei ca. 163 000 Dollar.

Lösungsansätze unter spezieller Berücksichtigung der Rolle des Hauarztes

Es wurden verschiedene Möglichkeiten identifiziert, um die Adhärenz im klinischen Alltag zu verbessern:

- Reduktion der Therapie(neben-)kosten für die Patienten, z. B. Medikamentenzuzahlungen, Anfahrtskosten zum medizinischen Zentrum etc. (diesen Punkt zu ändern ist allerdings Aufgabe des Gesundheitswesens bzw. der Politik)
- Intensivierte interdisziplinäre Betreuung
- Engmaschiges Nebenwirkungsmanagement
- Intensive Aufklärung und Schulung
- Verbesserung des Wissens der Patienten über die Therapie

Die genannten Möglichkeiten der Adhärenzverbesserung umzusetzen, ist oft zeitaufwendig und deshalb für den behandelnden Arzt z. T. nur schwer realisierbar. Daher wurden verschiedene **Interventionsmöglichkeiten auf Delegationsbasis** an nicht ärztliches medizinisches Personal (z. B. Pharmakologen oder speziell geschultes Pflegepersonal) entwickelt. In der Allgemeinmedizin sind ähnliche Konzepte bereits in den **NäPA (nicht ärztliche Praxisassistenz)** umgesetzt. Allen Programmen für orale Tumortherapeutika gemeinsam ist, dass (semi-)strukturierte Patientenschulungen bzw. -beratungen und Nebenwirkungskontrollen in regelmäßigen Abständen erfolgen. Die Kontakte finden entweder telefonisch, webbasiert oder persönlich im häuslichen Umfeld bzw. in der Praxis/Ambulanz statt. Informationen werden sowohl schriftlich als auch im Gespräch vermittelt.

Erste Studien hierzu zeigten Erfolg versprechende Wirkungen, vor allem weil die Schulungs- und Beratungsprogramme oft mehrere Dimensionen von Non-Adhärenz erfassen. Dabei ist es wichtig, die initiale Adhärenz zu erfassen, um Ceiling-Effekte (der

Punkt, an dem weitere Interventionen keine Wirkung mehr auf die Adhärenz haben) zu vermeiden. Einen möglichen und in der Praxis gut anzuwendenden Leitfaden stellt der MOATT-Bogen (MASCC Oral Agent Teaching Tool) (www.mascc.org/assets/Guidelines-Tools/moatt_german_2013.pdf) dar. Er bietet eine strukturierte Anleitung zur Erfassung von Patientenressourcen sowie eine Übersicht mit den wichtigsten Punkten für die Aufklärung und die Vermittlung von Informationen zu einer oralen Tumortherapie. Darüber hinaus können einfache Einnahmekalender oder -schemata eine sinnvolle Hilfestellung geben.

Die Rolle des Hausarztes im Umgang mit der Adhärenzproblematik bei oralen Tumortherapien ist zum gegenwärtigen Zeitpunkt noch unklar. Allerdings verfolgen die vielversprechendsten Ansätze zur Adhärenzsteigerung einen multidisziplinären Ansatz. Der Hausarzt, als vertrauter und langjähriger Ansprechpartner seiner Patienten, kann durch Informationsweitergabe und Beratung einen wichtigen Beitrag zum Gelingen von oralen Tumortherapien beitragen (➤ Kap. 1). Dafür ist eine gute Abstimmung zwischen behandelndem Onkologen und Hausarzt essenziell.

MERKE

- Adhärenz ist entscheidend für den Therapieerfolg.
- Die Gründe für Non-Adhärenz sind vielfältig und multifaktoriell.
- Intensivierte Aufklärung, Patientenschulung und Nebenwirkungsmanagement können die Adhärenz steigern.

Tipps für die Praxis

- Patienten regelmäßig zur oralen Tumortherapie befragen: Nebenwirkungen, regelmäßige Tabletteneinnahme, Klärung noch unklarer Fragen der Patienten zu Therapie und Erkrankung.
- Patienten regelmäßig einbestellen.
- Verwendung von Hilfstools empfehlenswert.
- Enge Zusammenarbeit des Hausarztes mit dem behandelnden Hämatologen/Onkologen.

LITERATUR

Geissler J Sharf G, Bombaci F et al. Factors influencing adherence in CML and ways to improvement: Results of a patient-driven survey of 2546 patients in 63 countries. J Cancer Res Clin Oncol, 2017;143: 1167–1176.

Kav S et al. Development of the MASCC teaching tool for patients receiving oral agents for cancer. Support Care Cancer, 2010;18(5): 583–90.

Kekäle M Talvensaari K, Koskenvesa P, Porkka K, Airaksinen M. Chronic myeloid leukemia patients' adherence to peroral tyrosine kinase inhibitors compared with adherence as estimated by their physicians. Patient Prefer Adherence, 2014;24(8): 1619–1627.

Mahler C, Hermann K, Horne R et al. Assessing reported adherence to pharmacological treatment recommendations. Translation and evaluation of the Medication Adherence Report Scale (MARS) in Germany. J Eval Clin Pract, 2010;16: 574–79.

Marin D, Bazeos A, Mahon FX et al. Adherence is the critical factor for achieving molecular responses in patients with chronic myeloid leukemia who achieve complete cytogenetic responses on imatinib. J Clin Oncol, 2010;28(14): 2381–2388.

Mulitnational Association of Supportive Care in Cancer (MASCC). MASCC Schulungsmaterial für Patienten, die orale Krebsmedikamente erhalten (MOATT)©. Aus: www.mascc.org/assets/Guidelines-Tools/moatt_german_2013.pdf (letzter Zugriff: 18. November 2019).

Noens L, van Lierde MA, De Bock R et al. Prevalence, determinants, and outcomes of nonadherence to imatinib therapy in patients with chronic myeloid leukemia: the ADAGIO study. Blood, 2009;113(22): 5401–11.

World Health Organization. Adherence to long-term therapies – Evidence for aciton. Aus: https://apps.who.int/iris/bitstream/handle/10665/42682/9241545992.pdf;jsessionid=40F870112619DF2248FB45994C7F4C7D?sequence=1 (letzter Zugriff: 18. November 2019).

KAPITEL

8 Wundmanagement

Elisabeth Krull

8.1 Wunden bei Patienten mit Tumorerkrankungen

Bei hämatologisch-onkologischen Patienten können sowohl akute als auch chronische Wunden auftreten. Eine Wunde wird als chronisch bezeichnet, wenn sie nach einer definierten Zeit von vier bis zwölf Wochen unter fachgerechter Therapie keine Heilungstendenzen aufzeigt (DNQP 2015). Je nach Ursache werden unterschieden:

- Tumorbedingte Wunden
- Tumortherapiebedingte Wunden
- Tumorassoziierte Wunden
- Wunden unabhängig von der Tumorerkrankung

Tumorbedingte Wunden sind exulzerierende Primärtumoren oder Hautmetastasen (z. B. beim Mammakarzinom) und Ulzerationen bei verschiedenen hämatologischen Erkrankungen (z. B. Hautinfiltrate bei Leukämien). Häufig wird auch von malignen Wunden gesprochen.

Leider kommt es nicht selten vor, dass Patienten die Wunden vor Behandlern und Angehörigen verbergen. Immer wieder suchen Patienten den Hausarzt erst dann auf, wenn die Wunden ein beträchtliches Ausmaß haben.

Tumortherapiebedingte Wunden sind sehr vielseitig, ihre Ausprägung ist abhängig von Erkrankung und Therapie. Beispiele sind Operationsnarben, Punktionsstellen, Strahlendermatitis, Mukositis bzw. Stomatitis, Herpes zoster und Herpes labialis durch Immunsuppression, Hautveränderungen bei Antikörpertherapie, Paravasate, perianale Dermatitis bei Durchfällen durch systemische oder Strahlentherapie, Lymphödeme mit Lymphfisteln sowie Erysipel.

Bei **tumorassoziierten Wunden** ist die Tumorerkrankung nicht die direkte, sondern die indirekte Ursache. Dies trifft auf Dekubitalulzerationen zu, die infolge zunehmender Immobilität und bei Tumorkachexie auftreten. Das Risiko für Stürze und dadurch bedingte Verletzungen steigt bei fortgeschrittener Erkrankung mit zunehmendem körperlichem Abbau.

Unabhängig von der Tumorerkrankung ist jede akute Wunde möglich, z. B. Schnittwunden bei Arbeiten im Haushalt oder Garten. Chronische Wunden können aufgrund von Begleiterkrankungen (z. B. Ulcus cruris oder diabetisches Fußsyndrom) auftreten.

Bei Patienten im palliativen Stadium einer Tumorerkrankung kann es – abhängig vom Allgemeinzustand und von Art, Ursache und Zustand der Wunde – vorkommen, dass sich eine Wunde verkleinert oder sogar schließt. Ein Beispiel hierfür ist ein Dekubitus Grad II EPUAP (European Pressure Ulcer Advisory Panel) am Steißbein, der durch konsequente Druckentlastung, regelmäßige Positionsveränderungen und geeignete Hilfsmittel abheilt (heilbare Wunde bei nicht heilbarer Grunderkrankung). In der Granulationsphase verkleinert sich der Durchmesser der Wunde täglich um ein bis zwei Millimeter. Das heißt, dass die zu erwartende verbleibende Lebenszeit eine wesentliche Rolle bei der Einschätzung einer Chance auf Wundheilung spielt.

Die exulzerierende Wunde

Definition: Die British Columbia Cancer Agency definiert eine exulzerierende Wunde als „maligne Läsion der Haut, verursacht durch einen primären Hauttumor, durch eine Hautmetastase eines anderen Primärtumors oder durch den Durchbruch eines Tumors aus tieferen Gewebeschichten". Auch die European Oncology Nursing Society (EONS) beschreibt exulzerierende Wunden als die Infiltration eines Tumors oder von Metastasen in die Haut, wobei Blut- und Lymphgefäße einbezogen sein können.

Exulzerierende Tumorwunden treten bei 6,6 % bis 14,5 % aller Tumorpatienten auf, meist in den letzten sechs Monaten des Lebens. Sie können in allen Körperregionen vorkommen: Brust (49,3 %), Hals (20,9 %), Thorax (17,6 %), Extremitäten (16,6 %), Genitalien (16,6 %), Kopf (13,5 %) oder anderen Regionen (z. B. Achselhöhle) (1,7 %) (Probst et. al 2009).

Wundheilung

Die Wundheilung erfolgt in verschiedenen, aufeinanderfolgenden Phasen (➤ Tab. 8.1). Zunächst kommt es zu einer Zerstörung der Hautintegrität durch innere oder äußere Reize bzw. Faktoren. Im Fall einer Blutung tritt dann die Blutstillung ein. Danach erfolgt die Wundreinigung mit vermehrter Exsudation (Inflammations- oder Entzündungsphase). Anschließend kommt es zur Gewebsneubildung (Proliferations- oder Granulationsphase) und schließlich zum Wundverschluss (Epithelisierungsphase) und zur Narbenbildung (Maturationsphase).

8

Aufgrund der Tumorerkrankung, der erforderlichen Therapie und eines geschwächten Allgemeinzustands können in Zusammenhang mit Wunden verschiedene Begleiterscheinungen und Komplikationen auftreten. Hierzu zählen Eiweißverluste durch Punktionen und bei starker Exsudation der Wunden, Elektrolytverschiebungen bei hohen Flüssigkeitsverlusten und Wundheilungsstörungen.

Risikofaktoren und Gründe für eine Störung oder Verzögerung der Wundheilung bei onkologischen Patienten können eine Immunsuppression, eine begleitende Cortison- oder Antibiotikatherapie, eine Behandlung mit Angiogenesehemmern oder eine vorausgegangene Bestrahlung sein (➤ Kap. 3). Weitere Faktoren, die die Wundheilung negativ beeinflussen, sind Malnutrition, Flüssigkeitsdefizite, Elektrolytverschiebungen und Gerinnungsstörungen mit erhöhter Blutungsneigung. Bei eingeschränkter Mobilität, z. B. durch Schmerzen, ist häufig eine erforderliche Druckentlastung zur Prophylaxe oder Therapie von Dekubitalulzerationen nicht oder nur eingeschränkt möglich.

Grundsätze der Wundbehandlung

Die **Wundanamnese** und das **Wundassessment (Bewertung der Wundsituation)** bilden die Grundlage der Wundversorgung. Erfasst und bewertet werden zu Beginn der Versorgung Wundart, Wundgröße, Wundlokalisation, Wundgrund, Taschenbildungen, Wundrand und umgebende Haut, Infektionszeichen und wundbegleitende Symptome. Eine zusätzliche Fotodokumentation kann die schriftliche Wunddokumentation ergänzen. Dazu bedarf es der Einwilligung des Patienten.

Als weitere Möglichkeiten können zusätzlich zur schriftlichen Wunddokumentation Zeichnungen oder Schablonen angefertigt werden. Online wird eine Vielzahl verschiedener Wunddokumentationsbögen angeboten (z. B. www.wunduhr.de/pdf/SN/100146_Ueberleitungsbogen_100318.pdf).

Das Wundassessment wird ergänzt durch Fragen zur Wundanamnese: Was ist die Ursache der Wunde? Wie war der bisherige Verlauf? Wie erfolgte die bisherige Wundversorgung? Mit welchem Erfolg? Weitere wichtige Aspekte sind Fragen zum Erleben

Tab. 8.1 Phasen der Wundheilung

Inflammationsphase (Entzündungsphase)	Wundreinigung durch vermehrte Exsudation
Proliferationsphase (Granulationsphase)	Gewebsneubildung
Epithelisierungsphase	Wundverschluss
Maturationsphase	Narbenbildung

des Patienten und zur Belastung durch die Wunde und die erforderliche Versorgung: Welchen Einfluss hat die Wunde auf den Alltag des Patienten, auf sein soziales Umfeld? Welche Wünsche, Fragen, Bedürfnisse, Ängste hat der Patient? Wo benötigt er Unterstützung? Gibt es Ressourcen zur Unterstützung und Entlastung, z. B. durch Angehörige?

Das Wundassessment erfolgt bei jedem Verbandswechsel. Die regelmäßige Evaluation der genannten Aspekte erfolgt mit dem Ziel, Veränderungen zeitnah zu erfassen und ggf. lokale und allgemeine Maßnahmen anzupassen.

Eine Übersicht über die wichtigsten Kriterien der Wundanamnese und des Wundassessments sind im Abschnitt „Maligne Wunden" der S3-Leitlinie „Palliativmedizin für Patienten mit einer nicht-heilbaren Krebserkrankung" nachzuschlagen.

Fachkompetenz und Erfahrung sind erforderlich, um teure Wundauflagen korrekt, d. h. den Wundverhältnissen, Wünschen und Bedürfnissen der Patienten entsprechend, und damit wirtschaftlich anzuwenden.

MERKE

Die Anordnung der erforderlichen Maßnahmen erfolgt durch den behandelnden Arzt (Anordnungsverantwortung). Umgesetzt werden die Anordnungen durch Ärzte oder Pflegende. Häufig wird die Durchführung an Pflegekräfte delegiert (Durchführungsverantwortung).
Bei besonders aufwendiger Wundversorgung oder besonderen Wundverhältnissen (z. B. starker Geruch, hohe Blutungsneigung, starke Exsudation, Veränderungen des Wundrandes) ist es aus patientenbezogenen und wirtschaftlichen Gründen sinnvoll, einen erfahrenen Wundexperten (ärztlich oder pflegerisch) hinzuzuziehen.

Tipps für die Praxis

Der aktuelle Stand der Wundbehandlung sieht folgende Maßnahmen vor (RKI 2007):

- Wundreinigung mit neutralen sterilen Lösungen (NaCl 0,9 %, Ringerlösung)
- Antiseptika bei kritisch kolonisierten und infizierten Wunden – zeitlich begrenzt auf max. 14 Tage
- Wunddebridement, Behandlung von Nekrosen
- Feuchte, phasengerechte Wundbehandlung
- Einsatz steriler Wundauflagen

Besonderheiten der Versorgung exulzerierender Wunden

Bei der Behandlung von Nekrosen empfiehlt es sich, **trockene Nekrosen** zu belassen, bis die Grunderkrankung und Ursache der Wunde entsprechend behandelt ist (z. B. diabetisches Fußsyndrom, PAVK). Der Einsatz steriler Verbandsmaterialien ist unverzichtbar, da durch unsterile Materialien zusätzlich Keime in die Wunde gebracht werden, die zu Infektionen und belastenden Symptomen führen können (Schmerzen, Wundgeruch, verstärkte Exsudation).

Bei exulzerierenden Tumorwunden kann es durch Chemo-, Hormon- oder Immuntherapie (z. B. Avelumab beim Merkelzellkarzinom) oder eine Therapie mit Tyrosinkinase-Inhibitoren (z. B. Vismodegib beim Basalzellkarzinom) zur Verbesserung der Wundsituation kommen. Eine Strahlentherapie und in speziellen Fällen eine chirurgische Intervention kann ggf. wundbedingte Probleme wie Blutungen, Geruch, Exsudation und Schmerzen lindern und eine Wundversorgung erleichtern. Es empfiehlt sich, verschiedene Disziplinen einzubeziehen.

MERKE

Alle therapeutischen Maßnahmen zur Versorgung exulzerierender Tumorwunden sollten individuell an die Situation des Patienten angepasst und nur nach sorgfältiger Nutzen-Risiko-Abwägung angeboten werden.

Bei der Planung und Durchführung der Wundversorgung ist zu bedenken, dass tumorgerichtete Therapien eine Wundheilung behindern können, z. B. eine Behandlung mit Angiogenesehemmern (➤ Kap. 3.4.3). Chirurgische Interventionen wie z. B. Portanlagen (➤ Kap. 4.12) sollten in ausreichendem zeitlichem Abstand zur Therapie geplant werden. Weitere Faktoren, die die Wundheilung beeinträchtigen, sind Störungen der Blutbildung durch die Tumorerkrankung oder infolge der Therapie (Thrombopenie, Leukopenie und Anämie), vorgeschädigte Haut durch Strahlentherapie und eine Besiedelung der Wunde mit multiresistenten Erregern.

Grundsätzlich gelten die gleichen Prinzipien zur Wundversorgung, die auch für andere chronische Wunden gelten (s. o.). Bei verklüfteten Wunden, Wundhöhlen und -taschen kann eine Wundreinigung unter Umständen schwierig sein.

Tipps für die Praxis

Je nach Beschaffenheit der Wundverhältnisse:
- Sterile, mit Kochsalz oder Ringerlösung getränkte Kompressen auflegen.
- Anschließend trockene Kompressen aufbringen.
- Vorsichtig tupfen oder spezielle Reinigungspads oder -tücher anwenden.
- Wundreinigung ggf. auch als Spülung mit einer Spritze mit Ecolav (Kunststoffbehälter in verschiedenen Größen), Behälter mit NaCl 0,9 % und Spülkonus, ggf. mit Einmalkathetern oder Infusionssystem (Probst und Arber 2009).

Das **Ausduschen von Wunden** wird in der Literatur kontrovers diskutiert. Empfohlen werden Sterilfilter (Porengröße 0,2 µm). Das Wasser sollte lauwarm und der Wasserstrahl weich eingestellt sein, um Schmerzen, Blutungen und zusätzliche Verletzungen des fragilen Tumorgewebes zu vermeiden. Viele Patienten empfinden dass Ausduschen der Wunde als angenehm. Sie fühlen sich „sauberer" und haben das Gefühl, den „Geruch wegspülen" zu können. Tatsächlich kommt es zu einer Geruchslinderung durch den Verdünnungseffekt.

Die **Entfernung von trockenen Nekroseplatten** muss sorgfältig abgewogen werden, da oft nicht vorhersehbar ist, wie groß und tief die darunterliegende Tumorwunde ist und ob nach der Abtragung die Wundversorgung ggf. aufwendiger und für den Patienten belastender ist.

Die **Auswahl der Wundauflagen** sollte zweckmäßig, phasen- und symptomangepasst erfolgen (z. B. Beachtung der Liegedauer und der Exsudatmenge). Wundauflagen, die die Proliferation anregen (folienbeschichtete Verbände), sollten nicht eingesetzt werden. Allerdings sind in der palliativen Situation Nutzen und Risiko immer im Einzelfall abzuwägen, bezogen auf die aktuelle Situation und die zu erwartende verbleibende Lebenszeit.

Details zur Versorgung von exulzerierenden Tumorwunden sind im Abschnitt „Maligne Wunden" der S3-Leitlinie „Palliativmedizin für Patienten mit einer nicht-heilbaren Krebserkrankung" einzusehen.

Ziele der Wundbehandlung

Abhängig von der Wunde (Ursache, Größe, Art und Zustand) und vom Allgemeinzustand des Patienten (Krankheitsstadium, zu erwartende verbleibende Lebenszeit) sollten realistische Ziele gesetzt werden. Zielführend ist die Frage, ob eine Heilung bzw. ein Wundverschluss erreichbar ist, oder ob es um eine Symptomlinderung, die Teilhabe am Alltag und Leben, um soziale Kontakte und die Wahrung der Würde und Selbstbestimmung geht.

Für Patienten ist es häufig wichtig, durch die Wunde und ihre Versorgung möglichst wenige Einschränkungen im Alltag, in der Freizeitgestaltung und ggf. auch im Beruf zu haben. Der Einfluss der Wunde auf die Partnerschaft und auf soziale Kontakte sollte möglichst gering sein, dazu gehört eine zuverlässige Linderung begleitender Symptome (Schmerzen, Geruch, Exsudation, Blutungsneigung, Juckreiz) und ein angepasster und zuverlässiger Verband. Patienten wünschen sich, möglichst wenig Zeit für die Wundversorgung investieren zu müssen, dazu gehören z. B. möglichst lange Verbandswechselintervalle. Ein weiterer wichtiger Aspekt aus Patientensicht ist der Erhalt der Selbstständigkeit. Die Abhängigkeit von Dritten, z. B. durch das Warten auf die Versorgung durch den Pflegedienst, sollte möglichst gering gehalten werden. Sofern keine Zuzahlungsbefreiung vorliegt, sind für Patienten auch die Behandlungskosten von Bedeutung.

MERKE

Die Ziele der Wundversorgung sind in Abstimmung mit dem Patienten festzulegen.

Schwerpunkte der palliativen Wundbehandlung

Die Schwerpunkte der Wundversorgung in der palliativen Situation sind die **Linderung belastender Symptome** und der **Erhalt bzw. die Verbesserung der Lebensqualität.** Die Wundversorgung muss individuell an die Wunde, aber auch an die Wünsche und Bedürfnisse des Patienten angepasst sein (➤ Kap. 8.3). Verständliche und angepasste Informationen und Anleitungen des Patienten und mit seiner Zustimmung auch der Angehörigen sowie das gemeinsame Vereinbaren von Therapiezielen und

Behandlungsstrategien bei der Wundversorgung ermöglichen den Erhalt der Selbstbestimmung und die Berücksichtigung individueller Patientenpräferenzen und -wünsche.

Verbandswechsel

Eine sorgfältige Vorbereitung des Verbandswechsels, angepasste Rahmenbedingungen für die Wundversorgung und die Nachsorge sowie eine einfühlsame und rücksichtsvolle Versorgung der Wunde können Ängste und Unsicherheiten des Patienten reduzieren und fördern die Adhärenz. Zu den Rahmenbedingungen gehört, dass geeignete Räumlichkeiten zur Verfügung stehen, ein Lüften vor und nach dem Verbandswechsel möglich ist und ein geeigneter Zeitpunkt zur Wundversorgung gewählt wird, z. B. nicht, wenn gerade Kinder aus der Schule nach Hause kommen.

Manche Patienten möchten aktiv am Verbandswechsel beteiligt werden, indem sie ihn z. B. im Spiegel verfolgen oder Materialien anreichen. Andere Patienten wiederum wünschen möglichst wenig Konfrontation mit der Wunde, signalisieren dies verbal oder nonverbal, indem sie z. B. beim Verbandswechsel den Kopf abwenden.

Die Einbeziehung von Angehörigen in die Wundversorgung erfolgt nur mit Zustimmung der Patienten und setzt die Bereitschaft und die körperlichen und kognitiven Fähigkeiten der Angehörigen dafür voraus.

Feste Bezugspersonen und eine vertrauensvolle Beziehung zum behandelnden Arzt und zu den Pflegekräften erleichtern Patienten die Wundversorgung. Unterstützende Maßnahmen wie Entspannungs- und Atemübungen, Phantasiereisen oder Aromapflege können bei erforderlichen Verbandswechseln entspannend und entlastend wirken (komplementäre Methoden in der Krebstherapie ➤ Kap. 11).

Vorausschauende Versorgungsplanung

Die vorausschauende Versorgungsplanung (Advance Care Planning [ACP] oder Behandlung im Voraus planen [BVP]) hat einen hohen Stellenwert (➤ Kap. 12.4). Ziel einer vorausschauenden Planung ist, dass Menschen so behandelt werden, wie sie es wünschen, auch wenn sie dies aktuell nicht mehr äußern können. Das Konzept von BVP/ACP umfasst

- die akute Einwilligungsunfähigkeit bei einem Notfall,
- die Einwilligungsunfähigkeit unklarer Dauer während eines stationären Aufenthalts (z. B. nach einem Herzstillstand oder einem ausgedehnten Schlaganfall)
- und die dauerhafte Einwilligungsunfähigkeit.

Herkömmliche Patientenverfügungen beziehen sich nur auf die dauerhafte Einwilligungsunfähigkeit, d. h. in folgenden Situationen: bei fortgeschrittenem Hirnabbauprozess, im Endstadium einer schweren Erkrankung, im Sterbeprozess oder beim Wachkoma.

BVP/ACP bedeutet, dass ein mögliches Auftreten von Krisen vorsorglich und einfühlsam angesprochen wird. Mit Rücksicht auf die aktuelle Situation des Patienten (Krankheitsstadium, zu erwartende Komplikationen und verbleibende Lebenszeit) werden Behandlungsmöglichkeiten vorgestellt und Behandlungswünsche des Patienten erfasst und schriftlich festgelegt. Dazu gehören auch Fragen wie z. B., welche Maßnahmen im Fall einer Blutung oder Sepsis erfolgen sollen. Gerade bei Wunden mit hoher Blutungsneigung oder wiederholten Blutungen z. B. beim Verbandswechsel (➤ Abb. 8.1) sind erforderliche Medikamente (z. B. Analgetika, Sedativa) und geeignete Verbandsmaterialien (gerinnungsfördernde und superabsorbierende Wundauflagen) vorsorglich zu verordnen und gut zugänglich beim Patienten zu lagern.

Die Gespräche im Rahmen des BVP/ACP sind sehr anspruchsvoll und erfordern hohe Empathie und Sensibilität. Sie sind jedoch hilfreich, um Patienten und insbesondere ihre Angehörigen auf mögliche Komplikationen und Krisen vorzubereiten.

MERKE

Ein Notfall- oder Krisenplan und eine Handlungsanleitung zum Vorgehen bei Blutungen, Schmerzen, Fieber etc. gibt Sicherheit und ermöglicht Patienten und Angehörigen, bei Bedarf adäquat zu reagieren.

Wundauflagen und Wundprodukte

Das Angebot an Wundauflagen und Wundprodukten ist unüberschaubar. Eine Empfehlung für einzelne Produkte kann aufgrund der unzureichenden Datenlage nicht gegeben werden.

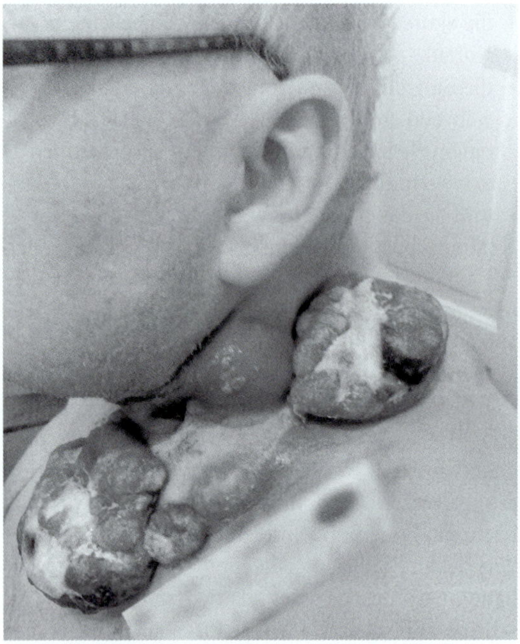

Abb. 8.1 Patient mit Hautmetastasen bei Bronchialkarzinom und hoher Blutungsneigung der Wunde [M1018]
Siehe auch Farbtafel 4 am Buchende

Einige Hersteller bieten internetbasierte Hilfen an, um die Auswahl geeigneter **wundphasen- und symptomangepasster Materialien** zu erleichtern.

Eine produktneutrale Unterstützung zur Einschätzung der Wunde und zu geeigneten Wundversorgungsmaterialien ermöglicht die **interaktive Wunduhr.** Sie steht online kostenfrei zur Verfügung (www.wunduhr.de/start.html) und ist außerdem als kostenpflichtige App erhältlich.

8

MERKE

Grundsätzlich sind bei allen Wundversorgungsprodukten die Wirkungen, mögliche Nebenwirkungen, Indikationen und Kontraindikationen und Herstellerhinweise zu beachten. Es ist empfehlenswert, mit Materialien zu arbeiten, deren Anwendung und Wirkung bekannt sind und mit denen gute Erfahrungen vorliegen. Letztendlich unterscheiden sich die Produkte der verschiedenen Hersteller nur in Details.

Zu beachten ist, dass die lokale Wundversorgung nur ein kleiner Teil der Behandlung und Begleitung eines Patienten mit einer chronischen und exulzerierenden Wunde ist. Der Mensch sollte als Ganzes – in allen seinen Lebensbereichen (physisch, psychisch, sozial und spirituell) – gesehen und nicht auf seine Wunde reduziert werden.

Interdisziplinäre Zusammenarbeit

Bei der Versorgung von Patienten mit chronischen und exulzerierenden Tumorwunden ist eine interdisziplinäre und interprofessionelle Zusammenarbeit empfehlenswert. Durch das Hinzuziehen von Fachexperten (z. B. Strahlentherapeuten, Onkologen, Chirurgen, HNO-Ärzte, Palliativmediziner, Wund- und Stomafachkräfte, Psychologen, Seelsorger, Physiotherapeuten) können weitere Behandlungsoptionen und Unterstützungsmöglichkeiten in Betracht gezogen und individuell abgewogen werden. Eine sektorenübergreifende Vernetzung ermöglicht geplante und vorbereitete Wechsel der Versorgungsstrukturen (stationär, ambulant). Verlegungsberichte und Wunddokumentationsbögen sichern die weitere Versorgung und helfen, Informationsverluste zu vermeiden.

8.2 Begleitende Symptome bei Tumorwunden

Akute und chronische Wunden bei einer Tumorerkrankung können mit verschiedenen Begleitsymptomen einhergehen. Dazu zählen Schmerzen, Juckreiz, Wundgeruch, Exsudation der Wunde sowie Blutungsneigung bzw. Blutungen (siehe Abschnitt „Maligne Wunden" der S3-Leitlinie „Palliativmedizin für Patienten mit einer nicht-heilbaren Krebserkrankung").

Schmerzen

Schmerzen treten in Zusammenhang mit chronischen Wunden häufig auf. Zunächst ist zu klären, um welche Art von Schmerzen es sich handelt und wann sie auftreten. Treten sie vor dem Verbandswechsel auf, kann Angst vor dem Verbandswechsel eine auslösende Rolle spielen. Treten die Schmerzen beim Verbandswechsel oder unabhängig vom Verbandswechsel auf, kommen folgende Ursachen infrage: Ischämie, Infektion, ausgetrocknete Wundoberfläche, Mazeration des Wundrands und der Wundumgebung, Druck durch ein Lymphödem, durch Tumorwachstum oder durch eine Nerveninfiltration. Verursacht der Verbandswechsel Schmerzen, sollte der Patient davor ein rasch wirksames Analgetikum einnehmen. Bei dauerhaften Schmerzen ist eine wirksame Basisschmerztherapie erforderlich (➤ Kap. 9.2.5). Auch eine lokale Behandlung mit einem Lokalanästhetikum oder Analgetikum (sterile oder aseptisch hergestellte 0,1 %-Morphingele, i. d. R. einmal täglich auf die Wunde aufzutragen) kann erwogen werden. Trotz mangelnder Evidenz gibt es in der Praxis gute Erfahrungen mit der schmerzlindernden Wirkung.

Grundsätzlich sollten Schmerzen und Verletzungen beim Verbandswechsel durch angepasste Materialien (z. B. Wunddistanzgitter, nicht haftende, silikonbeschichtete Wundauflagen) sowie vorsichtiges und schonendes Arbeiten vermieden werden, z. B. durch Anfeuchten und schonendes Lösen des alten Verbands und Wundreinigung durch Spülung der Wunde mit angewärmter Spüllösung. Die Wechselintervalle sollten dem Zustand der Wunde und den verwendeten Wundauflagen angepasst sein, um eine Mazeration des Wundrandes oder eine Anhaftung und Austrocknung der Wunde zu vermeiden. Manipulationen an der Wunde sollten weitestgehend vermieden werden.

MERKE

Generell gilt: Verbandswechsel so oft wie nötig, aber so wenig wie möglich.

Bei der Versorgung von **Lymphödemen** ist eine komplexe physikalische Entstauungstherapie (KPE) empfehlenswert. Sie wirkt druckentlastend und schmerzreduzierend. Die manuelle Lymphdrainage empfinden viele Patienten als sehr angenehm. Häufig wird hingegen eine Kompressionstherapie nur kurzzeitig oder nicht ertragen und toleriert. Geeignete druckentlastende Hilfsmittel (z. B. Weichlagerungsmatratze, Sitzkissen) können zur Schmerzlinderung beitragen.

Neben der medikamentösen Schmerztherapie sind auch nicht medikamentöse Maßnahmen empfehlenswert. Individuell angepasst können diese angstmindernd und schmerzlindernd wirken (z. B. Entspannungsübungen vor dem Verbandswechsel oder Phantasiereisen während des Wechsels).

Juckreiz

Einige Patienten klagen über Juckreiz an der Wunde und/oder der wundumgebenden Haut. Ursachen können eine Entzündungsreaktion oder eine Unverträglichkeit gegenüber den Wundtherapeutika sein. Die Ursachen sollten möglichst geklärt oder beseitigt werden. Einige Patienten empfinden Kälte als angenehm und lindernd. In diesem Fall können Kühlelemente aufgelegt werden, wobei jedoch zu bedenken ist, dass durch die Unterkühlung der Wunde die Wundheilung gehemmt wird. Auch hier kann wie bei der Behandlung von begleitenden Schmerzen (s. o.) eine lokale Behandlung mit einem Lokalanästhetikum lindernd wirken. Gerade bei Juckreiz haben nicht medikamentöse Maßnahmen einen hohen Stellenwert.

Wundgeruch

Wundgeruch bei chronischen Wunden und insbesondere bei Tumorwunden empfinden viele Patienten als die größte Belastung. Sie sind oft stark verunsichert, schämen und ekeln sich vor sich selbst. Sie können sich selbst nicht mehr riechen. Auch wenn Außenstehende den Geruch nicht wahrnehmen, haben sie ihn „ständig in der Nase". Häufig meiden sie soziale Kontakte aus Schamgefühl und aus Angst vor den Reaktionen Dritter und vor Ablehnung. Wundgeruch entsteht durch Gewebszerfall, Exsudat, geruchsbildende Erreger und ggf. durch eine Wundinfektion.

Eine schonende und gründliche **Wundreinigung mit neutralen Lösungen** (NaCl 0,9 %, Ringerlösung) wirkt geruchsmindernd durch Entfernung von avitalem Material und Keimen sowie durch den Verdünnungseffekt. Neben der Wundspülung tragen hypochlorige Säuren bzw. hypochlorithaltige Lösungen und antiseptische Gele (z. B. Polihexanidgel 0,04 % als Apothekenzubereitung) zur Keimminderung und dadurch zur Geruchsminderung bei. Sie dienen der Infektionsprophylaxe. Ein chirurgisches Debridement mit Entfernung von nekrotischem Gewebe kann ebenfalls Geruch reduzieren. Hier ist eine sorgfältige Abwägung der Vor- und Nachteile erforderlich (➤ Kap. 8.1, „Grundsätze der Wundbehandlung").

Bei kritischer Kolonisation und bei Wundinfektion sollten **Antiseptika** (z. B. Octenidin, Polihexanid) zeitlich begrenzt angewendet werden. Als Faustregel gelten 14 Tage, danach ist der Einsatz zu überprüfen. Bisher gibt es laut Herstellerangaben keine Erfahrungen mit Einsätzen, die länger als zwei Wochen dauern. Bei der Wahl des Antiseptikums sind Indikationen, Kontraindikationen, Einwirkzeit und Anwendungshinweise zu beachten.

Silberhaltige Wundauflagen wirken bei einer Wundinfektion antiseptisch. Durch die Keimreduktion kommt es zur Geruchsminderung. Es gibt eine Vielzahl verschiedener Produkte mit unterschiedlichem Silbergehalt und mit unterschiedlichen Technologien.

!

Silberhaltige Wundprodukte können zu Unverträglichkeiten und allergischen Reaktionen führen.

Keimbindende und exsudataufnehmende Wundauflagen inaktivieren die Keime und binden sie. **Verbandsstoffe mit Aktivkohle** binden Erreger und tragen dadurch zur Geruchsminderung bei.

Bei **Wundgeruch durch anaerobe Erreger** sollte eine systemische Therapie mit Antibiotika (z. B. Metronidazol) erfolgen. Hier zeigt sich bereits nach wenigen Tagen eine deutliche Geruchslinderung. In der palliativen Situation ist eine systemische Gabe auch ohne vorliegende Infektion und über einen längeren Zeitraum in Betracht zu ziehen. Nach Ausschöpfen der genannten Maßnahmen zur Geruchsminderung kann eine **lokale Anwendung von Metronidazol** in Betracht gezogen werden. Metronidazol kann als Lösung aufgesprüht oder aufgetragen werden. Eine Zubereitung von sterilem Metronidazol-Gel 0,75 % (Apothekenzubereitung) kann ebenfalls auf die Wunde appliziert werden. Die lokale Anwendung muss täglich erneuert werden, d. h., dass tägliche Verbandswechsel erforderlich sind. Je nach Zustand des Patienten, zu erwartender verbleibender Lebenszeit und bei ausgedehnten Wunden sind tägliche Verbandswechsel häufig eine große Belastung für den Patienten oder sogar unzumutbar. Bei der lokalen Anwendung des Gels ist zudem zu beachten, dass die Gefahr einer Mazeration des Wundrandes und des Aufweichens von Nekroseplatten besteht, was unter Umständen nicht gewünscht ist (➤ Kap. 8.1, „Grundsätze der Wundbehandlung“). Ärzte, Pflegekräfte oder Angehörige, die den Verbandswechsel durchführen, sollten direkten Kontakt mit der Lösung bzw. mit dem Gel vermeiden und entsprechende Schutzmaßnahmen einhalten, da eine kanzerogene Wirkung nicht auszuschließen ist.

Eine zusätzliche Abdeckung des Verbands mit Haushaltsfolie kann zusätzlich geruchslindernd wirken. Da durch das Einschließen eine feuchte Kammer entsteht, sollte diese Maßnahme nur kurzfristig angewendet werden, z. B. bei Besuchen oder besonderen Ereignissen. Der Einsatz **folienbeschichteter Wundauflagen** sollte ebenfalls nur nach sorgfältiger Abwägung unter Berücksichtigung der palliativen Situation erfolgen.

Zusätzlich sind allgemeine **umgebungsbezogene Maßnahmen** zur Geruchsreduktion und -bindung empfehlenswert. Wichtig sind das ausreichende Lüften und täglicher Wäsche- und Bettwäschewechsel. Weitere Möglichkeiten sind synthetische Geruchsbinder, geruchsbindende und absorbierende Materialien wie Kaffeepulver, Katzenstreu, Waschpulver, Rasierschaum oder Essigwasser. Auch Materialien aus dem Bestattungswesen sind hilfreich (z. B. Sargeinstreumittel). Ätherische Öle können zur Raumbeduftung genutzt oder auf Mundschutz oder Taschentuch gegeben und inhaliert werden. Wichtig ist eine sorgfältige Auswahl, damit das Öl dem Patientenwunsch entspricht und keine übelriechende Mischung in Verbindung mit dem Wundgeruch entsteht.

Exsudation

Wunden mit starker Exsudation führen häufig zu Unsicherheit und Angst vor dem Durchnässen des Verbands und somit vor Kontrollverlust und Bloßstellung. Die Folge ist oft ein sozialer Rückzug der Patienten. Schwerpunkt bei der Auswahl der Wundauflagen ist in diesen Fällen die Aufnahmekapazität und das Retentionsvermögen. Geeignet sind **Superabsorber** und **Vlieskompressen** mit Superabsorber, wobei die Anwendung von **Wunddistanzgittern** sinnvoll ist, damit die Vlieskompressen nicht mit dem Wundgrund verkleben. Eine Wundhöhle sollte mit ausreichend saugfähigen Materialien aufgefüllt werden. Dabei ist die Volumenzunahme des Wundmaterials durch Exsudataufnahme zu beachten. Bei kleinen Wunden mit starker Exsudation oder bei Fistelgängen ist der Einsatz von Stoma- oder Drainagebeuteln in Erwägung zu ziehen.

Besonderes Augenmerk bei starker Exsudation ist auf den **Wundrand** und die **wundumgebende Haut** zu legen. Hier sind Mazerationen, ggf. Irritationen und Infektionen durch angepasste, ausreichend exsudataufnehmende Wundauflagen, durch angemessene Verbandswechsel und durch einen Schutz der Haut zu vermeiden. Als Hautschutz eignen sich transparente Hautschutzfilme, z. B. Polyacrylatfilm oder Silikonöl. Um eine Belastung des Wundrands und der wundumgebenden Haut zu vermeiden, sollten keine Wundauflagen mit Kleberändern verwendet werden. Die Wundauflagen sollten mit bielastischen Schlauchverbänden, Binden oder Klebevlies auf Silikonbasis fixiert werden.

Unterstützend kann eine **manuelle Lymphdrainage** die Exsudation bei wundumgebendem Lymphödem reduzieren. In speziellen Fällen kann der Einsatz einer **Unterdrucktherapie** (negative pressure wound therapy [NPWT]) als palliative Maßnahme nach sorgfältiger Nutzen-Aufwand-Abwägung in Betracht gezogen werden.

Blutungsneigung und Blutungen

Blutungen bei chronischen und Tumorwunden müssen nach Art, Lokalisation, Ursache und Ausmaß unterschieden werden. Blutungen können vom Wundrand oder -grund ausgehen oder durch Infiltration oder Ruptur von Gefäßen entstehen. Sie können spontan oder nach Manipulation oder bei besonderer Anstrengung auftreten. Zu unterscheiden sind leichte, oberflächliche, stärkere, mäßig starke und starke Blutungen (potenziell stillbar oder nicht stillbar). Blutungen werden von Patienten und allen weiteren Beteiligten sehr gefürchtet (➤ Kap. 5.8).

Tritt eine Blutung auf, muss zunächst prophylaktisch die Medikation geprüft und ggf. angepasst werden (Absetzen von Antikoagulanzien). Erforderliche Verbandswechsel sollten schonend und atraumatisch erfolgen (s. o. „Schmerzen“).

Vasokonstriktion führt zur Blutstillung. Bei leichten Blutungen ist die Anwendung von Kühlelementen und ggf. eine Kompression der Blutungsquelle zu erwägen, sofern dies für den Patienten erträglich ist. Eine Anwendung von gefäßverengenden Substanzen (z. B. Adrenalin, Xylometazolin, Naphazolin) sollte sorgfältig geprüft werden. Gefäße im Tumorgewebe weisen Veränderungen gegenüber gesunden Gefäßen auf, die die Wirkung der Substanzen infrage stellen.

Prophylaktisch oder bei stärkeren Blutungen sollten **Antifibrinolytika** (z. B. Tranexamsäure oral oder intravenös) und (bei Blutungen) lokal zur Anwendung kommen. Ebenfalls bei stärkeren Blutungen sollten Hämostyptika (z. B. Kollagen), oxigenierte oder oxidierte Zellulose oder Gelatine zur Blutstillung angewendet werden. Sie verkleben mit der Wunde, werden auf der Wunde belassen und resorbiert.

Bei einer zu erwartenden **starken Blutung,** die unter Umständen nicht stillbar ist, sind zusätzlich stark aufsaugende Materialien zu verordnen und beim Patienten zu lagern. Neben der vorausschauenden Versorgungsplanung, dem Erstellen eines Notfallplans und einer Handlungsempfehlung bei Blutungen sowie der Verordnung einer Bedarfsmedikation sind Patienten und Angehörige (mit Zustimmung des Patienten) einfühlsam auf eine mögliche Blutung vorzubereiten (➤ Kap. 8.1, „Schwerpunkte der Wundbehandlung“). Patienten und Angehörige sollten auf allgemeine Maßnahmen hingewiesen werden, z. B. das Abdecken der Umgebung mit dunklen Handtüchern, die bereitliegen, auf gedämpftes Licht, um das Auftreten einer Blutung optisch abzuschwächen.

So wichtig wie die Vorsorge ist auch die Nachsorge, wenn eine starke Blutung eingetreten und der Patient daran verstorben ist. Angehörige und weitere beteiligte Personen brauchen ggf. Unterstützung und Begleitung.

Psychosoziale Belastungen

Chronische Wunden und insbesondere exulzerierende Tumorwunden führen nicht nur zu körperlichen, sondern zu vielfältigen Veränderungen, Einschränkungen und Belastungen im psychischen und sozialen Bereich. Angesicht der fortschreitenden und „offensichtlich" werdenden Erkrankung kommt es auch zur Auseinandersetzung mit existenziellen Fragen.

Veränderungen des Körperbilds und die Verletzung der Integrität durch die Wunde beeinflussen das Selbstwertgefühl und die Sexualität. Der Arzt oder eine vertraute Pflegekraft sollte dem Patienten sehr sensibel, aber aktiv Gesprächsangebote unterbreiten. Wichtig ist eine vorherige Absprache zwischen Arzt und Pflegekräften, wer diese Aufgabe übernimmt. Exulzerierende Tumorwunden führen zu maximalem Leiden. Betroffene haben Angst, asozial und nicht erträglich zu sein und ziehen sich aufgrund von Scham oder Angst zurück. Angehörige wiederum befürchten, den Betroffenen zu verletzen, ihm weh zu tun und ziehen sich ebenfalls zurück. Äußerungen wie „Angst, vom Tumor aufgefressen zu werden", „bei lebendigem Leib zu verfaulen" treffen sowohl Patienten als auch Angehörige. Betroffene und Nahestehende zeigen häufig Gefühle wie Ekel, Wut, Zorn, Traurigkeit und Trauer.

MERKE

Wichtig ist eine vertraute und vertrauensvolle Begleitung und Behandlung, bei der der Fokus nicht auf die Wunde, sondern auf den ganzen Menschen in seinem sozialen System gerichtet ist. In bestimmten Fällen kann eine begleitende psychologische oder psychoonkologische Unterstützung hilfreich oder erforderlich sein.

8.3 Anforderungen an den Wundverband

Der Wundverband stellt die Verbindung zwischen Wunde und Außenwelt dar. Er schützt die Wunde vor Fremdkörpern, Keimen, Schmutz, Austrocknung und Wärmeverlust. Gleichzeitig wirkt er als Polster zum Schutz vor Druck, Reibung und Scherkräften. Patienten können die Wunde durch einen angepassten Verband verbergen. Sie sind somit geschützt vor neugierigen oder mitleidigen und ängstlichen Blicken, aber auch vor Fragen und vor einer Konfrontation mit der Wunde – persönlich oder durch Dritte.

Der Wundverband soll Exsudat, Keime und Zelltrümmer aufnehmen. Eine angepasste und ausreichende Saugkapazität führt zu mehr Sicherheit für den Patienten. Dabei ist jedoch darauf zu achten, dass keine Fasern des Verbands in die Wunde abgegeben werden.

Wichtig ist eine gute Verträglichkeit der Wundtherapeutika, die ein geringes allergenes Potenzial haben sollten. Der Wundverband muss an die Wundverhältnisse und Bedürfnisse des Patienten angepasst werden. Er sollte alltagstauglich, erträglich und sozial verträglich sein. Beispiele für **Alltagstauglichkeit** sind hautfarbene Auflagen bei Wunden im Gesichtsbereich, Tücher und Schals oder Sport- bzw. Still-BHs bei exulzerierendem Mammakarzinom. Der Wundverband sollte eine hohe Akzeptanz beim Patienten (z. B. durch hohen Tragekomfort oder seltene Verbandswechsel) und beim Anwender haben (z. B. leichte Handhabung).

Ein wichtiger Aspekt bei der Behandlung chronischer Wunden ist die Wirtschaftlichkeit und **Kosteneffizienz des Wundmanagements.** Moderne Wundauflagen sind zwar teurer als herkömmliche Materialien. Untersuchungen belegen aber, dass bei richtiger Anwendung der Materialien die Wechselintervalle deutlich verlängert werden können. Dies führt zur Einsparung von Material- und insbesondere von Personalkosten. Zudem zeigt sich eine bessere und schnellere Wundheilung. Dabei ist es jedoch wichtig, die „rote Linie" in der Versorgung zu beachten. Das bedeutet, dass ein Spielleiter erforderlich ist, der die Regeln festlegt, dies ist normalerweise der behandelnde Arzt (Haus- oder Facharzt). Zu seinen Aufgaben gehören die Auswahl der passenden Wundmaterialien und die Festlegung des Vorgehens beim Verbandswechsel. Diese Aufgabe kann auch delegiert werden. Es ist nicht sinnvoll, wenn alle Beteiligten (z. B. Pflegedienste, Pflegeheim) versuchen, ihre Erfahrungen mit verschiedenen Wundauflagen beim Patienten umzusetzen. Es kann dann nicht mehr beurteilt werden, welche Wundmaterialien bei diesem Patienten wie wirken. Zudem ist es unwirtschaftlich und führt durch erforderliche Zuzahlungen zur finanziellen Belastung des Patienten.

Tipps für die Praxis

- Bei chronischen und exulzerierenden Tumorwunden sollte der Fokus nicht auf der Wunde, sondern auf dem Menschen in seinem sozialen System liegen.
- Der behandelnde Arzt (Haus- oder Facharzt) sollte im Interesse aller Beteiligten die Regie bei der Wundversorgung übernehmen.
- Die Wundversorgung erfolgt unter Berücksichtigung vorgegebener Grundsätze phasengerecht und individuell angepasst.
- Die Ziele der Wundversorgung sind in Abstimmung mit dem Patienten festzulegen. In der palliativen Situation sind dies eine Linderung belastender Symptome und der Erhalt bzw. die Verbesserung der Lebensqualität des Patienten.
- Vorausschauende Versorgungsplanung und das Erstellen von Notfallplänen und konkreten Handlungsempfehlungen (➤ Kap. 12.4) führen zu Sicherheit bei allen Beteiligten und reduzieren Ängste in Krisensituationen.

▌▌ Beispiel

Patientin mit metastasiertem Mammakarzinom

Eine 42 Jahre alte Patientin mit metastasiertem Mammakarzinom hat eine exulzerierende Tumorwunde an der linken Brust. Sie ist verheiratet und hat eine dreijährige Tochter. Die Wunde zeigt eine mäßige Exsudation, leichte Kontaktblutungen und schmerzt bei Verbandswechseln. Am schlimmsten für die Patientin ist aber ein (nur von ihr wahrgenommener) Wundgeruch. In Absprache mit der Patientin und auf Anordnung des behandelnden Arztes erfolgt bei einem vorsichtigen, atraumatischen Verbandswechsel eine Wundspülung mit Ringerlösung (enthält Calciumionen zur Blutstillung). Anschließend wird ein Schaumverband mit mittlerer Saugkapazität, der Silber enthält, aufgelegt (Exsudat- und Geruchsmanagement). Es erfolgt ein Wundrandschutz mit Silikonöl. Der Verband wird durch einen Baumwoll-Sport-BH gehalten, da die Patientin sich noch im Spiegel ansehen und erkennen möchte. Vor jedem Verbandswechsel nimmt sie ein rasch wirkendes Analgetikum der Stufe III bei vorhandener Basisschmerztherapie (➤ Kap. 9.2.5). Der Verband wird alle drei Tage gewechselt.

Für den Fall einer leichten Blutung liegen vorsorglich Kühlelemente im Kühlschrank. Außerdem werden der Patientin für den Fall einer stärkeren Blutung Ampullen mit Tranexamsäure und sterile Kompressen verordnet. Im Bedarfsfall können die Ampullen auf die Kompresse gegeben und auf die Blutungsquelle gelegt werden. In Absprache mit der Patientin werden eine vorrausschauende Versorgungsplanung und ein Notfallplan erstellt. Eine Handlungsempfehlung für Blutungen ist bei der Patientin griffbereit hinterlegt. Nach Anleitung übernimmt die Patientin mit Unterstützung ihrer Mutter die Wundversorgung. Einmal wöchentlich und bei Bedarf erfolgt eine Begutachtung durch den Arzt oder die Bezugspflegekraft.

Merke: Gemeinsame Zielsetzung und Planung der Wundversorgung fördern die Selbstbestimmung und erhöhen die Patientenadhärenz. Anleitungen und Beratungen ermöglichen Selbstständigkeit, Unabhängigkeit und verbessern so die Lebensqualität. ▌▌

LITERATUR

Arbeitsgemeinschaft der Wissenschaftlichen Medizinischen Fachgesellschaften (AWMF). Lokaltherapie chronischer Wunden bei Patienten mit den Risiken periphere arterielle Verschlusskrankheit, Diabetes mellitus, chronische venöse Insuffizienz (Version 1, Juni 2012). Aus: www.awmf.org/uploads/tx_szleitlinien/091-001l_S3_Lokaltherapie_chronischer_Wunden_2012-ungueltig.pdf (letzter Zugriff: 5. November 2019).

Carmatin C, Kuhn M. Patienten mit einem Bronchuskarzinom auf einer Palliativstation. In: Deutsche Gesellschaft für Palliativmedizin (Hrsg.): Zeitschrift für Palliativmedizin, 2014;5: 233.

Danzer S. Palliative Wundversorgung. Stuttgart: Kohlhammer, 2016.

Deutsches Netzwerk für Qualitätsentwicklung in der Pflege (DNQP). Expertenstandard Pflege von Menschen mit chronischen Wunden. Aus: www.dnqp.de/fileadmin/HSOS/Homepages/DNQP/Dateien/Expertenstandards/Pflege_von_Menschen_mit_chronischen_Wunden/ChronWu_Akt_Auszug.pdf (Stand 2015) (letzter Zugriff: 5. November 2019).

Dissemond J. Aktuelles zu chronischen Wunden und Bakterien. HealthCare Journal, 2014;02: S. 18 ff.

Lexa N. Fallbesprechungen in der Palliative Care. Hannover: Schlütersche Verlagsgesellschaft, 2015.

Leitlinienprogramm Onkologie (Deutsche Krebsgesellschaft, Deutsche Krebshilfe, AWMF). Erweiterte S3-Leitlinie Pal-

8

Scarborough BM, Smith CB. Optimal pain management for patients with cancer in the modern era. CA: a cancer journal for clinicians, 2018;68(3): 182–196.
Schockenhoff B, Begerow B. Spezielle Schmerztherapie. 2. A. München: Urban & Fischer, 2002.
Strawson J. Nonsteroidal anti-inflammatory drugs and cancer pain. Current opinion in supportive and palliative care, 2018;12(2): 102–107.
Treillet E, Laurent S,Hadjiat Y. Practical management of opioidrotation and equianalgesia. Journal of pain research, 2018;11: 2587–2601.
Subramaniam AV, Yehya AHS, Oon CE. Molecular Basis of Cancer Pain Management: An Updated Review. Medicina, 2019;55 (9): 584.
Wieden T, Sittig HB (Hrsg.). Leitfaden Schmerztherapie. München: Elsevier, 2005.
World Health Organization (WHO). WHO Guidelines for the Pharmacological and Radiotherapeutic Management of Cancer Pain in Adults and Adolescents (January 2019). Aus: www.who.int/ncds/management/palliative-care/cancer-pain-guidelines/en (letzter Zugriff: 20. November 2019).

9.2 Medikamentöse Schmerztherapie

Michael Rechenmacher

9.2.1 Nichtopioidanalgetika

Unter dem Sammelbegriff „Nichtopioidanalgetika" werden folgende Schmerzmedikamente zusammengefasst:

- Paracetamol (PCM), Acetylsalicylsäure (ASS)
- Klassische nichtsteroidale Antirheumatika (NSAR): Ibuprofen, Diclofenac und Naproxen
- Flupirtin
- Coxibe (Celecoxib, Etoricoxib)
- Metamizol

Der Begriff „Nichtopioidanalgetika" ist verwirrend, und eine echte Gemeinsamkeit aller Wirkstoffe innerhalb dieser „Gruppe" ist nicht präzise festzulegen. Auch die frühere Unterscheidung in „periphere" Analgetika für Nichtopioidanalgetika und „zentrale" für Opioide ist hinfällig, weil beide Gruppen sowohl periphere als auch zentralnervöse Wirkungen haben.

NSAR, ASS und PCM blockieren Isoenzyme der Cyclooxygenase (COX 1 und 2). Coxibe hemmen selektiv(er) nur COX 2. Dadurch reduzieren sie die Synthese von Prostaglandinen, eine der Substanzen, die die Schmerzfasern aktivieren. Sie werden in entzündeten oder geschädigten Geweben in hoher Konzentration gebildet.

Paracetamol wird weltweit mit am häufigsten eingesetzt, hat aber lediglich eine (sehr) schwache analgetische Wirkung und ist zweitens aus internistischer Sicht wegen möglicher Lebertoxizität nicht für die Langzeiteinnahme geeignet.

Acetylsalicylsäure wird trotz ebenfalls nur schwacher Analgesie von der WHO als Standardsubstanz empfohlen. Dies begründet sich primär durch die weltweite Verfügbarkeit. Es spielt in Deutschland in der Tumorschmerztherapie keine Rolle.

Flupirtin, ein zentral wirkendes Nichtopioid, führt über eine indirekte NDMA-Rezeptor-Hemmung zu einer analgetischen Wirkung, die in der Größenordnung der mittelpotenten Opioide liegt. Aufgrund möglicher schwerer Hepatotoxizität ist das Medikament seit 2013 nur noch als Ausweichmedikament für eine Behandlungsdauer von maximal 14 Tagen zugelassen.

Metamizol ist das wohl wichtigste Nichtopioidanalgetikum in der Tumorschmerztherapie. Es wird (unberechtigterweise) zumeist in die Gruppe der NSAR gezählt, wobei der genaue Wirkmechanismus nicht im Detail geklärt ist. Es hemmt wohl zumindest nicht primär (allenfalls indirekt) die COX, sondern vermittelt seine Wirkung über mehrere periphere wie zentrale Rezeptoren.

Nebenwirkungen

Typische Nebenwirkungen der **NSAR** sind bei längerer Einnahme Schleimhautschäden (Magen-Darm-Ulzera, Diarrhö), Blutungen, Nierenfunktionsstörungen und thrombembolische Ereignisse.

Tipps für die Praxis

- Bei Einsatz von NSAR zu Beginn und im Verlauf regelmäßig Kreatininkontrollen durchführen.
- Bei Erkrankungen mit Nierenbeteiligung (z. B. Multiples Myelom) NSAR möglichst vermeiden.
- Bei Dauergabe sollte in der Regel begleitend eine Ulkusprophylaxe, z. B. mit Protonenpumpeninhibitoren, durchgeführt werden.

Coxibe verursachen im Vergleich zwar weniger diese Nebenwirkungen, allerdings gehäufter thrombembolische Komplikationen (wie Myokardinfarkte), sodass der vermeintliche Nebenwirkungsvorteil dadurch wieder aufgehoben wird.

Das am meisten gefürchtete Risiko von **Metamizol** ist die Agranulozytose. Die Angaben zur Häufigkeit schwanken sehr und reichen bis zu einer (dennoch sehr geringen) Inzidenz von 1,1 symptomatischen Agranulozytoseerkrankungen pro Million exponierter Personen pro Behandlungswoche. Andere häufig verwendete Medikamente (z. B. Antikonvulsiva) haben damit ein deutlich höheres Risiko für eine Agranulozytose. Im klinischen Alltag überwiegen oft die positiven Aspekte das potenzielle Agranulozytoserisiko deutlich.

MERKE

Der Einsatz von Metamizol sollte patientenindividuell erwogen werden. Wichtig sind zu Beginn regelmäßige Blutbildkontrollen. Die häufig genannte Nebenwirkung Blutdruckabfall tritt vor allem bei zügiger intravenöser Applikation, aber nur selten bei oraler Einnahme auf.

9.2.2 Opioide

Der Sammelbegriff „Opioide" umfasst natürliche und synthetische Substanzen mit morphinartigen Eigenschaften. Opiate wie z. B. das Morphin stammen chemisch vom Opium (Schlafmohn) ab.

Morphin wird oft als Goldstandard bezeichnet (z. B. in den Empfehlungen der WHO) – wohl deshalb, weil es schlichtweg das erste eingesetzte, stark wirksame Opioid war. Heute sollte man besser von Referenzsubstanz zur Beurteilung anderer Opioide sprechen. ➤ Tab. 9.1 gibt eine Übersicht über häufig in der Tumorschmerztherapie eingesetzte Opioide.

Alle Opioide wirken durch führend prä-, aber auch postsynaptische Bindung vor allem an μ- und κ-Opioidrezeptoren

- im Rückenmark (Hemmung der Übertragung von primär afferenten Fasern im Hinterhorn) und
- Gehirn (Hemmung neuronaler Aktivität v. a. im Thalamus und limbischen System sowie Aktivierung deszendierender inhibierender Bahnen).

Darüber hinaus wirken sie auch in bedeutendem Umfang in der Peripherie, weil Opioidrezeptoren am Nozizeptor in entzündetem bzw. geschädigtem Gewebe stark exprimiert werden. Dieser Effekt ist allerdings schwächer als der zentralnervöse.

Opioide besitzen eine unterschiedliche analgetische Potenz, was ihnen die Bezeichnung als schwache und mittelstarke (zusammen WHO Stufe II) und starke Opioide (Stufe III) eingebracht hat.

Hieraus ist aber keine klinische Wirkstärke oder eine maximal erreichbare Analgesie ableitbar. Die WHO-Stufe gibt nur die analgetische Wirksamkeit einer bestimmten Dosis des Opioids im Vergleich zur einer Dosis der Referenzsubstanz Morphin an.

Das Ausmaß **zentralnervöser Nebenwirkungen** ist dosisabhängig. Dabei gibt es bei äquianalgetischer Dosierung keine wesentlichen substanzspezifischen Unterschiede, auch nicht im Vergleich von Opioiden der Stufe II mit Stufe III.

Tab. 9.1 Übersicht über in der Praxis häufig eingesetzte Opioide

Wirkstoff	Analgetische Potenz	Wirkdauer (Klassifikation)
WHO Stufe II		
Tramadol	0,2	4 h (reiner μ-Agonist)
Tilidin	0,2–0,4	3–4 h (gemischter Agonist-Antagonist)
WHO Stufe III		
Morphin	Referenzsubstanz	2–4 h (reiner μ-Agonist)
Oxycodon	1,5–2	2–4 h (reiner μ- und/oder κ-Agonist)
Hydromorphon	5–7,5	2–4 h (reiner μ-Agonist)
Fentanyl	100–150	20–30 min (reiner μ-Agonist)
Bei Veränderungen des Applikationswegs wird das Verhältnis in der analgetischen Potenz oral zu subkutan/intravenös eingeschätzt: für Morphin ca. 1:3 und Hydromorphon ca. 1:2.		

9

Tab. 9.3 Auswahl weiterer Koanalgetika

Wirkstoff	Mögliche Indikation beim Tumorschmerz
Systemische Corticosteroide (v. a. Dexamethason) Substanzauswahl empirisch, möglichst geringe mineralcorticoide Potenz	• Wirksam bei perifokalem Ödem oder Inflammation (z. B. Cephalgien bei Hirnödem, Rückenmarks- oder Nervenkompression, Leberkapselspannungsschmerz, gastrointestinale Obstruktion) • Wirkung multifaktoriell (antiödematös, antiinflammatorisch) • **Cave:** Blutzucker; in der Regel kontraindiziert bei zeitgleicher Immuntherapie
Muskelrelaxanzien (z. B. Diazepam, Baclofen oder Tolperison)	• Myogelosen • **Cave:** Suchtgefahr, nur kurzfristige Behandlung • **Baclofen:** v. a. bei Spastik infolge von Rückenmarksverletzungen und Multipler Sklerose; kontraindiziert bei Krampfleiden
Spasmolytika (z. B. Butylscopolamin)	Kolikartige viszerale Schmerzen
Neuroleptika (z. B. Levomepromazin)	Weniger schmerzstillend, mehr schmerzdistanzierend, vorwiegend bei komplexen Schmerzsyndromen, ergänzend zur Anxiolyse und gegen schmerzbedingte Schlafstörung, keine Dauertherapie
Lokalanästhetika (z. B. Lidocain)	Einschießende neuropathische Schmerzen und Dauerschmerzen; nur selten indiziert
Capsaicin	Post-Zoster-Neuralgie
Clonidin	• Neuropathische Schmerzen • Oral/i. v. möglich, typischerweise epidural/intrathekal
NMDA-Rezeptorkanal-Blocker (z. B. Esketamin)	Schmerz, der auf eine Standardtherapie nicht anspricht; in subanästhetischer Dosierung; meist im Rahmen kontinuierlicher Pumpenapplikation; in Kombination mit Opioid Stufe III synergistische Effekte
Cannabinoide (➤ Kap. 9.6)	Ggf. schwere Schmerzsyndrome
Osteoprotektiva (z. B. Zoledronsäure, Denosumab)	Bei Knochenmetastasen obligater Einsatz empfohlen, besitzt eigenständige analgetische Wirkung

Weitere Substanzen

Darüber hinaus gibt es eine ganze Reihe anderer Substanzen, die in besonderen Indikationen koanalgetisch eingesetzt werden können (➤ Tab. 9.3).

9.2.4 Anwendungsprinzipien der Tumorschmerztherapie

Die folgenden grundsätzlichen Anwendungsprinzipien stellen die Grundlage einer suffizienten Tumorschmerztherapie dar.

- Die orale Einnahme wird bevorzugt. Ist diese nicht möglich (oder nicht gewünscht), kommen andere Applikationswege in Betracht wie subkutan, transdermal oder intravenös. Intramuskuläre Injektionen sind obsolet.
- Tumorschmerztherapie ist eine Dauertherapie mit regelmäßigen und festen Einnahmezeiten entsprechend der Wirkdauer (= Basismedikation). Eine Abdeckung mit Retardpräparaten über 24 Stunden wird sichergestellt. Damit fließen nicht nur die Eigenschaften der Substanz, sondern auch die Galenik mit in die Präparatwahl ein.
- Die Titration der für eine suffiziente Schmerztherapie erforderlichen Dosis erfolgt individuell. Opioiddosen können in ihrer Höhe interindividuell nicht verglichen werden. Bester Orientierungspunkt für den Arzt ist die Klinik des Patienten, bezogen sowohl auf Schmerzlinderung als auch auf das Auftreten von Nebenwirkungen.
- Die Auswahl der Substanzen erfolgt nach dem modifizierten Stufenschema (➤ Kap. 9.1) und berücksichtigt gleichzeitig die individuellen Risiken durch Begleiterkrankungen, insbesondere Leber- oder Niereninsuffizienz. Reichen Nichtopioidanalgetika (➤ Kap. 9.2.1) und Opioide (➤ Kap. 9.2.2) der WHO-Stufe III nicht aus, werden Koanalgetika (➤ Kap. 9.2.3) hinzugenommen. Als Ultima Ratio kommen zusätzlich

„spezielle Verfahren" (➤ Kap. 9.2.8) zur Anwendung.
- Adjuvanzien (➤ Kap. 9.2.7) werden immer in gebotenem Umfang ergänzt.
- Eine Bedarfsmedikation ist obligat erforderlich.
- Patienten erhalten einen detaillierten schriftlichen Therapieplan mit den exakten Einnahmezeiten und eine Anleitung zur Einnahme der Bedarfsmedikation.

9.2.5 Basistherapie in der Praxis

Eine suffiziente Schmerztherapie bedeutet einen **fortwährenden Prozess,** bis die richtige Kombination an pharmakologischen und nicht medikamentösen Behandlungsoptionen gefunden ist, bis Zieldosierungen erreicht sind oder ihre Wirkung ausreichend beurteilt werden kann. **Geduld,** aber auch Ausdauer sind daher bei Patient wie Behandler unersetzbar.

MERKE
Nicht eine möglichst große Breite von Substanzen, sondern die gute Kenntnis der eingesetzten Substanzen ermöglicht eine fundierte Schmerztherapie.

Einsatz von Nichtopioidanalgetika

Wegen des primär überwiegend nozizeptiven Schmerzcharakters des „typischen" Tumorschmerzes mit pathophysiologisch zugrunde liegendem entzündlichem Geschehen, kommen zunächst Nichtopioidanalgetika zum Einsatz (➤ Kap. 9.2.1).

Bei führend neuropathischen Schmerzen erzielen die in ➤ Kap. 9.2.1 genannten Substanzklassen meist keine zufriedenstellende Linderung. Dann kommen bevorzugt Antidepressiva oder Antikonvulsiva (➤ Kap. 9.2.3) zum Einsatz.

Es liegen keine evidenzbasierten Empfehlungen vor, welche Substanzen dieser Gruppe bevorzugt eingesetzt werden sollen. Paracetamol und ASS sollten aber beim Tumorschmerz nicht eingesetzt werden.

Eine Behandlung mit traditionellen NSAR und Coxiben sollte stets so kurz wie möglich erfolgen. Ihre Stärke liegt im Einsatz in Phasen der Schmerzeinstellung.

Die Indikation zur Dauertherapie sollte mit größter Zurückhaltung gestellt werden, ist aber gerade in fortgeschrittener palliativer Situation nicht immer vermeidbar. Metamizol scheint dann das Medikament der Wahl zu sein, trotz des potenziellen Agranulozytoserisikos.

Therapiebeginn mit Opioiden und Dosistitration

Antientzündlich wirksame Analgetika alleine sind in der Regel nicht ausreichend lindernd bzw. eignen sich nicht zur Dauertherapie. Sie werden dann durch Opioide ergänzt.

Für den Therapiebeginn mit Opioiden sind mehrere Schemata beschrieben. In der Praxis hat sich u. a. der Beginn mit einem niedrig dosierten retardierten Opioid bewährt. Fortlaufende (aber nicht stationäre) klinische Beobachtung ist erforderlich.
- Die anfängliche Opioiddosis wird so gewählt, dass mit ihr eine stärkere analgetische Wirkung erzielt wird als mit den bereits angewendeten Mitteln, beim opioidnaiven Patienten z. B. Morphin 20 mg retard oder Hydromorphon 4 mg retard, jeweils um 8 und 20 Uhr. Bei älteren oder geringgradig niereninsuffizienten Patienten mit nur 10 mg beginnen, alternativ 2 mg Hydromorphon.
- Dazu wird unretardiertes Opioid kombiniert (z. B. als Kapseln oder Lösung). Solange keine zufriedenstellende Schmerzlinderung erreicht ist, kann der Patient 10–15 % der Tages-Opioidgesamtdosis zusätzlich, im Abstand von wenigstens 30–60 Minuten, einnehmen (bei z. B. 10 mg retard 2 × tgl. sind es 3 mg unretardiert).
- In Abhängigkeit von der Frequenz der erforderlichen Bedarfsmedikation und möglicher Nebenwirkungen wird die Höhe des retardierten Opioids alle (24–)48 Stunden solange angepasst, bis über 12 Stunden eine adäquate Schmerzlinderung erreicht worden ist. Die Dosis, um die gesteigert wird, sollte in der Regel ⅓ bis ½ der Opioidgesamtdosis in 24 Stunden ausmachen (Basismedikation plus Bedarfsmedikation), diese aber auch nicht übersteigen.

Präparate der WHO Stufe II werden nicht mit solchen der Stufe III kombiniert (➤ Kap. 9.1). Es gibt auch keine Evidenz, dass eine Kombination von unterschiedlichen Opioiden innerhalb der Stufe III zielführend wäre.

Aufgrund ihrer Galenik sind die verschiedenen Opioidgenerika im Vergleich zu den Originalpräparaten nicht ohne Weiteres gegeneinander austauschbar. Bei Bedarf kann eine Aut-idem-Verordnung erwogen werden.

Auswahl des Opioids

Schwache bzw. mittelstarke Opioide

Schwache (Tramadol) und **mittelstarke Opioide (Tilidin)** sind für viele Ärzte nach wie vor attraktiv, möglicherweise auch deshalb, weil sie in der Verschreibung nicht der Betäubungsmittelverordnung unterliegen. Ihr Stellenwert in der Tumorschmerztherapie wird seit Langem diskutiert, die Bedeutung beider Substanzen nimmt aus Gründen der Nebenwirkungen tendenziell ab. Insbesondere Tramadol ist allenfalls eine kurzfristige Option für Tage bis Wochen, wobei Dosen über 300 mg/24 h wenig sinnvoll sind.

Bei starken Tumorschmerzen, gerade im palliativen Setting, kann die WHO-Stufe II auch übersprungen werden. Es gibt keine Studien, die einen Vorteil von Stufe-II-Opioiden gegenüber niedrig dosiertem Morphin gezeigt hätten. Der Einsatz starker Opioide in der Tumorschmerztherapie ist anerkannter Standard.

Morphin, Hydromorphon und Oxycodon

Es besteht keine sichere Evidenz, dass unter Morphin, Hydromorphon oder Oxycodon eine Substanz besondere Vorteile bei einer bestimmten Diagnose oder gegenüber den anderen Substanzen hätte. Alle drei wirken bei neuropathischen, nozizeptiven und viszeralen Schmerzen. Aufgrund einiger, möglicherweise positiver, pharmakologischer Eigenschaften (z. B. geringe Plasmaeiweißbindung, weniger aktive Metabolite) wird **Hydromorphon** zunehmend häufiger verschrieben und könnte deswegen Morphin langsam als Standardsubstanz ablösen.

9

Fentanyl

Fentanyl ist hinsichtlich Wirkmechanismus und Indikation mit Morphin, Hydromorphon und Oxycodon identisch, besitzt aber nur eine kurze Wirksamkeit (30 bis 45 Minuten) und ist daher für die Behandlung chronischer Schmerzen primär ungeeignet. Es hat erst mit Einführung von selbstklebenden **transdermalen Applikationssystemen (TTS)** eine gewisse Bedeutung bekommen. Die Gabe in dieser Form begünstigt offenbar den Irrtum, dass es sich um eine eher harmlose Behandlung handelt.

Über das Pflaster wird eine standardisierte Menge an Fentanyl über die Haut aufgenommen und reichert sich nach systemischer Umverteilung besonders supraspinal an, wo es vorwiegend im Thalamus seine Wirkung entfaltet.

Der Wirkeffekt im Hinterhorn auf Spinalebene hingegen ist sehr gering, weshalb manchmal hohe Fentanyldosen kaum, nach einer Opioidrotation (s. u.) aber bereits sehr geringe Dosen Morphin eine sehr gute Schmerzlinderung bewirken. Umgekehrt treten nach einer Rotation von Morphin auf Fentanyl bei einigen Patienten, trotz ausreichender Schmerzlinderung, Entzugssymptome auf. Die vorübergehende ergänzende Gabe von niedrig dosiertem Morphin hilft meist rasch, bis die Beschwerden nach wenigen Tagen verschwinden.

MERKE

Fentanyl ist eines der höchstpotenten Opioide, allerdings mit sehr geringer therapeutischer Breite (schon kleine Dosisänderungen können schwere Nebenwirkungen auslösen).

TTS sind träge Systeme. Bis zum Erreichen einer minimalen wirksamen Plasmakonzentration dauert es bis zu 24 Stunden. Steady-State-Konzentrationen bei Beginn oder Dosisänderung werden nach 36 bis 48 Stunden erzielt. Ihr Stellenwert in der Tumorschmerztherapie ist bislang nicht gesichert, sie sind aber nur bei Patienten mit stabiler Schmerzsituation indiziert.

Ein Vorteil von TTS ist die Applikationsform bei Patienten mit Schluckstörungen. Als Alternative ist bei ihnen über eine liegende PEG-Sonde aber oft auch eine enterale Gabe von Opioiden gut möglich, z. B. Morphin-retard-Granulat.

!

Kein Mörsern von Retardtabletten, weil dadurch die Retardwirkung aufgehoben wird.

In fortgeschrittenen Tumorstadien können TTS aus unterschiedlichen Gründen (z. B. Hyperhidrosis,

Kreislaufzentralisation, Fieber) in ihrer Resorption verändert sein. Lange Zeit wurden auch bei kachektischen Kranken immer wieder verminderte Wirkeffekte diskutiert, was neuere Arbeiten aber so nicht ganz bestätigen konnten. Bei stabiler Schmerzsituation können Pflaster auch bis zum Tod angewendet werden.

Tipps für die Praxis

- Fentanyl-TTS dürfen nicht zerschnitten werden (z. B. für „die halbe Dosis").
- Wärme (z. B. Auflegen von Wärmflaschen) oder direkte Sonneneinstrahlung sind wegen gesteigerter Wirkstoffabgabe zu vermeiden. Gleiches ist bei Fieber zu beachten.
- Fentanyl-TTS dürfen nicht auf offene Wunden geklebt werden.
- Bei der gleichzeitigen Gabe von Medikamenten mit hoher Plasmaeiweißbindung (z. B. Marcumar) ist besondere Vorsicht geboten.

Buprenorphin

Der Partialantagonist ist nur sublingual oder parenteral (Injektionslösung, transdermal) einsetzbar. Aufgrund zahlreicher, den klinisch-praktischen Einsatz betreffender Probleme (z. B. schwierige Antagonisierbarkeit, schwieriger Opioidwechsel, schlechte Kombinierbarkeit) spielt Buprenorphin, insbesondere in der palliativen Situation, keine Rolle, und es sollten zuvor andere Opioide zum Einsatz kommen.

Tapentadol

Wird formal in die WHO-Stufe III gezählt, hat aber Parallelen zu Tramadol (s. o.) und könnte funktionell eher in die Stufe II eingeordnet werden. In der Tumorschmerztherapie hat es bislang keinen nennenswerten Stellenwert.

(Levo-)Methadon

Methadon ist ein Racemat aus Dextro- und Levomethadon. Neben der Wirkung am Opioidrezeptor führt es durch eine zusätzliche NMDA-Rezeptorblockade und präsynaptische Serotonin-Wiederaufnahmehemmung zur Analgesie.

Seit einigen Jahren häufen sich Berichte einzelner Autoren, die Methadon neben einer schmerzlindernden Wirkung auch eine antitumoröse Wirkung zuschreiben. Dies entspricht zwar nicht den üblichen wissenschaftlichen Bewertungskriterien, führte aber dennoch zu einer gehäuften Verschreibung als Schmerzmittel.

Aufgrund zahlreicher pharmakologischer und metabolischer Besonderheiten (z. B. interindividuell sehr unterschiedliche Plasmahalbwertszeit) ist (Levo-)Methadon im Vergleich zu allen anderen Opioiden in der Dosierung weitaus komplizierter und hinsichtlich der Nebenwirkungen einschließlich erhöhter Letalität deutlich ungünstiger.

MERKE

(Levo-)Methadon ist ein Reserveanalgetikum für besondere Indikationen und sollte nur von in seiner Pharmakologie wie -kinetik erfahrenen Ärzten eingesetzt werden. Die leichtfertige Verschreibung von Methadon, obwohl nicht alle nebenwirkungsärmeren Optionen durch einen Spezialisten ausgereizt sind, ist nicht indiziert.

Langzeittherapie mit Opioiden

Die Behandlung mit Opioiden ist als Langzeittherapie konzipiert und bedarf einer fortlaufenden ärztlichen klinischen Überwachung. Spezifische Laboruntersuchungen sind nicht erforderlich. Neben der Frage nach dem Optimierungsbedarf hinsichtlich der Schmerzen sind es vor allem Nebenwirkungen, die evaluiert werden sollten. Diese sind der wichtigste Grund, warum die Compliance in der Schmerztherapie abnimmt, und nicht etwa ein Wirkungsverlust. Darüber hinaus verbietet das Gesetz, Betäubungsmittel über einen längeren Zeitraum ohne ärztlichen Kontakt zu verschreiben.

Opioide bei Leber- und Niereninsuffizienz

Auch bei (hochgradiger) Niereninsuffizienz ist eine Opioidtherapie durchführbar, wenngleich sie dann der besonderen Aufmerksamkeit bedarf. Sie sollte umso engmaschiger sein, je schneller die Nierenfunktion abnimmt oder je schlechter der Gesamtzustand des Patienten ist.

Das versorgende Umfeld sollte über mögliche Zeichen einer Opioidüberdosierung informiert sein (➤ Kap. 9.2.2).

Bei reduzierter Nierenfunktion können aufgrund der verminderten Elimination aktive Metabolite akkumulieren und sich damit Nebenwirkungen verstärken. Dieses Risiko besteht grundsätzlich für alle

Opioide gleichermaßen (am geringsten für Tilidin und [Levo-]Methadon). Verlässliche wissenschaftliche Daten sind spärlich, viele Empfehlungen beruhen auf der Konzentration aktiver Metabolite, einem Kumulationsrisiko und Expertenmeinungen. Die Empfehlungen bezüglich der einzusetzenden Wirkstoffe sind uneinheitlich und favorisieren letztlich keine Substanz eindeutig.

Tipps für die Praxis

- Eine reduzierte Einzeldosis und ggf. auch ein verlängertes Dosisintervall sind klinisch die wichtigsten Maßnahmen bei Niereninsuffizienz, unabhängig vom eingesetzten Opioid.
- Der wichtigste Parameter zur Steuerung der Opioiddosis ist in den allermeisten Fällen die engmaschige klinische Evaluation hinsichtlich auftretender Toxizitäten.
- Der vorsichtige Einsatz eines bislang gut wirksamen Opioids ist oft für den Patienten besser als der programmatische Wechsel auf ein „nierensicheres", aber neues Opioid.

Bei Leberinsuffizienz können Hydromorphon und Fentanyl bevorzugt erwogen werden. Bei diesen Substanzen ist, anders als bei Tramadol, Oxycodon, Morphin und Buprenorphin, keine Dosisreduktion erforderlich.

Der ältere Patient

Bei älteren Patienten (ca. ab dem 70. Lebensjahr) sollte die Zahl der eingesetzten Substanzen möglichst gering gehalten werden. Ein Problem stellen die Interaktionen bei in der Regel schon bestehender Polypharmakotherapie dar. Zusätzlich sind die altersgemäßen Veränderungen oder krankheitsbedingten Einschränkungen von Prozessen in der Verstoffwechselung in der Pharmakotherapie zu berücksichtigen (insbesondere Substanzaufnahme, Nebenwirkungsprofil, erhöhte zentrale Sensitivität, Leberinsuffizienz, Niereninsuffizienz, Veränderungen der Verteilungsräume) (➤ Kap. 7.2, ➤ Kap. 7.3).

Im Vergleich zu anderen Analgetika, vor allem zu den Nichtopioidanalgetika (➤ Kap. 9.2.1), weisen Opioide eine deutlich geringere Nebenwirkungsrate auf.

Die Einstellung erfolgt nach dem Motto „start low and go slow"; man sollte sich für die Titrationsphase noch mehr Zeit als bei jüngeren Patienten nehmen. Eine der häufigsten Nebenwirkungen bei älteren Patienten ist Müdigkeit bis hin zur Sedierung, die auch bei Einnahme einer festen Opioiddosis noch nach Tagen auftreten kann. In der Regel empfiehlt sich dann eine Dosisreduktion (z. B. um 25 %).

Opioidrotation

Der Wechsel eines Opioids auf ein anderes wird als Opioidrotation bezeichnet. Sie kann sinnvoll sein, um eine bessere Analgesie oder eine Reduktion von Nebenwirkungen zu erreichen.

Die verschiedenen Opioide haben nicht dieselbe Wirkstärke und dürfen daher nicht in derselben Dosierung wie das Ausgangsopioid verwendet werden. Zur Umrechnung verwendet man den Morphin-Äquivalenzfaktor (➤ Tab. 9.1), Morphin als Referenzsubstanz hat dabei den Faktor 1. Diese Umrechnungsgrößen bieten aufgrund der vielfältigen patientenindividuellen Faktoren lediglich Orientierungsgrößen. Wirkt das neue Opioid tatsächlich besser, können entsprechend auch Nebenwirkungen stärker auftreten. Klinisch hat sich deswegen ein Abschlag von rund 30 % der errechneten Dosis bewährt.

Nur etwa jeder fünfte Tumorschmerzpatient profitiert tatsächlich von einer Rotation. Die Diagnose „opioidrefraktärer Schmerz" wird zu häufig gestellt. Bei unzureichender Analgesie sollten primär andere Optimierungsmöglichkeiten geprüft werden, weil eine Modifikation der eingesetzten Koanalgetika oder ein besseres Nebenwirkungsmanagement oft effektiver sind. Die Überlegung einer Opioidrotation sollte ein Trigger für das Hinzuziehen eines Spezialisten sein.

Einsatz von Koanalgetika und Adjuvanzien

Für den Einsatz von Koanalgetika (➤ Kap. 9.2.3) bei der Indikation „Tumorschmerz" existieren kaum Studien, sodass viele Empfehlungen aus Untersuchungen mit nicht tumorbedingtem chronischem Schmerz extrapoliert wurden oder Expertenmeinungen darstellen.

Mit Blick auf die spezifische Situation des Tumorpatienten muss die Indikation zur Anwendung von Koanalgetika eng gestellt werden, da ihre Verwendung nicht nur die zusätzliche Einnahme von Medikamenten bedeutet, sondern sie auch Quelle zusätzlicher Nebenwirkungen und Ausgangspunkt relevanter Interaktionen sein kann.

Stehen mehrere Alternativen zu einer spezifischen Indikation zur Verfügung, sollte stets diejenige gewählt werden, deren Wirkspektrum bestehende Probleme am wenigsten verstärkt oder diese sogar positiv beeinflusst.

Adjuvanzien (➤ Kap. 9.2.7) werden nach Bedarf zu jeder Zeit eingesetzt.

9.2.6 Durchbruchschmerz und Bedarfsmedikation

Durchbruchschmerz

Auch mit optimierter Therapie und angemessen kontrollierten Dauerschmerzen treten bei den meisten Patienten (bis zu 95 %) dennoch vorübergehende Verschlechterungen oder wiederkehrende Schmerzen auf. Diese werden umgangssprachlich als Durchbruchschmerzen bezeichnet, wenngleich eine allgemein anerkannte Definition für diesen Begriff erstaunlicherweise bis heute nicht existiert. Ihre Inzidenz steigt mit fortgeschrittenem Krankheitsstadium, schlechtem Performance Status und Beteiligung von Wirbelsäule oder Nervenplexus.

Nicht subsumiert werden Schmerzepisoden, die zu Beginn oder während einer Opioid-Dosisfindung (Titrationsphase) oder vorübergehend vor Einnahme der nächsten Dosis der Basismedikation (end-of-dose-failure) auftreten.

Durchbruchschmerzen ereignen sich im Median zwei bis sechs Mal pro Tag. Oft berichten Patienten über ein eher plötzliches denn allmähliches Einsetzen.

- In rund 50 % der Fälle sind die Durchbruchschmerzen **ereignisabhängig vorhersehbar.** Es besteht ein temporaler Kausalzusammenhang mit motorischen Aktivitäten wie Bewegung, Gehen und Essen oder Miktion/Defäkation. Dazu zählen auch prozedurenabhängige Schmerzen, z. B. im Rahmen von Wundbehandlung oder Lagerung.
- Husten oder Niesen sind Beispiele für **ereignisabhängige,** aber **nicht unbedingt vorhersehbare** Arten des Durchbruchschmerzes.
- Einen erheblichen Anteil stellen **idiopathische** Durchbruchschmerzen dar. Ein kausaler Zusammenhang fehlt; sie halten generell länger an als ereignisabhängige Schmerzen.

Obwohl Durchbruchschmerzen keine eigene Krankheitsentität darstellen, kommt ihnen ein eigenständiger Krankheitswert mit gravierendem Einfluss auf die Lebensqualität zu. Ihre Behandlung ist keineswegs trivial und bleibt nicht selten unbefriedigend, gerade in fortgeschrittener Krankheitssituation.

> **!**
> Durchbruchschmerzen werden im klinischen Alltag oft nicht ausreichend adressiert.

Bedarfsmedikation

Der Bedarfsmedikation kommt eine mindestens ebenso große Relevanz wie der Basismedikation (➤ Kap. 9.2.5) zu. Sie ist obligater Therapiebaustein und sollte auf die durchbruchschmerzspezifischen Faktoren (z. B. Ereignisabhängigkeit) zugeschnitten sein.

Wenn sich Häufigkeit oder Art des Durchbruchschmerzes ändert, sollte, in Abhängigkeit von der therapeutischen Konsequenz, eine diagnostische Abklärung erwogen werden, weil differenzialdiagnostisch an einen Progress der malignen Grunderkrankung (z. B. Infiltration neuer Strukturen) oder die Entstehung neuer Pathologien (z. B. Wirbelkörperfraktur) gedacht werden muss.

Es ist weit verbreitete Praxis, **Opioide in unretardierter Formulierung** (z. B. Morphin oral-enteral [short-acting opioids, SAO]) für die Bedarfsmedikation zu nutzen.

Tipps für die Praxis

- Klinische Faustregel: Die Einzeldosis der Opioid-Bedarfsmedikation beträgt (10–)15 % der Opioid-Tagesgesamtdosis.
- Wird die Basismedikation im Verlauf erhöht, muss auch die Bedarfsdosis entsprechend angepasst werden.

Allerdings erscheint es nicht unbedingt plausibel, warum eine Standarddosis Opioid für alle Patienten gleichermaßen eine zufriedenstellende Schmerzlinderung erreichen können soll. Dementsprechend muss auch die sinnvolle Dosis der Bedarfsmedikation titriert werden, und liegt im Regelfall zwischen 5 bis 20 % der Tagesopioiddosis.

Der Abstand zwischen zwei Bedarfsdosen wird entsprechend der Dauer eines möglichen Wirkeintritts gewählt, bei oraler Einnahme somit wenigstens 30 bis 60 Minuten.

Traditionell wird für die Behandlung von Durchbruchschmerzen eine wirkstoffidente Auswahl, basierend auf der Dauermedikation, empfohlen (z. B. Morphin retard führt zu Morphin unretardiert bei Bedarf). Offensichtlich lassen sich am Opioidrezeptor rein agonistisch wirkende Substanzen (aber nur diese!) miteinander kombinieren (z. B. Morphin retard mit Hydromorphon akut) (➤ Tab. 9.1).

Tipps für die Praxis

Bei vorhersehbaren Durchbruchschmerzen (z. B. anstehenden [Pflege-]Maßnahmen) sollte die Gabe der Bedarfsmedikation unter Ausnutzung der maximalen Wirkspiegel optimal zeitlich koordiniert werden (z. B. Morphin wenigstens 60 Minuten vor dem Mittagessen).

Überraschenderweise liegen für SAO keine belastbaren Studiendaten in Hinblick auf ihre Wirksamkeit beim Durchbruchschmerz vor. Der Einsatz stützt sich maßgeblich auf Tradition und die klinische Beobachtung, in der (vermeintlich) eine grundsätzliche Wirksamkeit beobachtet wurde.

Denn zumeist treten Durchbruchschmerzen sehr schnell auf und sind von mehrheitlich kurzer Dauer: bei rund zwei Drittel der Patienten unter 30 Minuten, mit einer Bandbreite von einer bis mehr als 180 Minuten.

Oral-enteral eingenommenes Opioid braucht mindestens 20 bis 30 Minuten bis zum Beginn des Wirkeintritts.

- Für die Behandlung von Durchbruchschmerzen mit schnellem Einsetzen und kurzer Dauer ist oral-enteral verabreichtes Opioid (egal welcher Wirkstoff) daher nur stark begrenzt geeignet.
- Seine Stärke liegt in vorhersehbaren oder regelhaft länger anhaltenden Durchbruchschmerzepisoden.

Alternative Applikationswege können eine schnellere und damit effizientere Wirksamkeit erreichen.

- Rektal verabreichte SAO sind den oral-enteral verabreichten hinsichtlich ihrer Wirkgeschwindigkeit überlegen (Wirkeintritt nach 10 Minuten), jedoch in Hinblick auf die Anwendung nur begrenzt akzeptiert.
- Opioide lassen sich auch subkutan applizieren und benötigen dann nur wenige Minuten bis zum Wirkeintritt. Das Handling erfordert allerdings bestimmte personelle wie strukturelle Voraussetzungen, die Akzeptanz für diesen Applikationsweg ist ebenfalls begrenzt. Außerdem sind klinische Situationen mit unsicherer Resorption (z. B. Anasarka) zu berücksichtigen. Dennoch hilft diese Option in vielen Situationen gut weiter, besonders im palliativen Setting.
- Für **Fentanyl** stehen auch nasale, sublinguale und buccale Formulierungen zur Verfügung, die einen sehr raschen Wirkeintritt erreichen (rapid-onset opioids [ROO], Wirkeintritt nach wenigen Minuten). Sie sind in mehreren Studien gegenüber Placebo signifikant überlegen. Was das Nebenwirkungsprofil betrifft, sind sie nicht schlechter verträglich als SAO. Alle aktuell verfügbaren Präparate sind für die Indikation Durchbruchschmerz zugelassen und unterscheiden sich hinsichtlich Wirkgeschwindigkeit und -stärke kaum.

Tipps für die Praxis

Es spricht viel dafür, dass **ROO** bei nicht vorhersehbarem Durchbruchschmerz den SAO überlegen sind. Bei vorhersehbarem Durchbruchschmerz (z. B. bei Prozeduren) sind sie aus ökonomischen Überlegungen (sehr hohe Therapiekosten) nur Mittel der zweiten Wahl.

ROO besitzen wegen der schnellen Anflutung im ZNS ein erhebliches **Missbrauchspotenzial.** Dies erfordert eine entsprechende Aufklärung und limitiert den geeigneten Patientenkreis. Zudem müssen sie aufgrund gesetzlicher Vorgaben in einer besonders sicheren Verpackung geschützt sein, was in der Anwendungssituation die schnelle Applikation teils deutlich erschwert und den potenziellen Nutzen des schnellen Wirkeintritts mindert.

Benötigt der Patient mehrfach binnen 24 Stunden eine angemessen dosierte Bedarfsmedikation, wird in der Praxis oft konsekutiv die Basismedikation gesteigert. Studien belegen eine grundsätzliche Wirksamkeit: Plasmaspiegel, die höher sind, als sie nur für den Grundschmerz benötigt würden, eignen sich für die Behandlung oder Vermeidung von Durchbruchschmerzen. Allerdings sind höhere Plasmaspiegel fast unvermeidlich mit einer höheren Inzidenz an opioidinduzierten Nebenwirkungen (➤ Tab. 9.2) assoziiert. Diese konterkarieren nicht selten die eigentlichen Ziele einer optimalen Schmerzbehandlung (z. B. verbesserte soziale Teilhabe). Klinisch muss die Frage „häufigere Bedarfsmedikation versus höhere Basismedikation?" manchmal ausgetestet und an Patientenpräferenzen orientiert werden.

Bei sehr kurzen Durchbruchschmerzepisoden (weniger als fünf Minuten) ist eine Bedarfsmedikation meist nicht sinnvoll bzw. selbst unter Optimalbedingungen nicht schnell genug wirksam. Stattdessen sollten eine Optimierung der Dauertherapie oder die Anwendung nicht medikamentöser Optionen (➤ Kap. 9.4) genutzt werden.

9.2.7 Adjuvanzien

Der Begriff „Adjuvanzien" fasst Maßnahmen zum Nebenwirkungsmanagement zusammen. Sie wirken den unerwünschten Wirkungen der verwendeten Schmerzmittel entgegen. Die Einnahme kann prophylaktisch oder bei bereits aufgetretenen Nebenwirkungen erfolgen.

Opioide verursachen typische Nebenwirkungen, manche nur in der Anfangsphase (z. B. Übelkeit), andere dauerhaft (z. B. Obstipation) (➤ Tab. 9.2). Sie sind auch der Hauptgrund, warum opioidhaltige Schmerztherapien oft nicht wie verordnet eingenommen werden. Durch eine antizipatorische Behandlung dieser Nebenwirkungen wird die Compliance wie die Verträglichkeit signifikant gebessert.

Die Frage nach sinnvollen Adjuvanzien ist patientenindividuell zu beantworten. Beispiele für häufig bzw. obligat erforderliche Adjuvanzien sind:

- Ulkusprophylaxe bei Gabe von NSAR oder Corticosteroiden (z. B. Protonenpumpeninhibitoren).
- **Obligat gegen Übelkeit bei Beginn oder ggf. auch Steigerung einer Opioidtherapie:**
  - In den ersten Tagen einer neu begonnenen Opioidtherapie oder in Phasen mit relevanter Steigerung tritt bei fast allen Patienten Übelkeit auf. Eine prophylaktische Antiemese für einige Tage wird deswegen obligat empfohlen.
  - Lange Zeit galt niedrig dosiertes Haloperidol wegen seiner starken Wirkung am Dopaminrezeptor als Mittel der Wahl für diese Indikation. Aufgrund der möglichen extrapyramidalen Nebenwirkungen ist die Empfehlung heute aber umstritten. Metoclopramid, ggf. in Kombination mit einem 5-HT_3-Rezeptorantagonisten, zeigt klinisch eine gute Wirksamkeit (Setrone sind Off-Label-Anwendung; Haloperidol aber auch, weil nicht alle anderen Optionen ausgeschöpft sind; Setrone sind pathophysiologisch sinnvoll und zeigen ein geringeres Nebenwirkungsrisiko).
- Antihistaminika (H_1-Blocker) gegen Juckreiz, fakultativ.
- **Obligat bei Opioiden: Laxanzien.** Sie sind aufgrund des hohen Obstipationsrisikos obligates Adjuvans einer Opioidtherapie.
  - Die Dosierung erfolgt nach individuellem Bedarf mit dem Ziel: weicher Stuhl ≥ dreimal/Woche und unanstrengende Defäkation.
  - Laxanzien sind im Rahmen einer Opioidtherapie rezeptier- und erstattungsfähig und können direkt mit auf dem BtM-Rezept verordnet werden.
  - Medikament der Wahl ist in der Regel ein osmotisches Laxans (z. B. Macrogol, Wirkeintritt nach zwei bis drei Tagen), das für eine Wirksamkeit eine ausreichende Trinkmenge erfordert.
  - Stimulierende Laxanzien (z. B. Bisacodyl) sind Alternativen oder Kombinationspartner. Eine Kombinationstherapie ist häufiger erforderlich.
  - Relativ neu ist Naloxegol als oral verfügbarer peripherer Opioidantagonist auf dem Markt.

9.2.8 Spezielle Verfahren in der Tumorschmerztherapie

Der Begriff „spezielle Verfahren" (oft synonym „invasive Verfahren") fasst Therapieoptionen zusammen, die als Ultima Ratio eingesetzt werden, wenn alle anderen herkömmlichen Verfahren (Stufe 1 bis 3 [➤ Kap. 9.1]) keine zufriedenstellende Linderung erreichen konnten.

Rückenmarknahe Verfahren oder Nervenblockaden spielen nur noch eine untergeordnete Rolle. Grund sind die in den vergangenen Jahrzehnten deutlich verbesserten oralen Therapieoptionen. Dennoch könnten schätzungsweise knapp zehn Prozent der Tumorschmerzpatienten trotz adäquater pharmakologischer Schmerztherapie davon profitieren. Sie finden vor alem bei Patienten in der Palliativphase Anwendung. Ihre Indikation stellt ein schmerztherapeutisch erfahrener Arzt, ggf. nach interdisziplinärer Erörterung.

Parenterale Therapie und PCA-Pumpe

Indikationen sind vor allem fortgeschritten palliative Situationen mit Schluck- oder Passagestörungen (z. B. stenosierende Tumoren oder Peritonealkarzinose, aber auch die sterbenahe Situation), refraktäres Erbrechen und vor allem eine unzureichende Analgesie unter oraler Therapie. Parenterale Schmerzmittelapplikation („Schmerzpumpe", patient controlled analgesia [PCA]) ist nicht gleichbedeutend mit stationärer Behandlung; im Gegenteil: Durch eine gelungene Schmerztherapie kann oft Mobilität wiedererlangt werden. Eine ambulante Versorgung ist heute standardmäßig problemlos möglich. Moderne Pumpensysteme haben Akkus und sind gut portabel. Bevorzugt werden Portsysteme verwendet, alternativ kann die Applikation auch subkutan erfolgen.

Rückenmarknahe Verfahren

Bei rückenmarknahen Verfahren werden Medikamente (v. a. Opioide, Lokalanästhetika und Clonidin) epidural oder direkt intrathekal als Einzelinjektion oder kontinuierlich über spezielle Katheter appliziert. Die bekannten Medikamentennebenwirkungen können seltener, aber auch heftiger auftreten im Vergleich zu oraler Gabe. Eine Langzeitanwendung ist wegen der Risikobehaftetheit des Verfahrens (z. B. Infektion, Liquorfistel) schwierig. Die Verfahren besitzen bei Versagen einer parenteralen Therapie eine begrenzte Indikation.

Nervenblockade

Die Schmerzlinderung erfolgt durch Zerstörung von nervalen Strukturen bzw. Funktionen. Bei Tumorbefall somatischer Strukturen, was in der Regel der Fall ist, bleiben nach der Neurolyse dennoch Schmerzen bestehen. Es existieren zahlreiche, teils gravierende, eingriffsabhängige Risiken (z. B. Atemlähmung bei Stellatumblockade). Nervenblockaden kommen heute daher beim Tumorschmerz nur noch extrem selten zum Einsatz (z. B. Neurolyse des Plexus coeliacus bei Oberbauchtumoren), zumeist als Rescue-Versuch nach Versagen rückenmarknaher Verfahren.

LITERATUR

(s. a. ➤ Kap. 9.1)

Arthur J, Bruera E. Balancing opioid analgesia with the risk of nonmedical opioid use in patients with cancer. Nature reviews. Clinical oncology, 2019;16 (4): 213–226.

Becker G, Galandi D, Blum HE. Peripherally acting opioid antagonists in the treatment of opiate-related constipation: a systematic review. Journal of pain and symptom management, 2007;34(5): 547–565.

Brinkman D, Wang JH, Redmond HP. Morphine as a treatment of cancer-induced pain-is it safe? A review of in vivo studies and mechanisms. Naunyn-Schmiedeberg's archives of pharmacology, 2018;391(11): 1169–1178.

Davies AN, Elsner F, Filbet MJ, Porta-Sales J, Ripamonti C, Santini D et al. Breakthrough cancer pain (BTcP) management: a review of international and national guidelines. BMJ supportive & palliative care, 2018;8(3): 241–249.

Vellucci R, Mediati RD, Gasperoni S, Mammucari M, Marinangeli F, Romualdi P. Assessment and treatment of breakthrough cancer pain: from theory to clinical practice. Journal of pain research, 2017;10: 2147–2155.

Wilcock A, Rémi C, Bausewein C, Howard P, Twycross RG (Hrsg.). Arzneimitteltherapie in der Palliativmedizin. 3. A. München: Elsevier, 2018.

9.3 Strahlentherapie bei Schmerzen

Peter Rexrodt

Grundlagen

Palliative Bestrahlungen zur Behandlung von Schmerzen sind eine häufige Indikation bei Tumorpatienten (➤ Kap. 3.2). Beispiele sind schmerzhafte Knochenmetastasen und schmerzhafte Weichteilinfiltrationen wie das präsakrale Rektumkarzinomrezidiv. Typischerweise sind Knochenmetastasen im Achsenskelett zu finden. Den besten Überblick über die Gesamtsituation zeigt ein Knochenszintigramm. Zur weiteren Abklärung sind konventionelle Röntgenaufnahmen, CT und MRT geeignet (➤ Kap. 2.3.1).

Bei begrenzter Lebenserwartung muss die Belastung durch die Behandlung so gering wie möglich gehalten werden, ohne den Therapieerfolg zu gefährden.

Behandlungsbeispiele

Perkutane Bestrahlung einer schmerzhaften Knochenmetastase

Abhängig vom Allgemeinzustand des Patienten, der Lebenserwartung und dem Behandlungsziel (reine Schmerzlinderung oder Remineralisierung bei Frakturgefahr) gibt es unterschiedliche Bestrahlungskonzepte. Eine Schmerzbesserung tritt nach drei bis acht Tagen bei mehr als 80 % der Patienten ein. Die Schmerzreduktion hält bei der Hälfte der Patienten mindestens sechs Monate an.

- **Konventionell fraktionierte Strahlentherapie** (Gesamtdosis 40 Gy und Einzeldosis 2 Gy, Behandlungsdauer **vier Wochen**): Dieses Verfahren wird gewählt, wenn eine Remineralisierung im Vordergrund steht.
- **Akzelerierte Strahlentherapie** (z. B. Gesamtdosis 30 Gy und Einzeldosis 3 Gy oder Gesamtdosis 20 Gy und Einzeldosis 5 Gy): Die Behandlungsdauer reduziert sich auf **zwei bzw. eine Woche.** Die Schmerzfreiheit ist jedoch kürzer.
- **Einzeitbestrahlung** mit einer einmaligen Bestrahlung von 8 Gy für Patienten in sehr reduziertem Allgemeinzustand. Dabei ist die Rate an später erneut notwendigen Bestrahlungen deutlich höher. Die Remineralisation nach sechs Monaten ist im Vergleich zur fraktionierten Bestrahlung schlechter.

Halbkörperbestrahlung

Bei ausgeprägter Knochenmetastasierung und diffusen Schmerzen kann eine einzeitige Halbkörperbestrahlung mit 6 bis 9 Gy durchgeführt werden. Dabei besteht jedoch das Risiko eines akuten Strahlensyndroms. Daher sind mehrere kleinere Zielvolumina mit begleitender Analgetikagabe eine sinnvolle Alternative.

Radionuklidtherapie

Verwendete Radionuklide sind Strontium 89 (Sr-89), Samarium 153 (Sm-153) und Rhenium 186. Beim Prostatakarzinom ist auch Radium-223 zugelassen.

Die Schmerzentlastung tritt bei Sr-89 nach zwei bis drei Wochen und bei Sm-153 nach ein bis zwei Wochen ein. Bei 60 bis 80 % der Patienten lässt sich eine Schmerzreduktion erzielen, die im Median zwei bis vier Monate anhält. Übelkeit und Erbrechen sind mit 10 % relativ selten. Problematisch ist die häufig auftretende Myelosuppression, da eine Chemotherapie dann längere Zeit nicht möglich ist.

LITERATUR

Leitlinienprogramm Onkologie (Deutsche Krebsgesellschaft, Deutsche Krebshilfe, AWMF): Interdisziplinäre Leitlinie der Qualität S3 zur Früherkennung, Diagnose und Therapie der verschiedenen Stadien des Prostatakarzinoms (Langversion 5.1, Mai 2019). Aus: www.leitlinienprogramm-onkologie.de/fileadmin/user_upload/Downloads/Leitlinien/Prostata_5_0/LL_Prostatakarzinom_Langversion_5.1.pdf (letzter Zugriff: 20. November 2019).

Leitlinienprogramm Onkologie (Deutsche Krebsgesellschaft, Deutsche Krebshilfe, AWMF): Prävention, Diagnostik, Therapie und Nachsorge des Lungenkarzinoms (Langversion 1.0, Februar 2018). Aus: www.leitlinienprogramm-onkologie.de/fileadmin/user_upload/Downloads/Leitlinien/Lungenkarzinom/LL_Lungenkarzinom_Langversion_1.0.pdf (letzter Zugriff: 20. November 2019).

Leitlinienprogramm Onkologie (Deutsche Krebsgesellschaft, Deutsche Krebshilfe, AWMF): S3-Leitlinie Früherkennung, Diagnose, Therapie und Nachsorge des Mammakarzinoms (Version 4.2, August 2019). Aus: www.leitlinienprogramm-onkologie.de/fileadmin/user_upload/Downloads/Leitlinien/Mammakarzinom_4_0/Version_4.2/LL_Mammakarzinom_Langversion_4.2.pdf (letzter Zugriff: 20. November 2019).

Leitlinienprogramm Onkologie (Deutsche Krebsgesellschaft, Deutsche Krebshilfe, AWMF): S3-Leitlinie Kolorektales Karzinom (Langversion 2.1, Januar 2019). Aus: www.leitlinienprogramm-onkologie.de/fileadmin/user_upload/Downloads/Leitlinien/Kolorektales_Karzinom/Version_2/LL_KRK_Langversion_2.1.pdf (letzter Zugriff: 205. November 2019).

Leitlinienprogramm Onkologie (Deutsche Krebsgesellschaft, Deutsche Krebshilfe, AWMF): Supportive Therapie bei onkologischen PatientInnen (Langversion 1.1, April 2017). Aus: www.leitlinienprogramm-onkologie.de/fileadmin/user_upload/Downloads/Leitlinien/Supportivtherapie/LL_Supportiv_Langversion_1.1.pdf (letzter Zugriff: 20. November 2019).

Wannenmacher M, Wenz F, Debus J. Strahlentherapie. 2. A. Berlin, Heidelberg: Springer, 2013.

9.4 Supportive, nicht medikamentöse Therapien

Michael Rechenmacher

Schmerz galt im traditionellen Verständnis als Ausdruck einer organischen Schädigung. Dieser Kausalzusammenhang ist beim Tumorschmerz unstrittig. Aber an der Entstehung, Aufrechterhaltung und am Erleben des Schmerzes sind neben körperlichen auch verhaltensmäßige, kognitive und affektive Komponenten beteiligt, durchaus in wechselseitiger Beziehung (vgl. bio-psycho-soziales Schmerzmodell oder das Total-Pain-Konzept der Palliativmedizin).

Nicht medikamentöse Maßnahmen haben supportiven Charakter, d. h., sie ergänzen eine optimale medikamentöse Therapie (➤ Kap. 9.2). Ihre Ziele sind Verbesserung von Lebensqualität, Wiederherstellung sozialer Teilhabe, Abbau bedrohlicher und belastender Gedanken und schlussendlich ein verbesserter Umgang mit dem Schmerz.

Die Auswahl der Option(en) soll patientenindividuell, bevorzugt im interdisziplinären Austausch, auf Basis der Befunde und Präferenzen des Betroffenen vorgenommen werden. Wichtige Aspekte stellen dabei die vermutete Prognose und die Dauer bis zum erwarteten Wirkeintritt dar. (Beispiel: Während eine aufwendige psychotherapeutische Therapie mit eher langfristiger Wirkung bei einer adjuvant behandelten Mammakarzinompatientin eine sinnvolle Wahl sein kann, käme sie für einen Palliativpatienten mit stark limitierter Prognose wohl nicht mehr infrage.)

Empfehlungen für eine nicht medikamentöse Maßnahme gibt es nur wenige, weil die wissenschaftliche Evidenz für die einzelnen Optionen in der Tumorschmerztherapie oft dürftig ist oder fehlt und vielfach auf Analogieschlüssen zur Nichttumorschmerztherapie basiert. Die Expertenmeinung ist uneinheitlich.

Psychologische (➤ Tab. 9.4) und physikalische (➤ Tab. 9.5) Ansätze sind unstrittig sehr hilfreich. ➤ Tab. 9.6 zeigt weitere, im Einzelfall sinnvolle Optionen. Oft helfen auch stützende Gespräche (z. B. Seelsorger, Hospizbegleiter).

Tipps für die Praxis

Zusätzlich kann eine Sozialberatung helfen: Tumorpatienten sind häufig durch vielfältige wirtschaftliche, nicht selten sogar existenzielle Sorgen stark belastet, was die Schmerzverarbeitung negativ beeinflusst.

Tab. 9.4 Psychologische Optionen der Schmerztherapie

Kognitive Verhaltenstherapie (nahezu synonym: spezielle Schmerzpsychotherapie)	• Versucht, ungünstige Gedanken- und Verhaltensmuster im Umgang mit Schmerz zu identifizieren und in kleinen Schritten zu verändern. Der Patient lernt unter Anleitung erfahrener Schmerzpsychologen, seine negativen Muster zu erkennen und zu verwandeln, damit sie nicht länger schmerzverstärkend wirken. • Bausteine sind u. a. Edukation, Verbesserung der Selbstwahrnehmung, Erlernen schmerzreduzierender Bewältigungsstrategien (Coping), Modifikation körperlicher Beeinträchtigung, Modifikation sozialen Rückzugs und Modifikation schmerzbezogener Kognitionen.
Psychoonkologie (die Bezeichnungen „Onkopsychologie" oder „psychosoziale Onkologie" sind eigentlich viel treffender)	• Interdisziplinäre Form der Psychotherapie bzw. der klinischen Psychologie, die sich mit den psychischen, sozialen und sozialrechtlichen Bedingungen, Folgen und Begleiterscheinungen einer Krebserkrankung befasst. • Unterstützt den Patienten mittels unterschiedlicher Techniken (z. B. viele Aspekte der speziellen Schmerzpsychotherapie, Krisenintervention, ressourcenorientierte Interventionen oder imaginative Verfahren). • Ziel: Die Kompetenz des Patienten stärken, mit der Krankheit klarzukommen. Hierbei wird, soweit möglich, sein soziales Umfeld integriert.

9

Tab. 9.5 Physikalisch-medizinische bzw. physiotherapeutische Ansätze der Schmerztherapie

Physiotherapie (Krankengymnastik)	• Vielfältige Wirkung u. a. durch Beeinflussung des Schmerzes durch spezielle Techniken und Übungen, Abbau von Schonungs- und Vermeidungsverhalten und Entwicklung von Alltagskompetenz. • Umfasst auch Lagerungstherapie, passive Maßnahmen und aktive Bewegungs- und Atemtherapie sowie Bewegungsbäder. • Eröffnet dem Patienten Möglichkeiten, aktiv an der Bekämpfung und Bewältigung seiner Schmerzen mitzuwirken.
Massagen	• Wirken entspannend, fördern die Durchblutung, lockern die Muskulatur und haben neben indirekt-reflektorischen Einwirkungen positiven Einfluss auf Muskelverspannungen, die Schmerzmodulation und -symptomatik. • Neben der klassischen Massage gibt es viele Sonderformen wie z. B. manuelle Lymphdrainage (oft sehr hilfreich), auch Akupressur und Reflexzonenmassage.
Thermotherapie	Kälte wird meist als reizlindernd und belebend empfunden, Wärme wirkt entspannend (z. B. Fango).
Elektrotherapie	• Niederfrequente Reizstromtherapie, häufig als transkutane elektrische Nervenstimulation (TENS). Verfahren im häuslichen Umfeld einsetzbar und beim chronischen Schmerz verbreitet angewendet. • Bedeutung beim Tumorschmerz nicht abschließend geklärt, insbesondere bei schlecht lokalisierbarem/diffusem Schmerz eher geringe Erfolgsaussicht. • Kostenübernahme ist abzuklären.

Tipps für die Praxis

Eine psychoonkologische Versorgung sollte in allen Phasen der Erkrankung sichergestellt sein und ist der erste zentrale Baustein der nicht medikamentösen Schmerztherapie.

Physiotherapie ist die zweite zentrale, nicht medikamentöse Option und sollte jedem Patienten mit (schwerem) Tumorschmerzsyndrom verordnet werden.

Der direkte Austausch mit dem Physiotherapeuten hilft aufgrund der vielfältigen Schmerzursachen, die Behandlungen zielführender auf die individuelle Situation abzustimmen.

Tab. 9.6 Weitere, im Einzelfall mögliche, nicht medikamentöse Optionen der Schmerztherapie

Akupunktur	Für dieses Verfahren der traditionellen chinesischen Medizin gibt es wenige Studien, die sehr schwache schmerzlindernde Effekte beschreiben. Allerdings sind diese (naturgemäß) nicht verblindet durchgeführt worden, sodass hier ein großer Bias zu vermuten ist, also Wirkung durch Glauben (ein psychologischer Effekt, der in Zusammenhang mit Schmerz nicht zu vernachlässigen ist). Für ein ausgewähltes Patientengut kann die Option diskutiert werden.
Hypnotherapie	Ist eine der ältesten Behandlungsformen von Schmerzen und eine empirisch validierte Therapie, die bei Tumorschmerzen innerhalb eines multimodalen Ansatzes angewendet werden kann.
Kunst- und Musiktherapie (➤ Kap. 11.5)	Bei den gestalterischen Therapien geht es um den Gestaltungsprozess selbst (nicht das Ergebnis), der eine Auseinandersetzung mit eigenen Lebensfragen und das Ausdrücken von Gefühlen auf (zunächst) nonverbaler Ebene ermöglicht. Sie werden als Ergänzung v. a. in der Palliativmedizin eingesetzt, da sie möglicherweise schmerzdistanzierend wirken.
Aromatherapie (➤ Kap. 11.9)	Schmerzstillend wirkende ätherische Öle (Auswahl): Cajeput, Kiefernnadeln, Lavendel fein, Melisse, Petit Grain, Rosengeranie, Tonka, Zypresse.
Entspannungsverfahren	Die Bandbreite reicht von einfachen Übungen zur besseren Körperwahrnehmung über autogenes Training, progressive Muskelentspannung nach Jacobson, Meditation bis zu Yoga und Biofeedback-Verfahren.

Tipps für die Praxis

Entspannungsverfahren werden bedauerlicherweise nicht sehr häufig genutzt. Sie sind eine gute (und oft auch kostengünstige) Möglichkeit, Schmerzen nicht mehr als so belastend wahrzunehmen, und helfen vielen Patienten außerdem dabei, unangenehme Untersuchungen oder Behandlungen besser durchzustehen.

LITERATUR ➤ Kap. 9.1

9.5 Mythos Morphin

Michael Rechenmacher

Die Geschichte des Schlafmohns als Rausch- und Heilmittel reicht vermutlich Jahrtausende bis zu den Ägyptern zurück. Anfang des 16. Jahrhunderts pries Paracelsus einen Saft aus Opium als Wundermittel an. Zu Beginn des 19. Jahrhunderts wurde erstmals die Substanz Morphium gewonnen (namentlich abgeleitet vom griechischen Gott des Schlafs). Seither werden die großartige schmerzstillende Wirkung hervorgehoben und gleichzeitig die katastrophalen Risiken angemahnt. Der Begriff „Betäubungsmittel" ist ebenfalls nicht förderlich, um die Vorurteile gegen Morphin auszuräumen.

Tipps für die Praxis

Trotz der sehr guten Evidenz für den Einsatz von Opioiden in der Tumorschmerztherapie halten sich recht hartnäckig Vorurteile bzw. Vorbehalte (der Patienten wie der Ärzte) ihnen gegenüber. Diese sind oft widerlegt oder schlicht falsch, führen aber immer noch dazu, dass Opioide, oft unberechtigt, zurückhaltend eingesetzt werden.

Im Folgenden werden die häufigsten Vorurteile gegen Opioide diskutiert.

Opioide schädigen die Organe

Falsch.

Eine Organschädigung durch Opioide ist eine häufige Sorge von Patienten wie auch Ärzten. Es ist jedoch wissenschaftlich unstrittig, dass Opioide bei Einhaltung entsprechender Regeln nicht zu (irreversiblen) Organschäden führen.

Opioide verursachen schwere Nebenwirkungen

Ja, aber …

Fraglos ist die Liste der möglichen Opioidnebenwirkungen lang (➤ Kap. 9.2.2). Einige verschwinden nach wenigen Tagen, andere bleiben. Für sie ist ein Nebenwirkungsmanagement erforderlich und obligat. Die Aufklärung über sowie die Prophylaxe und das Management von Nebenwirkungen gehört zu den hausärztlichen Aufgaben.

Bezogen auf die Nebenwirkungen im Vergleich zu anderen, nicht unbedingt nur schmerztherapeutisch eingesetzten Medikamenten haben Opioide keine schlechte Risiko-Nutzen-Bewertung.

Die Sorge der Patienten rührt vielleicht intuitiv auch von der Begrifflichkeit „starke Opioide" her. Sie mutmaßen viele Nebenwirkungen bei starker Wirkung, „wenn sonst nichts mehr hilft". Dass der Begriff von seiner Wirkung am Opioidrezeptor herrührt, ist dem interessierten Laien meist nicht bekannt.

Opioide machen abhängig

Theoretisch ja, klinisch aber nur bedingt relevant.

Es besteht tatsächlich eine enge Interaktion von Opioiden und dem Belohnungssystem. Der Nucleus accumbens im Frontalhirn z. B. zeichnet sich durch eine besonders hohe Dichte an Opioidrezeptoren aus, wodurch man ein erhöhtes Suchtrisiko dieser Substanzklasse herleiten kann. Physische und psychische Abhängigkeit werden unterschieden.

Durch die Langzeiteinnahme von Opioiden führt ein abruptes Absetzen von Opioiden in der Regel zu „körperlichen" Entzugsbeschwerden (wie z. B. Schwitzen, Zittern). Deswegen werden Opioide schrittweise reduziert, wenn eine geringere Dosis ausreicht (z. B. nach erfolgreicher analgetischer Strahlentherapie). Dies gelingt klinisch ohne größere Probleme.

Die psychische Abhängigkeit (Craving), das Verlangen nach immer mehr einer Substanz, entsteht besonders in Hinblick auf seine euphorisierende Wirkung.

MERKE

Unretardierte Formen von Tramadol, Tilidin und Fentanyl mit ihren oft deutlichen psychomimetischen Nebenwirkungen sind für eine Schmerztherapie besonders ungeeignet. Vorsicht geboten ist auch bei Patienten mit bestimmten (Sucht-)Risikofaktoren oder aktivem oder ehemaligem Substanzmissbrauch.

Opioide werden wegen des Craving-Risikos bevorzugt in retardierter Form verwendet. Durch die langsame Wirkentfaltung sind bei regelmäßiger Einnahme die Opioidrezeptoren kontinuierlich mit Substrat besetzt. Dies verhindert eine die psychische Abhängigkeit begünstigende plötzliche Euphorisierung bei der Einnahme.

Die Inzidenz von sowie die Komplikationen durch Opioidmissbrauch sind großen Untersuchungen zufolge trotz deutlich gestiegener Verordnungszahlen bei Tumorschmerzpatienten signifikant zurückgegangen.

Wenn ich keine Schmerzen mehr habe, kann ich die Opioide absetzen

Falsch.

Nicht selten erlebt man, dass Patienten, weil sie ja schmerzfrei seien, die Opioide wieder absetzen, oft auch ohne den behandelnden Arzt zu informieren. Allein das Verständnis, dass Tumorschmerz eine Form des chronischen Schmerzes ist, der durch den Tumor unterhalten wird, erübrigt eine weitere Argumentation. Dennoch ist dieses Verständnis bei einigen Patienten in der Praxis oft nicht vorhanden. Aufklärung durch den Hausarzt kann hier leicht Abhilfe schaffen. Eine Dosismodifikation sollte stets durch den behandelnden Arzt erfolgen.

Opioide verursachen eine Atemdepression

Falsch.

Zwar können Opioide über Opioidrezeptoren im Atemzentrum eine Atemdepression verursachen, die Ansprechbarkeit auf CO_2 reduzieren und die Stimulierbarkeit durch O_2-Mangel herabsetzen. Diese sehr oft gefürchtete Nebenwirkung tritt bei adäquater Dosierung in der Tumorschmerztherapie aber nicht auf. Der Tumorschmerz wirkt sozusagen als physiologischer Antagonist. Gleiches gilt, wenn Opioide zur (Mit-)Behandlung von Dyspnoe eingesetzt werden.

Opioide werden in Deutschland zu häufig verordnet

Vermutlich ja.

Die Verordnungszahlen von stark wirksamen Opioiden nehmen seit vielen Jahren konstant deutlich zu. In Zusammenhang mit Tumorschmerzen ist die Aussage falsch. Hochgerechnet an verschriebenen Opioidmengen, Anzahl an mutmaßlichen Patienten sowie durchschnittlichem Bedarf vermutet man, dass trotz besserer Versorgung auch heute noch beim Tumorschmerz eine relevante Unterversorgung vorliegt.

Opioide beschleunigen den Todeseintritt.

Falsch.

Für viele Patienten ist „Morphium" ein Synonym für die letzten Lebenstage. Seine oft furchteinflößend benebelnde Wirkung, wie sie hauptsächlich ältere Patienten noch von den „Morphinisten" kennen, lässt auch heute noch Ängste aufkommen und weckt Assoziationen mit harten Drogen, Sucht und Persönlichkeitsverfall. Morphin wird, wohl getriggert durch die Erfahrungen aus den Anfängen der Palliativmedizin, mit dem alten Konzept der (alleinigen) Sterbebegleitung in Verbindung gebracht. Oft berichten Patienten, dass jemand durch die „Morphiumspritze" gestorben sei. Man fürchtet, mit Morphin „ruhig gestellt" zu werden.

Hier ist vor allem Aufklärungsarbeit gefragt: Morphin sind nur die schmerzstillenden Anteile des Morphiums. Allein in Hinblick auf die Letalität haben Opioide (bei sachgemäßem Gebrauch) eine bessere Nutzen-Risiko-Bewertung als Nichtopioidanalgetika und viele Koanalgetika. Zahlreiche Studien zeigen, dass der adäquate Einsatz von Opioiden zu keiner Lebenszeitverkürzung führt. Im Gegenteil, es lassen sich sogar Tendenzen von Gewinn der Lebenszeit finden, wenigstens aber deutlich der Lebensqualität. Darüber hinaus sind die Beobachtung von Schmerzen am Lebensende einerseits und die Behandlung mit Opioiden andererseits grundsätzlich nicht verkehrt. Aber Opioide werden eben nicht isoliert in dieser Lebenssituation eingesetzt. Es ist für Patienten (und auch die Angehörigen) entlastend, wenn dieses häufige Missverständnis aufgegriffen und klargestellt wird.

Bei einmal begonnener Opioidtherapie muss die Dosis immer weiter erhöht werden, bis die Medikamente irgendwann nicht mehr wirken

Falsch.

Dieses Vorurteil beschreibt gleich zwei pharmakologische Aspekte: Ceiling-Effekt (Sättigungseffekt) und Toleranzentwicklung.

Bei Partialantagonisten (v. a. Buprenorphin) führt in der Tat ab einem bestimmten Punkt eine weitere Dosissteigerung zu keiner Zunahme der analgetischen Wirkung mehr (Ceiling-Effekt). Partialantagonisten sind jedoch weder Standardsubstanz, noch alternativlos (➤ Kap. 9.2.2).

Toleranzentwicklung beschreibt, dass bei konstantem Schmerz über die Zeit immer mehr Opioid gebraucht wird, um die gleiche Analgesie aufrechtzuerhalten. Verschiedene Mechanismen werden diskutiert (z. B. ligandenbedingte Internalisierung und Desensibilisierung des Rezeptors, funktioneller Antagonismus).

Das Nachlassen einiger Nebenwirkungen (z. B. Übelkeit) ist eine durchaus erwünschte Toleranzentwicklung. Sie tritt aber nicht in Hinblick auf die analgetische Wirkung in der Tumorschmerztherapie auf, zumindest nicht klinisch relevant.

Viele Patienten berichten, dass sie immer wieder Fälle einer ständig erhöhten Opioiddosis beobachtet hätten. Hier lohnt es sich, die näheren Begleitumstände zu erfragen. Nicht selten handelt es sich hierbei um Patienten mit voranschreitendem Krebsleiden und, hieraus resultierend, um steigenden Schmerzmittelbedarf.

Eine Versorgung mit Opioiden im Pflegeheim ist kein Problem

Theoretisch nein.

Etwa jeder dritte Deutsche stirbt aktuell in einem Pflegeheim. Unterschiedliche Formen chronischer Schmerzen sind dort ein großes Thema. Irrtümlich wird oft angenommen, dass in einem Pflegeheim, ähnlich wie in einem Krankenhaus, automatisch ein Betäubungsmitteldepot mit Bedarfsmedikation für alle Bewohner zur Verfügung stünde. Solche Depots gibt es, allerdings sind dort nur die Medikamente verwahrt, die der behandelnde Arzt patientenbezogen verordnet hat. Ein einfach zu behebendes Problem: Opioide bedarfsgerecht patientenindividuell verordnen.

Unter Opioiden darf man nicht Auto fahren

Jein.

Patienten befürchten, dass sie mit Opioiden keine Kraftfahrzeuge mehr führen dürfen. Viele Beipackzettel der eingesetzten Substanzgruppen bekräftigen die Befürchtung. Die „Begutachtungsleitlinie zur Kraftfahreignung" der Bundesanstalt für Straßenwesen gibt Aufschluss. Das Fahren (Führerscheinklasse 3) unter der bestimmungsgemäßen Einnahme von Betäubungsmitteln (z. B. Verordnung im Rahmen einer Tumorschmerztherapie) ist nicht strafbar, solange keine Intoxikationszeichen und keine wesentliche Beeinträchtigung der psychophysischen Leistungsfähigkeit bestehen (optische Orientierung, Konzentrationsfähigkeit, Aufmerksamkeit, Reaktionsfähigkeit und Belastbarkeit).

Tipps für die Praxis

Der Arzt muss den Patienten darauf hinweisen, dass er als Verkehrsteilnehmer grundsätzlich dazu verpflichtet ist, vor und während der Fahrt seine Fahrtauglichkeit selbst zu prüfen. Eine schriftliche Dokumentation über die erfolgte Aufklärung hinsichtlich der rechtlichen Rahmenbedingungen ist empfehlenswert.

Aus Patientensicht ist häufig ein fehlendes Gefahrenbewusstsein festzustellen. Die Teilnahme am Straßenverkehr liegt in der Verantwortung des Verkehrsteilnehmers. Sollte dieser die Fahrt trotz wahrgenommener relevanter Einschränkungen (z. B. Tagesschläfrigkeit) aufnehmen, kann dies rechtliche Folgen haben. Zu bedenken sind nicht nur die juristischen oder persönlichen Folgen, sondern evtl. auch der Schaden, der unbeteiligten Dritten zugefügt wird.

Im Zweifelsfall kann eine verkehrsmedizinische Testung Klarheit bringen.

Für den Einsatz von Opioiden gibt es zu hohe rechtliche Hürden

Falsch.

Jeder approbierte Arzt darf Betäubungsmittel verordnen. Für die Verordnung von stark wirksamen Opioiden müssen spezielle Betäubungsmittelrezepte verwendet werden. Diese nicht übertragbaren, arztindividuellen Rezepte sind ohne größeren bürokratischen Aufwand bei der Bundesopiumstelle zu beziehen (www.bfarm.de/DE/Bundesopiumstelle/_node.html). Die Betäubungsmittelverschreibungsordnung muss beachtet werden, was aber, anders als der Name vermuten lässt, im Alltag keine relevante Hürde bedeutet. Alle wichtigen Informationen sind prägnant und gut aufbereitet bei der Bundesopiumstelle und in Handreichungen von Fachgesellschaften nachzulesen. Heute gibt es keine ernsthaften Argumente mehr, keine Betäubungsmittel verschreiben zu können bzw. zu wollen.

LITERATUR
(s. a. ➢ Kap. 9.1)
Brinkman D, Wang JH, Redmond HP. Morphine as a treatment of cancer-induced pain-is it safe? A review of in vivo studies and mechanisms. Naunyn-Schmiedeberg's archives of pharmacology, 2018;391(11): 1169–1178.
Wieden T, Sittig HB (Hrsg.). Leitfaden Schmerztherapie. München: Elsevier, 2005.
Wilcock A, Rémi C, Bausewein C, Howard P, Twycross RG (Hrsg.). Arzneimitteltherapie in der Palliativmedizin. 3. A. München: Elsevier, 2018.

9.6 Cannabis

Michael Rechenmacher

Cannabis zählt zu den ältesten Nutz- und Heilpflanzen. Und es findet breiten „Einsatz“ als Rauschmittel. Dieser Spagat zwischen „Droge“ und „möglicherweise Heilmittel“ bestimmt bis heute die Diskussion um Cannabis. Aktuell ist die Debatte wieder stark aufgeflammt, ob bzw. bei welchen Indikationen Cannabis als Medikament eingesetzt werden soll. Die meist sehr euphorisch-reißerische Berichterstattung der Popularpresse hat in der breiten Bevölkerung ein recht positives Bild von Cannabis entstehen lassen. Der ewige politische Diskurs bezüglich einer möglichen Legalisierung von Cannabis befeuert dies zusätzlich.

MERKE

Betroffene haben oft einen großen Therapiewunsch und wollen mit Cannabinoiden behandelt werden. Die Diskussion droht schnell in die Kategorie „unberechtigtes Vorenthalten eines wirksamen Medikaments“ abzudriften. Eine sachliche Betrachtung mit differenzierter Indikationsstellung kommt gegen diese Beurteilung manchmal nur schwer an.

Wirkung

Die exakte Wirkung und Bedeutung des Cannabinoidsystems ist noch nicht vollständig verstanden.

- Cannabinoide binden an CB_1- und CB_2-Rezeptoren, die sowohl peripher als auch zentral vorkommen.
- Das Endocannabinoidsystem ist in zahlreiche neuronale Prozesse involviert. Die Dichte der CB_1-Rezeptoren, die an der Generierung und Kontrolle von Schmerz und Emotionen beteiligt sind, ist in vielen Strukturen hoch. Möglicherweise ist der Rezeptor auch für das Löschen negativer Erinnerungen notwendig.
- CB_2-Rezeptoren finden sich hauptsächlich auf immunaktiven Zellen und modulieren hier die Ausschüttung von Zytokinen, die für die Neuroplastizität relevant sind und zugleich antiinflammatorische Effekte besitzen.
- Weitere physiologische Prozesse mit Beteiligung des Endocannabinoidsystems sind u. a. Schlafinduktion sowie Appetit- und Motilitätssteuerung (Spasmolyse) oder Energiehaushalt.

Substanzen

Aus Cannabis sativa oder indica konnten rund 120 biologisch aktive Substanzen isoliert werden. Hauptsächlich **Δ9-Tetrahydrocannabinol (THC)** und **Cannabidiol (CBD)** sind die beiden Hauptwirkstoffe, die nach ihrer Identifikation im Jahr 1964 in Zusammenhang mit einer medizinischen Wirkung gebracht bzw. seither klinisch eingesetzt werden.

Für den medizinischen Einsatz ist heute eine ganze Reihe von Präparaten verfügbar:

- Blüten von unterschiedlichen Sorten (mit jeweils eigenem THC- bzw. CBD-Gehalt) können geraucht oder im Vaporizer (bei mindestens 200 °C) verdampft werden. Sie sind seit März 2017 als Arzneimittel zugelassen, wenn diese aus Anbau zu medizinischen Zwecken unter staatlicher Kontrolle aus Deutschland bzw. aus Importen stammen.
- Darüber hinaus stehen halb- bzw. vollsynthetisch hergestellte Präparate als Sprays, Kapseln oder Lösung zur Verfügung.
- Beim Naturprodukt wird immer ein ganzer Cocktail an pharmakologisch wirksamen Substanzen eingenommen, zudem schwanken die Inhaltsstoffe, trotz des kontrollierten Anbaus, naturgemäß auch bei derselben Sorte in gewissem Umfang. Bei den synthetisch hergestellten Substanzen handelt es sich jeweils um Monosubstanzen bzw. Mischungen mit jeweils definierter Konzentration.

Nebenwirkungen

Entgegen der weit verbreiteten Meinung sind Cannabinoide, unabhängig davon, ob es sich um ein natürliches oder synthetisch hergestelltes Produkt handelt, nicht nebenwirkungsarm. Sie haben objektiv ein breites Nebenwirkungsspektrum, das aber per se nicht gegen die Wirkstoffgruppe spricht.

Eine Auswahl häufiger Nebenwirkungen (< 10 %, aber > 1 %) sind: Depression, Euphorie, Desorientiertheit, Dissoziation, Schwindel (v. a. in der Dosistitration sehr häufig), Ataxie, Benommensein, Appetitabnahme (!), Übelkeit, Erbrechen, Tachykardie, Blutdruckveränderungen, Abdominalschmerz.

Verschreibung

Die Verordnung ist mit einem herkömmlichen BtM-Rezept von grundsätzlich allen Ärzten möglich. Für die Verordnung von Cannabisblüten und cannabinoidhaltigen Zubereitungen gibt es im Neuen Rezeptur-Formularium (NRF) und Deutschen Arzneimittel-Codex (DAC) neun Rezeptvorschriften. Bei der Verordnung von Cannabisblüten muss die Sorte der Blüten angegeben werden, die Höchstmenge für 30 Tagen beträgt 100 g Blüten.

Das Bundesinstitut für Arzneimittel und Medizinprodukte (BfArM) führt zu den Cannabisverordnungen eine Begleiterhebung über 60 Monate durch (im Kern Charakteristika der Patienten und Verlauf der Symptomatik vor und unter Cannabinoiden). Der Verordner ist gesetzlich verpflichtet, die Daten jedes Behandlungsfalls in anonymer Form an das BfArM zu übermitteln, wenn es sich um eine von der gesetzlichen Krankenversicherung (GKV) genehmigte Therapie handelt. Der Patient muss einwilligen, es entsteht für ihn dadurch aber kein zusätzlicher Aufwand.

Erstattungsfähigkeit

Die Verkehrsfähigkeit ist nicht mit automatischer Erstattungsfähigkeit zu Lasten der GKV gleichzusetzen. Cannabis kann derzeit dann erstattet werden, wenn die Verordnung von der Krankenkasse im Einzelfall genehmigt wurde.

Vor (!) der ersten Verordnung beantragt der Patient die Kostenübernahme bei seiner Krankenkasse. Diese prüft, ob die gesetzlichen Vorgaben (SGB V) erfüllt sind:

- Vorliegen einer schwerwiegenden Erkrankung, für die eine allgemein anerkannte, dem medizinischen Standard entsprechende Leistung nicht zur Verfügung steht oder im Einzelfall nicht zur Anwendung kommen kann.
- Bestehen einer nicht ganz entfernt liegenden Aussicht auf eine spürbare positive Wirkung.

Die Genehmigung kann nur in begründeten Ausnahmefällen abgelehnt werden. Die Krankenkasse hat (bei Notwendigkeit einer gutachterlichen Stellungnahme) bis zu fünf Wochen Zeit, um über den Antrag zu entscheiden. Nur bei Verordnung im Rahmen der spezialisierten ambulanten Palliativversorgung (SAPV) muss die Krankenkasse innerhalb von drei Tagen entscheiden.

Indikationen

Für (nahezu) alle vorliegenden Studien zur medizinischen Wirksamkeit von Cannabinoiden gilt, dass sie nach den anerkannten wissenschaftlichen Regeln (Cochrane) sehr oft nur mäßige bis zumeist geringe Qualität aufweisen. In großer Zahl handelt es sich um kleine Fallserien oder Case Reports. An diesem Faktum ändert primär auch die hartnäckige Wiederholung der vermeintlich so guten wissenschaftlichen Belege seitens entsprechender Interessengruppen nichts.

- Daten mit moderater Evidenz belegen eine Symptomverbesserung bei Patienten mit höhergradiger **Spastik** aufgrund von Multipler Sklerose, die nicht angemessen auf eine andere antispastische Arzneimitteltherapie angesprochen haben und die eine klinisch erhebliche Verbesserung von mit der Spastik verbundenen Symptomen während eines Anfangstherapieversuchs aufzeigen. Sativex® ist als Zusatzbehandlung zu der vom Patienten bereits angewendeten antispastischen Medikation vorgesehen und als einziges Cannabinoid ausschließlich in dieser Indikation zugelassen.
- In der (Laien-)Presse wird oft der **schmerzstillende Effekt** von Cannabinoiden herausgestellt. Metaanalysen für unterschiedliche Formen chronischer Schmerzen konnten einen allenfalls mäßigen Nutzen identifizieren (z. B. number needed

to treat 3,5–9 für eine Schmerzreduktion um 30 %). In placebokontrollierten Studien lässt sich in der Cannabinoidgruppe immer wieder ein statistischer Trend für die mit Verum behandelten Patienten ableiten.
- Eine appetitanregende Wirkung, zumindest bei gesunden Personen, wurde bereits Mitte des 19. Jahrhunderts zu militärischen Zwecken eingesetzt, indem Soldaten Cannabis ins Essen gemischt bekamen, um an Körpermasse zuzunehmen. Für den Einsatz in der Indikation **Appetitlosigkeit und Gewichtszunahme** bei onkologischen Patienten spricht eine moderate Evidenz.
- Cannabinoiden wird ein **antiemetischer Effekt** zugeschrieben. Alte Daten hatten im Vergleich zu Placebo einen geringen Effekt bei chemotherapieinduzierter Übelkeit gezeigt. Seit der Einführung der Gruppe der 5-HT_3-Rezeptorantagonisten spielen sie bei dieser Indikation jedoch keine Rolle mehr. Bei Patienten jenseits von Chemotherapie (palliatives Setting) wird ein milder positiver Effekt lediglich in wenigen Fallberichten mit meist einstelliger Patientenzahl beschrieben.
- Für alle andere Indikation wie z. B. Schlaf, Depression oder Lebensqualität sind die Daten nur marginal und nicht in der Lage, einen Benefit herauszustellen.

Die zweite Säule der Bewertung, neben der evidenzbasierten wissenschaftlichen Säule, ist die **Expertenmeinung** erfahrener Kliniker. Die kommunizierte Expertenwahrnehmung ist in Hinblick auf die positiven Erfahrungen sehr konträr. Bei der Bewertung einzelner Patientenverläufe scheint nicht immer klar zwischen temporalem und kausalem Zusammenhang unterschieden zu werden.

Fazit

- Ein standardmäßiger Einsatz von Cannabinoiden aufgrund manifester wissenschaftlicher Evidenz oder mehrheitlich klarem Expertenvotum ist nicht empfohlen.
- Das öffentliche Bild und die klinische Realität klaffen deutlich auseinander.
- Das Nebenwirkungsprofil von Cannabinoiden ist ernst zu nehmen. Es muss, wie bei jedem anderen Medikament auch, bei der Indikationsstellung in die Nutzen-Risiko-Abwägung einfließen.
- Wegen der besseren Steuerbarkeit, der klaren Wirkstoff-Wirkung-Relation und ggf. weniger Nebenwirkungen durch „Beistoffe“ scheinen Mono- bzw. Kombipräparate mit definierter Wirkstoffkonzentration die Vorstellung eines Arzneimittels im herkömmlichen Sinn besser zu erfüllen und sind deswegen in der klinischen Anwendung dem Cocktail des Naturprodukts vorzuziehen.
- In besonderen komplexen Symptomkonstellationen können Cannabinoide, nach kritischer Abwägung, als eine additive Therapieoption nach realistischer Aufklärung (!) versucht werden. Zuvor sollten aber Optionen, die die zugrunde liegende Problematik Erfolg versprechender zu lindern vermögen, durch Experten ausgereizt werden.
- Die Behandlung mit Cannabinoiden gehört nicht zur Basisversorgung, sondern sollte stets von einem Arzt mit entsprechendem Fachwissen über die Wirkstoffe selbst sowie über den Umgang mit der zugrunde liegenden Problematik erfolgen.

LITERATUR

Barakji JA, Korang SK, Feinberg J, Maagard M, Gluud C, Mathiesen O et al. Cannabinoids versus placebo or no intervention for pain: protocol for a systematic review with meta-analysis and trial sequential analysis. BMJ open, 2019;9(10): e031574.

Grotenhermen F, Müller-Vahl K. The therapeutic potential of cannabis and cannabinoids. Deutsche Ärzteblatt international, 2012;109(29–30): 495–501.

Häuser W, Fitzcharles M-A, Radbruch L, Petzke F. Cannabinoids in Pain Management and Palliative Medicine. Deutsches Ärzteblatt international, 2017;114(38): 627–634.

Häuser W, Welsch P, Klose P, Radbruch L, Fitzcharles MA. Wirksamkeit, Verträglichkeit und Sicherheit von Cannabispräparaten bei Tumorschmerz: Eine systematische Übersichtsarbeit mit Metaanalyse randomisierter, kontrollierter Studien. Schmerz, 2019;33(5):424–436.

Ho C, MacDougall D. Nabilone for the Treatment of Nausea and Vomiting or Anorexia: A Review of Clinical Effectiveness and Guidelines. Ottawa (ON): Canadian Agency for Drugs and Technologies in Health; 2019 Feb.

Hoch E, Friemel C, Schneider M, Pogarell O, Hasan A, Preuss UW. Wirksamkeit und Sicherheit von Cannabisarzneimitteln: Ergebnisse der CaPRis-Studie. Bundesgesundheitsblatt, Gesundheitsforschung, Gesundheitsschutz, 2019;62(7): 825–829.

Hutchison KE, Hagerty SL, Galinkin J, Bryan AD, Bidwell LC. Cannabinoids, Pain, and Opioid Use Reduction: The Importance of Distilling and Disseminating Existing Data. Cannabis and cannabinoid research, 2019;4(3): 158–164.

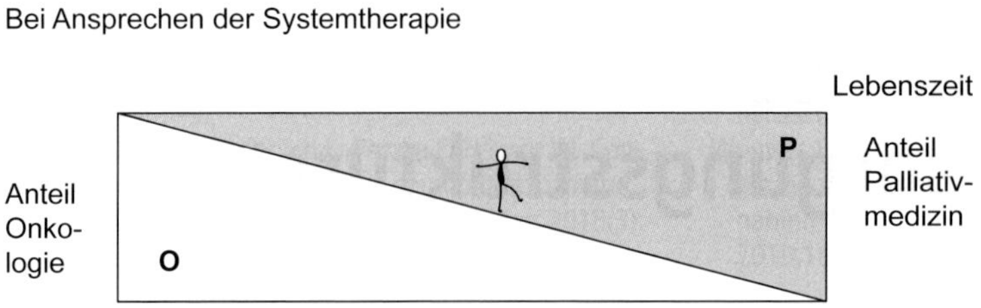

Abb. 10.2 Onkologie-Palliativ-Diagramm bei Ansprechen einer antiproliferativen Therapie [V492; M1016]

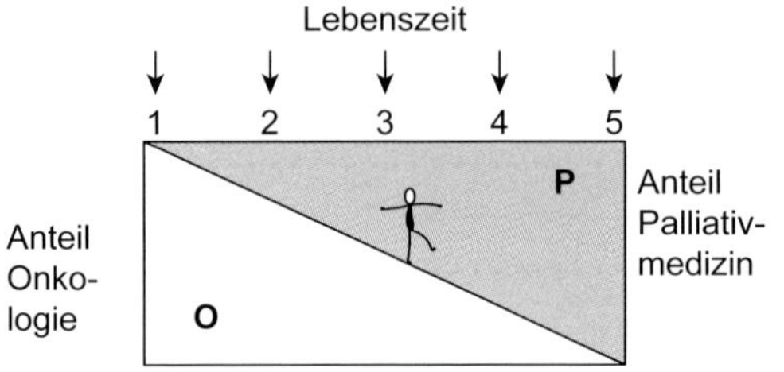

1 = adjuvante Situation (kurativer Ansatz) (nur onkologische Therapie/keine Palliativthearpie)
2 = Auftreten von Metastasen Systemtherapie (hoher Anteil) Beginn Palliativmedizin (palliative Therapiesituation, keine kurative Therapie mehr möglich)
3 = Progress Metastasen Zunahme der palliativen Therapiesituation (Systemtherapie noch sinnvoll)
4 = weiterer Progress (Resistenz auf Systemtherpaie, aber bestimmte Therapieformen, z. B. Strahlentherapie bei Skelettmetastasen oder Chemotherapie bei Meningeosis carcinomatosa sinnvoll)
5 = keine onkologische Therapie mehr sinnvoll (reine Palliativsituation)

Abb. 10.3 Anteil onkologische/palliativmedizinische Therapie im Verlauf eines metastasierten Tumorleidens [V492; M1016]

Monaten vor. Die Patientin erreicht jedoch glücklicherweise eine Remission der akuten Leukämie und kann ihr Geschäft weiterführen.

Acht Monate später treten so starke Rückenschmerzen auf, dass sie ihr Geschäft kurzfristig schließen muss und eine adäquate Schmerztherapie benötigt. Eine Untersuchung des Liquors zeigt keine Leukämiezellen, ein MRT der Wirbelsäule aber den Nachweis mehrerer Chlorome – Tumoren, die aus Leukämiezellen bestehen und den Liquorraum einengen. Nach ausführlichen Gesprächen mit den behandelnden Ärzten über ihre Prognose und Therapiesituation entscheidet sich die Patientin für eine Bestrahlung der Wirbelsäule. Die Chlorome sprechen an, die Schmerztherapie kann beendet werden. Die Patientin nimmt ihre Geschäftstätigkeit wieder auf.

Weitere fünf Monate später sucht die Patientin ihren Hämatologen wegen retrobulbärer Schmerzen und Augenbrennen auf. Im MRT zeigen sich Chlorome hinter beiden Augen. Die Patientin stimmt einer weiteren Strahlen- und Schmerztherapie zu. Die Augensymptomatik bildet sich weitgehend zurück. Der Allgemeinzustand der Patientin verschlechtert sich jedoch immer mehr, sodass eine Einweisung auf die Palliativstation erforderlich wird, da sie alleine wohnt und eine ambulante Palliativversorgung nicht ausreicht.

Während des stationären Aufenthalts entwickelt die Patientin ein systemisches Rezidiv der akuten Leukämie. Nach ausführlichen Gesprächen entscheidet sie sich gegen eine weitere onkologische Therapie und für eine schwerpunkmäßige palliativmedizinische Versorgung. Sie regelt ihre letzten Dinge bei vollem Bewusstsein und verstirbt wenige Tage später.

Merke: Onkologische und palliativmedizinische Therapien schließen sich nicht gegenseitig aus. Vielmehr sollte der sinnvolle Einsatz der Behandlungsmöglichkeiten für jeden einzelnen Patienten individuell abgewogen werden. ■

Bedarf für eine ambulante Palliativversorgung

Laut DAK-Report aus dem Jahr 2016 möchten 60 % der Patienten zu Hause sterben. Dennoch versterben zwei Drittel der Menschen in Deutschland entweder in Krankenhäusern oder Pflegeheimen, d.h., zwei von drei Menschen verbringen ihre letzten Tage und Stunden nicht an dem Ort, den sie sich wünschen. Zu ähnlichen Zahlen kommt eine Umfrage, die die Bertelsmann Stiftung im November 2015 unter dem Titel „Palliativversorgung – Faktencheck Gesundheit" durchgeführt hat: 76 % der Bevölkerung äußerten den Wunsch, zu Hause zu sterben, aber nur bei 20 % der betroffenen Patienten war dies möglich. Nur 6 % äußerten den Wunsch, im Krankenhaus zu sterben, tatsächlich traf dies aber bei 46 % letztlich zu.

Eine palliativmedizinische Versorgung benötigen nach Schätzungen der Deutschen Gesellschaft für Palliativmedizin (DGP) bis zu 90 % der Versterbenden in Deutschland. Von diesen bedürfen ca. 10 % einer spezialisierten Palliativversorgung (➤ Kap. 10.2). Sollte diese (noch) nicht benötigt werden, ist die allgemeine Palliativversorgung von Bedeutung, was auf etwa 90 % der schwer kranken und sterbenden Patienten zutrifft.

Strukturen der ambulanten palliativmedizinischen Versorgung

Grundsätzlich ist die ambulante palliativmedizinische Versorgung in Deutschland in zwei Bereiche gegliedert: die allgemeine ambulante Palliativversorgung (AAPV) und die spezialisierte ambulante Palliativversorgung (SAPV). Die AAPV ist wiederum in zwei Versorgungsmöglichkeiten untergliedert, sodass die ambulante Palliativversorgung insgesamt in **drei Stufen** erfolgt. Alle Bereiche sollen eng zusammenarbeiten und können ineinander übergehen. Die Abrechnung erfolgt allerdings separat. Die ambulanten palliativmedizinischen Versorgungsstrukturen sind aktuell wie folgt gegliedert:

- **Allgemeine ambulante palliativmedizinische Versorgung (AAPV)**
  - AAPV Stufe I: Basisversorgung
  - AAPV Stufe II: Besonders qualifizierte und koordinierte palliativmedizinische Versorgung (BQKPMV)
- **Spezialisierte ambulante Versorgung (SAPV)** für besonders aufwendigen Versorgungsbedarf

Eine orientierende Übersicht zu palliativen Versorgungsstrukturen gibt ➤ Abb. 10.4. Vertiefende Informationen sind in den „Erläuterungen zu Regelungen der ambulanten Palliativversorgung“ der DGP nachzulesen (DGP 2018).

Definition AAPV

Die Deutsche Gesellschaft für Palliativmedizin (DGP) definiert die allgemeine ambulante palliativmedizinische Versorgung wie folgt:

Die allgemeine ambulante Palliativversorgung (AAPV) dient dem Ziel, die Lebensqualität und die Selbstbestimmung von Palliativpatienten so weit wie möglich zu erhalten, zu fördern und zu verbessern und ihnen ein menschenwürdiges Leben bis zum Tod in ihrer gewohnten Umgebung, in stationären Pflegeeinrichtungen bzw. stationären Hospizen zu ermöglichen. AAPV beinhaltet die Palliativversorgung, die von Leistungserbringern der Primärversorgung (in erster Linie den niedergelassenen Haus- und Fachärzten sowie den ambulanten Pflegediensten) mit palliativmedizinischer Basisqualifikation erbracht werden kann. Der Großteil der Palliativpatienten, die medizinische und pflegerische Versorgung benötigen, kann auf diese Weise ausreichend versorgt werden. Die Leistungserbringer in der AAPV sind in der Regel nur zu einem kleinen Teil ihrer Zeit mit der Versorgung von Palliativpatienten beschäftigt. Die Versorgung richtet sich an palliativmedizinischen Therapiezielen und -inhalten aus. Geschulte ehrenamtliche Hospizmitarbeiter werden je nach Bedarf aktiv eingebunden. Reichen die therapeutischen Möglichkeiten nicht aus, um den Bedürfnissen der Betroffenen gerecht zu werden, sind die Strukturen der spezialisierten Palliativversorgung einzubeziehen.

(DGP, Januar 2009)

In den Strukturen der palliativmedizinischen Basisversorgung im Sinne einer AAPV spielen die Hausärzte eine wichtige Rolle. Viele Patienten werden am Lebensende durch ihren Hausarzt, der sie in der Regel über Jahre kennt, versorgt und betreut. Eine Kontinuität in der Betreuung, die gerade für schwer kranke und sterbende Patienten wichtig ist, kann so gewährleistet werden. Problematisch ist allerdings, dass es durch die – insbesondere in ländlichen Gebieten – abnehmende Anzahl der Hausärzte und durch die steigende Zahl der zu versorgenden Patienten zu einer zunehmenden Arbeitsverdichtung in allgemeinmedizinischen Praxen kommt (➤ Kap. 1). Zeit für Gespräche mit Patienten und Angehörigen im Sinne eines Advance Care Plannings (➤ Kap. 12.4) oder für die teils aufwendige Organisation von ambulanten Pflegediensten fehlt den Hausärzten daher oft. Hinzu kommen die steigenden Anforderungen der palliativmedizinischen Betreuung wie Schmerzmedikation, Wundmanagement, Ernährungstherapie und Psychoonkologie oder zeitaufwendige palliativmedizinische Fortbildungen. Hilfreich kann die Zusammenarbeit mit lokalen Anbietern spezialisierter palliativmedizinischer Leistungen sein. Diese können unterstützend

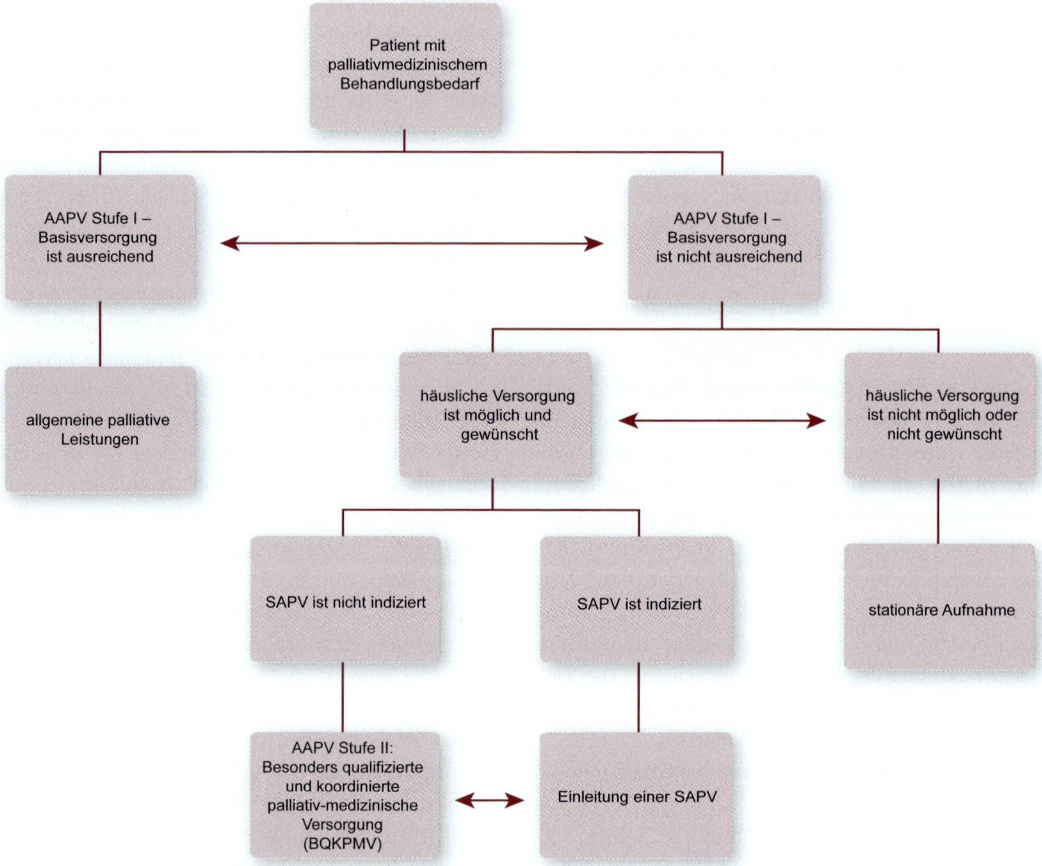

Abb. 10.4 Übersicht über die palliativen Versorgungsstrukturen [V492; M1016]

und beratend tätig werden und den Hausarzt in seiner alltäglichen Arbeit oft entlasten.

MERKE

Die Netzwerkarbeit mit allen an der Versorgung von Palliativpatienten beteiligten Einrichtungen ist entscheidend für das Gelingen einer AAPV.

Im Folgenden werden die o.g. AAPV-Versorgungsformen (AAPV Stufe I und II) vorgestellt und die Abrechnungsmöglichkeiten für den Hausarzt erläutert.

AAPV Stufe I (Basisversorgung)

Die palliativmedizinische Basisversorgung erfolgt nach § 27 SGB V. Grundlage dieser Versorgung ist der generelle Anspruch eines Patienten, dass zur Betreuung auch die palliative Versorgung gehört. **Die palliativmedizinische Behandlung erfolgt im Rahmen der allgemeinen Patientenversorgung.** Über die berufliche Grundqualifikation hinaus sind für die Basisversorgung keine speziellen Fortbildungsnachweise bzw. Qualitätsnachweise erforderlich. Allerdings werden von der DGP und anderen Institutionen gute Kenntnisse der regionalen palliativmedizinischen Versorgungsstrukturen (z.B. Palliativstation, SAPV, Hospize, Pflegedienste) empfohlen.

Hausärzte erhalten für die Basisversorgung eine entsprechende Vergütung. Zur Ersterhebung und Weiterbetreuung von schwerstkranken und sterbenden Patienten können Hausärzte bzw. Kinder- und Jugendärzte die Gebührenordnungspositionen (GOP) 03370 bis 03373 bzw. 04370 bis 04373 abrechnen. Sie kommen – unabhängig vom Alter – bei allen Patienten zur Anwendung, die an einer nicht heilbaren, progredienten und weit fortgeschrittenen Erkrankung leiden und deren Lebenserwartung dadurch auf Tage, Wochen oder Monate gesunken ist. Abrechenbar sind:

- Palliativmedizinische Ersterhebung und Erstellung eines Behandlungsplans (GOP 03370 für Hausärzte)
- Zuschlag zur palliativmedizinischen Betreuung in der Arztpraxis (GOP 03371 für Hausärzte)
- Zuschlag zur palliativmedizinischen Betreuung für reguläre Hausbesuche (GOP 03372 für Hausärzte)
- Zuschlag zur palliativmedizinischen Betreuung für dringende Hausbesuche (GOP 03373 für Hausärzte)

Die oben genannten Ziffern können auch dann abgerechnet werden, wenn gleichzeitig eine Versorgung durch die SAPV erfolgt. Die beiden einzigen Ausnahmen sind eine Vollversorgung durch die SAPV, die allerdings nur selten durchgeführt wird, und eine gleichzeitige Betreuung desselben Patienten in einer SAPV durch den behandelnden bzw. abrechnenden Arzt – eine Doppeltabrechnung ist damit nicht möglich.

AAPV Stufe II (Besonders qualifizierte und koordinierte palliativmedizinische Versorgung, BQKPMV)

Infolge des Gesetzes zur Verbesserung der Hospiz- und Palliativversorgung in Deutschland (Hospiz- und Palliativgesetz) vom 1. Dezember 2015 wurden die Kassenärztliche Bundesvereinigung (KBV) und der Spitzenverband der Krankenkassen beauftragt, die allgemeine ambulante Palliativversorgung auszubauen. Zusätzlich bestand die Forderung, ein entsprechendes Versorgungsangebot in das System der gesetzlichen Krankenversicherungen zu etablieren. Die daraus entstandene „Besonders qualifizierte und koordinierte palliativmedizinische Versorgung" (BQKPMV) ist ein neuer Teil der AAPV. Rechtliche Grundlage bildet § 87 Abs. 1b SGB V in Verbindung mit der Anlage 30 des BMÄ. Diese Form der Palliativversorgung stellt eine Zwischenstufe zwischen hausärztlicher und spezialisierter ambulanter Palliativversorgung (SAPV) dar. In die BQKPMV können – wie in der Basisversorgung – alle Patienten eingeschlossen werden, die an einer nicht heilbaren, progredienten und weit fortgeschrittenen Erkrankung leiden und deren Lebenserwartung dadurch auf Tage, Wochen oder Monate gesunken ist. Es liegt ein größerer und besonderer palliativmedizinischer Versorgungsaufwand vor, der über die Basisversorgung hinausreicht, jedoch noch nicht die Indikation für eine SAPV erreicht (einzige Ausnahme sind Beratungsleistungen der SAPV). Beispielsweise kann ein stark reduzierter Allgemeinzustand vorliegen, der einer regelmäßigen ärztlichen Behandlung v. a. in der Häuslichkeit bedarf.

Der Versorgungsauftrag des teilnehmenden (Haus-)Arztes liegt in der fachübergreifenden, qualifizierten palliativmedizinischen Patientenbehandlung und der koordinierten, interdisziplinären Versorgungssteuerung. Die BQKPMV soll die ambulante Palliativversorgung durch gesteigerte Qualifikation und Koordination intensivieren und den Patienten ein würdevolles Sterben in der Häuslichkeit ermöglichen.

Grundsätzlich sind alle Hausärzte und Fachärzte der unmittelbaren Patientenversorgung zur Teilnahme an der BQKPMV berechtig. Allerdings müssen, im Gegensatz zur Basisversorgung (s. o.), einige fachliche und strukturelle Voraussetzungen erfüllt sein. Die Teilnahme muss bei der zuständigen Kassenärztlichen Vereinigung (KV) beantragt werden.

Der teilnehmende Arzt muss jeweils eine der folgenden Voraussetzungen in Theorie und Praxis erfüllen:

- **Praktische Erfahrungen** können nachgewiesen werden durch:
  - Mindestens zweiwöchige Hospitation in einer Einrichtung der Palliativversorgung oder einem SAPV-Team oder
  - Betreuung von mindestens 15 Palliativpatienten innerhalb der vergangenen drei Jahre.
- **Theoretische Kenntnisse** können nachgewiesen werden durch
  - 40-stündige Kursweiterbildung Palliativmedizin oder
  - Bei Vorliegen bestimmter **Fortbildungen/Zusatzqualifikationen** sind lediglich bestimmte Themenkomplexe der Kursweiterbildung Palliativmedizin erforderlich:
    – Themenkomplex 2 „Behandlung von Schmerzen und anderen belastenden Sympto-

men (Symptomkontrolle – 20 Stunden)“ bei Vorliegen der Fortbildungen „Geriatrische Grundversorgung“ (60 Stunden) und „Psychosomatische Grundversorgung“ (80 Stunden) oder
– Themenkomplexe 3, 4, 5 und 6 („Psychosoziale und spirituelle Aspekte“, „Ethische und rechtliche Fragestellungen“, „Kommunikation und Teamarbeit“ und „Selbstreflexion“ – insgesamt 18 Stunden) bei Vorliegen der Zusatzqualifikation „Spezielle Schmerztherapie“ (80 Stunden).

Beispiel

Basiskurs Palliativmedizin

Der Basiskurs als Grundlage der geforderten theoretischen Kenntnisse (s. o.) umfasst 40 Stunden und kann deutschlandweit an verschiedenen palliativmedizinischen Einrichtungen belegt werden. Der Zeitaufwand beträgt mehrere Tage und zieht daher für niedergelassene Ärzte die Notwendigkeit nach sich, Vertreter einzustellen oder die Praxis tageweise zu schließen. Berücksichtigt man zusätzlich die Kursgebühren, stellt dies oft eine hohe finanzielle Belastung dar.

Eine neue praxisfreundliche Fortbildungsmöglichkeit sind **E-Learning-Modelle,** wie sie z. B. von der KV Bayern in Zusammenarbeit mit dem Bayerischen Hausärzteverband und der DGP entwickelt wurden. Sie beinhalten E-Learning-Module, Präsenzveranstaltungen und eine Hospitation in einer SAPV. Die drei Präsenztage finden an Samstagen statt, sodass der Praxisalltag nicht belastet wird.

Die **strukturellen Anforderungen** sind umfangreich und beinhalten u. a.:

- Anwendung evidenzbasierter Leitlinien (z. B. S3-Leitlinie „Palliativmedizin“)
- Regelmäßiger Fortbildungsnachweis im Bereich Palliativmedizin (8 Fortbildungspunkte/Jahr) inkl. Teilnahme an Qualitätszirkeln/Fallkonferenzen
- Vorhalten gültiger BtM-Rezepte
- Schriftlicher Kooperationsnachweis mit anderen, in der palliativmedizinischen Versorgung tätigen Leistungserbringern (z. B. SAPV, Palliativstation, Hospiz)

Insbesondere der **Kooperationsnachweis** ist für die teilnehmenden Ärzte eine Herausforderung. So müssen Regelungen zum gegenseitigen Informationsaustausch, zur Organisation gemeinsamer, patientenorientierter Fallbesprechungen und zur Durchführung von Konsilen getroffen werden. Besonders anspruchsvoll ist die Sicherstellung der palliativmedizinischen Versorgung während der sprechstundenfreien Zeiten, an Wochenenden und Feiertagen, was eine **24-stündige Rufbereitschaft** nach sich zieht.

Abrechnungsmöglichkeit für niedergelassene Ärzte

Die neuen Leistungen sind nur bei schwerstkranken und sterbenden Patienten berechnungsfähig und bedürfen der vorangehenden Zulassung des Arztes zur BQKPMV durch die zuständige KV. Im Gegensatz zur Basisversorgung kann die Abrechnung nicht erfolgen, wenn der Patient geleichzeitig durch eine SAPV betreut wird. Einzige Ausnahme sind Beratungsleistungen der SAPV. Abrechenbar sind:

- Palliativmedizinische Ersterhebung inkl. Behandlungspläne (GOP 37300)
- Zuschlag zur Grundpauschale für den koordinierenden Vertragsarzt (GOP 37302)
- Zuschlag zur den GOP 01410 und 01413 für die BQKPMV in der Häuslichkeit (GOP 37305)
- Zuschlag zur den GOP 01411, 01412 und 01415 für die BQKPMV in der Häuslichkeit (GOP 37306)
- Pauschale für konsiliarische Erörterung/Beurteilung komplexer medizinischer Fragestellungen durch einen Arzt mit Zusatzweiterbildung Palliativmedizin im Rahmen der BQKPMV (GOP 37314; cave: kann nur durch Ärzte mit der kompletten Weiterbildung Palliativmedizin abgerechnet werden)
- Zuschlag zu der GOP 37302 für die Erreichbarkeit/Besuchsbereitschaft in kritischen Phasen (GOP 37317)
- Telefonische Beratung (mind. 5 Minuten) in der BQKPMV außerhalb der Sprechstundenzeit (nachts, Wochenende, Feiertage etc.) (GOP 37318)
- Fallkonferenzen (GOP 37320)

Der für die Teilnahme an der BQKPMV erforderliche **zeitliche Aufwand** ist sowohl für die Patientenversorgung als auch für Fortbildungen hoch. Für Hausärzte und Fachärzte, die eine große Zahl an Palliativpatienten betreuen, ist die BQKPMV aber empfehlenswert. Dies trifft vor allem für Ärzte zu, die in die Betreuung von Hospizpatienten eingebunden sind.

Tipps für die Praxis

- Abrechnen von genehmigungsfreien Palliativziffern ist auch bei gleichzeitiger SAPV-Versorgung möglich.
- Teilnahme am Basiskurs Palliativmedizin ist äußerst empfehlenswert.
- E-Learning-Kurse sparen Zeit und ermöglichen eine stressfreie Fortbildung.
- AAPV Stufe II-Versorgung (BQKPMV) bei ausreichender Patientenzahl anstreben, SAPV als Beratung mit hinzuzuziehen ist möglich.

LITERATUR

Bertelsmann Stiftung. Faktencheck Gesundheit. Palliativversorgung (2015). Aus: https://faktencheck-gesundheit.de/de/faktenchecks/faktencheck-palliativversorgung/ergebnisueberblick (letzter Zugriff: 22. November 2019).

Bertelsmann Stiftung. Palliativversorgung in der letzten Lebensphase (2015). Aus: www.weisse-liste.de/export/sites/weisseliste/pdf/Palliativversorgung.pdf (letzter Zugriff: 25. Oktober 2019).

Deutsche Gesellschaft für Palliativmedizin (DGP). Allgemeine ambulante Palliativmedizin. Aus: www.dgpalliativmedizin.de/allgemein/allgemeine-ambulante-palliativversorgung-aapv.html (letzter Zugriff: 22. November 2019).

Deutsche Gesellschaft für Palliativmedizin (DGP) und Bundesarbeitsgemeinschaft SAPV (BAG-SAPV): Erläuterungen zu Regelungen der ambulanten Palliativversorgung (2018). Aus: www.bag-sapv.de/informatives/aapv (letzter Zugriff: 22. November 2019).

Leitlinienprogramm Onkologie (Deutsche Krebsgesellschaft, Deutsche Krebshilfe, AWMF). Erweiterte S3-Leitlinie Palliativmedizin für Patienten mit einer nicht-heilbaren Krebserkrankung (Langversion 2.0, August 2019). Aus: www.awmf.org/uploads/tx_szleitlinien/128-001OLl_S3_Palliativmedizin_2019-09.pdf (letzter Zugriff: 22. November 2019).

Lodders S, Nüßlein. Basiskurs „Palliativmedizin", KVB Forum 10/2018, S. 31. Aus: www.kvb.de/fileadmin/kvb/dokumente/Presse/Publikation/KVB-FORUM/FORUM-2018-10/FORUM/KVB-FORUM-10-2018.pdf (letzter Zugriff: 22. November 2019).

Vehling-Kaiser U et al. E-learning; palliative medicine. A Bavarian alternative to improve the general out-patient palliative provision, Poster Leipzig, DGHO 2016.

10.2 Spezialisierte ambulante Palliativversorgung (SAPV)

Florian Kaiser

Grundlagen

Ein Blick auf die Geschichte der Palliativmedizin in Deutschland hilft dabei, die spezialisierte ambulante Palliativversorgung (SAPV) in der medizinischen Versorgungslandschaft einzuordnen.

- 1969: Erstmals nehmen Ärzte und Seelsorger aus Deutschland Kontakt zu britischen Hospizen auf.
- 1983: Gründung und Eröffnung der ersten Palliativstation in der Chirurgischen Universitätsklinik Köln mit Unterstützung der Deutschen Krebshilfe.
- 1986: Eröffnung des ersten (kirchlichen) Hospizes auf der Hörn in Aachen.
- 1994: Gründung eines neuen palliativmedizinischen Netzwerks, der Deutschen Gesellschaft für Palliativmedizin (DGP), der heute über 5 800 Mitglieder angehören. Gemäß ihrer Satzung hat die DGP die Aufgabe, Ärzte und andere Berufsgruppen zur gemeinsamen Arbeit am Aufbau und Fortschritt der Palliativmedizin zu vereinen und auf diesem Gebiet die bestmögliche Versorgung der Patienten zu fördern. Der erste Kongress der DGP – und damit der erste Palliativkongress in Deutschland – fand 1996 in Köln statt.
- 1997: Das erste deutschsprachige Lehrbuch für Palliativmedizin erscheint.
- 1999: An der Universität Bonn wird durch die Schmerzmittelfirma Mundipharma Limburg eine Stiftungsprofessur für Palliativmedizin eingerichtet. Aktuell verfügen die Universitätskliniken Köln, Aachen, Göttingen, München, Erlangen und Bonn über je einen Lehrstuhl für Palliativmedizin, mit wegweisender Unterstützung der Deutschen Krebshilfe durch Stiftungslehrstühle und Erstausstattungen.
- 2004: Medizinische Fakultäten beginnen, Palliativmedizin zum verpflichtenden Lehr-und Prüfungsfach zu ernennen und räumen der Palliativmedizin damit erstmals einen Stellenwert in der Ausbildung zum Arzt ein. Gleichzeitig wird die Teilgebietsbezeichnung „Palliativmedizin" eingeführt, sodass eine Spezialisierung von Fachärzten in Palliativmedizin möglich wird.

- 2007: Der Anspruch auf palliativmedizinische Versorgung und insbesondere auf eine SAPV für jeden betroffenen Patienten in Deutschland wird gesetzlich gesichert (Einfügen von § 37b und § 132d in das SGB V im GKV-Wettbewerbsstärkungsgesetz). Dies ist der entscheidende Schritt in der Entwicklung der palliativmedizinischen Versorgung.
- **2009: Abschluss der ersten SAPV-Verträge mit den Krankenkassen. Zurzeit sind in Deutschland 326 SAPV-Teams verfügbar, davon 31 Kinder-SAPV-Teams (Quelle KBV, Stand Juni 2018).**
- 2010: Die Charta zur Betreuung schwerstkranker und sterbender Menschen in Deutschland unter der Trägerschaft der DGP, dem Deutschen Hospiz- und Palliativverband (DHPV) sowie der Bundesärztekammer wird verabschiedet. Die Charta wurde bisher von 22 598 Einzelpersonen sowie 1 879 Organisationen und Institutionen unterzeichnet (Stand September 2018). Der Grundsatz der Charta lautet: „Jeder Mensch hat das Recht auf ein Sterben unter würdigen Bedingungen".
- 2011: Entwicklung und Einführung eines nationalen Hospiz- und Palliativregisters durch die DGP.
- 2015: Das Hospiz- und Palliativgesetz, das zur Förderung und Sicherstellung eines flächendeckenden Ausbaus der Hospiz- und Palliativversorgung initiiert und entwickelt wurde, tritt in Kraft.
- 2016: Advance Care Planning wird in die Palliativversorgung aufgenommen (Beschluss des BGH vom 6.7.2016) (➤ Kap. 12.4). Eine Ausbildung zum Gesprächsbegleiter ist im Rahmen von Pilotprojekten zurzeit in Göttingen, Frankfurt und München möglich.

Definition SAPV

Die DGP und der DHPV definieren die SAPV wie folgt:

Die spezialisierte ambulante Palliativversorgung (SAPV) dient – in Ergänzung zur allgemeinen ambulanten Palliativversorgung – dem Ziel, die Lebensqualität und die Selbstbestimmung von Palliativpatienten so weit wie möglich zu erhalten, zu fördern und zu verbessern und ihnen ein menschenwürdiges Leben bis zum Tod in ihrer gewohnten Umgebung, in stationären Pflegeeinrichtungen bzw. stationären Hospizen zu ermöglichen. Nur ein Teil aller Sterbenden benötigt diese besondere Versorgungsform.

Die spezialisierte ambulante Palliativversorgung richtet sich an Palliativpatienten und deren soziales Umfeld, wenn die Intensität oder Komplexität der aus dem Krankheitsverlauf resultierenden Probleme den Einsatz eines spezialisierten Palliativteams (Palliative Care Team) notwendig macht – vorübergehend oder dauerhaft. Sie erfolgt im Rahmen einer ausschließlich auf Palliativversorgung ausgerichteten Versorgungsstruktur.

Diese beinhaltet insbesondere spezialisierte palliativärztliche und palliativpflegerische Beratung und/oder (Teil-)Versorgung, einschließlich der Koordination von notwendigen Versorgungsleistungen bis hin zu einem umfassenden, individuellen Unterstützungsmanagement. Multiprofessionalität, 24-stündige Erreichbarkeit an sieben Tagen in der Woche und Spezialistenstatus (durch Weiterbildung und Erfahrung) der primär in der Palliativversorgung tätigen einzelnen Leistungserbringer sind unverzichtbar.

Das Team führt regelmäßige multiprofessionelle Teamsitzungen und Fallbesprechungen durch und arbeitet eng mit den Strukturen der Primärversorgung (z. B. niedergelassene Ärzte, Pflegedienste, Krankenhäuser, stationäre Pflegeeinrichtungen) sowie den Einrichtungen der Hospizbewegung zusammen. SAPV kann als alleinige Beratungsleistung, Koordinationsleistung, additiv unterstützende Teilversorgung oder vollständige Patientenversorgung verordnet werden. Leistungen nach SGB XI sind jedoch nicht Bestandteil der SAPV.

(DGP und DHPV, Januar 2009)

Ziel der SAPV

Die SAPV ist – wie die AAPV (➤ Kap. 10.1) – eine ambulante Versorgungsform, die jedem Patienten offensteht und auf die jeder Patient einen Anspruch hat, der an einer nicht heilbaren, progredienten und weit fortgeschrittenen Erkrankung mit begrenzter

Lebenserwartung leidet und – in Abgrenzung zur AAPV – unter besonders schwerwiegenden Symptomen leidet, die einer intensivierten Versorgung bedürfen. Die SAPV dient, zusammen mit der AAPV, dazu, die Selbstbestimmung und Lebensqualität schwer kranker Menschen zu erhalten und – falls möglich – zu verbessern.

Im Vordergrund steht anstelle eines kurativen Therapieziels eine symptomorientierte palliativärztliche und palliativpflegerische Zielsetzung. Die Betreuung des Patienten in der häuslichen bzw. vertrauten Umgebung soll sichergestellt, Krankenhausaufenthalte möglichst vermieden und vor allem das Sterben zu Hause ermöglicht werden. Ergänzend zu den verschiedenen palliativen Versorgungsleistungen beinhaltet die SAPV auch multiprofessionelle Teambesprechungen, um die bestmögliche individuelle Therapie für den einzelnen Patienten zu finden. Die SAPV kann im häuslichen Bereich des Patienten, in stationären Pflegeeinrichtungen und in stationären Hospizen tätig werden. In Hospizen ist allerdings nur eine Teilleistung erlaubt. Darüber hinaus kann die SAPV auch in Einrichtungen der Eingliederungshilfe für behinderte Menschen und der Kinder- und Jugendhilfe erbracht werden.

Aufbau der SAPV

Im Gegensatz zur AAPV (➤ Kap. 10.1) setzt sich die SAPV aus einem spezialisierten Palliativteam zusammen. Hierzu gehören sowohl Fachärzte mit der Zusatzbezeichnung Palliativmedizin als auch Pflegekräfte (Ausübende der Gesundheits- und Krankenpflege, der Gesundheits- und Kinderkrankenpflege sowie der Altenpflege) mit einer speziellen Ausbildung in Palliativmedizin. Diese beinhaltet einen mindestens 160 Stunden umfassenden Kurs in Palliative Care. Für alle Berufsgruppen werden darüber hinaus Erfahrungen in der Behandlung von Palliativpatienten gefordert. Viele SAPV-Teammitglieder besitzen zusätzliche Weiterbildungen und Qualifikationen in Psychoonkologie, Ethik, Kommunikation, Wundmanagement und Schmerztherapie. Weitere Fachkräfte wie Sozialarbeiter, Sozialpädagogen oder Psychologen können hinzugezogen werden.

Die SAPV-Teams sind multiprofessionell vernetzt und arbeiten eng mit den regionalen Strukturen bzw. Berufsgruppen der Primärversorgung zusammen – also insbesondere auch mit den Leistungserbringern der AAPV. Hierzu gehören niedergelassene Haus- und Fachärzte, Pflegedienste, Psychologen und Physiotherapeuten sowie Sozialstationen und Sozialarbeiter. Ebenso besteht eine intensive Zusammenarbeit mit dem stationären Bereich wie Pflegeheimen und Hospizen. Kooperationen mit Seelsorgern oder Hospizvereinen, die der Unterstützung von Palliativpatienten dienen, runden den Aufgabenbereich der SAPV ab. Die SAPV ergänzt somit das bestehende Versorgungsangebot.

Neben der SAPV gibt es außerdem die spezialisierte ambulante pädiatrische Palliativversorgung (SAPPV) für die besonderen Belange von schwerstkranken Kindern.

Bedarf für SAPV

Unter Berücksichtigung der Schätzungen der DGP benötigen pro Jahr etwa 90 % der 850 000 Versterbenden in Deutschland eine Palliativversorgung. Bei diesen erfordern komplexe Krankheitsbilder und Symptome in 10 % der Fälle den Einsatz eines SAPV-Teams. Da auch ein Teil der schwer kranken Patienten nicht nur unmittelbar vor ihrem Tod, sondern oft Monate vorher eine spezialisierte Palliativversorgung benötigen, kommt man auf durchschnittlich 100 000 Menschen pro Jahr, die durch ein SAPV-Team versorgt werden sollten. Der Bedarf an SAPV-Teams wird unterschiedlich eingeschätzt und liegt zwischen vier und zehn SAPV-Teams pro Million Einwohner. Die Anzahl der SAPV-Leistungserbringer variiert in den verschiedenen Bundesländern. Sie sind aktuell noch nicht überall flächendeckend vorhanden, die Implementierung von SAPV-Teams schreitet in Deutschland aber stetig voran.

Verordnungsmöglichkeiten einer SAPV

Jeder Arzt, sowohl im stationären als auch im ambulanten Bereich, kann eine SAPV verordnen. Hierzu ist ein spezielles Formular (Verordnung spezialisierter ambulanter Palliativversorgung [SAPV], Muster 63) erforderlich (➤ Abb. 10.5). Die Verordnung einer SAPV muss für jeden einzelnen Patienten von der jeweiligen Krankenkasse genehmigt werden. Um eine möglichst sichere Zusage der Krankenkas-

Krankenkasse bzw. Kostenträger

Name, Vorname des Versicherten

geb. am

Kassen-Nr. | Versicherten-Nr. | Status

Betriebsstätten-Nr. | Arzt-Nr. | Datum

Verordnung spezialisierter ambulanter Palliativversorgung (SAPV) 63

☐ Erst-verordnung ☐ Folge-verordnung

☐ Unfall Unfallfolgen

vom T T M M J J bis T T M M J J

Verordnungsrelevante Diagnose(n) (ICD-10; ggf. Organmanifestationen)

Die Krankheit ist nicht heilbar, sie ist fortschreitend und weit fortgeschritten.

Komplexes Symptomgeschehen

☐ ausgeprägte Schmerzsymptomatik

☐ ausgeprägte urogenitale Symptomatik

☐ ausgeprägte respiratorische / kardiale Symptomatik

☐ ausgeprägte gastrointestinale Symptomatik

☐ ausgeprägte ulzerierende / exulzerierende Wunden oder Tumore

☐ ausgeprägte neurologische / psychiatrische / psychische Symptomatik

☐ sonstiges komplexes Symptomgeschehen

Nähere Beschreibung des komplexen Symptomgeschehens und des besonderen Versorgungsbedarfs zur Begründung, warum spezialisierte ambulante Palliativversorgung notwendig ist (z. B. therapierefraktäre Schmerzen, Ruhedyspnoe / Erstickungsanfälle, nicht beherrschbares Erbrechen / Durchfälle)

Aktuelle Medikation (ggf. einschließlich BtM)

Folgende Maßnahmen sind notwendig

☐ Beratung

☐ a. des behandelnden Arztes

☐ b. der behandelnden Pflegefachkraft

☐ c. des Patienten / der Angehörigen

☐ Koordination der Palliativversorgung

mit folgender inhaltlicher Ausrichtung (Gegenstand, Häufigkeit, evtl. Beratung für Sonstige)

☐ Additiv unterstützende Teilversorgung ☐ Vollständige Versorgung

Nähere Angaben zu den notwendigen Maßnahmen der SAPV

Verbindliches Muster

Vertragsarztstempel / Unterschrift des Arztes

Ausfertigung für die Krankenkasse

Für die Erstverordnung ist die Kostenpauschale 01425, für die Folgeverordnung die Kostenpauschale 01426 berechnungsfähig.

Muster 63a (4.2011)

Abb. 10.5 Verordnung spezialisierter ambulanter Palliativversorgung (SAPV), Muster 63 [W181]

10

Antrag des Versicherten

Die spezialisierte ambulante Palliativversorgung wird wie vom behandelnden Arzt verordnet beantragt.

Datenschutzhinweis (§ 67a Abs. 3 SGB X): Damit wir Ihren Antrag auf SAPV-Leistungen bearbeiten können, ist Ihr Mitwirken nach § 60 SGB I erforderlich. Ihre Daten sind im vorliegenden Falle aufgrund § 37b SGB V i. V. m. § 92 Abs. 1 SGB V zu erheben.

Datum T T M M J J

Unterschrift des Versicherten / Vertretungsberechtigten

Angaben des Leistungserbringers für die SAPV

Die verordnete spezialisierte ambulante Palliativversorgung wird für den Zeitraum vom T T M M J J bis T T M M J J erbracht.

Name des Leistungserbringers / ggf. Stempel

Anschrift (Straße, Hausnummer, PLZ, Wohnort) / ggf. Stempel

Institutionskennzeichen des Leistungserbringers

Ansprechpartner (Name)

Telefonnummer

Fax-Nummer

E-Mail

Datum T T M M J J

Stempel / Unterschrift des SAPV-Leistungserbringers

Genehmigung der Krankenkasse

Die spezialisierte ambulante Palliativversorgung wird nach den vereinbarten Sätzen

☐ entsprechend der Verordnung übernommen

☐ in folgendem Umfang übernommen

Die Genehmigung der Krankenkasse ist der Abrechnung beizufügen. Endet die Notwendigkeit vor Ablauf des angegebenen Zeitraums, so erlischt damit auch die Kostenverpflichtung.

Sollte die SAPV über den letzten Bewilligungstag hinaus erforderlich sein, so ist **rechtzeitig vor Ablauf** des genehmigten Zeitraums eine erneute Verordnung bei der Krankenkasse einzureichen.

Auszufüllen, soweit von Seiten der Krankenkasse Bedarf besteht

Name, Vorname des Versicherten

Straße, Hausnummer, PLZ, Wohnort

Versichertennummer

Geburtsdatum T T M M J J J J

Datum T T M M J J

Verbindliches Muster

Stempel / Unterschrift der Krankenkasse

sen zu erhalten und Rückfragen zu vermeiden, sind beim Ausfüllen der SAPV-Verordnung verschiedene Angaben und Vorschriften zu beachten. Dieses Kapitel soll hierzu Hilfestellung geben.

Die Versorgung in der SAPV erfolgt je nach Bedarf entweder durchgängig oder intermittierend. Die für den einzelnen Patienten aktuell passende Versorgungsform muss regelmäßig reevaluiert werden. Da die Genehmigungen in der Regel allerdings nur für einen bestimmten Zeitraum ausgesprochen werden, muss bei weiterem Versorgungsbedarf eine Verlängerung beantragt werden. Hierbei sollte beim Ausfüllen der Folgeverordnung eine entsprechende Begründung zur Fortführung der SAPV, z. B. ein Progress des belastenden Symptomgeschehens, berücksichtigt werden. Bei Privatkassen empfiehlt es sich, diese vor Beginn der SAPV-Versorgung zu informieren und die Kostenübernahme bestätigen zu lassen. Krankenhausärzte können eine SAPV für maximal sieben Tage anordnen. Die Folgeverordnung muss dann ein niedergelassener Arzt ausstellen.

Bis zur abschließenden Entscheidung über die Verordnung tragen die Krankenkassen die anfallenden Kosten. Voraussetzung ist allerdings, dass die Verordnung spätestens am dritten Arbeitstag nach Ausstellung der Krankenkasse vorliegt.

Tipps für die Indikationsstellung und das Ausfüllen der SAPV-Verordnung (➤ Abb. 10.5)

Patienten können eine SAPV verordnet bekommen, wenn sie an einer Erkrankung leiden, die (entscheidende Schlagwörter sind fett ausgezeichnet)

- mit den Möglichkeiten der modernen Medizin **nicht heilbar** ist,
- trotz adäquater medizinischer Maßnahmen **fortschreitet** und nicht nachhaltig aufgehalten werden kann,
- so **weit fortgeschritten** ist, dass Symptomkontrolle und Lebensqualität als Therapieziel im Vordergrund stehen und die Lebenserwartung nur noch Tage, Wochen oder Monate beträgt,
- eine **besonders aufwendige Versorgung** benötigt, die mit den Mitteln der AAPV nicht erfüllt werden kann. Dies ist dann gegeben, wenn mindestens ein **komplexes Symptomgeschehen,** das einer spezifischen palliativmedizinischen Expertise sowie interdisziplinärer Versorgungskonzepte bedarf, vorliegt. Hierzu gehören:
  - **Ausgeprägte urogenitale Symptomatik,** z. B. Blutungen im Bereich der ableitenden Harnwege, Fistelbildung mit Stuhl-/Harninkontinenz, z. B. bei Tumoren im Urogenitalbereich.
  - **Ausgeprägte ulzerierende/exulzerierende Wunden oder Tumoren,** z. B. starker unangenehmer Geruch oder entstellende Wirkung z. B. bei exulzerierendem Mammakarzinom, Hauttumoren oder Metastasen, Wunden nach Strahlentherapie.
  - **Ausgeprägte Schmerzsymptomatik,** z. B. schlecht oder nicht eingestellte Schmerzen (z. B. neuropathische Schmerzen), Ruheschmerzen, häufig wechselnde Schmerzintensitäten; nicht nur Tumorschmerzen, sondern auch Schmerzen z. B. aus dem Gebiet Neurologie, Rheumatologie etc. können einen SAPV-Einsatz rechtfertigen.
  - **Ausgeprägte respiratorische/kardiale Symptomatik,** z. B. schwer beherrschbare Luftnot oder Angina-pectoris-Beschwerden, Erstickungsanfälle, ausgeprägter und belastender Husten; Vorkommen z. B. bei Bronchialkarzinomen, Lungenmetastasen, Lymphangiosis carcinomatosa, Pleuraergüssen, aber auch bei schwerer COPD, Herzinsuffizienz oder Nierenversagen.
  - **Ausgeprägte neurologische/psychiatrische/psychische Symptomatik,** z. B. Verwirrtheitszustände/Halluzinationen/Delir, massive Angstproblematik bei Schwerstkranken, rezidivierende Krampfanfälle, Lähmungen, Parästhesien; z. B. bei Hirntumoren, komatösen Patienten, aber auch bei schweren Problemen aus dem Bereich der Demenzerkrankungen.
  - **Ausgeprägte gastrointestinale Symptomatik,** z. B. rezidivierende und therapierefraktäre Übelkeit und Erbrechen, schwerer Singultus, schwere Mukositis, Symptome durch einen Ileus/Subileus, ausgeprägter Aszites oder Beschwerden bei Peritonealkarzinose.
  - **Sonstige komplexe Symptomgeschehen,** z. B. massiver Juckreiz, schwere Thrombosen (Phlegmasia coerulea dolens), Autonomieverlust, schweres Fatigue-Syndrom, Symptome einer Hyperkalzämie.

Im Antrag zur Verordnung der SAPV sollten das jeweilige komplexe Symptomgeschehen und der besondere Versorgungsbedarf nicht nur benannt, sondern auch – wie oben beispielhaft aufgeführt – näher beschrieben werden, um den Einsatz eines SAPV-Teams zu rechtfertigen.

Weitere wichtige Angaben auf der SAPV-Verordnung

- **„Verordnungsrelevante Diagnosen“:** Hier sind Angaben zu der in Kürze zum Tode führenden Erkrankung und den belastenden Symptomen zu machen, z. B. Peritonealkarzinose mit Ileussymptomatik, nicht kausal zu therapierendes Lungenödem bei schwerster Herzinsuffizienz, Bronchialkarzinom mit tumorbedingter intrabronchialer Blutung oder mit Bronchialkompression und konsekutiver Dyspnoe etc.
- **„Aktuelle Medikation“:** Hier sind exakte Angaben zur aktuellen Medikation inkl. Einnahmeschema, Dosierung und Applikationsart zu machen sowie die Bedarfsmedikation anzugeben.
- **„Folgende Maßnahmen sind notwendig“:**
  - Hier muss der aktuelle Versorgungsbedarf festgelegt werden. Dieser kann bei einem einzelnen Patienten je nach aktuellem Bedarf variieren und hängt vom Krankheitsverlauf und den jeweiligen Symptomen und deren Ausprägungen ab. Zwischen den einzelnen Versorgungsformen kann gewechselt werden. Zur Verfügung stehen:
    – **Beratung: a) des behandelnden Arztes, b) der behandelnden Pflegekraft, c) des Patienten/Angehörigen.** Inhaltlich bezieht sich die Beratung auf Fragen zur Palliativversorgung und Palliativtherapie, z. B. Schmerz- und Symptombehandlung, palliative Wundversorgung oder Umgang mit der Erkrankung. Die Beratung kann persönlich oder telefonisch erfolgen.
    – **Koordination der Palliativversorgung.** Der Fokus liegt auf der ressourcenorientierten Versorgungsplanung sowie auf Vernetzung von ambulanten und stationären Leistungserbringern.
    – **Additiv unterstützende Teilversorgung.** Sie kommt zum Einsatz, wenn die Beratungs- und Koordinationsleistungen aufgrund einer besonders aufwendigen/zeitintensiven Versorgung nicht mehr ausreichen. Sie beinhaltet einzelne spezielle palliativmedizinische Versorgungsleistungen wie Beratungs- und Koordinationsleistungen, 24-Stunden-Rufbereitschaft inkl. Hausbesuche, palliativmedizinische Symptomlinderung, Einsatz apparativer Hilfsmittel (z. B. Medikamentenpumpen) etc.
    – **Vollständige Versorgung.** Diese stellt die umfassendste Versorgungsstufe dar und beinhaltet die komplette palliativmedizinische Versorgung/Leistungsangebote (ärztlich und pflegerisch) im Rahmen einer SAPV. Sie bezieht sich allerdings nur auf die Palliativversorgung. Andere medizinische Behandlungs- und Versorgungsnotwendigkeiten werden weiterhin durch die Primärversorger (z. B. Hausärzte, Pflegedienste) abgedeckt.
  - Zusätzlich müssen Angaben zu grundsätzlich nötigen SAPV-Maßnahmen gemacht werden, z. B. Behandlung von Wunden mit Blutungsneigung, Ursachenerkennung von Dyspnoe und Festlegung einer entsprechenden Therapie, Beratung zur Flüssigkeitsgabe, Vorgehen bei Krampfanfällen.
- **„Nähere Angaben zu den notwendigen Maßnahmen der SAPV“:** Es sollten möglichst konkrete Angaben für die nötigen SAPV-Maßnahmen gemacht werden, z. B. vorausschauende Planung für Notfälle, 24-Stunden-Rufbereitschaft erforderlich, Anwendung von speziellen Medikamentenpumpen, Durchführung von Aszites- oder Pleurapunktionen, Vermeidung von Krankenhausaufenthalten etc.
- Auf der Rückseite der SAPV-Verordnung muss der Patient oder sein Bevollmächtigter mit Angabe des Datums unterschreiben.

Beispiel

SAPV-Verordnung

Ein Patient ist an einem weit fortgeschrittenen Magenkarzinom erkrankt. Aufgrund eines massiven Aszites sind wöchentliche Aszitespunktionen erforderlich. Der Patient erhält eine SAPV mit Beratungsleistungen. Im weiteren Verlauf der Erkrankung kommen starke Schmerzen hinzu. Da eine orale Medikation aufgrund einer kompletten Magenausgangsstenose nicht mehr möglich ist, wird der Patient mit einer parenteralen Schmerzpumpe versorgt und wechselt damit in der SAPV in die Versorgungsform der additiv unterstützenden Teilversorgung. ▮

Abrechnungsmöglichkeiten für niedergelassene Ärzte

Für die Erstverordnung der SAPV kann die Kostenpauschale **01425,** für die Folgeverordnung die Kostenpauschale **01426** in Ansatz gebracht werden.

Die im Rahmen der palliativmedizinischen Basisversorgung (AAPV Stufe I) von Hausärzten und Kinderärzten erbrachten Leistungen (➤ Kap. 10.1) können mit den **GOP 03370 bis 03373 bzw. 04370 bis 04373** auch bei Patienten, die von einem SAPV-Team versorgt werden, abgerechnet werden. Ausgenommen sind Patienten, die durch den abrechnenden Arzt gleichzeitig in der SAPV mitversorgt werden (keine Doppeltabrechnung möglich) sowie bei einer Vollversorgung durch die SAPV.

Die Kostenerstattungen für die „Besonders qualifizierte und koordinierte palliativmedizinische Versorgung“ (BQKPMV, AAPV Stufe II) können während einer SAPV-Betreuung nicht abgerechnet werden. Einzige Ausnahme ist die Versorgungsform „Beratung“ (➤ Kap. 10.1).

MERKE

- Die SAPV betrifft nur ca. 10 Prozent der schwer kranken Patienten.
- Der verordnende Arzt legt die Art und Weise und die Dauer der SAPV fest.

Tipps für die Praxis

- Bei schwierigen Fragen kann bereits SAPV-Koordination oder SAPV-Beratung weiterhelfen.
- SAPV verordnet auch kostspielige Medikamente (z. B. Schmerzpumpen).
- SAPV erspart den Patienten unnötige Krankenhausaufenthalte (z. B. Pleura- und Aszitespunktionen) und reduziert die Zahl der Krankenhauseinweisungen.
- Beim Ausfüllen der SAPV-Verordnung (s. o.) können die einzelnen SAPV-Teams um Rat gefragt werden.

Weitere Aufgaben der SAPV

Neben der eigentlichen Patientenversorgung spielt in der SAPV die **Betreuung der Angehörigen** eine große Rolle. Sie nimmt oft weit über die Hälfte der Zeit in Anspruch und erstreckt sich auf die gesamte Familie. Neben ausführlichen Gesprächen mit Eltern, Geschwistern und Kindern steht auch die Beurteilung der jeweiligen familiären Struktur im Vordergrund. Ist die Familie des betroffenen Patienten in der Lage, den Kranken bis zu seinem Tode zu Hause zu versorgen? Können die noch kleinen Kinder das Bild der sterbenden Mutter verkraften?

Der Wunsch des Patienten, im häuslichen Umfeld zu bleiben und zu sterben, scheitert zuweilen an der Versorgungsrealität. Hier sind viele Gespräche und viel Verständnis für alle Beteiligten erforderlich. Alternativen müssen eruiert, erläutert und ggf. umgesetzt werden. Zusätzlich gehören **Beratungen bezüglich Unterstützungsmöglichkeiten** sowohl in sozialer als auch in finanzieller Hinsicht häufig zum Aufgabenfeld der SAPV.

In Pflegeheimen müssen Pflegekräfte geschult und im Umgang mit speziellen Problemsituationen (z. B. Auftreten von Schmerzspitzen und akuten Blutungen) unterwiesen werden. Ein Austausch zwischen allen, den Patienten versorgenden Pflegenden und Ärzten, insbesondere den Hausärzten, trägt entscheidend zum Gelingen einer adäquaten Palliativversorgung bei und wird durch das SAPV-Team gefördert.

▮ Beispiele

Betreuung Angehöriger durch das SAPV-Team

Eine 35-jährige Zahnärztin erkrankt an einem Glioblastom. Trotz aller zur Verfügung stehender Therapien kommt es zum Tumorprogress und zur akuten Verschlechterung des klinischen Zustands. Die Mitbetreuung der Patientin erfolgt über die SAPV. Die Patientin hat drei Kinder im Alter von 5, 12 und 15 Jahren. Wegen akuter Verwirrtheitszustände der Patientin ruft der Ehemann in den frühen Morgenstunden den Bereitschaftsdienst des betreuenden SAPV-Teams an. Beim Eintreffen des Palliativarztes und der Palliativschwester ist die Patientin gerade verstorben. Das Palliativteam richtet die Verstorbene für die Familie her. Der Ehemann kommt mit den zwei jüngeren Kindern ins Wohnzimmer, der älteste Sohn bleibt auf seinem Zimmer. Die kleine Tochter legt ihrer Mutter ein selbstgemaltes Bild aufs Bett und kämmt ihr zum letzten Mal die Haare. Der zwölfjährige Sohn hält Abstand, lehnt sich einige Meter entfernt ans Klavier und fängt an zu weinen. Auf die Frage des Palliativteams, was ihn denn jetzt am meisten bedrückt, antwortet der Junge: „Morgen schreibe ich eine Lateinarbeit und ich habe doch meiner Mutter versprochen, die Vokabeln zu lernen, damit ich keine Fünf schreibe. Das kann ich aber doch jetzt nicht!" Das SAPV-Team verspricht dem Jungen, sich um dieses Problem zu kümmern. Am folgenden Tag erfolgt ein ausführliches Gespräch mit dem Lateinlehrer, der viel Verständnis zeigt. Der Junge schreibt die Lateinarbeit mit – und es wurde keine Note Fünf. Der Junge konnte das Versprechen, das er seiner sterbenden Mutter gegeben hatte, halten.

Merke:

- Die Betreuung der Angehörigen ist ein wichtiger Aufgabenbereich der SAPV.
- Kindern bleiben traumatisierende Situation und vor allem das Verhalten beteiligter Personen ein Leben lang in Erinnerung, die sie entscheidend prägen kann.

Einweisung auf eine Palliativstation

Eine 38 Jahre alte Patientin ist an einem Bronchialkarzinom erkrankt. Da die junge Frau Nichtraucherin ist, trifft sie die Diagnose besonders hart. Trotz aller möglichen Therapien kommt es zum raschen Tumorprogress, bei dem an klinischer Symptomatik die Atemnot an erster Stelle steht. Der Hausarzt, der gleichzeitig einer guter Freund des Ehepaars ist, beantragt die SAPV. Zusammen gelingt eine zufriedenstellende Symptomkontrolle, die Patientin kann, entsprechend ihrem Wunsch, zu Hause bleiben und dort versorgt werden.

Nach etwa zwei Wochen tritt erneut massive Atemnot mit Panikattacken auf. Das SAPV-Team bespricht die nunmehr finale Situation mit dem Hausarzt und dem Ehemann. Trotz entsprechender Medikation und klinischer Besserung des Zustands der Patientin kommt es zu einer akuten Überforderung des Ehemanns und des Hausarztes, der sich neben seiner Praxistätigkeit rund um die Uhr um seine Freunde gekümmert hat. Auf Anraten der SAPV wird die Patientin notfallmäßig auf eine Palliativstation eingewiesen. Das SAPV-Team muss vor allem die Selbstvorwürfe des Ehemanns entkräften, dass er den Wunsch seiner Frau, zu Hause zu bleiben, nicht hat erfüllen können. Noch am selben Tag verstirbt die Patientin im Krankenhaus, genau in dem Moment, als Hausarzt und Ehemann kurz das Zimmer verlassen haben.

Merke: Auch kurz vor dem Tode kann bei akuter Überforderung der Angehörigen eine Krankenhauseinweisung erforderlich werden. ▮

Tipps für die Praxis

- Angehörigen bei Überforderung unterstützende Möglichkeiten (z. B. Palliativstation, Hospiz, 24-Stunden-Pflege) aufzeigen.
- Auf Selbstvorwürfe von Angehörigen achten und darauf eingehen.
- Patient und Angehörige bilden eine Einheit, dessen Einzelteile nur endlich belastbar sind.

LITERATUR

Deutsche Gesellschaft für Palliativmedizin (DGP). SAPV Verordnungsformular Muster 63. Aus: www.dgpalliativmedizin.de/images/stories/pdf/000000_Verordnung_Muster_63_4_2009.pdf (letzter Zugriff: 22. November 2019).

Empfehlungen des GKV-Spitzenverbandes nach § 132d Abs. 2 SGB V für die spezialisierte ambulante Palliativversorgung vom 23.6.2008 in der Fassung vom 5.11.2012. Aus: www.gkv-spitzenverband.de/media/dokumente/krankenversicherung_1/hospiz_palliativversorgung/Palliativ_Empfehlungen_nach__132d_Abs_2_SGB_V_05-11-20102.pdf (letzter Zugriff: 22. November 2019).

Gemeinsamer Bundesausschuss. Richtlinie des Gemeinsamen Bundesausschusses zur Verordnung von spezialisierter ambulanter Palliativversorgung. Aus: www.g-ba.de/downloads/62-492-437/SAPV-RL_2010-04-15.pdf (letzter Zugriff: 22. November 2019).

Leitlinienprogramm Onkologie (Deutsche Krebsgesellschaft, Deutsche Krebshilfe, AWMF). Erweiterte S3-Leitlinie Palliativmedizin für Patienten mit einer nicht-heilbaren Krebserkrankung (Langversion 2.0, August 2019). Aus: www.awmf.org/uploads/tx_szleitlinien/128-001OLl_S3_Palliativmedizin_2019-09.pdf (letzter Zugriff: 22. November 2019).

Melching H. Faktencheck Gesundheit: Palliativversorgung – Modul 2 – Strukturen und regionale Unterschiede in der Hospiz-und Palliativversorgung. Aus:https://faktencheck-gesundheit.de/fileadmin/files/BSt/Publikationen/Graue Publikationen/Studie_VV__FCG_Versorgungsstrukturen-palliativ.pdf (letzter Zugriff: 22. November 2019).

10.3 Palliativdienst

Elisabeth Krull

Rahmenbedingungen

Ein Palliativdienst ist ein Angebot der spezialisierten stationären Palliativversorgung. Er betreut Patienten mit einer fortgeschrittenen, nicht heilbaren Erkrankung und begrenzter Lebenszeit, die nicht auf einer Palliativstation, sondern auf einer Allgemeinstation im Krankenhaus betreut werden. Eine palliativmedizinische Beratung und Mitbehandlung erfolgt auf Anforderung und in enger Abstimmung mit dem Bereich und dem Team, von dem der Patient primär behandelt wird. Die Grundvoraussetzung einer patientenorientierten Zusammenarbeit ist die gemeinsame Festlegung von Therapiezielen. Eine kooperative Patientenbehandlung und -betreuung ist mit jeder Fachdisziplin möglich (Onkologie, Kardiologie, Neurologie, Gynäkologie u. a.).

Palliativdienste sind ein wichtiger Teil eines qualifizierten, spezialisierten und umfassenden Behandlungsangebots eines Krankenhauses bei der Versorgung von Patienten mit nicht heilbaren Erkrankungen. Auch wenn das Krankenhaus über eine Palliativstation verfügt, ist der Palliativdienst eine wichtige und sinnvolle Ergänzung. Die Patienten werden vom Palliativdienst mitbehandelt und betreut, sodass sie in den Abteilungen und Stationen bleiben können, die sie bereits kennen. Dort können sie durch das ihnen vertraute Team, gemeinsam mit dem Palliativdienst, adäquat behandelt werden.

Personalstruktur

10

Palliativdienste arbeiten multiprofessionell. Patienten werden ganzheitlich unter Berücksichtigung aller Lebensbereiche behandelt. Das Kernteam sollte aus drei Berufsgruppen zusammengesetzt sein: aus erfahrenen, spezialisierten Palliativmedizinern und Palliativpflegekräften sowie Mitarbeitern aus einem anderen Bereich, häufig aus psychosozialen Berufsgruppen. Entsprechend der Krankenhausstruktur ist eine Erweiterung durch und eine enge Zusammenarbeit mit weiteren Berufsgruppen sinnvoll und anzustreben, z. B. mit Physiotherapeuten, Seelsorgern oder Apothekern. Der Palliativdienst ist während der Regelarbeitszeit im Krankenhaus verfügbar. Zudem ist eine 24-Stunden-Erreichbarkeit und, bei fachlicher Notwendigkeit, die Anwesenheit eines Facharztes aus dem Palliativdienst erforderlich.

Leistungsangebot

Die Ziele der Behandlung und Betreuung eines Palliativdienstes sind, wie auf der Palliativstation (➤ Kap. 10.4), die Linderung belastender Symptome, die Unterstützung in der Krankheitsverarbeitung und die Vorbereitung und Sicherstellung der weiteren Versorgung.

Tipps für die Praxis

- Palliativdienste sind Angebote einer ergänzenden spezialisierten, stationären Palliativversorgung.
- Eine palliativmedizinische Mitbehandlung erfolgt in enger Abstimmung und Zusammenarbeit mit dem primär versorgenden Bereich.
- Grundvoraussetzung der patientenorientierten und kooperativen Zusammenarbeit ist eine gemeinsame Therapiezielplanung.
- Die Versorgung erfolgt durch ein multiprofessionelles Team. Die Qualität der Versorgung ist durch eine 24-Stunden-Erreichbarkeit und ggf. Anwesenheit eines Facharztes aus dem Palliativdienst sichergestellt.
- Behandlungsangebote sind Linderung belastender Symptome, Unterstützung bei einer geplanten Therapiezieländerung und bei der Klärung ethischer Fragestellungen sowie die Sicherstellung der weiteren Versorgung.

Beispiel

Patient mit Glioblastom

Ein 72 Jahre alter Patient mit einem Rezidiv bei Glioblastom wird am Wochenende notfallmäßig auf der neurologischen Station aufgenommen. Erstmalig war zu Hause ein epileptischer Anfall aufgetreten. Zudem klagt der Patient über starke Kopfschmerzen und Übelkeit. Es werden eine antikonvulsive und eine Cortisontherapie eingeleitet, um den Hirndruck zu senken. Begleitend wird der Palliativdienst eingeschaltet. Dieser beginnt eine orale Schmerztherapie und erstellt einen Notfallplan in Abstimmung mit dem Team der Neurologie.

Die Ehefrau, der Sohn und die Schwiegertochter, die gemeinsam in einem Haus mit dem Patienten wohnen, werden in den Notfallplan eingewiesen. Die Entlassung wird vom Palliativdienst vorbereitet. Hilfsmittel werden organisiert und der Antrag auf die Einstufung in einen Pflegegrad gestellt. Der Hausarzt wird informiert und erhält den Notfallplan per Fax. Zudem wird in Absprache mit dem Hausarzt ein SAPV-Team in die Versorgung mit einbezogen.

Merke: Palliativdienste beraten Patienten auf Allgemeinstationen zu palliativmedizinischen Fragestellungen und behandeln sie in enger Abstimmung und bei gemeinsamer Therapiezielplanung mit dem Team der Abteilung bzw. Station, auf der der Patient primär behandelt wird. ▮▮

LITERATUR

Leitlinienprogramm Onkologie (Deutsche Krebsgesellschaft, Deutsche Krebshilfe, AWMF). Erweiterte S3-Leitlinie Palliativmedizin für Patienten mit einer nicht-heilbaren Krebserkrankung (Langversion 2.0, August 2019). Aus: www.awmf.org/uploads/tx_szleitlinien/128-001OLl_S3_Palliativmedizin_2019-09.pdf (letzter Zugriff: 22. November 2019).

10.4 Palliativstation

Elisabeth Krull

Rahmenbedingungen

Palliativstationen sind stationäre Einrichtungen der spezialisierten Palliativversorgung. Sie sind als Teil eines Krankenhauses oder einer Universitätsklinik eigenständige Bereiche. An der Klinik für Chirurgie der Universität in Köln entstand 1983 mit Unterstützung der Deutschen Krebshilfe die erste Palliativstation (➤ Kap. 10.2). Im Jahr 2016 gab es mehr als 300 Palliativstationen in Deutschland. Die Verteilung und Anzahl sowie das Verhältnis von Palliativ- und Hospizbetten ist in den einzelnen Bundesländern sehr unterschiedlich. In Deutschland geht man zurzeit von einem Bedarf von 50 Betten je 1 Million Einwohner aus, hierbei sind Hospiz- und Palliativbetten zusammengefasst (DHPV 2018).

Ein besonderes Merkmal von Palliativstationen sind die räumliche Gestaltung und Ausstattung. Die Patientenzimmer sind als Einbett-, maximal als Zweibettzimmer konzipiert. Häufig haben die Zimmer Zugang zu einem Außenbereich. Neben ansprechend und wohnlich eingerichteten weiteren Räumen (z. B. Küche oder Aufenthaltsraum) gibt es Rückzugsmöglichkeiten für Patienten und Angehörige. Eine Übernachtungsmöglichkeit für Angehörige ist in der Regel entweder im Zimmer oder in einem nahen separaten Bereich gegeben. Die ansprechende und ruhige Atmosphäre unterscheidet sich grundlegend von anderen Krankenhausbereichen. Patienten und Angehörige empfinden dies häufig als sehr wohltuend und beruhigend.

Die Finanzierung des Aufenthalts auf einer Palliativstation erfolgt über die Krankenkasse. Voraussetzung für die Aufnahme ist die stationäre Behandlungsbedürftigkeit. Der Aufenthalt auf einer Palliativstation wird über das DRG-System abgerechnet. Die maximale Verweildauer ergibt sich aufgrund der Haupt- und Nebendiagnosen des Patienten und ist abhängig von weiteren Faktoren wie der aktuellen Befindlichkeit, zu erwartender verbleibender Lebenszeit und weiteren Versorgungsmöglichkeiten. In der Regel beträgt die obere Grenzverweildauer zwei Wochen. Die durchschnittliche Verweildauer liegt zwischen zehn und zwölf Tagen. Danach erfolgt die Entlassung nach Hause, in ein Hospiz oder in eine andere Einrichtung, z. B. in ein Pflegeheim. Aufgrund des zeitlich begrenzten Aufenthalts ist es wichtig, frühzeitig die weitere Versorgung zu klären und die Entlassung gut vorzubereiten. Ein Teil der Patienten verstirbt auf der Palliativstation.

Personalstruktur

Die Deutsche Gesellschaft für Palliativmedizin (DGP) empfiehlt Anhaltswerte für eine angemessene personelle Ausstattung sowohl hinsichtlich der Anzahl als auch der Qualifikation. Ein bedeutendes Merkmal der Behandlung und Betreuung auf einer Palliativstation ist der ganzheitliche Ansatz, d. h., die Patienten werden in allen Lebensbereichen (körperlich, seelisch, sozial und spirituell) gesehen, behandelt und begleitet. Die Versorgung erfolgt durch ein multiprofessionelles Team aus Ärzten, Pflegenden und Vertretern weiterer Berufsgruppen, z. B. Sozialarbeiter, Psychologen, Physiotherapeuten, Seelsorger, Apotheker. Zusätzlich erhalten Patienten und Angehörige weitere Angebote wie z. B. Kunsttherapie, Musiktherapie oder palliative Atemtherapie.

Um die qualifizierte Behandlung und Versorgung sicherzustellen, soll ein ärztlicher und pflegerischer Dienst mit spezialisierter palliativer Qualifikation rund um die Uhr jeden Tag zur Verfügung stehen. Zusätzlich werden auf den Stationen ehrenamtliche Hospizbegleiter eingesetzt, die die Patienten und ihre Angehörigen in enger Abstimmung mit dem Stationsteam begleiten.

Die personelle Ausstattung (Anzahl und Qualifikation) ist mit anderen Bereichen, z. B. einer allgemeinen Station im Krankenhaus oder mit Senioren- und Pflegeheimen, nicht vergleichbar. Die besondere Betreuung und Pflege, wie sie auf einer Palliativstation angeboten wird, ist in Krankenhäusern und Kliniken nicht möglich.

Aufnahmegründe

Gründe für die Aufnahme auf einer Palliativstation sind komplexe Symptombelastung (z. B. wiederholte Atemnotattacken mit Erstickungsangst) und eine aufwendige medizinische oder pflegerische Versorgung (z. B. exulzerierende Tumorwunden mit Blutungsneigung). Zur Symptomlinderung sind ggf. in einzelnen Fällen antiproliferative Therapien, palliative Strahlentherapie und Transfusionen angezeigt.

Auch die Unsicherheit bezüglich der weiteren Behandlung und Versorgung, die Auseinandersetzung mit einer erforderlichen Therapiezieländerung und mit ethischen Fragestellungen bezüglich der aktuellen Behandlung (z. B. parenterale vs. enterale Ernährung, nicht invasive Beatmung) rechtfertigen die Aufnahme und den Aufenthalt auf einer Palliativstation. Ein weiterer, besonderer Aufnahmegrund ist häufig eine „psychosoziale Krise", eine Überforderung der Angehörigen. Hier besteht das Angebot einer vorübergehenden Betreuung zur Entlastung der Angehörigen und zur Sicherstellung der weiteren häuslichen Versorgung (respite care).

Die stationäre Aufnahme erfolgt, wenn die ambulante Behandlung und Begleitung, ggf. auch mit spezialisierter ambulanter Palliativversorgung (SAPV ➤ Kap. 10.2), nicht ausreichend bzw. nicht möglich ist.

Leistungsangebot

Die Ziele der Behandlung und Betreuung auf einer Palliativstation sind die Symptomlinderung, die Unterstützung bei der Krankheitsverarbeitung und die Vorbereitung und Sicherstellung der weiteren adäquaten Versorgung. Die Betreuung der Angehörigen und deren Einbeziehung in die Versorgung haben einen hohen Stellenwert. Sie sind die wichtigsten Bezugspersonen. Durch Informationen, Beratungen, Anleitungen und fachliche und emotionale Unterstützung während des Aufenthalts sollen und können sie befähigt und gestärkt werden, die weitere Betreuung und Pflege, auch bei Fortschreiten der Erkrankung, zu übernehmen.

Die Leistungsangebote von Palliativstationen tragen einzeln oder in der Summe zu einem Erhalt oder einer Verbesserung der Lebensqualität bei und zwar sowohl bei den Patienten als auch bei den Angehörigen.

Tipps für die Praxis

- Palliativstationen sind eigenständige, spezialisierte palliativmedizinische Bereiche eines Krankenhauses.
- Die Aufnahme kann bei stationärer Behandlungsbedürftigkeit erfolgen. Der Aufenthalt ist zeitlich begrenzt.
- Die Finanzierung des stationären Aufenthalts erfolgt über die Krankenkasse.
- Die Versorgung erfolgt durch ein multiprofessionelles Team mit 24-Stunden-Verfügbarkeit.
- Behandlungsangebote sind Symptomlinderung, Unterstützung bei einer geplanten Therapiezieländerung und bei der Klärung ethischer Fragestellungen, Sicherstellung der weiteren Versorgung sowie Entlastung und Befähigung pflegender Angehöriger.

Beispiel

Patientin mit kleinzelligem Bronchialkarzinom

Eine 76 Jahre alte Patientin mit einem Bronchialkarzinom lebt gemeinsam mit ihrem Ehemann auf einem einsam gelegenen Bauernhof. Der Sohn mit Familie wohnt 400 Kilometer entfernt. Immer wieder kommt es bei der Patientin durch das Bronchialkarzinom zu Atemnotattacken mit Erstickungsangst. Trotz Notfallplan und Begleitung und Mitbehandlung durch ein SAPV-Team ruft der Ehemann bei Atemnot sofort den Notarzt. In Absprache mit dem Hausarzt und dem SAPV-Team wird die Patientin auf der Palliativstation eines Krankenhauses aufgenommen. Die bestehende Therapie wird unverändert weitergeführt. Auf der Palliativstation treten die Atemnotattacken viel seltener auf und lassen sich mit der schnell wirkenden Bedarfsmedikation, aber insbesondere durch eine beruhigende Begleitung, rasch und zufriedenstellend lindern.

In einfühlsamen Gesprächen mit dem Ehepaar beschreibt der Ehemann seine Angst, wenn er bei einer Atemnotattacke allein mit seiner Frau ist. Seine Frau spürt diese Angst, die sich auf sie überträgt und ihre eigene Angst und Atemnot verstärkt. Von der Station aus wird in Absprache mit der Patientin, den Angehörigen, dem Hausarzt und dem SAPV-Team über den Sozialdienst eine 24-Stunden-Betreuungskraft organisiert. Nach der Entlassung der Patientin kommt einmal täglich ein Pflegedienst zur Unterstützung bei der Körperpflege. Eine palliative Atemtherapeutin behandelt die Patientin nach der Entlassung zweimal wöchentlich zu Hause. Ein ambulanter Hospizdienst begleitet das Ehepaar und ermöglicht dem Ehemann Freiräume, um z. B. Besorgungen zu machen oder einfach Zeit für sich zu haben. Die Mitbehandlung erfolgt weiterhin durch das SAPV-Team.

Merke: Die vorübergehende Aufnahme auf eine Palliativstation führt zur Entlastung der Angehörigen und zu einer verbesserten Planung und Organisation der weiteren Versorgung. ▮

LITERATUR

Deutsche Gesellschaft für Palliativmedizin (DGP). Wegweiser Hospiz- und Palliativversorgung Deutschland. Aus: www.dgpalliativmedizin.de/projekte/wegweiser-hospiz-und-palliativversorgung-deutschland.html (letzter Zugriff: 24. September 2019).

Deutscher Hospiz und PalliativVerband (DHPV). Hospiz: ambulant vor stationär. Aus: www.dhpv.de/themen_hospize.html (letzter Zugriff: 24. September 2019).

Leitlinienprogramm Onkologie (Deutsche Krebsgesellschaft, Deutsche Krebshilfe, AWMF). Erweiterte S3-Leitlinie Palliativmedizin für Patienten mit einer nicht-heilbaren Krebserkrankung (Langversion 2.0, August 2019). Aus: www.awmf.org/uploads/tx_szleitlinien/128-001OLl_S3_Palliativmedizin_2019-09.pdf (letzter Zugriff: 24. September 2019).

10.5 Hospiz

Elisabeth Krull

Rahmenbedingungen

Stationäre Hospize sind organisatorisch und räumlich eigenständige Bereiche mit eigenem Versorgungsauftrag und Konzept. Die gesetzliche Grundlage bilden § 39a SGB V und eine Rahmenvereinbarung. Sie werden sowohl der allgemeinen als auch der spezialisierten Palliativversorgung zugeordnet (➤ Kap. 10.1, ➤ Kap. 10.2). Hospize haben durchschnittlich zehn Betten (mindestens 8 bis maximal 16). Die durchschnittliche Verweildauer in Deutschland liegt bei 20 Tagen. In der Regel werden Patienten aufgenommen, deren Lebenserwartung bis zu drei, maximal bis zu sechs Monate beträgt. Das erste Hospiz öffnete 1986 in Aachen mit zwölf Plätzen. Das erste Kinderhospiz nahm 1998 in Olpe seine Arbeit auf. Nach Angaben des Deutschen Hospiz- und Palliativverbands (DHPV) gab es im Jahr 2019 in Deutschland 247 stationäre Hospize. Eingerechnet wurden die stationären Hospize für Erwachsene und für Kinder, Jugendliche und junge Erwachsene. In der Regel erfolgt die Versorgung in den stationären Hospizen nach Generationen getrennt. In Kassel wurde 2016 das erste Mehrgenerationenhospiz eröffnet.

Stationäre Hospize sind der letzte Lebensort, das „letzte Zuhause" für schwer kranke und sterbende Menschen. Betreute Personen werden nicht Patienten, sondern Bewohner genannt. Die Einrichtungen zeichnen sich durch eine besonders ansprechende und wohnliche Einrichtung und Gestaltung aus. Sie vermitteln durch eine familiäre Atmosphäre und einen wertschätzenden Umgang mit Bewohnern und ihren Angehörigen Gefühle von Willkommen-Sein, Ruhe und Geborgenheit. Die Bewohner haben Einzelzimmer, die mit persönlichen Dingen individuell gestaltet werden können. Häufig haben die Zimmer Zugang zu einem Außenbereich. Neben Begegnungsräumen, z. B. Küche oder Aufenthaltsraum, gibt es Rückzugsmöglichkeiten für Patienten und Angehörige. Häufig gibt es sogenannte „Räume der Stille" oder Andachtsräume. In einigen Hospizen dürfen Haustiere mitgebracht werden oder es gibt sogar hauseigene Tiere. Für Angehörige stehen Übernachtungsmöglichkeiten zur Verfügung.

Hospize werden durch eine Mischfinanzierung unterhalten, die im Jahr 2015 durch das Hospiz- und Palliativgesetz (HPG) aktualisiert wurde. Kranken- und Pflegekassen tragen 95 Prozent der Kosten. Die verbleibenden fünf Prozent werden vom Träger oder über Spenden finanziert. Seit 2009 sind Bewohner von einem Eigenanteil befreit. Pflegerische Leistungen und Leistungen anderer, nicht ärztlicher Berufsgruppen erfolgen durch Mitarbeiter des Hospizes. Ärztliche Leistungen werden von niedergelassenen Ärzten im Rahmen ihrer vertragsärztlichen Tätigkeit erbracht. Bei besonderen palliativmedizinischen Fragestellungen und Tätigkeiten (z. B. Punktionen) erfolgt eine unterstützende Behandlung durch Palliativmediziner eines SAPV-Teams.

Personalstruktur

Der DHPV gibt Empfehlungen für Anhaltswerte einer angemessenen personellen Ausstattung, bezogen auf die Anzahl und die Qualifikation der Pflegekräfte und von Vertretern weiterer Berufsgruppen, z. B. Sozialarbeiter, Psychologen und Seelsorger. Der Anteil der in Palliative Care weitergebildeten Pflegekräfte sollte 55 bis 100 Prozent betragen. Die Bewohner werden, wie auf der Palliativstation (➤ Kap. 10.4), ganzheitlich betreut, d. h., sie werden in allen Lebensbereichen (körperlich, seelisch, sozial und spirituell) gesehen, behandelt und begleitet. Aufgrund des häufig längeren Aufenthalts herrscht oftmals eine enge, vertrauensvolle Beziehung zwischen den Bewohnern und dem Personal des Hospizes.

Für die ärztliche Versorgung durch Hausärzte oder feste Kooperationsärzte bedarf es einer palliativmedizinischen Basisqualifikation (40-Stunden Basiskurs Palliativmedizin [➤ Kap. 10.2]). Eine 24-Stunden-Erreichbarkeit, auch an Sonn- und Feiertagen, ist zu gewährleisten.

Die Versorgung erfolgt durch ein multiprofessionelles Team aus Ärzten, Pflegenden und weiteren Berufsgruppen. Eine spezialisierte Palliativpflege ist täglich 24 Stunden lang sichergestellt. Zusätzlich erhalten die Bewohner weitere Angebote wie z. B. Kunsttherapie, Musiktherapie, palliative Atemtherapie, Aromapflege oder tiergestützte Therapie. Diese Zusatzangebote werden durch Spenden finanziert. Ehrenamtliche Hospizbegleiter sind fester Bestandteil des Hospizes. Sie unterstützen das Team und begleiten die Bewohner und ihre Angehörigen in enger Abstimmung mit dem Team.

Die personelle Ausstattung (Anzahl und Qualifikation) ist im Vergleich mit anderen Bereichen, z. B. mit allgemeinen Stationen im Krankenhaus oder Senioren- und Pflegeheimen, nicht vergleichbar. Sie ist deutlich besser, d. h., eine Pflegekraft versorgt deutlich weniger Patienten. Eine individuelle Betreuung und Pflege, wie sie im Hospiz angeboten wird, ist in Krankenhäusern und Pflegeheimen schon aus zeitlichen Gründen nicht umsetzbar.

Aufnahmegründe

Eine Aufnahme in ein stationäres Hospiz erfolgt auf Anordnung (Einweisung) durch einen niedergelassenen Arzt oder im Anschluss an einen stationären Krankenhausaufenthalt.

MERKE

Ist erkennbar, dass ein Patient die Versorgung in einem Hospiz benötigt, sollte frühzeitig eine Anmeldung erfolgen. Da ein Bett nicht immer gleich zur Verfügung steht, haben viele stationäre Hospize längere Anfragelisten.

Neben einer erforderlichen, besonders aufwendigen Versorgung der Patienten und belastenden Symptomen (z. B. Schmerzen, Atemnot, Unruhe) ist ein weiterer Grund für die Aufnahme in ein Hospiz, dass die erforderliche Versorgung weder zu Hause noch in einer stationären Pflegeeinrichtung erbracht werden kann. Ursachen hierfür sind eine Überlastung der Angehörigen oder die zu hohe Anforderung an Pflegende einer stationären Pflegeeinrichtung bei besonders aufwendiger Versorgung oder bei besonders komplexen Symptomen. In begründeten Fällen ist auch eine Aufnahme aus einem Senioren- oder Pflegeheim möglich, wenn die palliativ-pflegerische Versorgung die fachlichen Kompetenzen der Mitarbeiter der Einrichtung und deren zeitliche Ressourcen übersteigt. Zudem ist für die Aufnahme im Hospiz vorausgesetzt, dass eine Krankenhausbehandlung nicht erforderlich ist.

Grundsätzlich muss der Patient vor Aufnahme im Hospiz über seine Prognose, seine zu erwartende verbleibende Lebenszeit und den Auftrag des Hospizes aufklärt werden, d. h., er muss darüber informiert sein, dass er dort bis zu seinem Tod betreut werden kann und soll.

Leistungsangebot

Die Ziele der Behandlung und Betreuung in einem Hospiz sind die Symptomlinderung, die Unterstützung bei der Krankheitsverarbeitung und die Vorbereitung auf und die Begleitung in der Sterbephase. Zur Symptomlinderung sind ggf. in einzelnen Fällen antiproliferative Therapien, palliative Strahlentherapie und Transfusionen angezeigt. Angehörige werden als wichtigste Bezugspersonen in die Versorgung mit einbezogen und mit umsorgt. Durch fachliche und emotionale Unterstützung werden sie auf das Sterben ihres Angehörigen und dessen Begleitung vorbereitet. Sie haben immer kompetente und zugewandte Ansprechpartner, die ihnen zur Seite stehen und sie auf Wunsch auch jederzeit entlasten. Viele einzelne Faktoren führen dazu, dass der Aufenthalt in einem Hospiz und die letzte Lebenszeit lebenswert sind. Einige wenige Bewohner erholen und stabilisieren sich durch die umfassende Versorgung und Betreuung und werden wieder aus dem Hospiz entlassen.

Angehörigen werden nach dem Tod des Bewohners Angebote zur Trauerbegleitung aufgezeigt und auf Wunsch vermittelt.

Tipps für die Praxis

- Stationäre Hospize sind eigenständige Bereiche mit speziellem Versorgungsauftrag und Konzept.
- Die Aufnahme erfolgt, wenn keine Krankenhausbedürftigkeit vorliegt, die erforderliche Versorgung zu Hause oder in der stationären Pflegeeinrichtung aber nicht erbracht werden kann.
- Bei voraussichtlich begrenzter Lebenszeit von wenigen Monaten sind eine Aufnahme und eine Versorgung bis zum Tod möglich.
- Die Finanzierung erfolgt über die Kranken- und Pflegekassen und über Spenden.
- Ein multiprofessionelles Team mit kontinuierlicher palliativpflegerischer Anwesenheit und mit 24-Stunden-Erreichbarkeit des zuständigen Arztes versorgt die Bewohner.
- Behandlungsangebote sind Symptomlinderung, Unterstützung bei der Krankheitsbewältigung und Vorbereitung auf und Begleitung in der Sterbephase.
- Eine möglichst frühzeitige Anmeldung im Hospiz bei absehbarem Bedarf ist empfehlenswert.

Beispiel

Patientin mit Astrozytom

Eine 28 Jahre alte Patientin ist an einem Astrozytom (WHO Grad II) mit zunehmender neurologischer Symptomatik (kognitive Verlangsamung, motorische Ausfälle, rezidivierende fokale und generalisierte epileptische Anfälle) erkrankt. Die Patientin lebt wieder bei ihren Eltern, in ihrem ehemaligen Kinderzimmer, da eine selbstständige Lebensführung aufgrund des Fortschreitens der Erkrankung nicht mehr möglich ist. Ein Bruder wohnt 300 Kilometer entfernt. Die Patientin hat einen großen Freundes- und Bekanntenkreis, aber keine partnerschaftliche Beziehung. Da sich ihr Allgemeinzustand und die Symptomatik (Hirndrucksymptomatik mit beginnender transfalxialer und transtentorieller Herniation) stetig verschlechtern und ihre Pflegebedürftigkeit zunimmt, kommt es zu emotionaler und körperlicher Überlastung der Eltern. Zudem kommt es wegen der Überfürsorglichkeit und Bevormundung des Vaters zu Spannungen zwischen der Patientin und den Eltern und zu wiederholten Auseinandersetzungen zwischen den Eltern.

Nach mehrfachen einfühlsamen Gesprächen mit der Patientin und den Eltern und mit Zustimmung aller Beteiligten erfolgt eine bereits geplante Verlegung ins Hospiz, wo die Symptome gut kontrolliert werden können. Die Patientin verstirbt dort nach zwei Wochen. Sie wirkt während des gesamten Aufenthalts sehr entspannt. Die Patientin wird rund um die Uhr abwechselnd von ihren Eltern und den engsten Freunden begleitet, wobei besuchsfreie Zeiten bewusst eingeplant werden. Die Eltern können sich ganz auf die Begleitung ihrer Tochter in der letzten Lebensphase konzentrieren und werden vom Hospizteam und von ihren Freunden aufgefangen und umsorgt.

Merke: Die Betreuung in einem stationären Hospiz ermöglicht Angehörigen die Begleitung der ihnen nahestehenden Schwerkranken und Sterbenden. Dabei werden sie vom Hospizteam unterstützt und umsorgt. ❚❚

LITERATUR

Deutsche Gesellschaft für Palliativmedizin (DGP). Wegweiser Hospiz- und Palliativversorgung Deutschland. Aus: www.dgpalliativmedizin.de/projekte/wegweiser-hospiz-und-palliativversorgung-deutschland.html (letzter Zugriff: 22. November 2019).

Deutscher Hospiz und PalliativVerband (DHPV). Hospiz: ambulant vor stationär. Aus: www.dhpv.de/themen_hospize.html (letzter Zugriff: 22. November 2019).

Leitlinienprogramm Onkologie (Deutsche Krebsgesellschaft, Deutsche Krebshilfe, AWMF). Erweiterte S3-Leitlinie Palliativmedizin für Patienten mit einer nicht-heilbaren Krebserkrankung (Langversion 2.0, August 2019). Aus: www.awmf.org/uploads/tx_szleitlinien/128-001OLl_S3_Palliativmedizin_2019-09.pdf (letzter Zugriff: 22. November 2019).

KAPITEL

11 Komplementäre Methoden in der Tumortherapie

Sigrun Gabius, Ricarda Krüger, Elisabeth Krull

11.1 Anwendung komplementärer Methoden

Sigrun Gabius, Ricarda Krüger

Der Wunsch des Patienten, im Verlauf einer Therapie keine Möglichkeit ungenutzt zu lassen, öffnet ein breites Feld für die Anwendung von Methoden mit unterschiedlichen Graden wissenschaftlicher Qualität. Edzard Ernst drückt diesen Sachverhalt eindrucksvoll aus, indem er sinngemäß schreibt: *Mit der Diagnose „Krebs" konfrontiert, meinen viele Patienten, nichts unversucht lassen zu dürfen* (Ernst 2012). In diesem Sinn gehört die eingehende Besprechung der Angebote an begleitenden Maßnahmen zur verantwortungsvollen und vertrauensbildenden Beratung der Patienten. Synonym zum Begriff „begleitend" werden Bezeichnungen wie „komplementär" oder „supportiv" verwendet, um den integrativen Charakter der Onkologie hervorzuheben. Für die Praxis verdienen in diesem Zusammenhang zwei Punkte eine grundsätzliche Hervorhebung:

- Die Anwendung von begleitenden Methoden, zu denen der Patient häufig eine positive Einstellung hat, kann einen Placeboeffekt auslösen, sodass auch wissenschaftlich (objektiv) unwirksame Maßnahmen in einem solchen Kontext positiv beurteilt werden können (zur Geschichte und Klinik des Begriffs „Placebo" siehe Schonauer 1992, Windeler 1998, Ernst 2012).
- Entgegen landläufiger Meinung können Anwendungen bestimmter Methoden auch unerwünschte und negative Wirkungen auslösen, derer man sich bewusst sein muss und vor denen der Patient geschützt werden muss (primum non nocere).

Die Behandlung einer bakteriellen Infektion ist vergleichsweise einfach: Diagnose, die Verschreibung eines Antibiotikums, vielleicht noch der Hinweis auf z. B. Buttermilch nach Behandlungsende zur Wiederherstellung der Darmflora, des Mikrobioms. Im

Rahmen der Tumortherapie hingegen gewinnt der Begriff der „personalisierten Medizin" eine facettenreiche Bedeutung, und viele Methoden werden empfohlen, den Patienten auf seinem Therapieweg zu unterstützen, manchmal sogar auch als Alternativen.

Aus wissenschaftlicher Sicht weist die Analyse komplementärer Methoden auf eine zentrale Bedeutung des **Placeboeffektes** hin. Bei diesen Therapierichtungen, insbesondere bei den u. g. unkonventionellen Verfahren (➤ Kap. 11.8) fehlen trotz ausgiebiger Anwendung häufig valide Nachweise der eigenständigen Wirksamkeit. Somit scheint es sehr zweifelhaft, in diesen Fällen mehr von immer wieder angesprochenen randomisierten klinischen Studien zu erwarten, zumal ihr Ergebnis, falls negativ, ohnehin wenig an der Popularität dieser Methoden ändern dürfte (für die Diskussion dieser Problematik siehe Gorski und Novella 2014). Mit empathischem Blick auf das Wohlbefinden („the patient's mind, body and spirit", die Ansatzpunkte einer unterstützenden Begleitung durch den Hausarzt im Zusammenspiel mit dem Onkologen; siehe hierzu auch Fulop et al. 2017) sind solide Informationen über Möglichkeiten und Grenzen supportiver Maßnahmen für ein vertrauensvolles Zusammenwirken von Patient, Spezialisten und Hausarzt optimal.

In der folgenden beispielhaften Zusammenstellung werden folgende Verfahren mit erfahrungs- und naturheilkundlichem Hintergrund besprochen: Bewegungstherapie, Entspannungstechniken, Ernährung, Musik- und Tanztherapie, Phytotherapie und Teezubereitungen sowie Wasser- und Kneipp-Anwendungen. In einem weiteren Abschnitt wird auf zwei unkonventionelle Verfahren (Homöopathie, anthroposophische Medizin) ohne naturwissenschaftlichen Hintergrund eingegangen. Eine detaillierte Besprechung dieser und weiterer Verfahren ist in dem Buch „Die andere Medizin – Nutzen und Risiken sanfter Heilmethoden" nachzulesen (Federspiel und Herbst 1992).

11.2 Körperliche Mobilisierung

Sigrun Gabius, Ricarda Krüger

Der behandelnde Arzt sollte, der Situation des Patienten angepasst, die Möglichkeit in Erwägung ziehen, körperliche Mobilisierung in den Tagesablauf einzubeziehen, z. B. als Bewegungsübungen, sportliche Aktivität oder Yoga. Im Vordergrund sollte dabei der Aspekt stehen, patientenorientiert Ziele mit ambitionierter Einstellung oder mit spielerischer Freude zu erreichen, ohne sich zu überfordern. Soziale Aspekte durch Gruppenübungen in Schwimmbädern oder Lauftreffs können zudem im Sinne eines gegenseitigen Anspornens Mut machen. In diesem Rahmen können als Teil einer Physiotherapie Atemübungen eingebaut werden. Bewusste Atemlenkung kann zum Stressabbau beitragen (Entspannungstechniken ➤ Kap. 11.3). Auf gezielt herbeigeführte Hyperventilation ist jedoch nicht nur bei Asthmakranken zu verzichten.

Detaillierte Informationen zum Thema körperliche Aktivität bei Tumorerkrankungen sind in ➤ Kap. 4.7 nachzulesen.

11.3 Entspannungstechniken

Sigrun Gabius, Ricarda Krüger

Entspannungstechniken wie autogenes Training, Meditation und Qigong haben sich in unterschiedlichen Kulturkreisen darin bewährt, die Symptomatik funktioneller Störungen zu lindern. Da eine positive Erwartung des Patienten für die Wirkung von zentraler Bedeutung ist, sollten persönliche Präferenzen zu bestimmten Denkrichtungen und Anwendungsformen gründlich ausgelotet werden. In diesem Sinn können dann individuell auch Akupunktur oder Massagetechniken Einsatz finden, um Spannungen abzubauen.

11.4 Ernährung und Nahrungsergänzungsmittel

Sigrun Gabius, Ricarda Krüger

In Bezug auf die Ernährung galt lange das Motto „viel hilft viel", und die Gabe von Vitaminen als Nahrungsergänzung wurde sogar in Megadosen empfohlen, wie das Beispiel von Vitamin C belegt. Als Auslöser eines Paradigmenwechsels bei der Beurteilung der Supplementation der Ernährung gelten der vorzeitige Abbruch der ATBC (Alpha-Tocopherol Beta-Carotene Cancer Prevention-) und CARET (Carotene Retinol-)Studien aufgrund der statistisch signifikant erhöhten Inzidenz von Lungentumoren (Übersicht in Duffield-Lillico und Begg 2004).

In einem Bericht des American Institute for Cancer Research (AICR) über Krebsprävention wird der zweischneidige Charakter der Supplementation unterstrichen, sinngemäß wie folgt übersetzt: *Das Expertenkollegium warnt davor, dass bestimmte Supplemente in der Ernährung schädlich sein können, und zwar sowohl für Tumorpatienten als auch für Personen nach erfolgreicher Behandlung. Somit widerlegt diese Erkenntnis die Alltagsmeinung, dass Vitamine, auch wenn sie nicht helfen, nicht schaden* –, sodass in einer Kommentierung die vielsagende Überschrift „An apple a day may be safer than vitamins" gewählt wurde (Brower 2008). In diesem Sinn ist von der Einnahme von Supplementen eher abzuraten, dafür eine ausgewogene Ernährung mit Mikronährstoffen in natürlicher Form anzuraten.

Die Kontrolle der Spiegel von Vitamin D und Selen ist empfehlenswert, sollte ein begründeter Verdacht auf manifeste Mangelzustände bestehen, um diese dann zu beheben. Das Kommen und Gehen von Diäten und „Superfoods" ist ein Beleg dafür, dass schmackhafte und abwechslungsreiche Kost, von nichts zu viel und von allem etwas, das beste Mittel ist, Leib und Seele zusammenzuhalten.

Ausführliche Informationen zur Behandlung von ernährungsbezogenen Störungen bei Tumorpatienten sind in ➤ Kap. 4.6 zu finden.

11.5 Musik- und Tanztherapie

Sigrun Gabius, Ricarda Krüger

Für die Musik- und die Tanztherapie gilt das Motto „positiv gestimmt und fit" durch Klänge und rhythmusbezogene Bewegung. Fachlich wird in der psychoonkologischen Praxis zwischen rezeptiver **Musiktherapie,** d. h. verschiedenen Formen des bewussten Hörens von Klängen allein oder in einer Gruppe, und aktivem Musizieren unterschieden. Als Medium kann Klangerzeugung über den spielerischen Zugang die Kommunikation fördern, insbesondere mit Einsichtseröffnung in den emotionalen Bereich des Patienten. Die Steigerung des Selbstwertgefühls durch Erkennen und die Entfaltung schöpferischer Fähigkeiten sind ein nicht zu unterschätzender persönlicher Gewinn, den der Patient daraus ziehen kann.

Gleichfalls auf der seelisch-emotionalen Ebene angesiedelt sind die positiven Resonanzen, die Musik beim **Tanzen** in Bewegung setzen. Synergiegewinnend sind zudem die körperlichen Aspekte wie Steigerung der Beweglichkeit, des Gleichgewichtssinns und der räumlichen Orientierungsfähigkeit. Koordination und Konzentration werden auf kreative Weise wieder geschult, was positiv auf die Beteiligung an sozialen Aktivitäten und auch die Gedächtnisleistung („wieder Mut schöpfen") wirken kann.

11.6 Phytotherapie und Teezubereitungen

Sigrun Gabius, Ricarda Krüger

Die Natur bietet uns mit ihren Kräutern und Früchten eine breite Palette von Anwendungsmöglichkeiten, und schon das Beispiel der Salizylsäure – gewonnen aus der Rinde der Weide (Salix, verschiedene Arten), naturheilkundlich eingesetzt als Schmerzmittel z. B. bei Rheuma und Ansatzpunkt zur Entwicklung der Synthese von Acetylsalicylsäure – belegt den segensreichen Einsatz von Naturstoffen in der Therapie. Ätherische Öle (➤ Kap. 11.9) und Gewürze können Wohlbefinden hervorrufen, pflanzliche Zubereitungen können lindernd und heilend bei Befindlichkeitsstörungen eingesetzt werden.

die Frage, was getan werden kann, um den Ätherleib im Kampf gegen den Krebs zu stärken, mit Verweis auf das anthroposophische Konzept. Sie empfiehlt u. a. die Anwendung von Aurum und Schlehdorn, äußerlich Zitrone „belebend als Bad", „die Halleluja-Übung und das A mit Rückwärtsschritten" sowie künstlerische Betätigung am Tag und Hinhören auf einzelne Töne (Leroi 1983).

Eingebettet in ein solches Konzept soll dann gemäß der anthroposophischen Menschen- und Naturerkenntnis, nach Steiner, auf den spirituellen Ebenen von Äther- und Astralleib ansetzend, eine **Misteltherapie** erfolgen. Ihre von Steiner postulierte Wirksamkeit ist in klinischen Studien nicht belegt. Zudem besteht bei wirkstofforientierter immunstimulatorischer Anwendung ein Risikopotenzial (Gabius und Gabius 1998, Burkhard 2000). In Histokulturen menschlicher Tumoren zeigten 5 von 30 getesteten Proben eine deutliche Zunahme der Tumorzellproliferation (Gabius et al. 2001). In Tierversuchen löste die Gabe des immunstimulierenden Wirkstoffs der Mistel (VAA-I, Lektin) eine signifikante Tumorvergrößerung bei chemisch induzierten Harnblasenkarzinomen (von 1,88 mm auf 3,31 mm in mittlerer Größe [Kunze et al. 2000]) und Mammakarzinomen sowie eine Erhöhung der Zahl der Lungenmetastasen aus (Timoshenko et al. 2001). Da auch bei Patienten eine Erhöhung der Serumspiegel von pro-inflammatorischen/-tumoralen Zytokinen nach immunstimulierender Misteltherapie gemessen wurde (Hajto et al. 1990), ist daher bei Anwendung dieser neuen Applikationsform eine engmaschige Kontrolle des Patienten angeraten.

LITERATUR (KAPITEL 11.1–11.8)

Brower V. An apple a day may be safer than vitamins. J Natl Cancer Inst, 2008;100(11): 770–772.

Burkhard B. Anthroposophische Arzneimittel. Eschborn: GOVI-Verlag/Pharmazeutischer Verlag, 2000.

Duffield-Lillico AJ, Begg CB. Reflections on the landmark studies of β-carotene supplementation. J Natl Cancer Inst, 2004;96(23): 1729–1731.

Ernst E. Traditional Chinese medicine for cancer? Br J Cancer, 2012;107(3): 405.

Federspiel K, Herbst V. Die andere Medizin. Nutzen und Risiken sanfter Heilmethoden. Stuttgart: Stiftung Warentest, 1992.

Fulop JA, Grimone A, Victorson D. Restoring balance for people with cancer through integrative oncology. Primary Care, 2017;44(2): 323–335.

Gabius S, Gabius H-J. Mistelextrakte in der Krebstherapie. Pharmazeut Ztg, 1998;143(25): 2101–2117.

Gabius H-J, Darro F, Remmelink M, André S, Kopitz J, Danguy A, Gabius S, Salmon I, Kiss R. Evidence for stimulation of tumor proliferation in cell lines and histotypic cultures by clinically relevant low doses of the galactoside-binding mistletoe lectin, a component of proprietary extracts. Cancer Invest, 2001;19(2): 114–126.

Gorski DH, Novella SP. Clinical trials of integrative medicine: testing whether magic works? Trends Mol Med, 2014;20(9): 473–476.

Hajto T, Hostanska K, Frei K, Rordorf C, Gabius H-J. Increased secretion of tumor necrosis factor-α, interleukin-1, and interleukin-6 by human mononuclear cells exposed to the β-galactoside-specific lectin from clinically applied mistletoe extract. Cancer Res, 1990;50(11): 3322–3326.

Hopff WH. Homöopathie: eine Irrlehre? Monatsschr Kinderheilkd, 1993;141(3): 241–247.

Jütte R. Geschichte der Alternativen Medizin. München: C. H. Beck, 1996.

Kunze E, Schulz H, Adamek M, Gabius H-J. Long-term administration of galactoside-specific mistletoe lectin in an animal model: no protection against N-butyl-N-(4-hydroxybutyl)-nitrosamine-induced urinary bladder carcinogenesis in rats and no induction of a relevant local cellular immune response. J Cancer Res Clin Oncol, 2000;126(3): 125–138.

Leroi R. Der Ätherleib zwischen Kosmos und Erde. Beitrag zum Verständnis der Karzinomentstehung und ihrer Verhütung. Beiträge zu einer Erweiterung der Heilkunst nach geisteswissenschaftlichen Erkenntnissen, 1983;36(1): 1–10.

Löscher W. Homöopathie: eine wirksame und risikoarme Alternative zur konventionellen Pharmakotherapie? Teil 1: Hahnemann und seine Lehre. Dtsch Tierärztl Wochenschr, 1992;99(2): 51–54.

Mathijssen RH, Verweij J, de Bruijn P, Loos WJ, Sparreboom A. Effects of St. John's wort on irinotecan metabolism. J Natl Cancer Inst, 2002;94(16): 1247–1249.

Meng Z, Garrett CR, Shen Y, Liu L, Yang P, Huo Y et al. Prospective randomised evaluation of traditional Chinese medicine combined with chemotherapy: a randomised phase II study of wild toad extract plus gemcitabine in patients with advanced pancreatic adenocarcinomas. Br J Cancer, 2012;107(3): 411–416.

Milazzo S, Russell N, Ernst E. Efficacy of homeopathic therapy in cancer treatment. Eur J Cancer, 2006;42(3): 282–289.

Prokop O. Homöopathie. Frankfurt/Main: Ullstein, 1995.

Schmidt JM. Grundlagen und Entwicklungen in der Homöopathie. Dtsch Med Wochenschr, 1993;118(29–30): 1085–1090.

Schonauer K. Das Plazebo-Problem: Geschichte und Klinik eines Begriffs. Dt Ärztebl, 1992;89(48): 4077–4080.

Shang A, Huwiler-Muntener K, Nartey L, Juni P, Dorig S, Sterne JA et al. Are the clinical effects of homoeopathy placebo effects? Comparative study of placebo-controlled trials of homoeopathy and allopathy. Lancet, 2005;366(9487): 726–732.

Smith K. Against homeopathy: a utilitarian perspective. Bioethics, 2012;26(8): 398–409.
Sticher O, Heilmann J, Zündorf I. Pharmakognosie-Phytopharmazie. Stuttgart: Wissenschaftliche Verlagsgesellschaft, 2015.
Strubelt O, Claussen M. Zum Wirksamkeitsnachweis homöopathischer Arzneimittel. Dtsch Med Wochenschr, 1999a;124(9): 261–266.
Strubelt O, Claussen M. Mehr als Placebo? Zum Wirksamkeitsnachweis homöopathischer Arzneimittel. Dtsch Apotheker Ztg, 1999b;139(47): 4537–4543.
Theierl S. Aromapflege – Palliative Care für Einsteiger. Esslingen: der hospiz verlag, 2017.
Timoshenko AV, Lan Y, Gabius H-J, Lala PK. Immunotherapy of C3H/HeJ mammary adenocarcinoma with interleukin-2, mistletoe lectin or their combination: effects on tumour growth, capillary leakage and nitric oxide (NO) production. Eur J Cancer, 2001;37(15): 1910–1920.
Vickers A, Goyal N, Harland R, Rees R. Do certain countries produce only positive results? A systematic review of controlled trials. Control Clin Trials, 1998;19(2): 159–166.
Wichtl M (Hrsg.). Teedrogen und Phytopharmaka. Stuttgart: Wissenschaftliche Verlagsgesellschaft, 1997.
Windeler J. Was ist der Plazebo-Effekt? Skeptiker, 1998;11(3): 89–103.

11.9 Anwendung ätherischer Öle

Elisabeth Krull

Wirkung

Ätherische Öle gelangen beim Einatmen über die Nase ins Gehirn (limbisches System, Hippocampus, Hypothalamus). Eine Aufnahme der Öle erfolgt auch über die Haut und über Schleimhäute (z. B. Mund, Bronchialschleimhaut). Ein geringer Teil wird bei oraler Einnahme über den Magen-Darm-Trakt aufgenommen – der größere Anteil wird auch hier direkt über die Schleimhaut resorbiert. Ätherische Öle beeinflussen Gefühle und sind mit Erfahrungen und Erinnerungen verbunden. Düfte können als angenehm oder unangenehm empfunden werden (Patienten nach Vorlieben, Abneigungen, Bedürfnissen, Wünschen und Erfahrungen fragen). Ätherische Öle wirken über das vegetative Nervensystem auf viele Körperfunktionen, auf das Immunsystem und die Hormonproduktion. Hieraus erklärt sich die körperliche und auch seelische Wirkung der Öle. Diese Vorgänge finden unbewusst, auch bei wahrnehmungsgestörten Menschen statt.

Auf **körperlicher Ebene** haben ätherische Öle ein breites Wirkungsspektrum. Sie zeigen je nach angewendetem Öl u. a. antibakterielle, antivirale, antimykotische, desinfizierende, schmerzlindernde, entkrampfende, fiebersenkende und verdauungsfördernde Wirkungen. Im **psychischen Bereich** wirken sie u. a. angstlösend, entspannend, anregend, ausgleichend, beruhigend, konzentrationsfördernd. Belebende Düfte sind z. B. Eukalyptus, Grapefruit, Zitrone, Pfefferminz und Rosmarin. Die Anwendung dieser Öle ist z. B. angezeigt vor einer Mobilisation, vor Besuchszeiten, zur Förderung der Aufmerksamkeit und Konzentration oder zur Aktivierung. Beruhigende Düfte sind beispielsweise Fenchel, Kamille, Melisse, Litsea, Mandarine, Orange und Lavendel. Sie eignen sich besonders bei Unruhe, Nervosität, Schlafstörungen und bei emotionaler Belastung.

Der Einsatz ätherischer Öle wird von vielen Patienten und ihren Angehörigen als angenehm empfunden. Neben der physischen und psychischen Wirkung wirken sie manchmal wie ein „Türöffner", indem sie während der Anwendung ein Gespräch anbahnen, das sonst im Alltag nicht oder nur bedingt möglich ist (z. B. während einer Handmassage).

Anwendungsziele und Anwendungsmöglichkeiten

Die Anwendung ätherischer Öle als komplementäre Maßnahme kann schulmedizinische Therapien sinnvoll ergänzen, aber nicht ersetzen. Ätherische Öle können das Wohlbefinden fördern und die natürlichen Abwehrkräfte stärken. Sie können bei verschiedenen belastenden Symptomen lindernd wirken, z. B. bei Übelkeit und Erbrechen, Appetitlosigkeit, Schmerzen, Schlafstörungen, Angst, Anspannung, Unruhe, Verwirrtheit, Atemnot, Husten, Verschleimung, Fatigue, Schwäche, Verstopfung, Harnverhalt, Juckreiz, Fieber oder starkem Schwitzen. Bestimmte ätherische Öle können durch bakterizide (z. B. Manuka, Pfeffer schwarz), antivirale (z. B. Ravensara) und antimykotische (z. B. Nelke, Zimtrinde) Wirkung zur Keimverminderung beitragen. Hilfreich ist der Einsatz zur Geruchsminderung bei Ausscheidungen, Wunden und zur Raumbeduftung (Wabner und Theierl 2017).

Die Reduzierung von Anspannung und Ängsten mithilfe ätherischer Öle kann zu körperlicher und seelischer Entspannung führen und Unruhe, Verwirrtheit und einem Delir entgegenwirken. Wenn vertraute Düfte angeboten werden, kann dies Orientierung und Sicherheit bieten. Angehörige können in den unterschiedlichen Anwendungen ätherischer Öle sehr gut angeleitet werden. Es ermöglicht ihnen, zum Wohlbefinden des Patienten beizutragen und ohne Worte Zuneigung auszudrücken. Zudem werden Patient und Angehörige dadurch von Themen abgelenkt, die häufig, gerade in der letzten Lebensphase, belastend sind wie z. B. Essen und Trinken.

Es gibt zahlreiche Anwendungsmöglichkeiten ätherischer Öle, je nach Vorliebe und gewünschter Wirkung: z. B. zur Hautpflege, als Einreibungen, Waschungen, Bäder, Wickel, Auflagen, Kompressen, Duftkissen. Zur **Raumbeduftung** mithilfe eines Thermoduftsteins werden ätherische Öle schonend und gleichmäßig erhitzt. Die herkömmliche Duftlampe mit Teelicht ist zur Aromapflege wenig geeignet, da die aufsteigende heiße Luft die Öle am Rand der Schale verbrennt. Die Öle büßen somit ihre Wirkung ein und schaden eher, als sie nützen (Theierl 2016). Bei einer Raumbeduftung ist darauf zu achten, dass diese nicht kontinuierlich erfolgt, da es sonst zu einer Reizüberflutung oder Habituation (Gewöhnung an einen gleichbleibenden Reiz) kommen kann. Beides führt dazu, dass die gewünschte Wirkung nicht erreicht wird. Duftmischungen sollten deshalb mit Pausen angewendet werden. Unglasierte Keramikduftsteine, auf die ein Öl nach Wunsch geträufelt wird, geben den Duft im Abstand von 1 bis 1,5 Metern ab.

Als **Begleiter für unterwegs** eignen sich besonders Fläschchen oder kleine Dosen mit Riechsalz. Für die Herstellung eines Riechsalzes kann man einfaches Kochsalz mit je einem Tropfen Pfefferminz-, Zitronen- und Limettenöl mischen. Je nach Vorliebe und Verwendungszweck sind selbstverständlich individuelle Mischungen oder auch einzelne Öle möglich (Herber 2016). Einfach in der Anwendung sind auch kleine Sprühflaschen mit Wasser und ätherischem Öl, Roll-on Stifte (z. B. Lavendel, Pfefferminz) oder aber auch das Riechen an der geöffneten Flasche des ätherischen Öls bzw. das Träufeln weniger Tropfen auf ein Taschentuch. Praktisch für unterwegs sind außerdem Riechstreifen (Drogerie, Parfümerie), die in die Tasche gesteckt und bei Bedarf genutzt werden können.

Ätherische Öle können zur trockenen oder feuchten **Inhalation** angewendet werden. In Form eines Dampfbades oder einer Nasentamponade. Für die Herstellung einer Nasentamponade nimmt man zwei Quadrate eines Papiertaschentuchs und gibt ein bis drei Tropfen ätherisches Öl darauf. Anschließend rollt man die Taschentücher zusammen und steckt je eins in ein Nasenloch. Die Tamponade kann auch nachts belassen werden, so ist auch eine Inhalation während des Schlafens möglich. Sehr geeignet ist diese Methode auch im Umgang mit unangenehmen Gerüchen, z. B. Ausscheidungen, Körper-, Mundgeruch, Wunden und zwar für betroffene Menschen, Angehörige und Behandelnde, Pflegende und Begleiter. Die **Ohrmethode** stammt aus dem islamischen/muslimischen Kulturkreis und wird für medizinische Anwendungen und zur Meditation angewendet: Ein Wattebausch wird mit einem Tropfen ätherischen Öl beträufelt und dann in die Ohrfalte oberhalb der Ohröffnung gegeben (Wabner und Theierl 2017).

Ein hilfreicher Hinweis für belastete Angehörige nach einem anstrengenden Tag ist eine „Lavendel-Feierabendinhalation“. Dazu wird ein Tropfen Lavendel fein in die Handflächen gegeben. Diese werden aneinander gerieben, damit Wärme entsteht. Die Hände werden dann vor das Gesicht gehalten. Dabei wird einige Male langsam und tief eingeatmet. Diese einfache Maßnahme hilft bei Erschöpfung und Energielosigkeit, eine innere Ausgeglichenheit wiederzuerlangen (Theierl 2017).

Voraussetzungen für und Grundsätze bei der Anwendung

MERKE

Der Einsatz ätherischer Öle erfolgt äußerlich oder innerlich. Pflegekräfte mit entsprechender Fortbildung und Erfahrung bieten Aromapflege als äußerliche Anwendung an. Eine innerliche Anwendung ist nur nach ärztlicher und heilpraktischer Anweisung bzw. Anordnung oder durch ausgebildete Aromatherapeuten bzw. -experten zulässig (Aromatherapie). Grundsätzlich gilt, dass für jede Anwendung die Zustimmung des Patienten bzw. seines gesetzlichen Vertreters (Bevollmächtigten, Betreuers) erforderlich ist.

Vor der ersten Anwendung eines ätherischen Öls ist ein **Verträglichkeitstest** erforderlich, um Unverträglichkeiten oder Allergien auszuschließen. Dazu gibt man eine geringe Menge (einen Tropfen) des ätherischen Öls (verdünnt in einem Trägeröl) in die Ellenbeuge oder auf die Oberarminnenseite.

MERKE

Das gewählte Öl sollte der Indikation und dem Wunsch und Bedarf des Patienten entsprechen. Daher empfiehlt es sich, den Patienten zu befragen und vor der Anwendung an dem Öl riechen zu lassen. Wahrnehmungsgestörten bzw. wahrnehmungseingeschränkten Patienten sollte der Duft des Öls zugefächelt und die Reaktionen sorgfältig und aufmerksam beobachtet und beachtet werden.

Es sollten nur **reine ätherische Öle aus kontrolliertem Anbau** angewendet werden. Synthetisch hergestellte Öle werden häufig günstig in Supermärkten angeboten. Ihre Wirkung auf den Körper (Aufnahme, Verteilung und Ausscheidung) ist unbestimmt und nicht ausreichend bekannt. Auch „naturidentische Öle" sind synthetisch hergestellt. Empfehlenswert ist eine fachmännische Beratung in einer Apotheke mit Wissen und Erfahrung beim Einsatz ätherischer Öle. Verschiedene Firmen bieten auch fertige Duftmischungen (z. B. Wohlfühlmischungen) für spezielle Anlässe und Bedürfnisse in hoher Qualität an.

!

Bis auf wenige Ausnahmen dürfen ätherische Öle nicht pur auf der Haut angewendet werden, sondern nur verdünnt in einem natürlichen Trägeröl, da einzelne ätherische Öle sehr hautreizend sind, z. B. kann konzentriertes Zimtöl zu Verbrennungen führen. Grundsätzlich gilt bei der Anwendung ätherischer Öle: Weniger ist mehr.

Neben der körperlichen und seelischen Wirkung sind auch mögliche **Nebenwirkungen** und ggf. Einschränkungen zu beachten. Niedrige Dosierungen wirken meistens beruhigend, höhere eher anregend und zu starke oft giftig (Schirner 2005). Auch hier empfiehlt sich eine fachliche Beratung.

Zur **Anwendung von ätherischen Ölen in Akutsituationen** bedarf es vorausgegangener Übung und der Erfahrung, dass die Anwendung schulmedizinische Maßnahmen unterstützen kann, z. B. bei Atemnot. Patienten und Angehörigen werden durch wiederholte Anwendungen sicherer im Umgang mit den Ölen, sodass sie bei Aufregung bzw. in einer Krise routiniert sind und nicht zusätzlich Stress durch Unsicherheit entsteht. Auch sollten sie bereits die Erfahrung gemacht haben, dass ihnen die Anwendung hilft, damit sie in einer Krise die Sicherheit und das Vertrauen auf Entlastung/Unterstützung haben.

Eine Absprache mit den behandelnden Ärzten ist die Voraussetzung für einen sicheren Einsatz der Öle, um mögliche Interaktionen und Gegenanzeigen auszuschließen.

Tipps für die Praxis

- Anwendungen mit ätherischen Ölen können schulmedizinische Maßnahmen ergänzen und unterstützen.
- Ätherische Öle wirken auf physischer und psychischer Ebene.
- Fachkompetenz und Erfahrung sind für einen sicheren und bedarfsorientierten Einsatz erforderlich.
- Vor der ersten Anwendung ist ein Verträglichkeitstest durchzuführen.
- Mögliche Nebenwirkungen und Interaktionen sind zu beachten.
- Zahlreiche Anwendungsmöglichkeiten erlauben individuelle, patientenorientierte Interventionen und die Anleitung der Angehörigen.
- Das gewählte Öl sollte der Indikation und dem Wunsch und Bedarf des Patienten entsprechen.

Beispiel

Entspannende Einreibung

Ein 76-jähriger Patient, der an einem Bronchialkarzinom leidet, lebt gemeinsam mit seiner Ehefrau, seiner Tochter, seinem Schwiegersohn und zwei Enkelkindern in einem Zweifamilienhaus. Es besteht ein enges und liebevolles Verhältnis zwischen dem Patienten und seinen Angehörigen. Mehrmals täglich schauen die Kinder und Enkel nach dem Patienten. Insbesondere die Tochter versucht, die Mutter bei der Betreuung des Vaters zu unterstützen. Tagsüber ist der Patient abgelenkt. Er kann mit auftretender Atemnot, auch als Atemnotattacke, umgehen. Gegen Abend wird die Atemnot stärker. Der Patient fürchtet sich vor möglichen Atemnotattacken in der Nacht, kann deshalb auch schlecht einschlafen. Die Tochter führt nach Anleitung durch eine in Aromapflege geschulte Pflegekraft abends regelmäßig eine beruhigende atemstimulierende Einreibung mit Lavendelöl durch. Die Einreibung wird zum festen Ritual. Sie führt zur Entspannung des Patienten und gibt ihm durch die Nähe und Berührung und Zuwendung seiner Tochter die Sicherheit, nicht allein zu sein. Es erleichtert ihm in der Folgezeit das Einschlafen.

Merke: Ätherische Öle können unterstützend, symptomlindernd und Wohlbefinden fördernd wirken. ▮▮

LITERATUR

Bühring U et al. Bewährte Therapieverfahren. In: Huber G, Casagrande C. Komplementäre Sterbebegleitung. Stuttgart: Haug, 2011.

Herber S. Aromapflege als komplementäres Pflegeangebot bei onkologischen und palliativen Patienten. In: Cuno J (Hrsg.). Columba – Das Palliativ-Portal Magazin, Ausgabe 03/16, mdm medien Stegaurach. S. 30 ff.

Redmann C. Komplementäre Therapieansätze. Aromatherapie. In: Rémi C, Redmann C (Hrsg.). Palliativpharmazie. Stuttgart: Deutscher Apotheker Verlag, 2017. S. 139 ff.

Schirner M. Aroma-Öle. Darmstadt: Schirner, 2005.

Stadelmann I. Aromapflege – praktische Aromatherapie für den Pflegealltag. Wiggensbach: Stadelmann, 2015.

Theierl S. Aromapflege in der Palliative Care. Praxismaterial. In: Heller A, Kränzle S. (Hrsg). Praxis Palliative Care 30/2016. Hannover: Brinkmann-Meyhöfer, 2016.

Theierl S. Aromapflege – Palliative Care für Einsteiger. 2. A. Esslingen: der hospiz verlag, 2017.

Wabner D, Theierl S. Klinikhandbuch Aromatherapie. Pflege – Therapie – Prävention. Bad Kötzting: Verlag Systemische Medizin, 2017.

Zimmermann E. Aromatherapie für Pflege- und Heilberufe. Das Kursbuch zur Aromatherapie. 2. A. Stuttgart: Sonntag, 2004.

KAPITEL

12 Kommunikation mit Tumorpatienten und Angehörigen

Elisabeth Krull, Michael Sohm

12.1 Mitteilung der Krebsdiagnose

Michael Sohm

Aus der Psychoonkologie ist bekannt, wie bedeutsam die Art und Weise ist, wie eine einschneidende Diagnose übermittelt wird. „Sie haben Krebs" kommt oftmals einem verheerenden Urteil gleich, und häufig wird gerade der Moment der Diagnoseübermittlung auch Monate danach zum Gegenstand vieler psychoonkologischer Gespräche.

Kommunikation in dieser vulnerablen Phase bestimmt also entscheidend das Befinden des Patienten und seiner Angehörigen und ist damit auch von wesentlicher Bedeutung für das weitere therapeutische Arzt-Patienten-Verhältnis. Bei vielen Betroffenen brennt sich der Wortlaut des Gesprächs anlässlich der Diagnoseübermittlung unabänderlich in die Erinnerung ein und hallt immer wieder nach. Ist man also bestrebt, den Patienten von Beginn seiner Krebserkrankung an in einem engen, vertrauensvollen Verhältnis zu begleiten und für ihn da zu sein, sollte man sich bereits zum Zeitpunkt der Diagnoseeröffnung um die richtigen Worte bemühen und frühzeitig die Bedürfnisse des Patienten und seiner Angehörigen thematisieren.

Die Diagnose „Krebs" konfrontiert den Patienten mit einer Information, die in ungünstiger und schwerwiegender Weise seine Sicht auf Zukünftiges beeinflusst. Demnach handelt es sich ohne Zweifel um eine Nachricht, deren Übermittlung niemandem leichtfällt. Dazu kommt, dass derjenige, dem diese Aufgabe zufällt, als erster mit den emotionalen Reaktionen konfrontiert wird, die auf die Übermittlung einer solchen Nachricht folgen können. Diese Aufgabe kann sich für den Arzt ungut anfühlen, ihn vielleicht sogar hilflos machen oder überfordern. Möglicherweise werden auch Erfahrungen mit früheren Patienten reaktiviert. Kommt aufgrund der Tumorausdehnung kein kuratives Therapiekonzept infrage und lautet die Diagnose „unheilbar", kommt das manchmal dem Eingeständnis gleich, dass ärztliches Tun trotz aller Fortschritte in der Wissenschaft an seine Grenzen gekommen ist. Tatsache ist aber auch, dass der Arzt gegenüber seinem Patienten einen erheblichen Wissensvorsprung bezüglich Prognose und Verlauf einer malignen Erkrankung hat.

Schwierige Gespräche in Situationen, die existenziell bedrohlich sind, müssen also unter dem Einfluss von Unsicherheit und Bedenken auf beiden Seiten geführt werden. Nicht selten verunsichern den Behandler die entgegengebrachten Erwartungen seiner Gesprächspartner, aber auch die eigene

Angst, Hoffnungen zu zerstören. Die besondere Herausforderung solcher intensiver Gespräche liegt darin, den Patienten trotz aller das Gespräch belastenden Faktoren in die Lage zu versetzen, therapeutische Entscheidungen zu treffen und ärztlichen Empfehlungen Folge zu leisten.

Im Folgenden werden Rahmenbedingungen und Gesprächsstrategien besprochen, die sich bei der Übermittlung der Diagnose an den Patienten als hilfreich erwiesen haben.

Gesprächsbedingungen

In der Regel geht der Diagnosestellung eine manchmal aufwendige klinische und apparative Diagnostik voraus. Für den Patienten ist dies eine besonders belastende Zeit der Ungewissheit und des Wartens. Es ist immer lohnenswert, diese Leistung lobend anzuerkennen, z. B. folgendermaßen: „Ich weiß durchaus um die enorme Belastung, der Sie derzeit standhalten müssen, und kann mir vorstellen, dass das Warten auf den Befund viel abverlangt". Diese Würdigung kann neue Kraft geben und den Patienten motivieren.

Im eigentlichen Befundgespräch ist den meisten Patienten, oft begleitet von Angehörigen, die Anspannung und Nervosität deutlich anzumerken. Der Händedruck ist feucht, Stillsitzen schwierig. Manchmal wird hinterher berichtet: „Wissen Sie, ich habe es Ihnen gleich angesehen, dass der Befund nicht günstig ist. Sie haben schon bei der Begrüßung so ein besorgtes Gesicht gemacht". Dies zeigt, dass die **nonverbale Aufklärung** durchaus eine wichtige Rolle spielt. Aufgrund der vielen bewussten und unbewussten nonverbalen Signale, die das therapeutische Umfeld aussendet, erahnen und erkennen Patienten bereits vor dem eigentlichen Befundgespräch ihre Situation.

Das **Teilhabenlassen von Angehörigen** am Gespräch ist für den Betroffenen, gerade wenn es sich um ältere Patienten handelt, häufig hilfreich. Die Begleitpersonen kennen die in der Familie verwendete Sprache und können unter Umständen für den Patienten „übersetzen". Voraussetzung für die Begleitung ist das Einverständnis des Patienten.

Wichtig ist außerdem, dass sich der Behandler vor Einleitung des Gesprächs zunächst selbst ausreichend in **Kenntnis der Befunde** setzt. Es verunsichert den Patienten, wenn der Gesprächspartner während der Unterhaltung wiederholt in den Unterlagen blättern muss.

Zum Thema hinführen

In der Regel kommen Patienten mit einer großen Ungewissheit, manchmal auch mit einer Vorahnung auf das, was sie erwarten mag, in das Befundgespräch. Deshalb sollten zunächst die **Vorkenntnisse des Patienten** und seiner Begleiter abgefragt werden: Hat bereits jemand über die vorliegenden Untersuchungsergebnisse gesprochen? Was ist bereits bekannt?

Unter Umständen bietet es sich an, in wenigen Sätzen zunächst **die durchgeführte Diagnostik zusammenzufassen** mit dem Hinweis, dass nun eine Diagnose vorliegt. Damit lassen sich die Gesprächspartner gut an das bevorstehende Gespräch heranführen und das Gesprächsanliegen formulieren: „Wir haben uns heute getroffen, um abschließend über Ihre Untersuchungsbefunde der vergangenen Tage und Wochen zu sprechen. Das war sicher sehr belastend für Sie. Es liegt uns jetzt eine Diagnose vor".

Gesprächsbereitschaft kann durch **direkten Blickkontakt** und eine **offene Körperhaltung** signalisiert werden. Bei manifesten körperlichen Symptomen sollte nachgefragt werden, ob dem Patienten ein Gespräch überhaupt möglich ist. Unnötige **Unterbrechungen** durch Telefonate oder Störungen der Sprechstunde durch Mitarbeiter sind zu **vermeiden.**

Bei der Übermittlung der Diagnose ist es wichtig, nicht mit der Tür ins Haus zu fallen. Eine zu knappe, sachliche und wenig einfühlsame Vorgehensweise in der Gesprächsgestaltung in diesem äußerst belastenden Moment wird von Patienten in psychoonkologischen Gesprächen immer wieder thematisiert. Adäquater ist es, in wenigen Worten zunächst auf die ungünstige Befundlage hinzuweisen und dem Patienten und seinen Begleitpersonen die Möglichkeit zu geben, noch einmal Luft zu holen und sich zu wappnen: „Jetzt liegen uns alle erforderlichen Befunde vor, sodass wir zu einer Diagnose kommen können. Leider fällt der Befund nicht so günstig aus, wie wir vielleicht erhofft haben". Oder: „Es wäre mir leichter gefallen, einen erfreulicheren Befund mit Ihnen zu besprechen als den vorliegenden".

MERKE

In einer emotional belastenden Situation wie der Diagnoseeröffnung ist das Aufnahmevermögen auf ein Minimum reduziert. Der Gesprächsteilnehmer kann nur sehr wenig von dem aufnehmen, was gesprochen wird. Deshalb immer wieder rückversichern, was überhaupt angekommen ist.

Das Mitteilen der Diagnose

Das Mitteilen einer Krebsdiagnose bedeutet, schlechte Nachrichten zu überbringen. Deshalb sollte an die Möglichkeit gedacht werden, noch vor der Diagnoseeröffnung die gewünschte Informationstiefe zu klären. Damit wird der Patient eingeladen, die Intensität des Gesprächs selbst zu steuern. Mit behutsamen Fragen sollte geklärt werden, wie viel er wissen möchte und welche Details. Es geht aber auch darum, was der Patient wissen muss, um überhaupt Therapieentscheidungen fällen zu können. Die Frage nach der gewünschten Informationstiefe kann man z. B. folgendermaßen formulieren: „Möchten Sie in schwierigen Situationen möglichst viele Informationen oder sind Sie ein Mensch, der ungünstige Untersuchungsbefunde nicht so genau kennen möchte?"

Bei der Übermittlung schwieriger Botschaften und Informationen geht es keinesfalls um das bloße Abladen von Sachverhalten, sondern um das Finden eines konstruktiven Rahmens zur Bewältigung der neuen Situation. Die ärztliche Aufgabe und das Ziel bei der Übermittlung schwieriger Nachrichten bestehen darin, dem Betroffenen beim Verstehen und Verarbeiten seiner Diagnose Unterstützung zu bieten, die bei ihm ausgelösten Reaktionen und Copingstrategien nicht zu durchbrechen und ihn damit möglicherweise über die Grenze des Erträglichen hinaus zu belasten.

Man sollte die Wahrheit dem anderen wie einen Mantel hinhalten, dass er hineinschlüpfen kann – nicht wie ein nasses Tuch um den Kopf schlagen.

(Max Frisch)

Wenn es darum geht, den Patienten in Kenntnis seiner Diagnose zu setzen, ist unbedingt darauf zu achten, die **Informationen dem Wissen des Betroffenen anzupassen,** indem z. B. medizinische Fachbegriffe vermieden werden. Die Verständnis- und Aufnahmefähigkeit des Patienten bestimmt die Wort- und Begriffswahl bei der situativ angepassten Vermittlung von Untersuchungsbefunden. Von entscheidender Bedeutung für den Gesprächsverlauf ist es außerdem, **Pausen zu lassen,** die entstehende Stille und das Schweigen zu ertragen. Es ist durchaus legitim, sich für einige Augenblicke zurückzunehmen und das Gesagte wirken zu lassen.

Ein weiterer wichtiger Aspekt der Gesprächsführung besteht darin, auf die psychische Verfassung des Patienten zu achten und die entstehenden Emotionen aufzuspüren und wahrzunehmen. Es ist nicht unprofessionell, Gefühlserleben in solchen Momenten zuzulassen und zu thematisieren: „Es ist verständlich, dass es Ihnen im wahrsten Sinne des Wortes die Sprache verschlägt, vielleicht zum Weinen zumute ist. Was beschäftigt Sie gerade am meisten?" Durch das Benennen und Respektieren von Gefühlen und durch nachvollziehbares Verstehen des anderen kann Vertrauen entstehen, sodass auch die nachfolgenden Schritte in der Therapiephase erleichtert werden. Die **Technik des Spiegelns,** also des Wahrnehmens und Ansprechens erlebter Emotionen, ist eine wichtige und einfach umzusetzende Hilfe für den Arzt. Verbunden mit der Haltung des aktiven Zuhörens kann er dem Patienten wiedergeben, was er gehört und verstanden hat. Es bedeutet, nicht nur die Fakten zu erfassen, sondern auch die Hintergründe, die leisen Zwischentöne und die subjektive Bedeutung der Erkrankung für den Betroffenen.

Zu Fragen ermutigen

Zur Mitteilung der Diagnose gehört auch, den Patienten zu Fragen zu ermutigen. Die Fragen sollten ehrlich und wahrheitsgemäß beantwortet werden, ohne den Patienten mit reinen Fakten zu überfordern. Die Erfahrung zeigt, dass der Patient solche Nachrichten oft wesentlich besser bewältigt, als der Arzt vielleicht erwartet. Dies bedeutet jedoch nicht, die komplette Sachinformation schonungslos und mit allen Folgen auf direktestem Weg zu übermitteln. Der Arzt hat das Recht und die Pflicht, nach seinem eigenen Ermessen zu sondieren, welche Informationen für den Patienten und für den Entscheidungsprozess bezüglich der Therapie unverzichtbar sind. Es zahlt sich nicht aus, eine unwahre Information im Sinne einer Notlüge zu geben. Später als falsch erkannte Informationen gefährden das Vertrauen des Patienten in die Glaubwürdigkeit des Arztes. Wenn der Patient keine Fragen stellt, muss das die Aufmerksamkeit des Behandlers wecken. Gründe dafür kann es viele geben. Es ist z. B. möglich, dass das Gespräch nicht das eigentliche Problem des Patienten aufgreift, der Arzt möglicherweise unverständlich spricht und der Patient mit derart gravierenden Sachverhalten konfrontiert wurde, dass es ihm „die Sprache verschlagen hat". Signalisiert der Gesprächspartner darüber hinaus Zeitdruck, beispielsweise durch wiederholte Blicke zur Uhr, kann es sein, dass der Patient gar nicht erst zu fragen wagt.

Tipps für die Praxis

- Im Gespräch ausreichend Raum für Pausen lassen.
- Das emotionale Erleben des Patienten wahrnehmen und thematisieren.
- Nicht-annehmen-können, Nur-teilweise-verstehen und Sich-unbeteiligt-fühlen sind mögliche und immer wieder erlebte Bewältigungsstrategien von Betroffenen und keineswegs pathologisch. Solche Verhaltensweisen dienen dem Schutz des Betroffenen, helfen ihm, sich zu stabilisieren, sind aber gleichzeitig immer auch Ursache von Missverständnissen, wenn seitens der Patienten ein Mangel an Aufklärung angegeben wird oder sich die betroffenen Ärzte unbegründet angegriffen und in ihrer Kompetenz beschnitten fühlen.

Beispiele

„Dazu kann ich jetzt nichts sagen"

Ein 50-jähriger Patient stellt sich kurz nach der Diagnosestellung eines fortgeschrittenen Glioblastoms in der psychoonkologischen Sprechstunde vor. Wie empfohlen, sei er am Vormittag nach der Entlassung aus einem längeren und beschwerlichen stationären Aufenthalt mit vielen Untersuchungen beim niedergelassenen Onkologen zur Planung der weiteren Therapie gewesen. Im psychoonkologischen Gespräch ist der Patient stark verunsichert und hat viele Fragen. Er berichtet, dass der Onkologe zunächst den achtseitigen Entlassbrief der Klinik durchgeblättert und wenig interessiert studiert habe. Auf seine Fragen habe er nur knapp geantwortet, dass er im Moment nichts dazu sagen und aus Zeitgründen unmöglich den ganzen Brief lesen könne. Der Patient solle am besten in den nächsten Tagen noch einmal kommen.

Merke: Nur gut vorbereitet und informiert in ein schwieriges Diagnosegespräch gehen.

„Leider nicht so günstig"

Eine 73-jährige Patientin mit bekanntem metastasiertem cholangiozellulärem Karzinom unter palliativer Drittlinientherapie muss sich erneut einer Schichtbildgebung zur Verlaufskontrolle unterziehen. Im Befundbericht ist zu lesen: „[…] zeigt sich erneut ein massiver Progress". Zur Befundbesprechung kommt sie mit ihrem Ehemann (A = Arzt, P = Patientin, E = Ehemann).

E: „Jetzt hoffen wir, dass Sie uns etwas Gutes zu sagen haben, Herr Doktor."

A: „Wir haben uns heute getroffen, um gemeinsam den Befund der Computertomografie zu besprechen. Hat denn vielleicht schon jemand in der Radiologie mit Ihnen darüber geredet?"

P: „Nein, die junge Ärztin hat gemeint, den Befund würden Sie mit uns durchgehen. Da war auch so viel los, da habe ich mich nicht mehr zu fragen getraut."

E: „Sie müssten doch den schriftlichen Befund bekommen haben. Haben Sie den denn nicht?"

A: „Doch. Der endgültige Befund liegt uns vor. [Pause] Leider ist das Ergebnis nicht so günstig, wie wir uns für Sie erhofft hatten."

E: „Nicht so günstig?"

A: „Ja. Der Tumor hat weiter gestreut. Auch unter der Chemotherapie."

E: „Aber was heißt das für meine Frau?"

A: „Leider konnten die zurückliegenden Therapien die Erkrankung nicht längerfristig einbremsen. Gleichzeitig wurden schon sämtliche als wirksam geltende Substanzen angeboten. Dennoch ist der Krebs mehr geworden. Wir sind jetzt an einem Punkt angelangt, an dem eine Fortsetzung der Chemotherapie kritisch abgewogen werden muss. Verglichen mit den zu erwartenden Nebenwirkungen fällt der anzunehmende Nutzen weiterer Chemosubstanzen enorm ab."

P: „Sie können also nichts mehr für mich tun?"

A: „So sollte das keinesfalls verstanden werden. Auch wenn ich Ihre Gedanken sehr gut nachvollziehen kann. Vielmehr ist es so, dass wir uns auch weiterhin um bestmögliche Lebensqualität bemühen wollen. Mit allen Mitteln, die dazu dienlich sind. Mittel, die das nicht sind, müssen kritisch hinterfragt werden. Dazu gehört auch eine weitere Chemotherapie."

Merke: Ungünstige Befunde ankündigen. Unterstützung signalisieren. ▮

LITERATUR

Bergert F, Bergert W, Braun M et al. Hausärztliche Leitlinie: Hausärztliche Gesprächsführung. Berlin: Ärztliches Zentrum für Qualität in der Medizin, 2008.

Emmerling P. Ärztliche Kommunikation. Stuttgart: Thieme, 2019.

Hamm C, Freyberger H, Hamm A. Psychoonkologie in der Nachsorge. Ein kognitiv-verhaltenstherapeutisches Manual. Stuttgart: Schattauer, 2016.

Weyland P. Das psychoonkologische Gespräch. 2. A. Stuttgart: Schattauer, 2017.

12.2 Prognosefragen beantworten

Michael Sohm

Früher oder später wird der Arzt im Gespräch mit einem Tumorpatienten mit Prognosefragen konfrontiert. Oft kommen sie ohne Vorwarnung, beispielsweise beiläufig am Ende eines Gesprächs oder vermeintlich heimlich, wenn die anderen weghören.

Patienten legen Wert auf ein ehrliches Wort. Die Erfahrung lehrt, dass offen und ehrlich geführte Gespräche bei der Diagnosemitteilung (➤ Kap. 12.1), auch wenn sie als sehr belastend empfunden werden, meistens eine viel bessere Nachwirkung hinterlassen, als man es zunächst für möglich hält: „Endlich jemand, der mit uns Klartext redet". „Ich hätte es nicht geglaubt, wenn es der Arzt nicht gesagt hätte". „Sie sind der Erste, der uns gesagt hat, wie es wirklich um mich steht."

Prognosegespräche in der Onkologie und Palliativmedizin bedeuten häufig, dass mit einer Einschätzung der noch verbleibenden Lebenszeit gerechnet wird. Wenn der Patient und sein Umfeld keine ehrliche, professionelle Einschätzung der verbleibenden gemeinsamen Lebenszeit erhalten, wird die verbliebene Autonomie des Patienten entscheidend beschnitten. Eine nicht ehrlich und aufrichtig kommunizierte Prognose kann verhindern, dass der Patient ihm wichtige Anliegen, vielleicht auch offene Probleme, nicht mehr abschließen kann

Im Folgenden wird auf einige wichtige Aspekte im Hinblick auf eine gelungene Gesprächsführung hingewiesen.

Abwehr

Begriffe wie „Morphin", „palliativ" und „Hospiz" haben die Gemeinsamkeit, dass sie in eine bestimmte Richtung weisen, die Unheilbarkeit einer Erkrankung evident machen, das Unausweichliche in den Vordergrund rücken. Dadurch sind sie eine Art Trigger für Fragen, die sich mit der Endlichkeit des Lebens und der verbleibenden Lebenszeit sowie mit der Prognose beschäftigen. Dies ist einer der Hauptgründe dafür, dass solche Begriffe häufig zunächst auf Abwehr beim Patienten und seinem Umfeld stoßen: „So weit ist es doch noch gar nicht […], oder?" In dieser Gesprächssituation ist es wichtig, Abwehrmechanismen, mit denen sich Menschen in emotional stark belastenden Situationen um Stabilisierung bemühen, zu respektieren und nicht mit Nachdruck durchbrechen zu wollen. Trotzdem lassen sich mit solchen Vokabeln im Gespräch neue Impulse und Denkanreize setzen. Das ist oft zunächst völlig ausreichend. Es geht nicht um die Offenlegung der blanken Wahrheit auf Biegen und Brechen, sondern darum, etwas gedanklich in Bewegung zu setzen. Das kann in Folgegesprächen spürbar werden, und zwar meist nicht auf vorwurfsvolle, sondern eher auf dankbare Weise: „Das letzte Gespräch war gut. Es ist uns gelungen, danach in der Familie offen über unsere Sorgen und Ängste zu reden".

Bewusstsein schaffen

Ein wichtiges Grundprinzip der Kommunikation mit schwer kranken Menschen besteht darin, die aktuellen Gedankeninhalte des Patienten, also das, was ihn im Moment gerade am meisten beschäftigt, an den Beginn des Gesprächs zu stellen und ihn da „abzuholen", wo er sich gedanklich gerade befindet. Das gilt auch für Prognosefragen. Eigene zurechtgelegte Gesprächsinhalte gehen dadurch nicht verloren, sondern werden nur nach hinten gestellt. Gerade bei so sensiblen Fragen wie der nach dem, was zeitlich bleibt, sollte man dem Patienten zumindest für einen Moment ungeteilte Aufmerksamkeit schenken. Selbst wenn die Zeit knapp ist. Wenn uns der Patient etwas Wichtiges mitteilen möchte, sollten Stift und Krankenunterlagen beiseitegelegt und unmissverständlich gezeigt werden, dass die Aufmerksamkeit ganz bei ihm ist. Dabei ist es wichtig, sowohl die kognitiven als auch die emotionalen Informationsinhalte, die vom Patienten ausgehen, zu erfassen und zu beachten. Viel zu häufig werden die emotionalen Hinweise nicht ernst genommen oder übergangen.

Tipps für die Praxis

- Im Gespräch darauf achten, den kognitiven ebenso wie den emotionalen Informationen des Patienten genug Platz einzuräumen.
- Ausreichend Pausen machen, um das, was mit dem Patienten passiert, wirken zu lassen.

Der Laie (in diesem Fall der Patient als Gesprächspartner) sieht nicht das Gleiche wie der Professionelle (in diesem Fall der Arzt, der Auskunft über die Prognose gibt). Diese Tatsache muss man sich klarmachen und lernen, damit umzugehen. Zeichnet sich für das medizinische Team deutlich ein baldiges Lebensende eines Patienten ab, wird das von dem Patienten und seinen Angehörigen und Zugehörigen (Freunde, Bekannte) nicht zwangsläufig auch so gesehen und empfunden. Das gilt gleichermaßen für Angehörige, die selbst im medizinischen Bereich tätig sind und damit eine Doppelrolle einnehmen. Man erlebt immer wieder ärztliche und pflegerische Kollegen, die trotz umfangreicher Berufserfahrung in der Rolle eines Angehörigen mit einem Mal Hilflosigkeit erfahren.

Die Emotionen, die in einer derart belastenden Situation in den Betroffenen aufkeimen und ganz normal und angebracht sind, können den Blick auf die Realität versperren. Es ist dann durchaus angebracht, seine eigenen Bedenken und Gedanken laut zu äußern: „So wie wir die Situation heute empfinden, scheint sich der Zustand des Patienten noch einmal merklich verschlechtert zu haben. Wir befürchten, es bleibt nicht mehr so viel Zeit". Oder: „Es ist mir ein Anliegen, mein ehrliches Empfinden auszusprechen, und demnach sollten wir zum heutigen Zeitpunkt von einer nur noch begrenzten Zeit ausgehen".

Tipps für die Praxis

Die Antwort auf Prognosefragen sollte die Ernsthaftigkeit und Bedrohlichkeit der Krankheit ebenso beinhalten wie die Schwierigkeit, verlässliche individuelle Risiken abzuschätzen.

- Man sollte sich um eine wahrhafte und verständliche Art des Antwortgebens bemühen, die keine scheinbare Sicherheit aus Statistiken, Wahrscheinlichkeiten und Risiken vermittelt, sondern offen die Grenzen unseres Wissens zugibt und die Notwendigkeit deutlich macht, dass diese Unsicherheit nicht genommen werden kann.
- Mut haben, die eigene Sicht der Dinge mitzuteilen, etwa in Form einer Gewichtung verschiedener denkbarer Krankheitsverläufe: Was könnte passieren? Was ist wahrscheinlich, was eher unwahrscheinlich?
- Unter Umständen den Hinweis darauf geben, dass man auch aus vielen anderen Gründen sterben kann und betonen, dass der Tod nicht exklusiv mit einer Krebserkrankung verbunden ist und der Patientin seine Sterblichkeit mit allen anderen Menschen teilt („Rückkehr in die Normalität").

TIPPS FÜR PATIENTEN

Wenn die Frage nach der verbleibenden Zeit fällt und eine Prognoseabschätzung erwartet wird:

- Dann kann man die Frage zunächst zurückgeben um zu hören, wo der Patient in seinen Gedanken steht.
- Dann sollte man sich auf sein eigenes Bauchgefühl verlassen und auf sein eigenes Empfinden hören.
- Dann ist die Angabe einer groben Zeitrechnung in Stunden, Tagen, Wochen oder Monaten ausreichend.

- Dann sollte man seine Prognoseeinschätzung immer durch den Vermerk ergänzen, dass es sich um eine Schätzung handelt, die zu späteren Zeitpunkten wieder neu bewertet werden muss.

Vertrauen und Hoffnung stärken

Jedes Gespräch soll Vertrauen stärken, und in jedem Gespräch soll Hoffnung mitschwingen. Dabei geht es nicht ausschließlich um das Vertrauen und die Hoffnung auf eine mögliche Heilung, sondern auch um die erträgliche Gestaltung einer verbleibenden begrenzten Lebenszeit. Hoffnungen, die der Patient dem Arzt entgegenbringt, sollten respektiert werden. Irreale Hoffnungen („wenn ich wieder ganz gesund bin") können Impulse für Folgegespräche liefern, in denen es um die Diskrepanz zwischen Wunsch und Realität geht.

Jedes Vertrauen und Zuversicht stärkende Gespräch sollte sich in wandelnder Form auf immer neue Ziele hin ausrichten. Der Arzt, der das Prognosegespräch führt, sollte bei dem, was er sagt, immer bei der Wahrheit bleiben. Dazu gehört auch, Hoffnung nur in angemessener Form zu wecken: Nicht zu viel versprechen, auf das jetzt Machbare verweisen, zu einer kurz- bis mittelfristigen Planung ermutigen. Gemeinsam mit dem Patienten und seinen Angehörigen lassen sich erreichbare Ziele festlegen. Im Konjunktiv zu reden hilft dabei, wahrhaft zu bleiben, z. B. mit einer Formulierung wie dieser: „Es wäre schön, wenn sich dieses und jenes Ziel verwirklichen ließe". Oder: „Ich würde mich mit Ihnen freuen, wenn sich ihre Ziele so umsetzen ließen". „Ich kann regelrecht das Leuchten in Ihren Augen sehen, wenn Sie von besagtem Ereignis in der Zukunft sprechen".

Jede Hoffnung, die zum Patienten passt und die ihn trägt, ist willkommen und angebracht. Hoffnung kann sich dabei beziehen auf:

- Ausreichende Linderung der Symptome
- Selbstbestimmung und Autonomie bis zum Tod
- Verbesserung der derzeitigen Situation
- Ein ersehntes Ereignis in naher Zukunft
- Ein gutes Weiterleben der Angehörigen
- Tragfähige Kontakte zu vertrauten Menschen bis zum Tod
- Hilfe und Unterstützung für die Hinterbliebenen

Beispiele

Reise in die Toskana

Eine 72-jährige Italienischlehrerin liegt zur Vorweihnachtszeit aufgrund einer fortgeschrittenen Tumorerkrankung auf der Palliativstation. Ihre Prognose ist auf wenige Monate begrenzt. Auf dem Nachttisch liegen Reiseinformationen für eine geplante Toskanareise Ende April des kommenden Jahres. Sie macht mit ihren Italienischkursen jedes Jahr eine geführte Tour und plant jetzt wieder für das neue Semester (A = Arzt, P = Patientin).

A: „Ich sehe, Sie sind beschäftigt."

P: „Ja, ich plane die nächste Toskanareise für April. Ich muss nur noch die Anzahlung überweisen."

A: „Das wäre schön, wenn das klappen würde. Ich merke richtig, wieviel Ihnen daran liegt, so begeistert, wie Sie mir davon erzählen."

P: „Diese Reisen sind meine ganze Leidenschaft. Italien ist meine Leidenschaft."

A: „Wir würden uns freuen, wenn Sie die Reise antreten können und wären sehr gespannt auf Ihre Erzählungen […], aber was ist, wenn uns die Erkrankung in die Quere kommt? Wenn Ihre Pläne sich nicht umsetzen lassen?"

P: „Ach wissen Sie, ich weiß doch, wie es um mich steht. Und dass ich nicht mehr in die Toskana reisen werde […], aber die Gedanken daran tragen mich durch diese schweren Zeiten und fühlen sich so normal an."

Merke: Im Konjunktiv reden und wahrhaft bleiben.

Unter vier Augen

Für einen 58-jährigen Patienten mit multipel, insbesondere hepatisch stark metastasiertem Kolonkarzinom ist die Lebenszeit mittlerweile stark begrenzt. Eine zunehmende Schwäche zwingt ihn ins Bett. Sein Hautkolorit ist bei einbrechender Leberfunktion mit jedem Tag ikterischer. Die stark belastete Ehefrau weicht kaum eine Minute von seiner Seite. Jetzt, beim Hausbesuch, ergibt sich ein kurzer Moment unter vier Augen mit dem Patienten (A = Arzt, P = Patient).

P: „Und, Herr Doktor, wie sieht es aus? Wie lange habe ich noch?"

A: „Da konfrontieren Sie mich mit einer auch für mich belastenden Frage. Demnach spielt für Sie aktuell das Thema Lebenszeit eine große Rolle?"

P: „Ja, natürlich. Ich sehe doch, dass es mit mir bergab geht. Meine Frau will das nicht wahrhaben. Ständig will sie mich aus dem Bett zerren, damit ich etwas esse und wieder Chemotherapie mache. Nichts will ich mehr. Mir fehlt auch jede Kraft."

A: „Was ist denn Ihr eigenes Empfinden? Wieviel Zeit bleibt? Gibt es überhaupt so etwas wie ein Bauchgefühl?"

P: „Also, wenn ich mich so anschaue, wie ich jeden Tag verfalle, dann fürchte ich, bleiben nur noch wenige Tage […]."

A: „Tatsächlich ist das auch mein ehrliches Empfinden. Wir kennen uns jetzt doch schon eine ganze Zeit, und auch ich bemerke die Dynamik der Erkrankung. Demnach würde ich zum heutigen Zeitpunkt nicht weiter als bis in die nächsten Tage und vielleicht in die kommende Woche vorausblicken."

P: „Danke, dass Sie so ehrlich sind." ▮▮

LITERATUR

Bartens W. Das sieht aber gar nicht gut aus: Was wir Ärzten nie wieder hören wollen. München: Pantheon, 2013.
Emmerling P. Ärztliche Kommunikation. Stuttgart: Thieme, 2019.
Hoefert HW. Psychologie in der Arztpraxis. Göttingen: Hogrefe, 2010.
Schäffner L. Das Patientengespräch. Münster: Waxmann, 2012.

12.3 Auswirkungen der Diagnose „Krebs"

Michael Sohm

Die Auswirkungen der Diagnose „Krebs" für den Patienten und sein Umfeld sind immens und lassen sich selten vorhersehen. Die Erkrankung manövriert den Patienten genauso wie sein Umfeld in eine Ausnahmesituation, die jeder für sich selbst bewältigen muss. Es ist deshalb unmöglich, die individuelle Tragweite einer solchen, buchstäblich welterschütternden Diagnose für den Einzelnen zu überblicken. Trotzdem ist es lohnenswert und für eine umfassende Patientenbetreuung („ein Arzt, der mich und meine Erkrankung wirklich versteht") erforderlich, sich um einen Blick unter die Oberfläche zu bemühen, um eben nicht nur die „Spitze des Eisbergs" zu erfassen (➤ Abb. 12.1). Der Blick hinter die Kulissen schafft Nähe zwischen behandelndem Arzt, Patient und seinen An- und Zugehörigen

Die Krankheit Krebs ist ständig präsent. Es gibt kaum jemanden, der nicht schon einmal in irgendeiner Weise mit ihr in Kontakt gekommen ist. Manchmal reicht sie nicht nur beruflich an uns heran, sondern betrifft uns auch persönlich. Die unvermeidbare Präsenz der Krankheit Krebs und die damit verbundenen Befürchtungen und Erfahrungen lassen sie zu einem häufigen Thema unserer Ängste werden. In der Bevölkerung wird Krebs oft mit der Vorstellung von Siechtum, Sterben und Tod verbunden. Das persönliche Umfeld der Patienten geht mit der Erkrankung ganz unterschiedlich um. Es gibt die

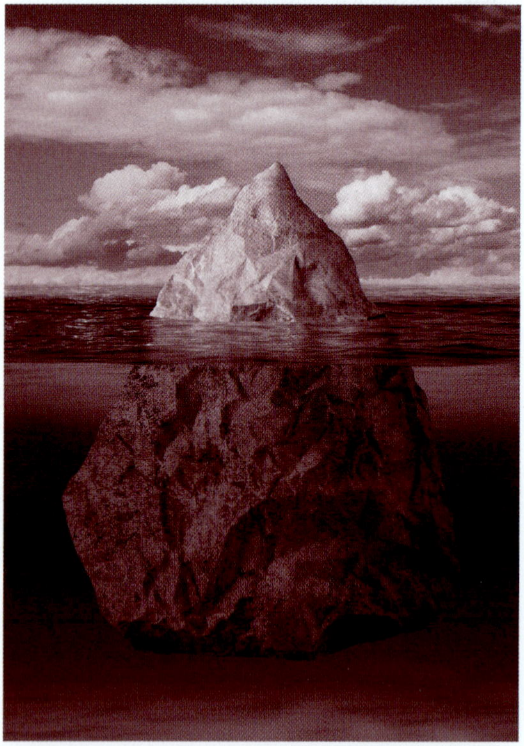

Abb. 12.1 Manchmal bleibt die gesamte Tragweite einer Krebserkrankung auf den ersten Blick verborgen. Die wahre Dimension der Auswirkungen einer solchen Diagnose auf den Betroffenen und sein Umfeld kann unter einer Oberfläche aus Angst, Unsicherheit und Sprachlosigkeit liegen. Es ist wie bei einem Eisberg, bei dem die wahre Größe nur durch den Blick unter den Wasserspiegel sichtbar wird. [J787]

Mitleidenden, aber auch die diejenigen, die sich abwenden, aus welchen Gründen auch immer.

Jede Zeit hat ihre Krankheit – die Krankheit unserer Zeit ist der Krebs […]. Krebs ist die Angst des Kranken, die aber auch die Umgebung erfasst. Die sich in die Beziehung zu Freunden und Familie frisst. Die sich ausbreitet, selbst wenn die Krankheit gestoppt ist. Irgendetwas bleibt immer […].
(Gerd Diez, SZ-Magazin vom 29.4.2009)

Konfrontation mit der Krebsdiagnose

Patienten reagieren ganz unterschiedlich auf die Diagnose einer Krebserkrankung, dennoch treten einige Reaktionsweisen gehäuft auf. Eine Krebserkrankung ist nach wie vor mit Vorurteilen, Stigmata und Tabus verbunden. Die Erkrankung trifft einen in der Regel unerwartet und plötzlich, überraschend und erschütternd. So oder so ähnlich drücken sich Patienten oft aus, wenn sie vom Moment der Diagnoseeröffnung berichten.

Darüber hinaus ist mit der Diagnose immer eine fast unmittelbar einsetzende Abhängigkeit von ärztlichen und pflegerischen Diensten verbunden. Dieses Fachpersonal spricht für den Patienten eine häufig schwer oder gar nicht verständliche Sprache. In dieser Konfrontation mit medizinischem Fachjargon, mit komplizierten Diagnosen und komplexen medizinischen Sachverhalten kann es passieren, dass der Sachverhalt „Sie haben Krebs" als schlichte Nachricht vielleicht nicht gleich begriffen wurde.

Manchmal kommen Patienten in die ärztliche Sprechstunde mit der Bitte, man möge ihnen die ausgehändigten Arztbriefe übersetzen, wenn eine Diagnosemitteilung unter Umständen nur schriftlich und ohne aufklärendes Gespräch stattgefunden hat. Gerade zu der ersten Phase nach Feststellen einer malignen Erkrankung gehört häufig ein nicht unerheblicher Aktionismus der behandelnden Ärzte, ein Drängen der Patienten zu mitunter schwerwiegenden Therapieentscheidungen, z. B. zu mutilierenden Operationen. Patienten sehen sich konfrontiert mit detaillierten und hoch komplexen Behandlungsprotokollen, es müssen viele Formulare und Aufklärungsbögen gelesen werden, Unterschriften geleistet, komplexe Beschreibungen von möglichen Nebenwirkungen verstanden werden.

Vielleicht muss auch die Entscheidung getroffen werden, ob der Patient an einer Studie teilnehmen will (➤ Kap. 3.6). „Aber ein Versuchskaninchen mag ich nicht sein", hört man in diesem Zusammenhang immer wieder von den Patienten, denen diese Möglichkeit angeboten wird und die damit ihre Bedenken zum Ausdruck bringen.

Plötzlich stehen vielfältige Herausforderungen an, der Patient wird mit einer ganzen Reihe von bedrohlichen Fragen konfrontiert: Ist meine Erkrankung heilbar? Besteht für mich Hoffnung? Verstehe ich die Information, die mir der Arzt gibt? Wie belastend wird die Therapie, und kann ich sie verkraften? Welche Folgen hat die Krankheit für meine Familie? Wie gehe ich mit meinen Gefühlen um? Bleibe ich handlungsfähig? Gelingt es mir, meine sozialen Kontakte aufrechtzuerhalten?

Für den Patienten geht es nach der Diagnosemitteilung im Kern um die Frage, ob er es schaffen wird, mit dieser existenziell bedrohlichen Situation umzugehen und eine gewisse Distanz herzustellen, oder ob er von ihr überwältigt wird und untergeht. Der Alltag und die Selbstwahrnehmung der Betroffenen verändern sich rasant. Alle Pläne, alle Sicherheiten geraten durch den Einbruch dieser neuen bedrohlichen Wirklichkeit bedrohlich ins Wanken. Diese bildhafte Formulierung soll verdeutlichen, wie das Zuviel an Neuem, mit dem sich der Patient konfrontiert sieht, seine Verarbeitungskapazität schnell übersteigen kann. Das Überschwemmtwerden mit bedrohlichen Informationen kann in der Folge zu einem traumatisierenden, von Angst dominierten Erleben führen, mit welchem der Patient unter Umständen ganz alleine zurechtkommen muss.

Folgen einer Krebsdiagnose

Onkologische Patienten stellen eine besondere Herausforderung für den Behandler dar. Dank moderner bildgebender Verfahren und apparativer Untersuchungen lässt sich eine Tumorerkrankung in den meisten Fällen sichtbar machen. Die Gefühle und Gedanken eines Krebspatienten hingegen nicht. Eine Krebsdiagnose führt immer zu einer Ausnahmesituation bei Patient und Angehörigen. Sie zieht weite Kreise bis in das weiter entlegene Umfeld (z. B. Beruf, Freundeskreis).

Es kann zum Verständnis der Gefühle und Gedanken eines Tumorpatienten beitragen, wenn man sich als behandelnder Arzt einmal fragt, was eine solche einschneidende Diagnose bei einem selbst auslösen würde. Dies führt vielleicht zu dem folgenden Gedankenprotokoll. Die Diagnose „Krebs"

- macht Angst,
- verunsichert,
- macht ohnmächtig,
- stigmatisiert,
- kränkt,
- löst Schuldgefühle aus,
- bedroht Zukunftspläne,
- weckt Skepsis,
- betrifft nicht den Einzelnen, sondern ein Beziehungsgeflecht,
- führt auf einen Weg in Ungewisse,
- kann empfunden werden wie ein „Sturz aus der normalen Wirklichkeit".

Eine Krankheit, die durch eine unsichere Prognose und eine langwierige Therapie mit zum Teil folgenreichen, belastenden Begleiterscheinungen und Nebenwirkungen gekennzeichnet ist, kann starke Gefühle auslösen und zu einem Empfinden der Hilflosigkeit, Ohnmacht und Verzweiflung, aber auch zu Angst, Wut und Ärger führen. Mit der Diagnose weicht die Leichtigkeit aus dem Leben. Zukunftspläne werden durchkreuzt, das Erreichen beruflicher Ziele rückt hinter den nicht mehr erreichbaren Horizont, finanzielle Planungen sind unter Umständen unsicher. Kränkungen und Enttäuschungen, auch im zwischenmenschlichen Bereich, sind keine Seltenheit und überlagern die Symptomatik. Zerbrechende Partnerschaften, falsche Freunde und fehlende Unterstützung nahestehender Bezugspersonen können vor dem Hintergrund einer bedrohlichen Erkrankung zum Tragen kommen. Wie sehr sich der betroffene Mensch auch abmüht, die neue Situation zu bewältigen, immer stärker breitet sich das Gefühl aus, nicht dahin zu kommen, wohin man möchte. Das laugt emotional aus, macht dünnhäutig und überaus empfindlich.

❚❚ Beispiel

„Was würden Sie tun?"

Eine 36 Jahre alte Patientin mit dem Rezidiv einer Brustkrebserkrankung sucht Hilfe in einem psychoonkologischen Gespräch. Sie berichtet: „Vor sechs Jahren hatte ich das erste Mal Brustkrebs. Damals konnte man den Tumor vollständig entfernen. Jetzt ist das ganz anders. Ich habe Metastasen in Lunge und Leber. Ich habe es nicht rechtzeitig bemerkt. Seit Jahren habe ich einen festen Freund, der mir schon beim ersten Mal zur Seite stand. Er ist meine einzige Bezugsperson. Ich bin kinderlos und habe weder Familie noch Freunde. Jetzt, wo ich wieder krank bin, habe ich gemerkt, dass er sich verändert. Er ist zwar da, aber gefühlsmäßig ist er irgendwie nicht da. Neulich kam ich nach Hause, und er liegt mit einer anderen Frau in unserem Bett. Ich bin so schwer enttäuscht. Wie soll ich mich entscheiden? Mein Verstand sagt, schmeiß ihn aus deinem Leben. Aber dann ist da gar niemand mehr, und ich bin total allein. Was würden Sie tun?"

Merke: Krebserkrankungen führen oft zu Enttäuschungen. Häufig werden Beziehungen auf eine harte Probe gestellt. ❚❚

Modell „chronisches Belastungssyndrom"

Wenn wir in einen Zustand der akuten oder chronischen Überforderung geraten, wenn uns die Möglichkeiten, bestimmte Situationen zu bewältigen, objektiv oder subjektiv nicht ausreichen, geraten wir unter Stress. Diagnose und Therapie einer Tumorerkrankung mit den begleitenden Nebenwirkungen und Folgen können den Patienten in eine Stresssituation versetzen und zu einer lang anhaltenden Belastung führen. Als Ursachen können zum einen medizinisch-biologische Stressoren (tumoreigene Botenstoffe und Entzündungsmediatoren, Medikamente, Bestrahlung, körperliche Symptome), aber auch psychosoziale Stressoren (z.B. Gefühle der Ohnmacht und Hilflosigkeit, der Überforderung und der Angst, verändertes Aussehen und neu definierte Rolle im privaten und beruflichen Umfeld) angeführt werden. Der Tumorpatient ist chronischem Stress ausgesetzt, zumal diese Belastungen über einen langen Zeitraum anhalten und Phasen der Erholung und Entspannung kaum möglich sind. Chronischer Stress wiederum führt zu einer Reihe von körperlichen (erhöhter Blutdruck, Muskelverspannungen, Magen-Darm-Beschwerden etc.) und psychischen Veränderungen (Konzentrations- und Gedächtnisstörungen, Schlafstörungen, Selbstwertverlust etc.), die ihrerseits langfristig zu weiteren chronischen Krankheiten führen können.

Stress allein macht nicht zwangsläufig krank. Gelingt es dem Betroffenen aber nicht, zu einem inneren Gleichgewicht zurückzufinden, gehen chronische Belastungen mit einer langfristigen Erhöhung des Anspannungsniveaus einher, was zu einem erheblichen Verlust an Energien führt.

Gelingt es nicht, dieses chronisch erhöhte Erregungsniveau binnen einer begrenzten Zeit abzusenken, droht langfristig Erschöpfung. Der Körper steht unter dem Einfluss von Stresshormonen, deren Level dauerhaft erhöht ist. Die Fähigkeit zur flexiblen Anpassung an neue Belastungs- und Erholungsphasen geht verloren. Bei der psychoonkologischen Arbeit mit Tumorpatienten kann es hilfreich sein, Fertigkeiten zu vermitteln, die das chronische Stresserleben reduzieren und eigene Stärken fördern. Dazu gehört u. a. eine verbesserte Wahrnehmung von körperlichen Reaktionen, Gefühlen und Gedanken. Entspannungsverfahren helfen, die körperliche Anspannung zu reduzieren.

Mit der Erkrankung umgehen

Möglich Reaktionen

Den meisten Tumorpatienten gelingt es früher oder später, sich mit der neuen Lebenssituation aktiv auseinanderzusetzen, sie in ihr Leben zu integrieren, wieder Handlungsfähigkeit herzustellen und zu bewahren und eigene Emotionen, Sorgen und Ängste zu bewältigen. Auch wenn viele Tumorpatienten nicht zwangsläufig die Unterstützung eines Psychoonkologen brauchen, sollte doch jedem Patienten die Möglichkeit einer solchen Begleitung angeboten werden. Treffen Behandler auf Abwehrvorgänge als patienteneigene Methode der Krankheitsverarbeitung, wie es im Praxisalltag als Verleugnung oder Verdrängung immer wieder vorkommt, dienen diese der unmittelbaren Vermeidung und Reduktion emotionaler Belastung durch Krebserkrankung und -behandlung.

Man trifft im psychoonkologischen Gespräch mit Tumorpatienten also auf ganz verschiedene, möglicherweise unerwartete Reaktionsweisen:

- Patienten, die bisher gut mit Belastungen und Krisen umgehen konnten, bewältigen auch die neue, von der malignen Erkrankung bestimmte Situation ohne Probleme.
- Andere Patienten, die mit Stress bisher gut umgehen konnten, sind unter den neuen Vorzeichen der Erkrankung gänzlich überfordert.
- Bereits bisher psychisch labile Patienten können sich unter der neuen Belastung stabilisieren und ohne größere Probleme auf die Anforderungen des Behandlungsverlaufs einstellen.
- Andere Patienten, die immer schon psychisch alteriert und labil waren, kämpfen massiv mit der neuen Situation, und Stabilisierungsversuche verlaufen frustran. Bislang scheinbar kontrollierte psychische Auffälligkeiten kommen in vollem Umfang zum Tragen.

Tipps für die Praxis

Trotz des Zeitmangels im Praxisalltag sollte der behandelnde Arzt versuchen, die Bedürfnisse und Nöte sowie die Verarbeitungskapazität von Tumorpatienten und ihren Angehörigen, die sich aus der weitreichenden Auswirkung einer Krebserkrankung ergeben, suffizient zu erfassen. Er sollte empathisch sein. In der Praxis hat es sich als sehr hilfreich und zeitsparend erwiesen, das Patientengespräch **in fünf Schritten** zu strukturieren und dem Patienten dabei Information, aber auch Wertschätzung und Anerkennung mitzugeben. Der Patient sollte aus dem Gespräch mit seinem Arzt den Eindruck mitnehmen, dass er mit jemandem gesprochen hat, der wirklich ein Ohr und Verständnis für seine Sorgen hat.

Folgende Gesprächsstruktur hat sich bewährt:

- Situationsschilderung: Was geht im Patienten vor? Was beschäftigt ihn?
- Schwerpunktsetzung: Was ist am schlimmsten?
- Krankheitsverarbeitung: Wie schaffen Sie das?
- Ein Blick auf die Ressourcen: Woher nehmen Sie die Kraft?
- Behandlungsauftrag: Wie kann ich Ihnen helfen?

Man sollte sich nicht scheuen, dieses Konzept einmal auszuprobieren. Es wirkt.

Tipps für die Praxis

Empathie

Mit Empathie ist in der Regel eine Art „einfühlendes Verstehen" gemeint. Es gibt einige Voraussetzungen, um empathisch reagieren und agieren zu können:

- Den Blickwinkel ändern und zum Perspektivenwechsel bereit sein: Dem Patienten das Recht einräumen, Dinge so zu sehen, wie er sie aktuell sieht, und in der Art zu reagieren, wie er es gerade tut.
- Notwendigkeit, sich abzugrenzen: Wechsel zwischen „ich fühle mit dir" und „ich betrachte dich von außen". Cave: Macht der behandelnde Arzt unreflektierte Bemerkungen, kann er sich nicht sicher sein, ob es so ankommt, wie er es meint.
- Ungeteilte Aufmerksamkeit: Versuch, die Belastungen des Patienten zu verstehen und seine Bemühungen zu würdigen.
- Notwendiges Taktgefühl: Damit ist das Gespür für die Angemessenheit von Tun und Reden gemeint. Hier spielen Erfahrungen eine große Rolle. Unter Taktgefühl ist außerdem Behutsamkeit zu verstehen und der Mut, sehr persönliche, belastende und intime Dinge anzusprechen.
- Den richtigen Zeitpunkt erspüren: Nicht alles lässt sich im Gespräch planen, manchmal muss man den richtigen Moment geduldig und aufmerksam abwarten.

Subjektive Krankheitstheorie

Im Verlauf einer Tumorerkrankung stellen sich die meisten Patienten irgendwann die Frage nach dem Warum, warum sie so schwer krank sind, warum gerade sie betroffen sind und warum gerade jetzt. Immer wieder begegnet man Betroffenen mit teilweise befremdlichen Antworten auf diese Fragen. Eine Patientin erzählt zum Beispiel voller Überzeugung, sie habe in der Fastenzeit Schokolade gegessen und werde nun dafür mit ihrer Krebserkrankung bestraft. Gerade diese subjektiven Krankheitstheorien stärken jedoch das Kohärenzgefühl und helfen den Patienten, Krebs als ein verstehbares, sinnhaftes und handhabbares Geschehen anzunehmen. Eine Erklärung für das Warum zu finden, ermöglicht die subjektive Kontrolle über den Krankheitsverlauf. Das vermittelt wiederum Hoffnung in einer Situation, die durch maximale emotionale Belastung gekennzeichnet ist.

Hinter solchen subjektiven Erklärungsversuchen verbergen sich allerdings auch Gefahren und Nachteile. Eine psychische Krankheitstheorie (z. B. „ich habe mich immer viel zu sehr um andere, aber kaum um mich selbst gekümmert") kann unter anderem Schuldgefühle produzieren und Druck und Versagensangst fördern. Negative Affekte (Angst, Depressivität etc.) werden wegen ihres vermeintlich krankmachenden Potenzials tabuisiert und bleiben möglicherweise unbearbeitet. Es droht unter Umständen sogar die Gefahr von Rückzug und Isolation, wenn das soziale Umfeld ausschließlich „positives Denken" fordert.

Zerstörung des Selbstbildes

Jeder hat seine eigene Definition von sich selbst: Wer bin ich? Was ist mir wichtig? Und wie soll mich mein Umfeld wahrnehmen? Viele Tumorpatienten leiden unter dem Verlust des eigenen Ichs. Sie schildern ihre Selbstreflexion, in der sie erkennen müssen, wie die Erkrankung sie verändert und das eigene Selbstbildnis zerstört. Häufig hört man Aussagen wie „ich erkenne mich nicht wieder" oder „das bin nicht ich". Es ist wie der Blick in einen verzerrenden Spiegel.

Insbesondere der drohende Verlust von Autonomie und Selbstständigkeit ängstigt. Damit oft verbunden sind Fragen nach der Sinnhaftigkeit des eigenen Daseins und des Lebens.

Beispiele

Fortgeschrittenes Rektumkarzinom

Ein junger Mann mit fortgeschrittenem Rektumkarzinom schildert im Rahmen eines psychoonkologischen Gesprächs seine Empfindungen: „Was macht das Leben denn noch für einen Sinn? Was habe ich noch für einen Wert? Wenn ich mit meiner Frau zum Einkaufen fahre, bin ich schon überlastet, wenn ich nur zwei Wasserflaschen tragen soll. Früher habe ich Getränkekisten ohne Probleme gehoben. Was sollen denn die Passanten von mir denken? Lässt der seine Frau einfach die ganze Arbeit machen?"

Mammakarzinom

„Es hat sich durch meine Erkrankung so viel für mich geändert. Mein ganzes Leben". Für die 51-jährige Patientin kam die Brustkrebserkrankung nicht ganz überraschend. Schon Mutter und Schwester waren davon betroffen. Eine genetische Verankerung ist nachgewiesen. „Wissen Sie, ich habe Hochrisiko-Brustkrebs, deshalb habe ich mir beide Brüste wegschneiden lassen, wie es mir empfohlen wurde. Was hatte ich auch für eine Wahl?" Im weiteren Gespräch wird ihr starker Leidensdruck deutlich. „Ich war Journalistin aus Leidenschaft und ich darf sagen: nicht unerfolgreich. Aber jetzt traue ich mich mit meinem veränderten Körper kaum mehr auf die Straße. Früher haben mir die Männer auf den Ausschnitt geschaut, heute nimmt man mich doch gar nicht mehr wahr und ernst. Meinem Lebensgefährten habe ich mich seit der Operation noch nie nackt gezeigt, geschweige denn, dass ich mich selbst im Spiegel ertrage."

Merke: Es ist wichtig, im Gespräch die Tragweite der Erkrankung für den Betroffenen zu erfassen. ▮▮

Psychosoziale Aspekte der Erkrankung

Eine schwerwiegende Erkrankung und auch der nahende Tod betreffen immer den ganzen Menschen und sein soziales Umfeld. Neben körperlichen Auswirkungen entstehen Bedürfnisse, Erfordernisse und Probleme auch in vielen anderen Bereichen des Lebens: psychisch, kulturell, spirituell und sozial (zwischenmenschlich, beruflich, finanziell etc.). Zwischen diesen Ebenen bestehen Wechselbeziehungen, die nicht isoliert betrachtet werden können. Vielmehr sollte man diese Wechselbeziehungen wie die sich wellenartig ausbreitenden Kreise im Wasser verstehen, die durch einen Steinwurf ausgelöst werden. Der Begriff „psychosozial" fasst diese wechselseitigen Beziehungen und die bestehenden Bedürfnisse auf verschiedenen Ebenen zusammen. Dies bedeutet, dass eine gelungene Patientenbegleitung niemals nur den Betroffenen allein umfasst, sondern immer auch sein Umfeld mit berücksichtigen muss.

Der Patient im System seiner Angehörigen

Patient und Behandlungsteam treten nicht einsam und allein miteinander in Kontakt. In der Regel hat der Patient Angehörige und Freunde. Jeder Mensch fühlt sich einem sozialen Netzwerk, meist auch einem Familiensystem zugehörig, was das Erleben von Normalität und Sicherheit möglich macht. Ob eine Patientenbetreuung gut gelingen kann, wird folglich dadurch bestimmt, wie gut ein Mensch in seinen sozialen Kontext eingebettet ist und welche Rolle seine Zu- und Angehörigen für die Lebensqualität spielen. Die Belastungen von Patienten und Angehörigen korrelieren stark miteinander. Jede Entlastung, die man für die Angehörigen erreichen kann, erhöht direkt die Lebensqualität des Patienten.

Noch besser unterstreichen lässt sich die Bedeutung von Angehörigen, wenn man darauf achtet, wie häufig die Angehörigen Thema psychoonkologischer Gesprächen sind. Häufige Gesprächsthemen sind:

- Angst vor Schmerzen
- **Schwierige familiäre Situation**
- **Belastung von Angehörigen**
- Frühere Krankheitserfahrungen
- Enttäuschungen
- Kränkungen im Lebenslauf
- Rezidivangst
- Belastungsinsuffizienz
- Tod eines Mitpatienten

MERKE

Die für den Betroffenen aktuellen Themen drehen sich nicht ausschließlich um den Patienten selbst. Vielmehr beschäftigen sie sich häufig mit dem familiären Umfeld, dessen Belastung durch die schwere Krankheit und die mitunter weitreichenden Folgen. Hier sollte immer wieder nachgefragt werden, nicht jeder Patient berichtet von sich aus davon.

Krankheit und Familie

Familie meint eine Gruppierung von Individuen, denen eine starke emotionale Bindung zu eigen ist, welche sich gegenseitig zugehörig fühlen und sich für ihr Leben wechselseitig interessieren und engagieren. Um als Behandler mit der Familie und den einzelnen Familienmitgliedern sinnvoll arbeiten und interagieren zu können, sind Kenntnisse über die Dynamik und über Prozesse innerhalb des Familiensystems erforderlich. Ein Familiensystem verfügt über die Möglichkeit zur Selbstregulation. Erfährt ein Teil dieses Systems eine Veränderung, hat dies Auswirkungen auf alle anderen Teile. Das Erleben von Krankheit eines Familienmitglieds, möglicherweise verbunden mit dem bevorstehenden Tod, kann von den Angehörigen durchaus als existenzielle Krise wahrgenommen werden. Der Tod eines Familienmitglieds verändert das gesamte System. Nicht selten sorgen in diesem Zusammenhang pflegerische und medizinische Maßnahmen für Unsicherheit, werden – weil sie unbekannt und furchteinflößend sind – möglicherweise als bedrohlich wahrgenommen und deshalb sogar von vornherein abgelehnt. Daraus erwachsen häufig Konflikte mit dem Behandlungsteam über das therapeutische Vorgehen, was oftmals eine inadäquate Etikettierung der Angehörigen („schwieriger Patient", „anstrengende Familie") zur Folge haben kann.

MERKE

Bei der Interaktion mit Angehörigen sollte man bedenken, dass sie in der Regel in einer den Patienten schützenden Intention agieren.

Gesundheitsverhalten und Gesundheitserfahrungen jedes einzelnen Familienmitglieds prägen die gesamte Familie und verändern die Interaktion innerhalb des Familienkonstrukts. Der Umgang mit Gesundheit und Krankheit wird zu großen Teilen im Kontext der Familie erlernt (z. B. Essverhalten, Nikotin- und Alkoholkonsum, Einstellung zu körperlicher Aktivität). Familien haben folglich einen starken Einfluss auf den Gesundheitszustand und das Wohlbefinden der Patienten. Erfordert eine schwere Erkrankung einen ambulanten Pflegedienst oder einen stationären Aufenthalt, bedeutet dies eine Verletzung der Privatsphäre, in der es dann oft nicht mehr möglich ist, familieneigene Lebensweisen und Traditionen auszuüben. Damit geht auch deren stabilisierender Effekt auf das Befinden der Familie verloren. In dieser Situation ist eine wertschätzende Anerkennung des Patienten und der Familientraditionen wichtig. Bestehen in einer Familie Alltagsprobleme, Meinungsverschiedenheiten oder Generationskonflikte, kann eine chronische Krankheit wie Krebs wie ein Vergrößerungsglas wirken. Schnell addieren sich Schuld- und Defizitgefühle zu den Belastungen durch die maligne Erkrankung hinzu.

Belastungen erfährt ein Familiensystem außerdem durch das wiederholte Auftreten von Krisensituationen und die damit verbundene dauerhafte Unsicherheit, wann es zur nächsten Krise kommt. Zeiten schwerer Krankheit verunsichern die Familie. Alltägliche Strukturen brechen zusammen. Nicht selten resultiert daraus eine veränderte Rollenzuschreibung. Halt und Orientierung gehen verloren, nachhaltige Veränderungen in den Beziehungen sind keine Seltenheit.

Oft sind die Arbeit und der Umgang mit An- und Zugehörigen unserer Patienten zeit- und energieintensiver als die eigentliche Patientenversorgung. Man sollte sich immer wieder an folgende Sachverhalte erinnern:
Angehörige von Betroffenen …

- tragen sich häufig mit der Angst vor Überforderung und Versagen,
- können als schwierig, anstrengend und lästig empfunden werden, insbesondere wenn es zu Kommunikationsstörungen kommt,
- können besonders dann als Stressoren empfunden werden, wenn nicht genügend auf ihre eigenen Bedürfnisse eingegangen wird,
- benötigen folglich einen eigenen adäquaten Umgang,
- sind nicht nur Unterstützer des Patienten, sondern können auch das Team entlasten.

Darüber hinaus kann man hinterfragen, wann Angehörige als „anstrengend" empfunden werden. Mögliche Ursachen können sein:

- Bei Beschneidung der therapeutischen Kompetenz.
- Wenn sie die eigenen Verletzlichkeiten treffen.
- Bei Konfrontation mit Laientheorien.
- Bei Verschiebung auf Nebensächliches (z. B. Thema Kaliumkontrolle statt nahendes Lebensende).
- Bei forderndem Verhalten.
- Wenn Vorwürfe laut werden.
- Bei Bevormundung des Patienten.

Tipps für die Praxis

Nicht nur auf das gesprochene Wort achten, sondern auch auf die Zwischentöne. Nach den eigentlichen Beweggründen, Erwartungen, Hoffnungen der Gesprächspartner fragen. Das bringt einen viel weiter und näher an die Beteiligten heran.

Kinder als Angehörige in der Onkologie

Lebensbedrohliche Erkrankungen stellen eine schwierige und belastende Situation in der Familie dar, die möglicherweise, aber nicht zwingend traumatogen wirkt. Unabhängig von ihrer Altersstufe können betroffene Kinder vor den vielfältigen, aus der elterlichen Erkrankung resultierenden Belastungen nicht gänzlich abgeschirmt werden. Wenn Eltern erkranken, konzentriert sich die gesamte Aufmerksamkeit des gesunden Elternteils auf die Bedürfnisse und die medizinische Behandlung des Erkrankten. Nicht selten erzwingen Klinikaufenthalte eine plötzliche Trennung zwischen erkranktem Elternteil und Kind. Unter Umständen wird ein Kind mit körperlichen Veränderungen und Verletzungen von Mutter oder Vater konfrontiert. Immer sind sowohl der Erkrankte als auch das andere Elternteil psychisch belastet, was für das Kind einem emotionalen Verlust beider Elternteile gleichkommt.
Kinder erkrankter Eltern leiden abseits,

- weil Eltern mit den eigenen Gefühlen und Ängsten belastet sind,
- weil Kinder sich möglicherweise angepasst verhalten, um die Eltern nicht zusätzlich zu belasten,
- weil Kinder Sorgen und Emotionen anders kommunizieren als Erwachsene,
- weil das elterliche Verhalten mit Abwehrmechanismen und Verunsicherungen eine Kommunikation nicht möglich macht.

Kinder schwer kranker Eltern stellen eine Risikogruppe für die Entwicklung späterer psychiatrischer Erkrankungen dar.

Tipps für die Praxis

Verstärkt zu achten ist auf typische Symptome und Verhaltensweisen, die kindliches Leiden ausdrücken können:

- Trauer, Niedergeschlagenheit
- Depressivität
- Leistungseinbruch in der Schule und Störung des Sozialverhaltens
- Enuresis und Enkopresis
- Somatisierung (Kopfweh, Bauchweh, Atemnot)
- Rückzug oder relativ hyperaktives Verhalten

Warum Kinder informiert werden sollen

Möglicherweise herrscht Unsicherheit, inwieweit Kinder in eine Krankengeschichte involviert werden sollen. Aus Erfahrung gibt es hierzu unterschiedliche Stimmen. Dennoch können folgende Gedanken eine Entscheidung erleichtern:

- Kinder spüren, wenn in ihren Familien etwas nicht stimmt, und Fantasien sind viel schlimmer als die Realität.
- Kinder fühlen sich ausgeschlossen und isoliert, wenn sie nicht informiert werden.
- Aus Beobachtung oder unzureichender Information können Kinder falsche Schlüsse ziehen.
- Auch Kinder müssen die Chance bekommen, sich auf schwierige Ereignisse vorzubereiten.

Der Berufsalltag lehrt, dass Kinder in der Regel sehr viel besser mit solchen Informationen umgehen lernen, als möglicherweise befürchtet. Kinder sollten nicht aus ängstlicher Zurückhaltung außen vor gelassen werden.

Positiver Rückblick

Der Blick auf die eigene Krankheitsgeschichte lässt beim Patienten vielleicht Empfindungen und Bilder hochkommen, welche er am liebsten verdrängen und vergessen möchte. Der Wunsch, zur Normalität zurückzukehren, ist absolut verständlich. Es kann lohnenswert sein, als Behandler gemeinsam mit dem Patienten einen Rückblick auf positive Erfahrungen durch die Krebserkrankung zu werfen. Dabei geht es um folgende Fragen: Welche Erfahrungen hat ein Patient während seiner Krebserkrankung gemacht? Gab es neben den belastenden Erlebnissen rückblickend auch positive? Auf diese Fragen geben Betroffene häufig folgende Antworten:

- „Ich habe mehr über mich gelernt."
- „Ich habe neue Prioritäten in meinem Leben gesetzt."
- „Ich habe neue Ziele."
- „Ich habe gemerkt, wie stark ich bin."
- „Die Krankheit hat mich und meinen Partner fester zusammengeschweißt."

Dies kann den Patienten stärken, vorhandene Ressourcen aufzeigen und für den kommenden Weg motivieren.

LITERATUR

Diez G. Krebs – Wann immer diese Krankheit einen Prominenten befallen hat, wird sie mit einer merkwürdigen Lust vor uns ausgebreitet. Süddeutsche Zeitung Magazin 18/2009 vom 29.4.2009.

Hamm C, Freyberger H, Hamm A. Psychoonkologie in der Nachsorge. Ein kognitiv-verhaltenstherapeutisches Manual. Stuttgart: Schattauer, 2016.

Schulz-Kindermann F. Psychoonkologie. Grundlagen und psychotherapeutische Praxis. Weinheim, Basel: Beltz, 2013.

Weyland P. Das psychoonkologische Gespräch. 2. A. Stuttgart: Schattauer, 2017.

12.4 Advance Care Planning

Elisabeth Krull

Hintergrund

Der kontinuierliche Zuwachs an medizinischem Wissen sowie verbesserte und erweiterte diagnostische und therapeutische Möglichkeiten und Methoden eröffnen an Krebs erkrankten Menschen Chancen und Perspektiven. Viele Krebserkrankungen können heute geheilt werden, oder Patienten können mit einer nicht heilbaren Erkrankung bei guter Lebensqualität Monate, oft auch Jahre leben. Aufgrund dieser Entwicklungen, Erkenntnisse und Möglichkeiten hegen viele Betroffene die Hoffnung auf Heilung oder zumindest Lebensverlängerung. Andererseits kann medizinischer Fortschritt auch Ängste vor möglichen „Übertherapien" am Lebensende hervorrufen. Beispiele hierfür sind z. B. die Anlage einer PEG bei fortgeschrittener Demenz oder eine Chemotherapie oder parenterale Ernährung in den letzten Lebenstagen. Die Möglichkeit einer palliativmedizinischen Versorgung und fürsorglichen bzw. umsorgenden Begleitung (Palliative Care) wird leider häufig zu spät bzw. nicht angeboten.

Gesellschaftliche Veränderungen, steigende Kosten – auch durch zunehmende diagnostische und therapeutische Möglichkeiten – und begrenzte Ressourcen unseres Gesundheitssystems führen bei einigen Menschen zu Unsicherheiten und Ängsten. Sie sehen die Bereitstellung und den Zugang zu erforderlichen, ggf. aufwendigen und kostenintensiven Behandlungen gefährdet, die möglicherweise in der letzten Lebenszeit angezeigt sind.

Das Hospiz- und Palliativgesetz, dass im November 2015 verabschiedet wurde, greift das Konzept „Advance Care Planning" (ACP) auf (HPG § 132 g SGB V). Im Deutschen spricht man von **„Behandlung im Voraus planen" (BVP),** synonym sind weitere Bezeichnungen gebräuchlich wie vorausschauende Versorgungsplanung, vorausschauende Behandlungsplanung, gesundheitliche Vorausplanung und gesundheitliche Vorausplanung für die letzte Lebensphase.

Laut Gesetz können Pflegeheime ihren Bewohnern eine Versorgungsplanung zur individuellen und umfassenden medizinischen, pflegerischen, psychosozialen und seelsorgerischen Betreuung in der letzten Lebensphase anbieten. Dieses besondere, aufsuchende Beratungsangebot wird von den Krankenkassen finanziert. Auch wenn im Gesetz zunächst nur Bewohner von Pflegeheimen als Zielgruppe genannt werden, betreffen Entscheidungen und Vorausverfügungen für das Lebensende jeden Menschen.

MERKE

Ziel von ACP/BVP ist eine bessere Versorgung in der letzten Lebensphase und die Gewährleistung, dass Menschen so behandelt werden, wie sie es sich wünschen, auch wenn sie sich nicht mehr äußern können.

Neben der Entscheidung, welche medizinischen Maßnahmen am Lebensende akzeptiert werden und gewünscht sind, werden auch Maßnahmen und Behandlungen ausgeschlossen, die nicht durchgeführt werden sollen. Hierzu gehören auch ungewollte und häufig unnötige Notarzteinsätze und Krankenhauseinweisungen am Lebensende. Zudem können persönliche Wünsche und Bedürfnisse bezüglich einer pflegerischen Versorgung und individuelle bedeutende religiöse, spirituelle, kulturelle Bedürfnisse und Gewohnheiten aufgezeigt und dokumentiert werden. Wichtig ist auch die Auseinandersetzung mit nachfolgenden Fragen: Wer soll bzw. darf mich begleiten? Wo möchte ich meine letzte Lebenszeit verbringen und sterben?

Die Vorausverfügungen haben auch immer Einfluss auf das persönliche Umfeld, die An- und Zugehörigen. Das Wissen um die Wünsche und Einstellungen des Vorausverfügenden ermöglichen ihnen die Auseinandersetzung mit Sterben und Tod ihres

Angehörigen und die Vorbereitung auf mögliche Aufgaben und die Übernahme von Verantwortung. In gemeinsamen Gesprächen kann die Umsetzung der Wünsche abgewogen, vorbereitet und bei Bedarf auch angepasst werden, wenn z. B. Angehörige sich von einer Versorgung im häuslichen Bereich überfordert fühlen.

Das Konzept ACP/BVP

Das Konzept ACP/BVP besteht aus einer persönlichen, individuellen und einer systemischen Ebene.

Auf der **persönlichen Ebene** erhalten Menschen in einem professionell begleiteten, sokratischen Gesprächsprozess die Möglichkeit, sich mit ihren persönlichen Wünschen für zukünftige medizinische Behandlungen bei Einwilligungsunfähigkeit auseinanderzusetzen und diese verständlich, präzise und verbindlich zu dokumentieren. Das Ziel des Gesprächs ist, durch Fragestellungen des Gesprächsbegleiters die Vorausverfügenden zu Einsichten über ihre persönlichen Werte, Einstellungen und Wünsche zu leiten.

Auf der **systemischen Ebene** bedarf das Konzept einer institutionellen und regionalen Implementierung, damit die Vorausverfügungen sicher zugänglich und greifbar sind und zuverlässig berücksichtigt werden. Jeder, der mit schwer kranken und sterbenden Menschen in Kontakt kommt bzw. kommen könnte – also neben Ärzten, Mitarbeitern in Kliniken und Pflegeheimen, bei Polizei, Rettungsdienst, Feuerwehr, jeder Bürger – sollte das Konzept und die entsprechenden Dokumente kennen, berücksichtigen und umsetzen.

ACP/BVP umfasst die Vorausplanung für folgende Situationen:

- Für den Notfall (= ÄNO, Ärztliche Anordnung für den Notfall)
- Für den Zustand länger dauernder fehlender Selbstbestimmungsfähigkeit mit unklarer Prognose
- Für den Zustand sicherer dauerhafter fehlender Selbstbestimmungsfähigkeit bei zusätzlichem Auftreten unerwarteter Krisen

Für die genannten Situationen werden Behandlungswünsche formuliert. Unterschieden werden Lebenserhalt mit allen möglichen Maßnahmen, Lebenserhalt unter Ausschluss bestimmter Maßnahmen (z. B. Beatmung oder Behandlung auf einer Intensivstation) und bestmögliche Palliation.

Elemente des Konzepts ACP/BVP

Die Grundlage der Vorausverfügungen ist die persönliche Werteanamnese und die persönliche Einstellung zum Leben, zu schwerer Krankheit und zum Sterben:

- Was ist mir in meinem Leben und Sterben wichtig?
- Wie gerne lebe ich? Was geht in mir vor, wenn ich ans Sterben denke?
- Darf eine medizinische Behandlung dazu beitragen, in einer Krise mein Leben zu verlängern? Welche Belastungen und Risiken bin ich bereit, in Kauf zu nehmen?
- Welche Behandlung schließe ich aus? Gibt es Situationen, in denen ich nicht mehr lebensverlängernd behandelt werden möchte? Was darf nicht geschehen?
- Gibt es wichtige persönliche religiöse, kulturelle oder spirituelle Überzeugungen, die in diesem Zusammenhang wichtig sind?

MERKE

Die Auseinandersetzung mit persönlichen Werten und Einstellungen ist die Voraussetzung für die Verfügung der Behandlungswünsche im Notfall sowie bei vorübergehender und dauerhafter Einwilligungsunfähigkeit.

Anhand übersichtlicher **Dokumentationsbögen** werden die Wünsche und Präferenzen festgehalten. Wichtig sind verständliche, eindeutige Aussagen, die Situationen und Szenarien klar beschreiben und wenig Interpretationsspielraum lassen. Allgemeine Aussagen müssen erläutert werden, z. B. „mir ist es wichtig, noch lange zu leben, weil …“. Das ermöglicht, auch unter Zeitdruck (z. B. Notärzten) Entscheidungen patientenorientiert zu treffen.

Im Gegensatz zu **herkömmlichen Patientenverfügungen,** die sich auf Behandlungsmaßnahmen im Endstadium einer schweren Erkrankung, im Sterbeprozess, bei einem fortgeschrittenen Hirnabbauprozess und im Wachkoma beziehen, ist ACP/BVP konkreter und differenzierter. Zudem sind herkömmliche Patientenverfügungen häufig nur begrenzt anwendbar. Verschiedene Dokumente können widersprüchliche Angaben enthalten (Patientenverfügung und Vorsorgevollmacht). Auch können sich Behandlungswünsche in einem Dokument widersprechen, z. B. der Wunsch nach Reanimation bei Ablehnung einer Krankenhauseinweisung oder intensivmedizinischen Behandlung. Leider werden Patientenverfügungen nicht selten erstellt, weil es von verschiedenen Stellen, z. B. Krankenhaus oder Pflegeheim, gewünscht oder erwartet wird. Eine Auseinandersetzung mit Behandlungswünschen, mit Sterben und Tod und ein Erfassen der Tragweite der Vorausverfügung finden dabei nicht oder nicht ausreichend statt. Auch sind verfügte Vertreter (Bevollmächtigte) häufig nicht über die Wünsche des Verfügenden sowie über ihre Bestimmung und Aufgaben informiert. Fehlende Absprachen mit und mangelnde Aufklärungen durch behandelnde Ärzte führen zu unzureichendem medizinischem Hintergrundwissen und unzulänglichen Kenntnissen bezüglich der persönlichen Situation (z. B. zur Prognose bei Erkrankung oder Outcome bei Reanimation). Auf die Bedeutung der Patienten-Arzt-Beziehung wird weiter unten näher eingegangen. Vielfach fehlt Patientenverfügungen der Zuschnitt auf die aktuelle persönliche Situation. Bei Veränderungen der Lebenssituation oder des gesundheitlichen Zustands fehlen häufig die erforderlichen Aktualisierungen und Anpassungen.

Der Bundesgerichtshof stellte 2016 in einem Beschluss zu Patientenverfügungen fest, dass medizinische Maßnahmen und Entscheidungen konkret beschrieben werden müssen. Eine Bezugnahme auf die spezifische Krankheitssituation sowie eine Aktualisierung und Anpassung bei Veränderungen der Lebens- oder gesundheitlichen Situation sind erforderlich. Allgemeine Hinweise zum Verzicht auf lebensverlängernde Maßnahmen sowie Ankreuz-Patientenverfügungen sind nicht ausreichend.

Häufig kommt es auch vor, dass Patientenverfügungen verfasst, sorgsam in Ordnern verwahrt werden und dann in Notsituationen nicht greifbar oder auffindbar sind.

Bei **nicht einwilligungsfähigen Personen** kann für den Fall zukünftiger gesundheitlicher Krisen eine Vertreterdokumentation in einem begleiteten Gesprächsprozess (ACP/BVP) erstellt werden. Die Vorausverfügungen erfolgen auf der Basis aller zur Verfügung stehenden Informationen über den Betroffenen. Dazu gehören aktuelle Äußerungen (verbal und nonverbal), Patientenverfügungen, Behandlungswünsche, die schriftlich oder mündlich geäußert wurden, der mutmaßliche Wille aufgrund der Werte und Einstellungen des Betroffenen und letztendlich das Wohlergehen nach Einschätzung Dritter (Angehörige, Nahestehende, ggf. langjährige Ärzte und Pflegende).

Der Gesprächsbegleiter

Die **Ausbildung** zum Gesprächsbegleiter ACP/BVP erfordert einen akademischen Abschluss (Universität, Fachhochschule) oder eine abgeschlossene Berufsausbildung mit mindestens dreijähriger Berufserfahrung in einem Gesundheitsberuf. In der Regel handelt es sich um nicht ärztliche Mitarbeiter (z. B. Mitarbeiter der Gesundheits- und Kranken- und Kinderkrankenpflege, Altenpflege, Heilerziehungspflege/-pädagogik sowie Psychologen, Sozialpädagogen und Sozialarbeiter). Zudem müssen kommunikative Kompetenz, persönliche Eignung und Haltung durch entsprechende Vorqualifikationen und Erfahrungen nachgewiesen werden (z. B. ethische Fallbesprechung, ambulante Ethikberatung, Palliative Care).

Die Ausbildung zum Gesprächsbegleiter umfasst eine 7,5-tägige Präsenzphase und nachgewiesene Gesprächsbegleitungen in der Praxis. Eine zentrale Zertifizierung nach schauspielpatientengestützter Prüfung in einem OSCE (objective structured clinical examination) rundet die Ausbildung ab.

Die **Haltung des Gesprächsbegleiters** ist geprägt durch die Grundannahme, dass der Betroffene am besten weiß, was für ihn das Beste bzw. zu seinem Wohl ist. Der Gesprächsbegleiter zeigt Respekt und Akzeptanz gegenüber der Autonomie, den Wünschen, persönlichen Erfahrungen, den Gefühlen und Ängsten und den Entscheidungen des Vorausverfügenden. Diese Haltung erfordert die Bereitschaft, sich auf den Menschen einzulassen und sich selbst sowie persönliche Vor- und Einstellungen zurückzunehmen. Die Gesprächsführung muss klar, verständlich, authentisch und kongruent erfolgen. Der Gesprächsprozess muss zeitlich und inhaltlich individuell angepasst sein. Aufgabe des Gesprächsbegleiters ist es außerdem zu erkennen, wenn Pausen oder Folgetermine erforderlich sind. Die persönliche Auseinandersetzung mit Vorausverfügungen erfordert Mut und ist anstrengend. Die Kraftreserven und Belastungsgrenzen der Vorausverfügenden sind individuell unterschiedlich und bestimmen den Prozess.

Die Bedeutung des behandelnden Arztes

Das Gespräch mit dem behandelnden Arzt (Haus- oder Facharzt) ermöglicht erst die Vorausverfügung medizinischer Behandlungen, insbesondere wenn eine chronische oder schwere Erkrankung vorliegt. Nur wenn der vorausverfügende Patient vom behandelnden Arzt über den zu erwartenden Krankheitsverlauf, die Prognose und mögliche Komplikationen informiert und aufgeklärt wurde, ist er in der Lage, individuelle und angemessene Entscheidungen und Vorausverfügungen zu treffen (informed consent). Eine vertrauensvolle Patienten-Arzt-Beziehung führt i. d. R. zur gemeinsamen Entscheidungsfindung (shared desicion making).

ACP/BVP setzt also zunächst die ärztliche Aufklärung und Information voraus. Der Gesprächsbegleiter unterstützt auf dieser Grundlage Menschen, auf Basis ihrer persönlichen Werte und Einstellungen, Vorausverfügungen zu treffen. Die Ergebnisse der Auseinandersetzungen – die Vorausverfügungen – werden dokumentiert, dem Arzt kommuniziert und abschließend von ihm unterzeichnet.

MERKE

Die Unterschrift des Arztes bestätigt nicht nur den Kenntnisstand des Vorausverfügenden, sondern auch dessen Einwilligungsfähigkeit, was von erheblicher Bedeutung für die Verbindlichkeit der Verfügungen ist. Ein weiterer wichtiger Aspekt ist, dass der unterzeichnende Arzt Ansprechpartner für weitere Behandler ist.

Auswahl des Vertreters

Die Voraussetzungen für eine wirksame Umsetzung der Vorausverfügungen im Falle der Einwilligungsunfähigkeit ist die Information und Zustimmung des Vertreters (Bevollmächtigter oder gesetzlicher Betreuer). Er muss die Wünsche und Entscheidungen des Vorausverfügenden kennen und bereit sein, diese im Bedarfsfall Dritten gegenüber zu vertreten. Neben der Bereitschaft muss er die erforderliche Zeit haben und erreichbar sein.

Häufig wird davon ausgegangen, dass Ehepartner automatisch bevollmächtigt sind. Dies ist nicht der Fall. Grundsätzlich bedarf es einer **schriftlichen Vorsorgevollmacht.** Häufig werden die nächsten Angehörigen als Bevollmächtigte eingesetzt. Jeder sollte bei der Auswahl seines Vertreters – auch ggf. gemeinsam mit der als Vertreter vorgesehenen Person – prüfen, ob in einer Krise und bei Entscheidungen mit weitreichenden Konsequenzen, Bevollmächtigte mit enger emotionaler Bindung, ihre eigenen Interessen und Gefühle soweit zurückstellen können, dass sie die Interessen des Vorausverfügenden vertreten können, die ggf. nicht mit ihren Wünschen und Einstellungen übereinstimmen. Von großer Bedeutung ist außerdem, dass der Vertreter die Kraft und den Mut hat, die Interessen des Vorausverfügenden gegenüber Dritten – manchmal auch gegen Widerstand – zu vertreten.

Verfügungen: Verbindlichkeit und Zugriff

Eine eindeutige Vorausverfügung, die auf die aktuelle Situation zutrifft, ist rechtlich verbindlich (Patientenverfügungsgesetz). Das Recht auf Selbstbestimmung des Menschen ist verfassungsrechtlich geschützt und verbindlich für ärztliches und nicht ärztliches Personal.

Im Februar 2017 wurde die Deutschsprachige Interdisziplinäre Vereinigung – Behandlung im Voraus planen (DIV-BVP) gegründet. Die DIV-BVP hat sich zum Ziel gesetzt, die Aktivitäten zu bündeln (Ausbildung der Gesprächsbegleitungen, Schulungen, Treffen, Erfassen der Begleitungen, Evaluation und Weiterentwicklung der definierten Dokumentationsbögen etc.) und die Archivierung, den Zugriff sowie den Transfer der Verfügungen zukünftig sicherzustellen.

In den USA, Australien und Neuseeland gibt es jahre-, teils jahrzehntelange positive Erfahrungen mit Advance Care Planning. In weiteren Ländern gibt es verschiedene Projekte und Initiativen, um ACP/BVP zu implementieren (Österreich, Schweiz, Kanada, Großbritannien, Singapur). Die positiven Erfahrungen anderer Länder und bisherige Erfahrungen in Deutschland motivieren, sich für das Konzept zu engagieren und die Umsetzung in Deutschland zu unterstützen und zu fördern.

Tipps für die Praxis

- ACP/BVP als Konzept zur Realisierung wirksamer Vorausverfügungen berücksichtigen.
- ACP/BVP auf individueller, persönlicher Ebene als begleiteten Gesprächsprozess und auf systemischer Ebene als institutionelle und regionale Implementierung sehen.
- Ärztliche Information und Aufklärung sowie ein vertrauensvolles Patienten-Arzt-Verhältnis ermöglichen informierte Einwilligungen, gemeinsame Entscheidungsfindungen und Vorausverfügungen für verschiedene krisenhafte Situationen.
- Besonderes Augenmerk ist auf die Auswahl des Vertreters zu legen.
- Bei nicht einwilligungsfähigen Menschen die Möglichkeit einer Vertreterverfügung bedenken.

Beispiele

Patient mit Kopf-Hals-Tumor

Bei einem 45-jährigen Patienten mit Kopf-Hals-Tumor und exulzerierender Tumorwunde kommt es bei Verbandswechseln häufig zu Blutungen. Aufgrund der Nähe zu großen Gefäßen besteht die Gefahr der Tumorinfiltration und Gefäßruptur mit starker Blutung. In der Ärztlichen Anordnung für den Notfall (ÄNO) legt der Patient fest, dass er im Falle einer starken Blutung eine Versorgung durch einen Notarzt und eine sofortige Krankenhausaufnahme wünscht. Eine Reanimation, künstliche Beatmung, weitere intensivmedizinische und lebensverlängernde Maßnahmen lehnt er ab. Er möchte seine Frau und Kinder vor einer leidvollen Erfahrung schützen.

Merke: Die Vorausverfügung bzw. Ärztliche Anordnung für den Notfall (ÄNO) muss mit dem behandelnden Arzt, mit dem benannten Vertreter und mit den Angehörigen besprochen werden und im Notfall sofort verfügbar sein.

Patientin mit Glioblastom

Eine 60-jährige Patientin zeigt beim Rezidiv eines Glioblastoms erhebliche körperliche und kognitive Einschränkungen. Sie lehnt weitere, gegen den Tumor gerichtete Therapien ab und möchte im häuslichen Umfeld bleiben und dort auch sterben. Im Rahmen eines begleiteten Gesprächsprozesses hat sie bereits vor dem Rezidiv verfügt, dass sie beim Auftreten einer zu erwartenden Krise bzw. eines Notfalls ausschließlich lindernde palliative Maßnahmen wünscht und lebensverlängernde Maßnahmen sowie eine Krankenhauseinweisung ablehnt. Ihre Wünsche und Vorausverfügungen hat sie mit ihrem Ehemann besprochen. Dieser wird sie als Vorsorgebevollmächtigter im Falle einer Einwilligungsunfähigkeit entsprechend ihren Wünschen vertreten. Gemeinsame Gespräche mit dem langjährigen Hausarzt stärken und unterstützen den Ehemann.

Merke: Bei Vorausverfügungen auch die Belastbarkeit und Möglichkeiten der Vertreter berücksichtigen. ■

LITERATUR

Borasio GD. Selbst bestimmt sterben. München: C.H. Beck, 2014.

Coors M, Jox RJ, in der Schmitten J. Advance Care Planning – Von der Patientenverfügung zur gesundheitlichen Vorausplanung. Stuttgart: Kohlhammer, 2015.

Deutsche Gesellschaft für Palliativmedizin, Deutscher Hospiz- und Palliativverband, Bundesärztekammer. Charta zur Betreuung schwerstkranker und sterbender Menschen. Aus: www.bundesaerztekammer.de/fileadmin/user_upload/downloads/pdf-Ordner/Hospiz/charta_Handlungsempfehlungen.pdf (letzter Zugriff: 7. November 2019).

Feyerabend E. Moderne Planungsspezialisten – kritische Analyse einer Praxis. In: Heller A (Hrsg.). Praxis Palliative Care – Unplanbares Planen, 2017; Ausgabe 37: S. 14 ff.

In der Schmitten J, Nauck F, Marckmann G. Behandlung im Voraus planen (Advance Care Planning): ein neues Konzept zur Realisierung wirksamer Patientenverfügungen. Zeitschrift für Palliativmedizin, 2016;17: S. 177–195.

Leitlinienprogramm Onkologie (Deutsche Krebsgesellschaft, Deutsche Krebshilfe, AWMF). Erweiterte S3-Leitlinie Palliativmedizin für Patienten mit einer nicht-heilbaren Krebserkrankung (Langversion 2.0, August 2019). Aus: www.awmf.org/uploads/tx_szleitlinien/128-001OLl_S3_Palliativmedizin_2019-09.pdf (letzter Zugriff: 7. November 2019).

Loupatatzis B. ACP – die Autonomie stärken. In: pflegen: palliativ, Lebensende, 4. Quartal 2017: S. 32 ff.

Schildmann J. Entscheidungen am Lebensende. In: Rémi C, Redmann C (Hrsg.). Palliativpharmazie. Stuttgart: Deutscher Apotheker Verlag, 2017. S. 23–28.

12.5 Letzte Hilfe Kurse

Elisabeth Krull

Hintergrund

Der überwiegende Anteil der Bürger in Deutschland möchte zu Hause sterben. Dies wurde in unterschiedlichen Umfragen und Untersuchungen belegt. 60 bis 76 Prozent der Befragten äußern diesen Wunsch (➤ Kap. 10.1). Tatsächlich verbringen aber zwei Drittel der Schwerkranken und Sterbenden ihre letzte Lebenszeit nicht an dem Ort, den sie sich wünschen. Drei Viertel der Deutschen sterben im Krankenhaus oder Pflegeheim. Hierbei ist zu bedenken, dass in den Untersuchungen gesunde bzw. nicht schwerkranke Bürger befragt wurden. Bei einer schweren, oft über längere Zeit bestehenden Erkrankung fühlen sich die Betroffenen ggf. unter fachkundiger Behandlung und Begleitung in einer stationären Einrichtung sicherer, was auch häufig den Wünschen der Angehörigen entspricht. Eine Auswertung von Studien zu diesem Thema konnte diese Aussage bestätigen. Außerdem ist zu bedenken, dass für Menschen, die in Pflegeheimen leben, dieses ihr letztes Zuhause ist, und dass sie sich deshalb die letzte Lebenszeit und das Sterben in ihrer Einrichtung wünschen.

Die demografische Entwicklung in Deutschland, der medizinische Fortschritt und eine erhöhte Lebenserwartung weisen auf eine zunehmende Anzahl alter und damit chronisch kranker Menschen mit palliativem Versorgungs- und Unterstützungsbedarf hin. Bemerkenswert ist leider, dass nur etwa 30 Prozent der Schwerkranken und Sterbenden Zugang zu einer kompetenten Palliativversorgung haben, deren Ziel es ist, bei einer nicht heilbaren, fortgeschrittenen und fortschreitenden Erkrankung belastende Symptome zu lindern und die Lebensqualität in der verbleibenden Lebenszeit zu erhalten oder zu verbessern. Der Bedarf einer palliativen Behandlung und Begleitung liegt nach Schätzungen der Deutschen Gesellschaft für Palliativmedizin (2014) hingegen bei 90 Prozent, wobei bei der Mehrzahl der Betroffenen eine allgemeine Palliativversorgung ausreichend ist (➤ Kap. 10). Fehlendes Wissen über die Möglichkeiten der Palliativversorgung, Unterstützungsangebote und Ansprechpartner führt häufig zu einer unzureichenden Versorgung der Schwerkranken und Sterbenden und zu nicht gewünschten Krankenhauseinweisungen, die mit adäquater Behandlung und Begleitung vermieden werden könnten.

Letzte Hilfe Kurse sind ein Angebot an Bürger, durch Vermittlung von Informationen und niedrigschwelligen Anleitungen zum Umgang mit schwer kranken und sterbenden Angehörigen, Wissen und Sicherheit zu erlangen. Hierdurch kann die ambulante Palliativversorgung gestärkt werden. Das Informationsangebot kann dazu beitragen, dass Wünsche von Schwerkranken umgesetzt werden.

Letzte Hilfe Kurse wurden erstmalig von Georg Bollig im Jahr 2008 beschrieben. Eine internationale Arbeitsgruppe entwickelte in den Jahren von 2013 bis 2014 einen Letzte Hilfe Kurs mit vier Unterrichtseinheiten (s. u.). Seit 2015 werden die Kurse deutschlandweit angeboten.

Zielgruppe und Ziele

Letzte Hilfe Kurse sollen Angehörige, Betroffene und Noch-nicht-Betroffene ermutigen und dabei unterstützen, schwer kranke Menschen zu Hause zu betreuen und zu begleiten, d. h. an dem Ort, den die meisten Menschen in Deutschland sich für ihr Lebensende wünschen.

Die Kurse vermitteln praxisnah und leicht verständlich Basiswissen zur Palliativversorgung. Neben gezielten Informationen werden regionale Ansprechpartner und Unterstützungsmöglichkeiten benannt. Fallbeispiele machen Symptome, Reaktionen und Bedürfnisse der Schwerkranken verständlicher. Praktische Tipps und Anregungen zeigen, dass auch Nicht-Professionelle Möglichkeiten haben, zum Wohlbefinden von schwer kranken Menschen beizutragen, und dass sie einen wichtigen Beitrag zur Versorgung und Begleitung am Lebensende leisten können.

Für viele Teilnehmer ist die durch den Letzte Hilfe Kurs angestoßene Reflexion einer persönlichen Begleitung eines nahestehenden Angehörigen klärend, entlastend und hilft, innerlich abzuschließen.

Die Teilnehmer erhalten auf Wunsch eine Teilnahmebescheinigung.

Aufbau und Inhalt der Kurse

Letzte Hilfe Kurse werden von zertifizierten Kursleitern angeboten. Die Kurse werden anhand eines festgelegten Curriculums durchgeführt. Das Curriculum wird regelmäßig anhand der Rückmeldungen der Kursleiter und aus den Kursen evaluiert und angepasst.

Der Letzte Hilfe Kurs dauert insgesamt drei Stunden mit vier Modulen. Er kann im Block mit einer halben Stunde Pause oder in mehreren Einzelterminen angeboten werden (www.letztehilfe.info).
Die Kursmodule haben folgende Themen:

- Sterben als Teil des Lebens
- Vorsorgen und Entscheiden (Patientenverfügung, Vorsorgevollmacht, Betreuungsverfügung)
- Körperliche, psychische, soziale und existenzielle Nöte lindern (Symptomlinderung, Bedeutung von Essen und Trinken)
- Abschied nehmen vom Leben

Tipps für die Praxis

- Letzte Hilfe Kurse für Nicht-Professionelle zur Vorbereitung auf eine mögliche häusliche Betreuung und Begleitung schwer kranker und sterbender Angehöriger bedenken.
- Letzte Hilfe Kurse als Möglichkeit, Wünsche von Patienten bezüglich ihres letzten Lebens- und Sterbeorts in der Familie thematisieren und die Wünsche nach Möglichkeit umsetzen.
- Empfehlung des Hausarztes zur Teilnahme an Letzte Hilfe Kursen für Angehörige, als Vorbereitung auf bevorstehende Aufgaben, hat hohe Bedeutung.

Beispiel

Patientin mit Pankreaskarzinom

Eine 76 Jahre alte Patientin mit fortgeschrittenem Pankreaskarzinom lebt im Haus ihres Sohnes. Sie ist verwitwet und wird durch die Schwiegertochter und einen ambulanten Pflegedienst versorgt. Die Patientin lehnt tumorspezifische Therapien und Krankenhauseinweisungen ab und möchte nur symptomlindernd (palliativ) zu Hause behandelt werden. Aktuelle Beschwerden sind Schmerzen (viszeral und neuropathisch) mit gelegentlichen Durchbruchschmerzen und zeitweise Übelkeit. Die Symptome sind mit einer angepassten oralen Schmerztherapie und Antiemese gut kontrolliert. Appetitlosigkeit und die Abneigung gegen zahlreiche Speisen belasten die Patienten nicht. Sie trinkt schluckweise gekühlte Getränke. Während sich der Sohn weitgehend aus der Versorgung heraushält, versucht die Schwiegertochter, die Wünsche der Patientin zu erfüllen und für ihr Wohlbefinden zu sorgen. Durch die Teilnahme an einem Letzte Hilfe Kurs ist sie über die Bedeutung des Essens und Trinkens in der letzten Lebensphase informiert. Sie drängt die Patientin nicht zum Essen, bietet ihr aber immer wieder eine lindernde und erfrischende Mundpflege an. Beruhigende Einreibungen oder Ausstreichungen führen zur Entspannung der Patientin bei Angst oder Schlafstörungen. Zudem gibt die Schwiegertochter ihr in dem Kurs erworbenes Wissen an Familienmitglieder und Besucher weiter.

Merke: Letzte Hilfe Kurse können Angehörigen Sicherheit vermitteln und Handlungsfähigkeit bei der Begleitung schwer kranker und sterbender Menschen ermöglichen. Sie können dazu beitragen, dass aufgrund der vermittelten Informationen und der gezeigten Haltung gegenüber Schwerkranken und Sterbenden deren Wünsche respektiert und umgesetzt werden können.

LITERATUR

Bertelsmann Stiftung. Faktencheck Gesundheit: Überversorgung kurativ – Unterversorgung palliativ? Analyse ausgewählter Behandlungen am Lebensende (Stand 2015). Aus: www.bertelsmann-stiftung.de/fileadmin/files/BSt/Publikationen/GrauePublikationen/Studie_VV__FCG_Ueber-Unterversorgung-palliativ.pdf (letzter Zugriff: 7. November 2019).

Bollig G, Helle, A, Völkel M. Letzte Hilfe – Umsorgen von schwer erkrankten und sterbenden Menschen am Lebensende. Esslingen: der hospiz verlag, 2016.

Bollig G, Kuklau N. Der Letzte Hilfe-Kurs – ein Angebot zur Verbesserung der allgemeinen ambulanten Palliativversorgung durch Information und Befähigung von Bürgerinnen und Bürgern, Z Palliativmed, 2015;16: 210–216.

Merten M. Sehnsucht nach dem Sterben zu Hause. Ärzte Zeitung online, 19.10.2016. Aus: www.aerztezeitung.de/politik_gesellschaft/krankenkassen/article/921838/pflegereport-sehnsucht-nach-sterben-hause.html (letzter Zugriff: 7. November 2019).

Farbtafel

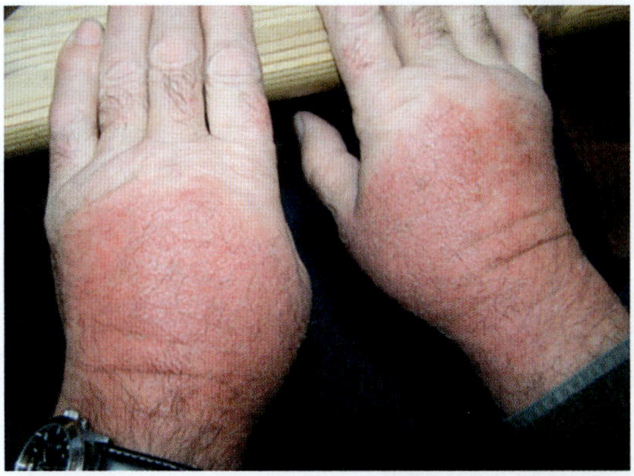

Farbtafel 1 Hautverbrennungen nach dem Rasenmähen bei einem mit Bendamustin therapierten Patienten. Die Handrücken waren der Sonne ausgesetzt, die Finger lagen im Schatten. [M1016]

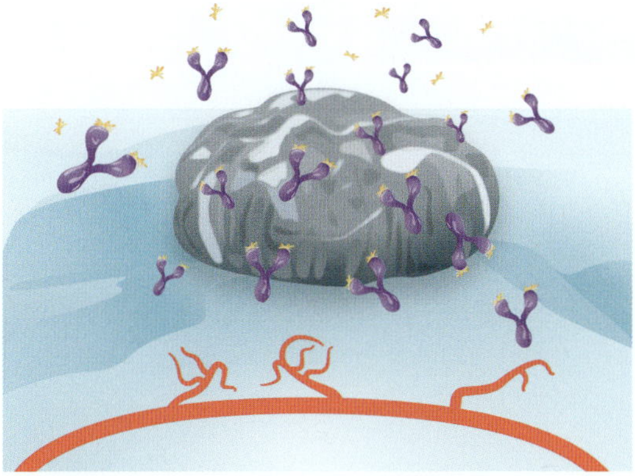

Farbtafel 2 Wirkungsweise Angiogenesehemmer: Sie verhindern die Einsprossung von Blutgefäßen in den Tumor und hemmen damit deren Sauerstoffversorgung und Wachstum. [U382]

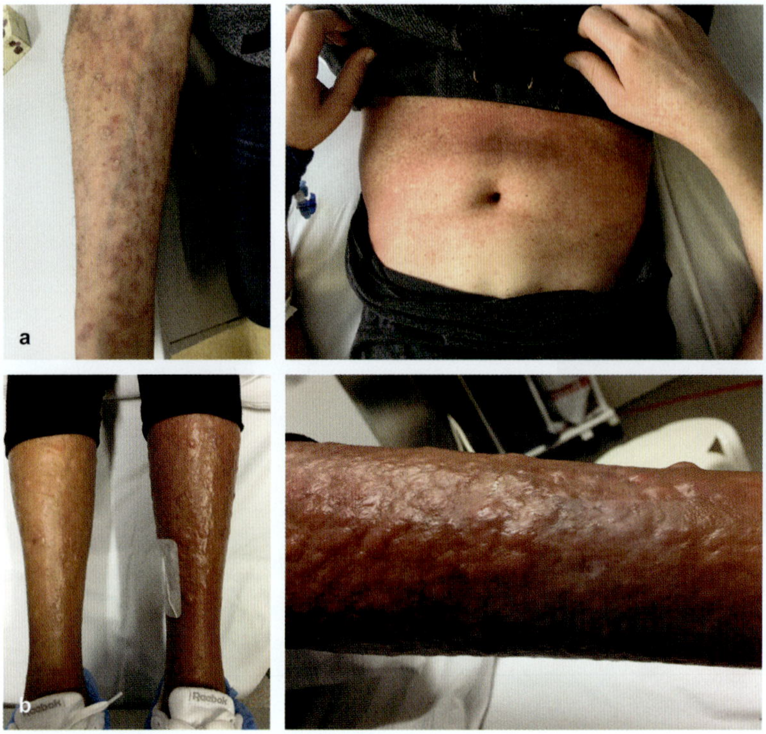

Farbtafel 3 Graft-versus-Host Disease (GvHD) der Haut.
a) Akut-entzündliche GvHD
b) Chronische, sklerosierende GvHD [M1017]

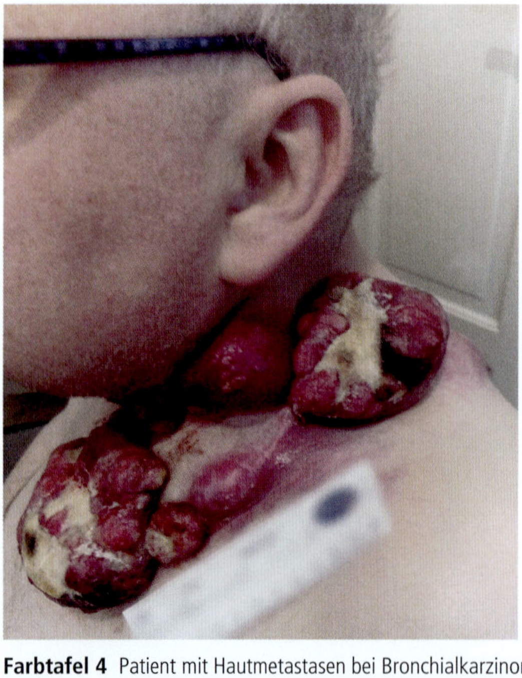

Farbtafel 4 Patient mit Hautmetastasen bei Bronchialkarzinom und hoher Blutungsneigung der Wunde [M1018]

Register

ELSEVIER ESSENTIALS
Das Wichtigste für Ärzte aller Fachrichtungen

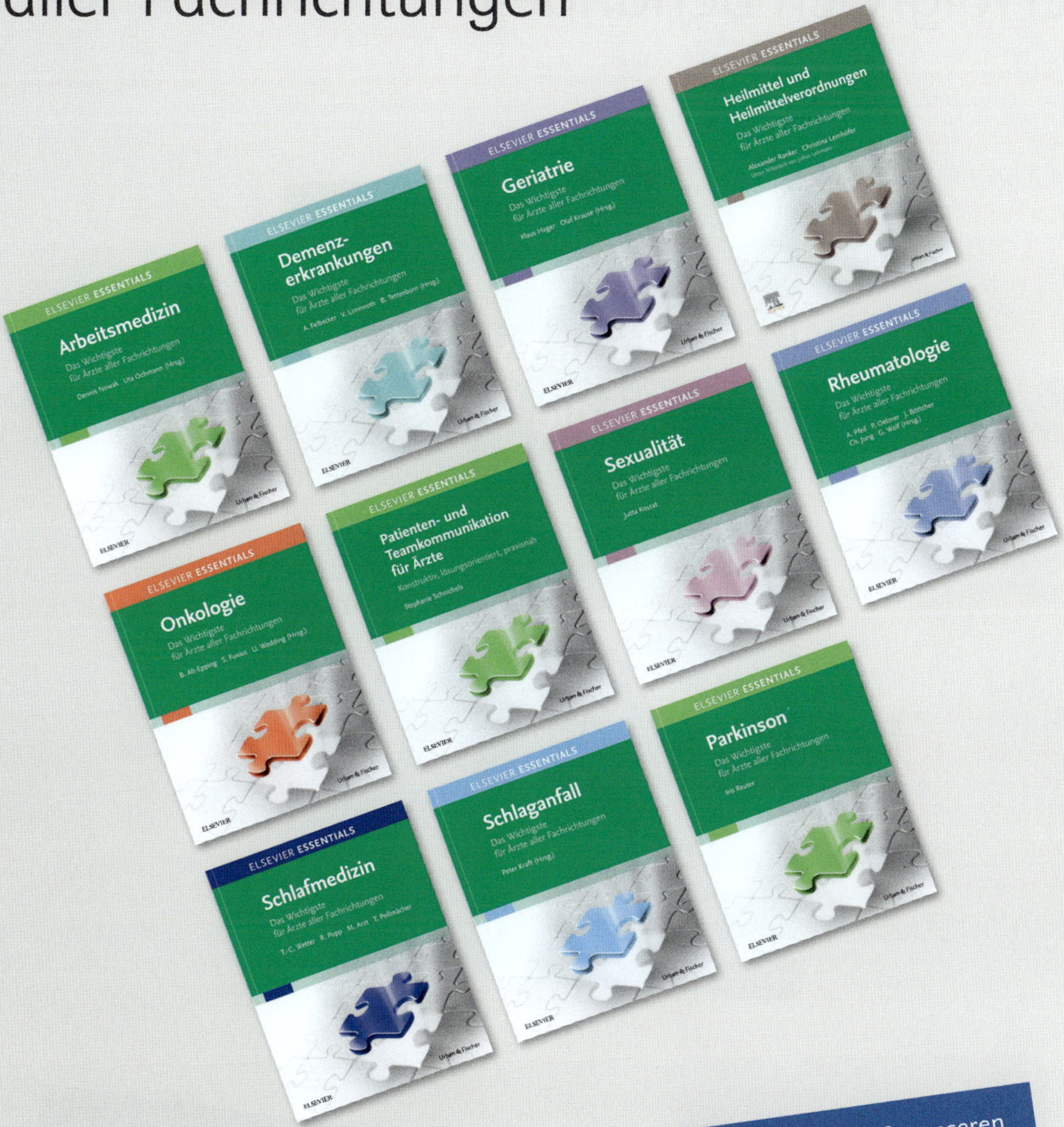

Melden Sie sich für unseren Newsletter an unter www.elsevier.de/newsletter

20200107a1 Irrtümer vorbehalten. Stand 01/2020

ELSEVIER

Diese und viele weitere Titel sowie die aktuellen Preise finden Sie in Ihrer Buchhandlung vor Ort und unter **shop.elsevier.de**

Aus der Praxis, für die Praxis – Atemwegserkrankungen erfolgreich behandeln

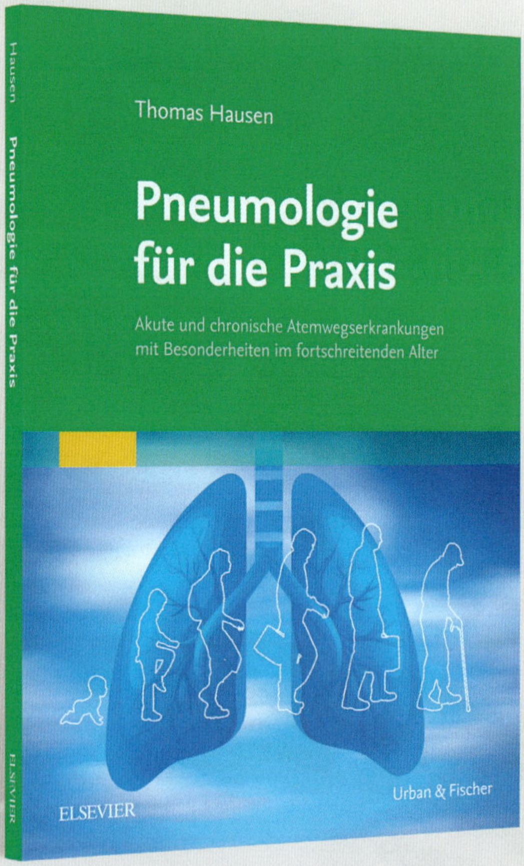

Melden Sie sich für unseren Newsletter an unter www.elsevier.de/newsletter

Diese und viele weitere Titel sowie die aktuellen Preise finden Sie in Ihrer Buchhandlung vor Ort und unter **shop.elsevier.de**

ELSEVIER